西北大学"双一流"建设项目资助
Sponsored by First-class Universities and Academic Programs of Northwest University

口腔医生的三大任务

如何确立精准职业规划？
如何开拓稳固病人来源？
如何建立安全医疗环境？

实用口腔医生职业手册

SHIYONG KOUQIANG YISHENG ZHIYE SHOUCE

李 刚 主编

西北大学出版社
·西安·

内容提要

为了提高口腔医生的执业能力,根据现代服务管理学的基本原理,结合相关口腔医疗服务研究和实践成果,特组织全国各地高等院校口腔医学专家编撰了《实用口腔医生职业手册》。本手册分为确立精准职业规划、开拓稳固病人来源、建立安全医疗环境三部分,具体内容包括口腔医疗社会价值、口腔医疗机构体系、口腔医生职业特点、口腔医生职业规划、口腔医生就业战略、口腔诊所开业准备、口腔医生病人管理、口腔医生接诊沟通、口腔医生口碑传播、口腔医生融媒应用、口腔医疗社区服务、病人满意度的评估、口腔师资格准备、口腔医疗职业道德、口腔医疗团队建设、口腔医疗安全管理、口腔医疗责任保险、口腔医生职业防护、职业继续教育途径等19章,以及大量的案例、基本理论等,既是对国内外口腔医生执业的理论和实践经验的总结,也是对我们的研究成果和教学内容的总结。本手册充分体现了现代口腔医生执业的目标,符合现代口腔医生执业素质教育和职业教育的要求。《实用口腔医生职业手册》的问世是我国口腔医学专业人文教育改革的一个新的尝试。提高口腔医生的执业能力已成为我国高等院校口腔医学教育改革一个新的发展方向。本手册适合高等院校口腔医学院系和职业技术学院口腔医学专业学生的教学用书和学习使用,也适合各级各类口腔医院的医生参考。

图书在版编目(CIP)数据

实用口腔医生职业手册 / 李刚主编. -- 西安:西北大学出版社,2024.12. -- ISBN 978-7-5604-5549-5

Ⅰ. R78-62

中国国家版本馆CIP数据核字第20243F7V14号

实用口腔医生职业手册
SHIYONG KOUQIANG YISHENG ZHIYE SHOUCE

李 刚 主编

出版发行 西北大学出版社

(西北大学校内 邮编:710069 电话:029-88303310)

http://nwupress.nwu.edu.cn   E-mail:xdpress@nwu.edu.cn

经 销	全国新华书店
印 刷	西安奇良海德印刷有限公司
开 本	787毫米×1092毫米 1/16
印 张	26.25
版 次	2024年12月第1版
印 次	2024年12月第1次印刷
字 数	530千字
书 号	ISBN 978-7-5604-5549-5
定 价	99.00元

本版图书如有印装质量问题,请拨打029-88302966予以调换。

《实用口腔医生职业手册》编委会

主　编

李　刚　西北大学医学院口腔医学系

编　委
（按姓氏笔画排序）

于丽娜	广州医科大学附属口腔医院	杨再永	陆军军医大学士官学校
万呼春	四川大学华西口腔医学院	吴友农	南京医科大学口腔医学院
马惠萍	郑州澍青医学高等专科学校口腔医学系	吴家媛	遵义医科大学口腔医学院
		邹朝晖	天津医科大学口腔医学院
王　弦	西安医学高等专科学校口腔医学院	张华林	宁夏医科大学口腔医学院
		张丽莉	上海交通大学医学院
王　福	大连医科大学口腔医学院	张思佳	空军军医大学口腔医学院
王　静	兰州大学口腔医学院	林海燕	杭州医学院口腔医学院
王少海	同济大学东方医院口腔医疗中心	周　建	首都医科大学口腔医学院
王鸿应	小白兔口腔医疗科技集团股份公司	周　智	重庆医科大学口腔医学院
王翔宇	山西医科大学口腔医学院	赵宁波	西安交通大学口腔医学院
尹　路	厦门医学院附属口腔医学院	柏　娜	青岛大学口腔医学院
卢友光	福建医科大学口腔医学院	娄　鸣	西安医学院口腔医学院
冯　雪	西北大学医学院口腔医学系	夏　娟	中山大学附属口腔医院
朱太平	石家庄医学高等专科学校	倪成励	安徽医学高等专科学校口腔医学院
刘思麟	赤峰学院口腔医学院	徐　江	石河子大学医学院口腔医学系
刘洪静	贵州医科大学口腔医学院	陶人川	广西医科大学附属口腔医院
孙　挺	佛山大学医学院口腔医学系	黄少宏	南方医科大学口腔医学院
孙轶群	滨州医学院口腔医学系	曹玉林	益阳医学高等专科学校口腔医学院
纪建华	汉中职业技术学院医学院	隋　文	深圳技术大学口腔学院
苏娟娟	河南大学口腔医学院	蒋　勇	安徽医科大学口腔医学院
李　静	北京大学口腔医学院	蒋沂峰	山东医学高等专科学校口腔医学系
李广文	西南医科大学口腔医学院	韩立赤	大连大学医学院口腔医学系
李志强	西北民族大学口腔医学院	谢思静	南京大学医学院口腔医学系
李新春	郑州医药健康职业学院口腔医学院	潘　爽	哈尔滨医科大学口腔医学院
杨　旭	漯河医学高等专科学校口腔医学院	戴　娟	深圳大学总医院口腔医疗中心

作者简介

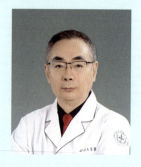

李刚博士，1983年获第四军医大学口腔医学院医学学士学位，2001年获国际流行病学网络地区资源与培训中心（四川大学）科学项目硕士学位，2004年获四川大学华西公共卫生学院医学博士学位。

现任西北大学医学院口腔医学系特聘教授、小白兔口腔医疗科技集团股份公司顾问。曾任第四军医大学口腔医学院口腔预防医学教研室主任。现兼任全国研究生教育评估监测专家库专家、中国科学技术协会全国首席科学传播专家、中国大众文化学会口腔文化专业委员会副主任委员、陕西省保健学会社区口腔健康专业委员会主任委员。

长期从事口腔医疗服务和口腔公共卫生的科研与教学工作。在 Commun Dental Oral Eperdimeology、British Dental Journal、Disaster Medicine and Public Health Preparedness、《中国社会医学杂志》《中国医院管理杂志》《口腔护理用品工业》《中国卫生事业管理》《中华口腔医学杂志》《华西口腔医学杂志》等国内外期刊发表第一作者（或通讯作者）署名的论文和报告875篇，发表第二作者（或第二以后作者）署名的论文和报告139篇。主编和编著出版《口腔预防与社会医学》《口腔医疗安全管理》《临床口腔预防医学》《军事口腔医学》《口腔医疗市场拓展》《口腔医疗质量管理》《口腔医学史》《口腔公共卫生学》《口腔疾病》《口腔医学职业规划和就业指导》《牙科诊所开业管理》等60本专业图书。副主编和参编出版《循证口腔医学》《牙科博览》《预防口腔医学基本方法与技术》《口腔预防医学》《中国口腔健康发展报告》《中华口腔科学》《口腔临床流行病学》《中国口腔医学实用信息》等51本专业图书。

1991年获军队科技进步奖三等奖，1997年获军队科技进步奖四等奖，2013年获军队院校育才奖银奖，2016年获陕西高等学校科学技术奖二等奖，2017年获军队科技进步奖二等奖，2017年获陕西省科技进步奖三等奖。2020年获空军军医大学教学成果一等奖，2022年获陆军军医大学教学成果三等奖，2023年获陕西省课程思政示范课程和教学团队认定。

前　言

　　2022年，教育部数据显示，每年全国高等院校口腔医学专业的毕业生人数约1.5万。我国正处于一个快速发展的时代，社会大众生活水平不断提高所带来的消费热潮同样在口腔医疗市场涌现。与20世纪的大部分时间相比，21世纪的社会大众对口腔医疗服务的期望和要求有很大的提高。随着我国经济的发展，口腔医疗服务也朝着多元化、多层次的方向发展，各种类型口腔医疗机构的社会需求正在不断增加，现代口腔医疗服务以人为本，立足社区，服务病人，具有较强的便利性。

　　口腔医疗技术的发展，使现代口腔医生学习专业技术的周期缩短，但临床工作的环境、诊疗的复杂程度越来越高，干扰因素也越来越多。口腔医学领域对执业口腔医生来说是极具挑战的，很多口腔医生的执业初衷都来源于口腔医疗技术的提高，而在执业过程中会发现其实确立精准职业规划、开拓稳固病人来源、建立安全医疗环境对口腔医生职业的发展起到了至关重要的作用。长期以来，高等医学院校的课程在职业能力培养方面存在不足，所以现在的口腔医生在执业过程中必须自己钻研，补上这一课。世界医学教育联合会早在1989年《福冈宣言》中指出："所有医生必须学会交流和处理人际关系的技能，缺乏共鸣（同情）应视作与技术不够一样，是无能力的表现。"我国即将启动新一轮医学教育改革，将更注重人文、伦理与批判精神，而"人文素质"的培养将成为高等院校关注的焦点。

　　笔者大学毕业以后曾在长春市一所综合医院口腔科工作，深感口腔疾病诊疗和口腔卫生保健的特殊性，悉知口腔疾病病人的求医心理和行为特点，确认无论是提高口腔医生专业临床技能和实现人生价值，还是为社会大众提供口腔医疗服务，无论是在大中城市口腔医院，还是在乡镇口腔诊所，口腔医生必须关注确立精准职业规划、开拓稳固病人来源、建立安全医疗环境这三个重要的问题。

　　长期以来，笔者将口腔医疗服务作为研究内容和教学方向，对我国众多口腔医疗机构和欧洲国家、美国、日本的各种口腔医疗机构进行了调查与研究，主编的《口腔预防与社会医学》1993年由陕西科学技术出版社出版，已将口腔社会医学与相关人文科学作为重要内容。在空军军医大学（原第四军医大学）口腔医学院执教期间，笔者结合"口腔社会医学与相关人文科学的教学改革研究"校级医学教育课题研究成果，开始在口腔医学专业专科生、本科生和研究生的课程教学中增加病人管理、医疗安全、道德规范、健康教育、交叉感染、医患关系等相关教学内容，相继创新开展我国本科生和研究生《口腔医学史》《口腔医疗服务管理学》《军队口腔卫生勤务学》《口腔医学职业规划和就业指导》《口腔护理学》《口腔卫生经济学》《口腔卫生政策与法规》《口腔公共卫生学》《口腔医学人文》《军事口腔医学》等选修课程教学,引导口腔医生着眼未来,积极主动地践行口腔医学的双重使命——将临床技术与服务管理统一起来,消除临床技术与服务管理的裂痕。

为了提高口腔医生的执业能力,根据现代服务管理学的基本原理,结合相关口腔医疗服务研究和实践成果,特组织我国部分高等院校口腔医学专家编撰了《实用口腔医生职业手册》。本手册分为确立精准职业规划、开拓稳固病人来源、建立安全医疗环境三部分,具体内容包括口腔医疗社会价值、口腔医疗机构体系、口腔医生职业特点、口腔医生职业规划、口腔医生就业战略、口腔诊所开业准备、口腔医生病人管理、口腔医生接诊沟通、口腔医生口碑传播、口腔医生融媒应用、口腔医疗社区服务、病人满意度的评估、口腔医师资格准备、口腔医疗职业道德、口腔医疗团队建设、口腔医疗安全管理、口腔医疗责任保险、口腔医生职业防护、职业继续教育途径等19章,以及大量的案例、基本理论等,既是对国内外口腔医生执业的理论和实践经验的总结,也是对我们的研究成果和教学内容的总结。本手册充分体现了现代口腔医生执业的目标,符合现代口腔医生执业素质教育和职业教育的要求。《实用口腔医生职业手册》的问世是我国口腔医学专业人文教育改革的一个新的尝试。提高口腔医生的执业能力已成为我国高等院校口腔医学教育改革一个新的发展方向。

在本手册编撰和相关研究过程中,得到了西北大学医学院口腔医学系、小白兔口腔医疗科技集团股份公司等众多口腔医学专业相关机构的大力支持和帮助,借此教材出版之际,特此表示敬意和感谢。

随着我国经济文化水平的提高和医学教育改革的进步,对口腔医生执业能力的要求不断发展与变化。限于编者水平,本手册肯定还存在某些缺陷,诚恳地欢迎和请求我国口腔医学界的专家和读者来信批评和指正,并希望提供有关研究资料,以便今后修订,使其臻至完备。

李　刚

2024年9月20日

主编联系方式:

单位:西北大学医学院口腔医学系

地址:中国陕西省西安市太白北路229号　邮编:710069

电话:15289366123　Email:chinaligang@21cn.com

欢迎来函来电咨询和提出宝贵修改意见

目 录

第一部分　确立精准职业规划

第一章　口腔医疗社会价值 ··· 3
　　第一节　口腔医疗市场特征 ··· 3
　　第二节　口腔医疗社会需求 ·· 15
　　第三节　口腔医疗技术特性 ·· 17

第二章　口腔医疗机构体系 ·· 22
　　第一节　口腔专科医疗机构体系 ·· 22
　　第二节　医院口腔科机构体系 ·· 24
　　第三节　连锁口腔医疗集团体系 ·· 25

第三章　口腔医生职业特点 ·· 28
　　第一节　口腔医学专业特点 ·· 28
　　第二节　口腔医学全科特点 ·· 31
　　第三节　口腔医学专科特点 ·· 33

第四章　口腔医生职业规划 ·· 41
　　第一节　职业规划基础原理 ·· 41
　　第二节　口腔医学人力分类 ·· 50
　　第三节　职业生涯阶段性规划 ·· 51

第五章　口腔医生就业战略 ·· 60
　　第一节　继续学习 ·· 61
　　第二节　就业发展 ·· 65

第三节　开业发展 …………………………………………… 70
　　第四节　先就业后开业 ……………………………………… 73

第六章　口腔诊所开业准备 …………………………………… 76
　　第一节　口腔诊所开业法规 ………………………………… 76
　　第二节　口腔诊所开业计划 ………………………………… 81
　　第三节　口腔医疗市场调查 ………………………………… 84
　　第四节　口腔诊所口岸选择 ………………………………… 86
　　第五节　开业资金筹划 ……………………………………… 89
　　第六节　口腔诊所市场定位 ………………………………… 95
　　第七节　口腔诊所开业原则 ………………………………… 99

第二部分　开拓稳固病人来源

第七章　口腔医生病人管理 …………………………………… 107
　　第一节　病人角色和角色行为 ……………………………… 107
　　第二节　病人的择医和细分 ………………………………… 113
　　第三节　寻找新病人 ………………………………………… 116
　　第四节　随访病人和就诊介绍 ……………………………… 118
　　第五节　推动病人介绍病人 ………………………………… 119
　　第六节　培养长久服务客户 ………………………………… 123

第八章　口腔医生接诊沟通 …………………………………… 129
　　第一节　接诊沟通的特殊性 ………………………………… 130
　　第二节　接诊沟通的基本方式 ……………………………… 132
　　第三节　接诊沟通的过程 …………………………………… 136
　　第四节　口腔医疗过程沟通 ………………………………… 144
　　第五节　口腔医疗议价技巧 ………………………………… 148

第九章　口腔医生口碑传播 …………………………………… 156
　　第一节　口碑传播的作用和特点 …………………………… 156
　　第二节　口碑传播的方法和促进 …………………………… 158

第十章　口腔医生融媒应用 …………………………………… 164
　　第一节　APP 平台 …………………………………………… 166

第二节　短信、微信 …………………………………………………… 168

　　第三节　抖音 ……………………………………………………………… 170

　　第四节　网站 ……………………………………………………………… 171

　　第五节　电话 ……………………………………………………………… 179

　　第六节　折页 ……………………………………………………………… 183

　　第七节　科普推广 ………………………………………………………… 184

第十一章　口腔医疗社区服务 …………………………………………… 188

　　第一节　社区口腔卫生服务 ……………………………………………… 188

　　第二节　学校口腔卫生保健 ……………………………………………… 189

　　第三节　社区爱牙日活动 ………………………………………………… 190

第十二章　病人满意度的评估 …………………………………………… 192

　　第一节　病人满意度 ……………………………………………………… 193

　　第二节　调查目的 ………………………………………………………… 195

　　第三节　调查方式 ………………………………………………………… 196

　　第四节　改进提高 ………………………………………………………… 199

第三部分　建立安全医疗环境

第十三章　口腔医师资格准备 …………………………………………… 209

　　第一节　资格考试 ………………………………………………………… 210

　　第二节　执业注册 ………………………………………………………… 221

　　第三节　住院医师规范化培训 …………………………………………… 233

　　第四节　专科医师资格认证 ……………………………………………… 254

　　第五节　职称认定 ………………………………………………………… 257

　　第六节　职称考试 ………………………………………………………… 258

　　第七节　职称评审 ………………………………………………………… 262

　　第八节　医师定期考核 …………………………………………………… 268

第十四章　口腔医疗职业道德 …………………………………………… 281

　　第一节　医学道德基本概念 ……………………………………………… 282

　　第二节　病人的权利与义务 ……………………………………………… 284

　　第三节　医师的权利与义务 ……………………………………………… 292

  第四节 口腔医疗医德要求 …………………………………………… 296

第十五章 口腔医疗团队建设 …………………………………………… 313

  第一节 团队建设的内涵 ……………………………………………… 313
  第二节 团队建设的特点 ……………………………………………… 315
  第三节 团队建设的环节 ……………………………………………… 319
  第四节 创造工作氛围 ………………………………………………… 322
  第五节 培训超级团队 ………………………………………………… 324
  第六节 团队建设的要素 ……………………………………………… 325

第十六章 口腔医疗安全管理 …………………………………………… 331

  第一节 知情同意有效管理 …………………………………………… 332
  第二节 口腔医疗投诉 ………………………………………………… 335
  第三节 口腔医疗纠纷 ………………………………………………… 343
  第四节 口腔医生权益保护 …………………………………………… 349
  第五节 口腔医疗风险管理 …………………………………………… 351

第十七章 口腔医疗责任保险 …………………………………………… 363

  第一节 医疗责任保险制度 …………………………………………… 364
  第二节 医疗责任保险的功能 ………………………………………… 366
  第三节 建立医师责任保险制度 ……………………………………… 368

第十八章 口腔医生职业防护 …………………………………………… 384

  第一节 口腔医生职业紧张 …………………………………………… 384
  第二节 口腔医生职业防护 …………………………………………… 387

第十九章 职业继续教育途径 …………………………………………… 397

  第一节 技术培训 ……………………………………………………… 397
  第二节 参观学习 ……………………………………………………… 400
  第三节 学术活动 ……………………………………………………… 403
  第四节 撰写论文 ……………………………………………………… 404

第一部分 确立精准职业规划

根据中国职业规划师协会的定义,职业规划是对职业生涯乃至人生进行持续的、系统的计划的过程,它包括职业定位、目标设定和通道设计三个要素。在我国,口腔医学专业一直是供需两旺的热门专业,但很多口腔医生职业生涯之路并不顺利,原因主要是大多数口腔医生没有职业规划。对于现代口腔医疗机构的每一名口腔医生来说,无论是高年资医生,还是刚毕业的学生;无论是拥有研究生学历,还是仅仅专科毕业,人人都期望职业成功。然而,口腔医生职业的成功,并非人人都能如愿,问题何在呢?如何做才能使职业获得成功呢?职业规划的作用在于帮助人们树立明确的目标,职业规划为我们提供了一条走向成功的路径。口腔医生需深刻理解口腔医疗的社会价值,了解口腔医疗机构体系、口腔医生职业特点,设计就业战略和开业准备,确立精准职业规划。其实,口腔医学专业本身的职业规划,没有什么深刻的含义。当然,选择感兴趣的专业固然好,但是热爱自己的选择、坚持自己的选择也是一条原则。只有热爱自己的选择,坚持自己的选择,才能终成大器。很多人都觉得优秀的人是因为有天赋。然而,天赋异禀的人是很少的,真正让他们出类拔萃的是全身心投入和用心付出。拥有得天独厚的优势固然重要,但更多的时候,优秀靠的是日复一日的持续努力。

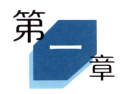
口腔医疗社会价值

新时代我国社会主要矛盾是人民日益增长的美好生活需要和不平衡不充分的发展之间的矛盾。这一矛盾在口腔医疗行业集中体现为人民群众口腔医疗需求的不断提高与口腔卫生服务行业资源相对有限和不平衡之间的矛盾。口腔健康产业是世界上增长最快的产业之一。在我国,口腔健康产业发展速度也十分可观,其未来的增值空间巨大。21世纪是我国口腔医学界令人兴奋的发展时期。口腔医疗服务在我国正在逐渐演变成人们日常生活中越来越重要的需求,而口腔健康产业作为大健康产业其中之一,日益受到大众重视。口腔医疗需求的潜力可带动相关口腔健康产业不断产生新的价值。每一个完备和谐的社区都少不了口腔医疗机构。口腔医疗服务的加速发展和口腔医疗需求的全面迸发,可以为社会提供更多的就业岗位。口腔医生职业规划必须建立在我国"口腔医疗服务发展"和"口腔卫生人力资源"的研究和发展上,必须对"口腔医疗社会价值"有一定的认识。我国口腔医疗行业发展前景好。2022年,我国口腔医疗行业规模1000亿~1500亿元,对比既往数据,整体规模一直在以每年10%~15%的增速大幅增长。随着我国经济的发展,人民生活水平的提高,看牙将成为每个人终身的必然需求。口腔工业中的数字技术牙科开发可以解决口腔保健方面的难题。医保政策改革和社会其他方面的变革也给口腔医疗行业带来挑战,但是随着科学技术的创新,口腔医疗行业将发生革命性变化,并在未来推动人们对口腔健康持积极态度,创新将极大地影响口腔医疗服务的实践方式以及将牙科技术交付给所有病人的方式。在更严格的保护措施和政策的监督下,从长远来看,口腔医疗行业将继续高质量发展。

第一节 口腔医疗市场特征

社区是若干社会群体或社会组织聚集在某一个领域里所形成的一个生活上相互关联的大集体,是社会有机体最基本的内容,是宏观社会的缩影。普遍认为,一个社区应该包括一定数量的人口、一定范围的地域、一定规模的设施、一定特征的文化、一定类型的组织。社区口腔医疗服务是运用口腔医学、预防医学、流行病学、统计学、人类学、社会学等学科的理论和方法,根据社区主要口腔健康问题,制订适当的社区口腔医疗服务发展计划,开展社区基本口腔医疗和基本口腔公共卫生服务,改善社区人群的口腔健康水平、促进社区口腔健康的总和。

我国正处于一个社会、经济快速发展的时代,随着时间的推移,改革的力度越来越大、范围越来越广、程度越来越深,各行各业面临的竞争形势也会越来越严峻,社会大众生活水平不断提高所带来的健康观念变革和消费热潮同样会在社区口腔医疗市场上涌现。中产阶级的崛起、人民群众消费的升级,让我国越来越多的人开始注重健康投资,其中就包括对口腔健康的投资。社区口腔医疗市场的发展形势也从来没有像现在这样充满机遇。未来,科学技术的进步将持续推动社区口腔医疗服务模式的改革,口腔医学将面临技术进步和大众需求提升合二为一的挑战,21世纪将为口腔医生改善大众口腔健康提供许多新的和激动人心的机遇。口腔医生有充分的理由对国家和自己的未来充满信心。随着我国医疗体制的不断改革,全民医疗保险的实现,各种类型口腔医疗机构的社会需求正在不断加大,私立口腔诊所也在进一步发展,并趋于成熟化及正规化。

一般认为,社区口腔医疗市场是由口腔医疗服务的供方(口腔医生或口腔医疗机构)与需方(病人或被服务者)所共同构成的社区口腔医疗服务网络。由于社区口腔医疗服务的特殊性和口腔医疗服务与口腔健康状况之间的关系,社区口腔医疗市场中主要有四个因素,即社区口腔医疗服务的供方、社区口腔医疗服务的需方、社区口腔医疗服务的第三方及社区口腔医疗服务本身。这四个因素作用在一起,使社区口腔医疗市场比一般商品市场更复杂,因而也使得社区口腔医疗市场在组成与服务上具有一些与一般商品市场不同的特征。社区口腔医疗服务关系人的口腔健康,如果在需要时不及时求医,就会影响口腔健康和身心健康状况。调查研究表明,在实际生活中,口腔医疗服务的需要与经济收入有着密切的联系:经济收入水平越低,口腔医疗服务的需求越低;经济收入水平越高,口腔医疗服务的需求也越高。

一、市场的经济学特征

市场是商品或服务需求者与商品或服务供应者相互交易的结果。商品或服务交易的场所通常被称为市场。在经济学中,市场不是一个场所,而是一个网络,这个网络由商品或服务的卖方与买方所组成。例如,口腔医疗市场由一群口腔医疗服务的消费者(就诊病人)与一群口腔医疗服务的提供者(口腔医生)进行潜在的服务交易时所组成。市场卖方与买方之间的相互作用决定着交易商品或服务的价格与数量,所以构成一个市场的关键因素有卖方、买方与商品或服务。在一个市场中,买方又称为需方,卖方又称为供方。在市场的功能分析中,中心点是消费者支付与提供者得到的商品或服务价格。

需方由许多买者组成,他们对商品或服务的需求影响着商品或服务的价格与供方愿意提供的数量。在一个市场中,个体的需求构成了市场的需求,个体需求决定了商品或服务价格与数量之间的联系,而市场需求则决定了在任何价格下商品或服务的需求量。

经济学家通常使用需求理论来预测每单位商品或服务价格的直接变动带来的商品或服务数量需求的变化。在其他因素固定不变的情况下,消费者本人自费价格越低,他们对商品或服务的需求量就越大。

1. 三种主要影响因素

收入水平、相关商品或服务的价格与消费者要求三种主要因素影响人们对商品或服务的需求。

(1) 收入水平　收入通常定义为在一定时期内人们的获得。收入与需求通常是正向关系,即如果收入增加,在任何价格下人们对商品或服务的需求也相应地增加。相反,收入降低,人们对商品或服务的需求也随之降低。

(2) 相关商品或服务的价格　对于某种特殊商品或服务的需求也受到相关商品或服务价格的影响。在这里,值得注意两类商品或服务:①互补品,即与所需商品或服务同时使用的商品或服务。在口腔保健需求中,互补品起了一个很重要的作用。例如,当需要刷牙时,不但要购买牙刷,而且也需要购买牙膏,牙膏就是互补品。当需求商品或服务的价格降低时,对商品或服务的需求量就增加,同时增加对互补品的需求量。②替代品,即替代所需求的商品或服务。当需求商品或服务的价格降低时,对商品或服务的需求量就增加,同时降低了对替代品的需求。例如,不同种类的口腔修复材料是可以选择替代的,但材料的质量和价格是有区别的。

(3) 消费者要求　消费者的消费要求由综合因素组成,对商品或服务的需求产生着影响。要求有时也称为品位,表示需要某种商品或服务的强烈愿望。影响获得口腔医疗服务愿望不同程度的因素有教育背景、性别、年龄、种族和教养。

供方由许多商品或服务提供者组成,在提供商品或服务时追求利润最大化,因此提供商品或服务的数量与价格成正比,即价格越高,愿意提供商品或服务的数量也就越多。

2. 四个假设

在市场特征的分析中,首先要考虑四个方面的假设,即个人需求、市场需求、个体提供与市场提供。

(1) 个人需求　每个消费者都有自己的需求,并且都被告知他们得到的商品或服务的性质与效益。这就意味着供方不能直接影响需方对商品或服务的需求。

(2) 市场需求　在一个市场中,有许多消费者竞争购买某种商品或服务,他们对商品或服务的需求量很大,足以影响市场的价格。

(3) 个体提供　每个提供者都追求利润最大化,价格越高,提供的商品或服务数量也越多。值得注意的是,每个提供者单独不能影响商品或服务的价格。

(4) **市场提供** 在一个市场中,有许多商品或服务提供者,他们没有联合在一起来影响商品或服务的价格,个体提供者提供的商品或服务的数量也不足以影响商品或服务的价格。

如果消费者可以了解不同提供者所提供商品或服务的价格,就可以在决定购买商品或服务时进行价格上的比较。由于消费者的市场价格知识,任何提供者提供的商品或服务价格如果高于市场的竞争价格,他们都不能卖出商品或服务,如果提供的商品或服务的价格低于市场的竞争价格,意味着他们要放弃一些边际利润,因此在这样的竞争市场中,每个提供者都以市场竞争的价格提供商品或服务,提供的商品或服务数量满足价格等于边际成本的交叉点。

市场提供是各个提供者提供的总和,在这些条件下,买卖双方进行讨价还价,以达到整个市场供需的平衡点。

3. 六个市场特点

在这种假设的竞争市场条件下,市场具有以下六个特点:

(1) **市场价格** 在一个竞争市场中,通过竞争会产生一个单一的市场价格。如果商品或服务过剩,竞争将会降低商品或服务价格;如果商品或服务短缺,竞争将会提高商品或服务价格。买方愿意以一定价格购买一定数量的商品或服务,而此时,卖方也使得本身的利润最大化,整个市场会达到一个平衡点,即需求商品或服务的数量等于愿意提供商品或服务的数量。在这种竞争下,平衡点时商品或服务的价格将是单一的市场价格。如果一个卖者提供商品或服务的价格高于这一价格,买者就会到其他卖者处购买商品或服务,这样高价格的卖者不得不降低商品或服务的价格,使之达到平衡点价格,反之亦然。

(2) **需求漂移对商品或服务价格与数量的影响** 需求漂移可分为需求右漂移与需求左漂移。当收入增加,人们对某种商品或服务的品位提高时,在任何价格下对某种商品或服务的需求量都会增加,这种现象称为需求右漂移。当收入减少,人们对某种商品或服务的品位降低时,在任何价格下对某种商品或服务的需求量都会减少,这种现象称为需求左漂移。如果在一个竞争市场中,提供商品或服务供应愿望没有发生变化,即价格与数量关系是稳定的,这时需求右(左)漂移就会引起价格的上升(下降)与商品或服务需求数量的上升(下降),供应的数量也增加(减少),原来的市场价格将被打破,竞争后出现新的供需平衡点,达到新的单一市场价格。

(3) **供给漂移对商品或服务价格与数量的影响** 供给漂移可分为上漂移与下漂移。当商品或服务的产量下降,商品或服务数量减少,出现商品或服务短缺与供应不足的现象时,市场就会导致供给上漂移,即在任何价格下供应商愿意供应的商品或服务数量都会降低,导致市场价格上升。当商品或服务的产量增加,数量很多,减少了过去缺乏与供应不足的现象时,市场就会导致供给下漂移,即相对于以前来说,可以降低价格提供相应的数量。如果需求者对商品或服务的品位没有改变,即商品或服务需求与以前一样,这时商品或服务价格的降低就会导致商品或服务需求量的增加,原来的市场价格将被打破,竞争后出现新的供需平衡点,达到新的单一市场价格。

(4) 需求与供应同时漂移对商品或服务价格与数量的影响　当只有需求漂移或供给漂移时,商品或服务价格与需求量的预测是容易的。如果一些因素同时引起需求漂移与供给漂移,就很难预测需求与供给漂移后对商品或服务价格与数量的影响,可能有四种情况发生,即需求右漂移与供给下漂移、需求右漂移与供给上漂移、需求左漂移与供给下漂移、需求左漂移与供给上漂移。在不知道需求与供给漂移程度时,很难预测每种情况对商品或服务价格与数量的影响。

(5) 商品或服务短缺　如果需求的商品或服务数量超过供给的商品或服务数量,就会出现商品或服务短缺,在一般的商品或服务市场中,竞争导致商品或服务价格上升,需求量下降,出现市场供需平衡点。然而,在口腔医疗市场中,由于政府的政策、保险(第三方)的作用,出现的情况可能不一样。

(6) 商品或服务过剩　过剩的定义通常指在一定价格下商品或服务供给的数量超过需求的数量。在一个市场中,如果商品或服务的价格持续保持在平衡点价格之上,会产生商品或服务过剩,供应商愿意提供的商品或服务数量大于消费者愿意购买的数量。在一个市场中,如果出现持续的商品或服务过剩现象,必然有一些预防价格下降的因素存在,因为在正常的竞争市场中,供给过剩必然导致供应者降低商品或服务价格以刺激消费。如果政府支持高于平衡点的商品或服务价格,过剩现象就会发生。

二、口腔医疗服务的特殊性

口腔医疗服务的多元化和市场化已经成为必然的趋势,现在面临的严峻挑战是如何将社区口腔医疗服务正规化和规范化,增强社区口腔医疗服务在市场经济环境中的竞争力,为公众提供最优质的医疗服务。口腔健康与更广泛的医学和社区卫生系统更紧密地结合是至关重要的,这将确保口腔疾病与其他非传染性疾病一起得到解决。口腔医疗服务可以分解为口腔医疗和口腔服务两个要素。再结合机构的日常运营,口腔医疗机构的业务可以分解为医疗、服务和经营三个维度。很多口腔医生的创业初衷都来源于口腔医疗服务,而在执业过程中会发现其实服务和经营对口腔医疗的发展起到了至关重要的作用。

1. 就诊病人缺乏口腔健康知识

在一般的商品市场中,消费者对商品的了解程度要比对口腔医疗服务高得多。例如,消费者去商店购买电视机,一般都知道自己要买什么电视机,同时可以对电视机的类型、规格、质量与价格作出选择,甚至可以货比三家,进行试用,最后作出选择。医疗服务的职业化特征十分明显。口腔医疗服务提供者除需经过长时间的专业训练外,还要有多年的实践经验积累。由于导致同一病症的病理因素十分复杂,医疗专业训练和实践经验必不可少,因此,在医患互动中,对健康管理的具体表现形式——医疗方案的选择,医生具有完全的主动权,而病人通常只能被动地接受。就诊病人缺乏口腔健康知识,无法判断自己患了什么病,需要接受何种口腔医疗服务最佳,需要花费多少口腔医疗费用,也无法与口腔医疗服务提供者讨价还价,只能听从口腔医生的安排,这导致了口腔医疗市场中口腔医疗服务的另一特征,即口腔医疗服务消费的被动性。在口腔医疗行业中,优质客户指的不是那些口腔问题严重有可能需要花费很多费用的客户,而是指那些意识较高、治疗意愿强、配合度高的客户,哪怕这个客户只有洁牙的需求。因此,唤醒大众爱牙意识,将从源头上降低口腔问题带来的经济和身心健康两方面损失。培养大众的爱牙意识,是口腔医生的义务。

2. 口腔医疗服务消费的被动性

就诊病人缺乏口腔医疗与口腔保健知识,因而他是主动地寻求口腔医生,被动地接受服务,出现口腔医疗服务消费的被动性,表现出不能选择口腔医疗服务内容,一切听从口腔医生安排,这也导致了口腔医生的诱导需求现象。在现实社会中,口腔医生个人技术能力水平差别很大,有的病人遇到技术高超的口腔医生,就可能获得意想不到的好结果;遇到技术一般的口腔医生,就获得一般结果;遇到技术低下的口腔医生,就有可能延误病情,甚至出现严重不良结果。其实,口腔问题越严重的病人,其治疗意愿、配合度越差,治疗起来越困难,风险也越高。这些病人表面看需求很大,其实开发成本、治疗和后续的服务成本都非常高。

3. 口腔医疗服务提供者的诱导需求

在医患间的委托代理关系中,医生具有绝对的信息优势。医生有可能利用这一优势,为了自身的利益(收益/效用),创造病人在有充分信息时并不会购买的服务,这便是诱导需求。医生诱导需求是世界各国的普遍现象,也是健康经济与医疗保障研究的核心问题。医生行为职业化之后,医生与病人之间的委托代理关系是诱导需求产生和存在的关键原因。口腔医疗服务提供者诱导需求指口腔医生为了自己的收入水平,有意识地为就诊病人提供更多的口腔医疗服务,有时这些口腔医疗服务是不必要的与不合理的。由于口腔医疗服务市场是一个供方居于支配和控制地位的垄断性市场,在按照服务收费的机制下,更使供方具有诱导需求的动机与能力。也就是说,口腔医生可以出于自身的经济利益,向就诊病人提供不必要、不合理,甚至过度的口腔医疗服务,如昂贵修复体、不合理的高新技术检查等,这也是口腔医生道德危害的一种表现。供方的特殊地位,致使口腔医疗服务的决策权和口腔医疗费用的控制权掌握在口腔医疗服务的提供者手中,表现为一定程度上的资源垄断与经营垄断。实证研究发现,我国近年医生诱导需求的严重程度超过欧美一些国家,也超过了国民心理和财务承受能力。在新一轮医疗卫生体制改革中,必须设法遏制医生过度诱导需求问题。病人在接受医疗服务时,通常不会关注自己的花费,节约使用医疗资源被认为是非理性的行为。大多数病人认为,治疗费用与治疗效果是成正比的。故而,病人倾向于对医疗资源的过度消费,提供保险的成本因此会逐步上升。医生的收入与病人的治疗费用紧密相连,在不同的预算约束(硬约束或软约束)下,医生会有选择地诱导病人进行消费(高消费或低消费)。

4. 口腔医疗服务消费的道德风险

道德风险泛指委托人和代理人之间信息不对称而导致的代理人为追求自身利益最大化,危害委托人利益却不必为其承担责任的行为所带来的交易风险。道德风险可分为事件前道德风险与事件后道德风险。事件前道德风险主要指保险病人在看病之前的行为,如由于有保险,增加了使用口腔医疗服务的可能性,甚至一些不合理使用口腔医疗服务的可能性,因而事件前道德风险主要表现在病人身上,而事件后道德风险病人与口腔医生则都有表现。口腔医生的诱导需求就是一种表现,而病人对口腔医疗服务的特殊甚至不合理的要求,如开一些非治疗本身口腔疾病的药品等,则是病人道德风险的表现。在保险病人中,这种道德风险容易发生,因为它符合供需双方的某些(不合理)利益,也不损害医患之间的关系,在一定程度上还会加强医患之间的联系。

5. 口腔医疗服务的替代品和互补品

互补品和替代品是经济学中两个入门概念,同时是两个很重要的概念。互补品指共同满足一种欲望的两种商品,它们之间是相互补充的。替代品指可以互相代替来满足同一种欲望的两种商品,它们之间是可以相互替代的。在口腔医疗市场中,最具有代表性的口腔医疗服务为门诊服务,对于门诊服务来说,其替代品(服务)可能是不去看病,自我口腔医疗。对于牙痛,病人选择这些替代品是常见的,而对于一些严重的口腔疾病,这些替代品是不能解决问题的,因而为了口腔健康必须寻求口腔医疗服务。对于基本的口腔医疗服务来说,互补品是很多的,如修复材料、X线检查等,因而互补品的价格对整个口腔医疗服务影响是很大的。口腔医疗市场与一般商品的竞争市场一样,互补品价格的上升与下降对口腔医疗服务的需求量都会产生影响。互补品影响每次口腔医疗服务的价格,而互补品的费用占整个口腔医疗服务费用的绝大部分。

6. 口腔医疗市场的价格

口腔医疗服务的价格可能会根据市场的需求而出现波动,但波动的范围并不像普通商品市场价格一样,因为公立口腔医疗机构的口腔医疗服务价格大都受到政府的控制,特别是在强调卫生服务公平性的社会里。由于口腔医疗服务产品的特殊性与消费者的个体差异,口腔医疗服务价格只能在有限的竞争下形成,即在卖方竞争的基础上同行议价,或由口腔医疗保险机构作为消费者的代理人与口腔医疗机构谈判定价,或由政府领导下的各类专业人员组成的机构协商定价。当然,由于医疗保险的作用,以及医疗保险按服务收费导致的道德损害,人们对口腔医疗服务的需求增加,需求增加也将导致口腔医疗服务费用的上涨。口腔健康的维护预防大于治疗,而从长远看,预防的费用要小于治疗的费用。近年,国家医疗保障局对整顿口腔医疗市场价格秩序,减轻群众口腔医疗费用负担等问题高度重视,各有关部门相继采取了一系列治理整顿措施,且取得了一定成效。

7. 口腔医疗服务的公益性

口腔医疗服务是国家卫生资源和卫生事业的重要组成。即使是以营利为主要目的,私立口腔医疗机构亦必须贯彻救死扶伤、实行人道主义的方针。例如,由中华口腔医学会主办,国家卫生和计划生育委员会(现国家卫生健康委员会)医政医管局、疾病预防控制局支持的"口腔健康促进与口腔医学发展西部行"活动,从2007年起持续进行18年,活动已先后在内蒙古、广西、陕西、宁夏、云南、青海、贵州、甘肃、新疆、重庆、四川等11个省份开展并持续进行,旨在通过对西部地区进行志愿者医疗帮扶、举办免费培训、安排免费进修、口腔健康教育、设备捐赠等活动促进西部地区口腔医学发展和提高人民口腔健康水平。据美国牙科协会(American Dental Association,ADA)调查,1996年,大约73.5%的私人口腔医生共提供了价值13亿美元的慈善医疗,平均每名口腔医生提供了价值8367美元的慈善医疗。此外,口腔医生志愿者通过响应各类牙科社团发起的捐助牙科服务活动,为病人提供了大量免费服务。爱心及丰富的专业知识则是每名成功口腔医生的必备条件。

8. 口腔医疗服务的创新

口腔医疗服务依靠于牙科设备的使用,牙科设备工业是口腔医学发展与应用的基础。当然,社会需求随着科学技术的发展有时是可以创新的,如儿童早期正畸、牙齿审美的提升、全瓷牙的修复、种植牙的修复、电动牙刷的需求等。口腔医疗不仅仅是治疗,也是使口腔变得更加美丽、更加健康,这个观点已经开始在消费者心中萌芽。人工智能已在口腔医疗中起着重要作用。3D打印技术的应用范围也已大大扩展,包括牙科模型、正畸矫治器、护齿器、可移动/固定的修复体及用于植入式引导手术的矫正器。口腔内扫描仪可快速扫描并即时显示口腔情况,这减少了病人的焦虑并提供了更好的舒适性。这对病人是有益的,而且扫描仪还可以为专业人员减少多达60%的扫描错误。在诸如智齿拔除之类的程序中,牙科激光被更频繁地使用。

三、口腔医疗市场和一般商品市场的异同点

口腔医学的发展与生活水平提升密切相关。随着公众经济收入提升、口腔保健意识增强,国内口腔医疗市场发展空间巨大。据不完全统计,目前国内口腔医疗市场以每年250亿元左右的速度增长,预计10年后国内口腔医疗市场份额将达1万亿元。

1. 市场构成要素

口腔医疗市场具有一般商品市场的要素,即存在商品交换的场所、供需双方、可供交换的商品、可供交换的媒介(货币)、商品的价格水平。

2. 市场机制的作用

口腔医疗市场具有一般商品市场的价格机制、竞争机制与供求机制的作用。价格机制表现为口腔医疗机构具有调整服务项目与经营规模的作用,如把资源投向收费价格较高的高科技种植牙设备和特需口腔医疗服务。竞争机制起着促使口腔诊所发展和调整卫生资源分配比例的作用,具体表现为降低服务成本、改善服务态度、提高服务质量。竞争机制使口腔医疗服务对价格信号作出灵敏反应,通过改善内部经营管理,调整人员、设备配置比例,以保持规模经济,协调供求关系。供求机制表现为当口腔医疗服务需求大于供给时,口腔医疗机构在竞争中处于有利地位,而当口腔医疗服务需求小于供给时,口腔医疗机构之间的竞争加剧,但也有可能由于诱导需求的存在,口腔医疗服务供给量的增加不一定引起口腔医疗服务价格的下降。

3. 时空特征

口腔医疗市场不同于一般商品市场之处在于口腔医疗服务的生产和消费在时间、空间上具有同一性,即一边生产,一边消费,提供一对一或二对一的服务,产品不能通过运输流通等环节进行异地销售和存储。从需方来看,口腔医疗市场范围的大小是根据就诊病人方便程度来确定的,即就诊距离或可及性;从供方来看,它是口腔医疗机构的服务能力所能达到的供应范围。

4. 市场经济主体特征

一般商品市场的经济主体是企业和家庭,而企业是以需求者和供给者的双重身份在市场上进行竞争的。口腔医疗市场的经济主体由口腔医疗机构与家庭(病人)构成卖方和买方。随着口腔医疗保险业的发展,口腔医疗市场出现了第三个经济主体,即医疗保险机构,从而打破了传统的口腔医疗市场中的医患双边关系而建立起三边关系。

5. 市场的垄断性与服务效率

由于消费者缺乏口腔医学知识，医患间信息不对称，消费者主权不充分，所以在口腔医疗市场中，医患之间不存在平等的商品交换关系，口腔医疗市场被具有行医资格的个人或机构所垄断。由于存在供方垄断，供方有控制价格和控制产量的能力，所以口腔医疗机构为了追求利润最大化，将提供的服务量定在边际成本等于边际效益的水平上。另外，由于存在诱导需求，口腔医疗市场价值规律遭到破坏。从短期来看，口腔医疗服务供给增加，不仅不会使价格降低，反而会引起价格上涨或价格不变；从长期来看，口腔医疗服务供给增加，将刺激口腔医疗服务规模的不合理膨胀，造成社会资源分配与利用的低效率。

物质商品生产是有形的，而服务生产是无形的，所以物质商品从生产到消费之间具有时间和空间的距离，但服务的生产和消费、需求和供给是同时的。在社会经济体系中，口腔医疗机构的基本功能是提供口腔医疗服务，口腔医疗服务的经济性与物质商品和一般服务商品相比具有不同的经济特性。口腔医疗服务同样是在生产的同时在消费。由于这种特性，产生了口腔医疗服务的地区性和连续性。物质商品可以通过库存的变动来调节供需，而服务却不能变动库存调节，只能通过时间来调节，原则上生产和消费同时进行。在口腔医疗服务方面只能通过预约门诊等治疗时间的安排来调整服务的需求和供给。

在服务生产中，消费者的协作起很重要的作用，而在物质商品的生产中，对劳动对象和劳动力却没有反作用。在口腔医疗服务方面，口腔医生希望病人能提供正确的病史，因为提供正确的病史直接影响服务质量，特别是口腔疾病病人对待口腔健康的态度和行为对治疗的效果和预后都有很大的影响。

在物质商品及其他一般服务中，供给者所提供的知识很多。例如，购买汽车或食品，消费者可以根据自己对商品所掌握的知识在购买时细心地进行选择，而口腔医疗服务则不同，消费者对口腔医疗服务质量不了解，只能依赖生产者——口腔医生。这是由于：①口腔医疗服务对不同的病人效果不同；②病人对众多的口腔医疗服务仅仅是偶尔接受；③病人在选购口腔医疗服务时难以进行冷静而合理的判断；④拥有专业技术的口腔医生几乎对病人无法作出详细情况的转达。

一般消费者服务生产的价格由需求者所决定的因素比基础成本更为重要，即消费者对服务的满足程度决定他愿意支付多少钱。在口腔医疗服务方面，就诊病人对服务的质量未必能作出正确的判断。

四、口腔医疗服务的相关市场

口腔医疗服务领域接受其相关市场的影响和制约。口腔医疗服务领域的相关市场分为两部分：①卫生筹资市场，主要指健康保险市场；②卫生服务的投入要素市场，其可进一步分为口腔卫生人力市场、口腔医疗资金市场、口腔医疗设备和材料市场、口腔护理用品市场。随着我国经济体制的改革,卫生服务的投入要素市场正在发生变化。

1. 口腔卫生人力市场

在社会主义市场经济体制下,口腔卫生人力市场发生了变化,如医学院校招生权的下放,口腔卫生人力的供给不再完全服从国家的计划。另外,口腔卫生服务管理权的下放和私有制卫生部门的发展,使口腔卫生人力的需求逐步脱离国家的控制。口腔医生的收入(年终奖金、基本工资、提成工资)逐步成为调节人力供求的手段和人力市场供求的信号。在我国已形成由高等口腔医学院系、技术学院口腔医学专业、卫生学校口腔医学专业、牙科公司技术培训等口腔卫生人力产出市场。据不完全统计,2021年我国口腔科执业(助理)医师总数为30余万人,我国每年新招收口腔医学专业研究生800人、本科生4000人、专科生10000人。我国农村、社区和西部地区口腔卫生人才队伍建设急需加强,这些地区经济基础薄弱,工作、生活条件艰苦,难以吸引和留住人才,造成口腔卫生人才匮乏。据不完全统计,口腔医疗人力成本占收入的比例高达44.3%,位居所有医院分科首位。我国按照"总量控制、结构调整、改革创新、科学管理、适应市场、合理配置"的原则,正推进卫生人力资源全面、协调、可持续发展,同时加强卫生人力市场建设,强化服务功能,提高服务水平。

2. 口腔医疗资金市场

随着生活水平的提高,我国口腔医疗行业处于快速增长的发展状态,投资回报高,回报周期短,引来各路资本的追逐。在经济体制转轨过程中,国家预算与口腔医疗服务单位的实际资金需求之间的差距逐渐拉大。为了获得资金,口腔医疗服务单位已开始利用贷款、外资、股份制等方式筹集资金。过去,我国对外资进入医疗市场的投资比例规定为不超过30%,内资不低于70%,而现在内外资比例规定倒了过来。2024年9月8日,商务部、国家卫生健康委员会、国家药品监督管理局联合发布《关于在医疗领域开展扩大开放试点工作的通知》,在独资医院领域,拟允许在北京、天津、上海、南京、苏州、福州、广州、深圳和海南全岛设立外商独资医院(中医类除外,不含并购公立医院)。口腔卫生服务资金市场正在形成。与我国对中外合资医院外方股份占比不超过70%的规定相比,我国对口腔诊所的开放程度更高,这也是近年外资加大对口腔医疗市场投入力度的原因之一。例如,2004年,中日合资口腔诊所——汉和齿科——落户北京,这家诊所总投资600万元,由日方控股82%,突破了我国对中外合资医院外资70%的持股限制。众多资本纷纷进入我国的口腔医疗行业,无非看中了这一领域蕴藏的巨大市场空间。据不完全统计,2021年中国口腔行业投融资事件达到85起,单笔融资破亿的案例超过30起,单笔最高融资金额达2亿美元,融资总额逾130亿元人民币。各种资本医疗机构和公司会凭借资金、技术、管理、服务、营销的优势加入竞争行列,不久的将来,我国口腔医疗行业很可能出现一次大规模兼并重组潮。

3. 口腔医疗设备和材料市场

现代口腔医学是应用生物学、医学、理工学及其他自然科学的理论和技术,以研究和防治口腔及颌面部疾病为主要内容的科学。口腔医学的发展与应用材料、冶金与机械、生物材料、电子学、工程技术学及美学密不可分,口腔医学的学科性质属于生物医学工程的范畴。口腔医疗服务依靠牙科设备的使用,牙科设备工业是口腔医学发展与应用的基础。市场机制已成为调节口腔医疗设备和材料市场供求的基本手段。先进的牙科设备能够为口腔医疗带来明显收益,带来效率与生产力提高、医疗质量提高及更多的效益。现代的口腔诊所已成为一个高科技设备的环境。近几年,随着我国医用电子学等尖端科学的发展,本土化口腔器械设备及材料业取得飞速发展,口腔器械不断更新改造。我国口腔医疗器械生产厂家生产和销售比其他医疗器械稳定,但还远远不能满足日益增长的市场需要。据不完全统计,2021年我国口腔医疗器械生产规模达300亿元。口腔医疗设备的不断升级换代,从表面上看是口腔医学不断追逐时尚的结果,但从本质上说是社会经济与技术不断进步、不断进化的结果。这些新技术、新产品的推广应用,必将给口腔医疗服务带来极大的促进。

4. 口腔护理用品市场

口腔护理用品行业的新产品、新技术层出不穷,极大地满足了消费者日益增长的需求。1922年,中国化学工业社生产出我国第一支管装牙膏——"三星牌"牙膏,并批量生产,投入市场,标志着我国近代口腔护理用品行业起步。近百年来,我国的口腔护理用品行业得到巨大发展,其产量、功能和品种之多均居世界首位,除了传统的漱口液、牙刷、牙膏、牙签外,还相继出现了电动牙刷、牙线、口香糖、牙齿美白剂、牙间刷、舌刮器、冲牙器、护齿器、磨牙棒、菌斑染色剂、假牙清洁剂、假牙稳固剂等多种类型的口腔护理用品。口腔护理用品按用途分为普通型口腔护理用品和功效型口腔护理用品。普通型口腔护理用品的主要作用是清洁口腔卫生;功效型口腔护理用品的主要作用是预防口腔疾病。我国对口腔护理用品的研究提倡中西医结合,走有中国特色的口腔护理用品研究之路。截至目前,我国口腔护理用品的生产规模、产品种类均已跻身世界先进行列。21世纪以来,随着我国改革开放的不断深入和经济建设的迅猛发展,我国大众生活水平显著提高,口腔护理用品也从奢侈品逐渐转变为生活必需品,形成了巨大的消费市场,并由单一产品生产逐渐发展为多种类、多层次、高技术、高品质的口腔护理用品行业。巨大的市场空间,吸引了大批投资者。几十年间,我国迅速成为世界口腔护理用品最大的生产国和消费国,我国口腔清洁护理用品行业市场规模呈逐年上升趋势。数据显示,2021年我国口腔清洁护理用品行业市场规模达521.73亿元。随着经济的快速发展,人均收入水平不断提升,人们对口腔健康及美丽重要性的意识提升和消费升级,拥有庞大消费群体的中国口腔清洁护理用品行业市场呈现出巨大的增长潜力。

第二节 口腔医疗社会需求

社会大众口腔医疗服务的需求和可及性、常规口腔医疗和修复技术的低风险性及常规口腔医疗和修复技术的低成本性是我国不同种类口腔医疗机构存在的主要基础。

一、消费者需求

需求是指消费者在某一特定时间内,在某一价格水平上愿意而且能够购买的商品量。作为需求要具备两个条件:①有购买欲望;②有购买能力。两者缺一不可。消费者如果只有愿望而没有能力购买,那么这种需求在经济学上是没有意义的。消费者对商品不仅有购买的欲望,而且愿意按照现行的价格购买,也有能力购买,这种需求在经济学上才是有效的。需求与价格有密切关系,需求因价格而变化。

从理论上讲,人人向往口腔健康和生命质量,而各人的支付能力因人有很大的区别,因此病人的需求可拉开很大的距离。我们一般将他们分为基本需求和特需需求。基本需求主要是满足其口腔医疗健康需求;特需需求则除了有口腔医疗健康需求外,还有良好的服务需求、环境需求、享有高新技术需求等。从一个国家的卫生政策来看,尽管有的病人连基本口腔医疗服务的支付能力也没有,但只要他需要口腔医疗服务,他的需要就应当得到满足。从这一角度讲,口腔诊所不仅要为满足人们的口腔健康"需求"而提供口腔医疗服务,更要为满足人们的口腔健康"需要"而提供口腔医疗服务。

病人希望花最少的钱和时间治好病;口腔医生有良好的服务态度;口腔医生及其医疗行为有安全感、可信赖。我国恩格尔系数下降,中等收入者不断增多,中产阶层迅速崛起,进入追求财富的经济社会,推动着中国民众的新一轮消费运动,娱乐经济、服务消费、奢侈品市场等成为一股强大的新营销力量。物质缺乏是经济学存在的基础,物质不足是永远存在的,因为社会的需求是无止境的,但资源是有限的。换句话说,每个人都有些自己想要的东西(如你想留住自己的牙齿),但我们不可能想要什么就能得到什么。

二、生产者需求

生产者从事营销活动,表面上是满足消费者的需求,但其真正的动机是追求利益的最大化。很难想象,需求没有得到满足的生产者,如何去满足消费者。

在口腔医疗市场中,生产者主要是指口腔诊所和口腔医生。从口腔诊所提供公共物品的功能上看,口腔诊所利益最大化的体现在于向社会提供更多数量、更高质量的口腔医疗服务产品,满足社会公众对口腔健康的基本需求。然而,作为独立的经济组织,口腔诊所必须不断地创造经济利益,为它的生存与发展提供经济保障。为此,口腔诊所的管理者必须从口腔诊所的社会效益和经济利益两个方面出发,研究制定适当的竞争策略和内部管理制度,一方面不断地扩大市场占有率,达到一定的经济规模;另一方面不断降低生产成本和运作成本,提高经济效益。

生产者需求包含了生产组织内各利益个体和利益群体对实现个人价值和经济利益的需要。对口腔诊所而言,生产者需求主要是指口腔诊所内的医务人员的需求。口腔医疗服务是要靠人力来提供的,只有口腔医务人员的利益需求有了保障,口腔诊所才能正常运行,不断地向社会提供口腔医疗服务。

三、政府需求

对口腔医疗行业而言,政府的需求主要表现在:①口腔医疗行业向社会提供的口腔医疗服务是充分的,能够满足社会各收入阶层对口腔健康的需求。尤其是基本口腔医疗服务,政府作为这一公共产品的提供者,要通过政府补贴、完善社会保险体系等手段不断地创造条件使口腔医疗机构在非营利或营利的前提下能够并且愿意为社会大众提供口腔医疗服务。②考虑到口腔医疗机构和病人之间严重的信息不对称,以及病人对口腔医疗行业产品需求的特殊性,政府需要通过行政、法律等手段使得各类口腔医疗机构的生产和经营行为在其管理和控制之下,这是关系国计民生和社会稳定的大事。③政府需要口腔医疗行业及各口腔医疗机构拥有更高的效率,需要它们占用最少的社会资源,为社会提供更多、更好的口腔医疗服务。目前,在口腔医疗行业向市场化不断推进的过程中,政府的管理职能逐渐转变,转向不断建立、健全口腔医疗行业相关法规,并通过法律和监管手段对口腔医疗行业进行管理。

四、社会需求

口腔医疗行业管理的目的在于提高社会大众的文明生活质量和生命质量。具体表现:①适时向社会大众普及常见病、多发病和口腔健康保健知识,以提高大众防病、治病的能力;②适时向大众提供品质优良的口腔医疗保健产品;③向社会开放口腔医疗、保健、咨询的各项绿色通道;④不断向社会提供成功病例的信息;⑤适时向社会传播口腔医疗新动态;⑥在口腔医疗获得利润的前提下,向社会公益活动和文化事业捐款等。在实践的过程中,满足社会大众需求的同时,可以全方位地塑造口腔医疗的品牌,赢得良好的声誉。

随着社会经济的不断发展,政府的医疗保险和商业保险公司将不断介入口腔医疗市场并扩大规模,以满足大众的需求。口腔医疗如何加强病人管理以控制不断上涨的医疗费用,成为口腔医疗是否能在较长时间内获得国家医疗保险和商业医疗保险不断支持的关键。口腔医疗应该不断加强内涵建设,合理检查,规范医疗行为,保持良好的信誉,以获得医疗保险部门的最大支持,最终获得最大的病人资源。

第三节 口腔医疗技术特性

绝大多数的口腔疾病为慢性疾病,形成口腔病灶,缓慢而长期地影响口腔功能,影响口腔健康与全身健康。除非常严重的炎症和恶性肿瘤外,口腔疾病并不直接威胁病人的生命,龋病、牙周疾病、牙颌畸形等病死率几乎为零。口腔疾病绝大多数局限于口腔内,对全身功能的影响是缓慢的。所以,口腔疾病常不易引起人们与社会的重视,这也导致口腔疾病的医疗是有选择性的。在国外,口腔医疗保险常作为医疗保险以外的一个特殊保险。口腔疾病的医疗往往要反复多次,有些口腔疾病病人几乎终身需要口腔医疗,所以口腔疾病的医疗必须是就近医疗。由于口腔疾病具有普遍性,而且龋病和牙列缺失、缺损具有不可自愈性,必须人工医疗修复才能恢复形态与功能,因而口腔医疗将给人类带来极大的社会经济负担。

在古代和现代的人类中患病率高、在保健和医疗中可采用拔牙方法、在功能和外形上能达到最佳修复是人类口腔疾病的三大特点。口腔疾病的医疗与全身性疾病不同,对治疗的操作要求超过了对诊断的要求。精细的治疗操作技术是牙科诊疗的关键。牙科诊疗室融检查、诊断和治疗为一体,其诊疗方法大多为单人局部操作,极少全身用药,与临床医学的医师、主治医师、主任医师三级检诊制度明显不同。口腔医疗对治疗设备的依赖大大超过对辅助诊疗手段的依赖。口腔疾病的发生和诊疗与全身性疾病明显不同。口腔疾病的发生与医疗机构的特点决定了口腔诊所与医院有明显不同的技术特性。

一、口腔医疗服务的内容

口腔医疗应采用口腔全科的诊疗方式,即一名口腔医生全面负责病人的口腔内科、口腔修复科和口腔外科(用非专业语言说就是补牙、镶牙和拔牙)的治疗,病人不用换医生,就可以得到全面的检查和治疗。口腔医生经常遇到很多病人,这些病人看了很多家专科医院,却总是得不到全面的检查和治疗,也没有口腔医生为他们提出全面的口腔医疗方案。口腔全科医生的优势:①可以全面检查病人的口腔疾病。②根据病人的要求和各类型口腔疾病治疗的特点,为病人提出一套以修复为中心的完整的口腔治疗计划。例如,某病人要求镶固定义齿,但缺牙附近基牙情况不好,有龋坏及牙周病等问题。口腔医生根据这种情况,向病人提出全口牙周洁治、某牙根管治疗、某牙不能保留必须拔除,并建议病人采用对牙周损伤小的、感觉和固定义齿接近的套筒冠义齿修复的治疗计划。③最大限度地避免延误病人多种口腔疾病的治疗机会。

1. 口腔医疗机构的常规服务内容

(1) 定期检查 初次就诊时全面的口腔及牙齿检查,以及每6~12个月的定期复查。

（2）牙齿充填　龋齿及各种因素造成的牙体缺损的银汞、树脂及玻璃离子的充填治疗。

（3）根管治疗　各种因素引起的涉及牙髓的牙齿疾病的治疗。

（4）牙体修复　牙体缺损或缺失的烤瓷冠、金属冠、固定桥及嵌体的固定修复。

（5）义齿修复　多数或全口牙齿缺失的部分及全口义齿修复。

（6）牙齿清洁　牙石、软垢、色素及烟斑的洁治与抛光。

（7）牙周治疗　牙龈炎及牙周炎的治疗。

（8）正畸治疗　儿童及成人牙齿拥挤、牙列不齐等牙颌畸形的矫治。

（9）牙齿美容　死髓牙、氟斑牙及四环素牙齿变色的脱色、洁白美容。

（10）外科治疗　拔牙等口腔外科手术治疗。

（11）种植牙　单个、多个或全口牙齿缺失的种植义齿修复。

（12）急诊治疗　各种因素引起的急性牙齿疼痛、牙齿外伤等口腔急症的治疗。

2. 口腔医疗机构的扩展服务内容

（1）牙齿预防　窝沟封闭、局部应用氟化物等。

（2）牙科咨询　有关牙科的各种问题或疾病的咨询服务。

（3）供应口腔保健用品　牙膏、牙刷、漱口水、牙线等。

（4）数字化口腔健康管理工具　基于大数据与人工智能技术，针对不同用户的口腔健康状况，随时提供量身定制的护理方案，提供科学、准确的口腔健康评估与建议。

（5）社区口腔健康　促进开展爱牙日活动，举办社区口腔健康讲座，开展幼儿园和小学口腔保健工作等。

二、口腔医疗服务的特性

口腔疾病的直观性较强，诊断相对比较简单，看见情况就可以直接判断并进行治疗，不像内科疾病等还要依靠生化检查、X线检查等辅助诊断。由于牙科的特殊性，传统公立大型口腔医院的分工太细，诊疗流程对于病人来说不太方便，但在私立小型口腔医疗机构，流程简便（电话约诊、首诊负责制、一条龙服务），非常便利，而且口腔医疗机构服务灵活、弹性，如可以根据不同的对象调整服务时间。口腔医疗机构医疗范围主要体现在牙齿修补、修复及牙周的处理等方面，不可预测的因素相对较少，且口腔医疗有一定的重复性，口腔医疗风险相对较低。

口腔医疗服务与临床其他科的医疗服务相比较具有以下主要特点。

1. 脑力与体力相结合

在治疗口腔疾病的过程中，口腔医生既要有本专业基础理论的指导、临床相关学科知识和经验的积累,同时需要耗费较大的体力。脑力与体力的紧密结合是口腔医疗工作的特点。因此,口腔医生不仅要有扎实的专业理论知识和精湛的技艺,而且需要强健的体魄、充沛的精力。

2. 知识和技术密集度高

口腔医疗属于知识、技术密集型的劳动。从事口腔医疗工作需要基础医学知识和专业理论知识的有机结合,并要求知识更新与积累。除此之外,无论是牙体、牙髓的治疗,还是义齿的镶制、畸形牙列的矫正,都有严格的技术操作要求,需要运用多种材料和辅助手段并借助各种器械和工具,属于技术密集型劳动。

3. 工艺和审美要求严格

牙齿内神经、血管细密,内部结构复杂,因而口腔医生要具备心灵手巧的素质、精雕细琢的技术、一丝不苟的作风。无论是口腔内科、外科、正畸科,还是修复科,都要求既恢复功能又舒适、美观、经久耐用,满足大众口腔健康和牙齿审美的要求,防止任何差错事故的发生。

4. 口腔医疗有创伤性

口腔医疗多数是以具有创伤性或者侵入性、不可逆性的技术方法,对牙齿和牙列形态进行修复与再塑。这个看似简单的过程背后隐藏着许多医疗风险,包括治疗失败、感染、牙齿失色等问题,这些问题都可能对病人的身心健康造成影响。因此,口腔医疗要特别注意医疗安全和知情同意。

5. 口腔医疗有竞争性

口腔医疗的绝大部分内容属于择期医疗,社会大众是否将口腔医疗放在比购买汽车、购买房屋、远足旅游等更为优先的位置,决定了口腔医疗行业的社会需求。开展口腔健康教育运动,可以提高口腔医疗的社会竞争力。

6. 口腔医疗有选择性

除了极少数危及生命的疾病或损害,进行牙科治疗时针对病人寻求的是更好的生活质量,因为病人希望口腔健康和牙齿美白,并不把口腔疾病看成生死攸关的大事。那么,口腔医生的作用就是帮助这些病人作出明智的选择,用最大努力和完美技术完成要求和治疗。

小结

通过本章学习,应该熟悉口腔医疗市场特征,了解口腔医疗社会需求,特别应对口腔医疗技术特性有深入理解。

参考文献

[1] 孙正,陈博文.社区口腔卫生服务技术规范(2012版)[M].北京:人民卫生出版社,2012.

[2] 李刚,黄少宏,姚爱娣,等.中国部分地区2003年口腔疾病状况监测结果分析[J].中华流行病学杂志,2005,6(2):146.

[3] 白永秀,王军旗.市场经济教程[M].3版.北京:中国人民大学出版社,2011.

[4] [美]MANKIW N G.经济学原理:宏观经济学分册[M].7版.梁小民,梁砾,译.北京:北京大学出版社,2015.

[5] WILLIAMS D M, MOSSEY P A, MATHUR M R. Leadership in global oral health[J]. J Dent,2019,87:49-54.

[6] 周良荣.医生诱导需求的经济学分析[J].广东社会科学,2007,6:11-16.

[7] 李刚.口腔卫生服务现况评价与口腔卫生人力预测研究[D].成都:四川大学,2004.

[8] 莫静,宫琳,张爱军,等.北京永定路社区居民口腔卫生服务需要和利用调查[J].广东牙病防治,2012,20(9):478-480.

[9] 李刚,倪宗瓒.设计牙科人力指数评估牙科人力资源[J].华西口腔医学杂志,2004,22(3):255-258.

[10] 李刚.我国口腔医学教育和口腔医疗服务的思考[J].科学中国人,1999(1):22-25.

[11] 李刚,胡德渝,张博学,等.影响家庭成员口腔卫生服务利用的多因素分析[J].上海口腔医学杂志,2005,14(1):6-10.

[12] 刘思麟,李刚,公文,等.社会大众口腔医疗支付的现况分析与发展对策[J].现代口腔医学杂志,2013,27(1):35-39.

[13] 崔梦舸.口腔医疗诊所开业与管理研究[J].中国市场,2015,47:84-85.

[14] 傅民魁.民营口腔医疗机构的发展和需求[J].中华口腔医学杂志,2004,39(2):161.

[15] 李刚.市场调查与口腔医疗市场评估[J].实用口腔医学杂志,2009,25(4):604-606.

[16] 张震康.中国口腔医疗市场需求及服务模式[J].中国医院,2003,7(6):5-7.

[17] 傅家卿.菏泽地区口腔医疗服务供需现状及对策[J].医学文选,1995,16(3):245-246.

[18] 范德增,单志鑫.我国口腔医疗行业市场现状与趋势分析[J].新材料产业,2019,8:31-38.

[19] 王兴.我国口腔医疗行业的现状、机遇与挑战[J].科技与金融,2018,5:5-8.

[20] 邹聚芬,毕小琴.成都市社区成年居民口腔健康现状调查及影响因素分析[J].中华现代护理杂志,2022,28(2):177-183.

思考题

1. 口腔医疗市场和一般商品市场有什么异同点?
2. 口腔医疗服务有哪些相关市场?
3. 口腔医疗社会需求包括哪些内容?
4. 口腔医疗服务与临床其他科的医疗服务相比较,具有哪些主要特点?

第二章 口腔医疗机构体系

我国政府有计划地发展医疗机构,医疗机构一般是指以医疗工作为主要职能,以保障人类健康为根本宗旨所组成的社会群体。社区口腔医疗机构是为人类提供口腔健康保障专科服务的社会机构。根据口腔医疗机构的任务、组织结构、收治范围及规模等因素,我国口腔医疗机构大致可分为两种类型六种基本形式:口腔专科医疗机构类型,包括口腔医院、口腔门诊部和牙病防治所、口腔诊所等三种基本形式;医疗机构口腔科类型,包括综合医院口腔科、城市门诊部和乡镇卫生院牙科、社区卫生服务中心牙科等三种基本形式。自 2000 年以来,我国还出现了连锁口腔医疗集团体系。这些口腔医疗机构,不仅担负地区内口腔医疗服务任务,而且担负着社区口腔医疗管理任务。

第一节 口腔专科医疗机构体系

随着医学模式的转变,我国市场经济的发展和国际交流的增加,我国的口腔医疗机构体系向"口腔诊所—牙病防治所—口腔医院"三级口腔专科医疗机构管理模式发展。

1. 私立或公立口腔医院

私立或公立口腔医院是向省、市、地区(其半径人口一般在 200 万以上)提供口腔医疗保健服务的省、市、地区级高级口腔保健医疗机构,包括各高等、中等医科院校附属口腔医院,主要功能是担负省、市、地区口腔专业人才教育、科学研究、制订预防规划和高水平口腔医疗保健功能,对所属区域内二级私立口腔门诊部或牙病防治所进行业务指导。口腔医院可设置牙科椅位 25~150 台,床位 10~100 张,区分为 3 个等级。在我国各大中级城市均应设立不同等级的公立口腔医院,而我国公立口腔医院的饱和量为 500 个。

例如,长沙市口腔医院是湖南省一所集医疗、教学、科研、预防、保健于一体的三级甲等口腔专科医院,医院"一院三址、多点布局"的发展格局初步形成,现设友谊路院、五一路院、新大新门诊部(青少年口腔医学中心)、星沙门诊部和八方门诊部。医院是湖南中医药大学口腔医(学)院、中南大学湘雅医学院口腔教学医院。医院设置 11 个临床科室、5 个医技科室,牙科治疗椅342张、住院床位50张。现有在职(教)职工764人,其中高级职称130人,博士20人,硕士298人,卫生技术人员占比超过88%;博士研究生导师2人,硕士研究生导师20人,专职教师203人。

2. 私立口腔门诊部或公立牙病防治所

私立口腔门诊部或公立牙病防治所是向多个社区(其半径人口一般在20万以上)提供口腔医疗保健服务的县、区级中级口腔保健医疗机构,主要功能是担负牙病医疗和口腔二级预防保健功能,并接受一级口腔诊所的转诊医疗,对所属区域内一级口腔诊所进行业务指导,有条件的私立口腔门诊部或公立牙病防治所可进行一定的教学和科研工作。私立口腔门诊部或公立牙病防治所可设置牙科椅位11~60台,区分为3个等级。我国私立口腔门诊部或公立牙病防治所的饱和量为5000所。

例如,北京枫景口腔门诊部成立于2013年,坐落于北京副中心通州区,占地面积约2000平方米,15台牙科治疗椅,由一批具有高学历的技术人才组成,是集口腔治疗、专业培训于一体的综合型口腔机构,遵循"以顾客为中心"的人性化医疗服务准则,会所式的管理,为病人营造私密的就诊环境。提供口腔种植、牙齿矫正、数码微笑设计(digital smile design,DSD)美学修复、微创拔牙、牙齿美白、牙周治疗、显微根管治疗、牙科激光治疗、笑氧吸入镇静技术、舒适化治疗、快乐儿童牙科服务。门诊设计均为独立私密诊室,设有专门的儿童诊室,配备专业的灭菌消毒炉,执行标准化消毒流程,使用独立包装的灭菌医疗器械,四手操作有效地杜绝交叉感染,保障病人就诊安全。

3. 私立口腔诊所或社区口腔诊所

口腔诊所是直接向具有一定人口的社区(其半径人口一般在2万以上)提供口腔医疗保健服务的乡镇、街道级初级口腔保健机构,主要功能是担负社区的牙病医疗和口腔一级预防保健功能,并作出正确转诊。口腔诊所可设牙科椅位1~10台,区分为3个等级。我国口腔诊所饱和量为20万所。口腔疾病的发生与诊疗的特点决定了口腔医疗服务必须以口腔诊所为主要模式。口腔诊所小而灵活,分布在社区居民生活密集地,方便病人就近医疗,其工作时间为24小时,病人随叫随到,可实行预约制,具有广泛的市场。高质量的口腔诊所,不仅是口腔医生谋生和获取利润的工作单元,而且能向社区居民提供长期口腔医疗服务,定期口腔保健服务。

例如,西安市新城区赵军口腔诊所是卫生局批准设立的专业口腔诊所,成立于2016年,其是集口腔医疗、预防、修复为一体的口腔专科医疗机构,坚持以医疗质量为基础,以医疗安全为前提,以先进技术为主导,以优质服务为宗旨,崇尚"专业、温柔、快捷"的理念。

第二节 医院口腔科机构体系

我国现行的医院口腔科机构体系是在 20 世纪 50 年代初期逐步建立和发展起来的。长期以来,我国公立口腔医疗服务以医院口腔科服务为主要模式。

1. 区、县级以上综合医院口腔科、口腔医疗中心

综合医院是我国医疗机构的主体,口腔科是其设置的专科之一。区、县级以上综合医院口腔科,包括综合医院、中医医院和工业及其他部门医院口腔科。区、县级以上综合医院是向多个社区(其半径人口一般在 20 万以上)提供医疗卫生服务的区、县级中级保健医疗机构。据国家卫生服务调查,2023 年末,全国共有县级(含县级市)医院 18133 个,我国绝大多数区、县级以上综合医院均有口腔科,部分大学附属综合医院和省市级综合医院设有口腔医疗中心。口腔科的规模、设备及技术水平大致与其医院的分级相一致,差的比普通诊所还弱小,强的达到甚至超过一些口腔专科医院。

例如,西安市中心医院口腔科位于西安市中心医院糖坊街院区,设有口腔内科、口腔外科、修复科、正畸科、种植科、口腔影像室等 6 个专业科室,并具有独立的种植手术室。现有主任医师 2 人,副主任医师 5 人,主治医师 8 人,住院医师 3 人,护士 5 人,技师 1 人。年门诊量 10 余万人次。拥有德国西诺德牙科治疗椅 23 台,以及德国西诺德口腔锥形束计算机断层扫描(CBCT)、美国柯达-2200 牙片机、登士柏根管治疗系统、速迈根管显微镜、牙周治疗仪、无痛麻醉仪、口内数字化扫描仪、口腔激光治疗仪、瑞士-2000E 卡式快速灭菌器、以色列-3140 压力灭菌器、瑞士士卓曼种植系统、韩国登腾种植系统及种植机等国内外先进的医疗设备,硬件条件在西安市名列前茅。

汉中市镇巴县人民医院口腔科在牙体牙髓病、牙周病、黏膜病、口腔修复、口腔正畸等领域在县域内处于领先水平,现有执业医师 5 人,月门诊量达 1200 余人次。拥有牙科综合治疗台 4 套,以及高温灭菌机、牙用 X 光机等先进医疗设备,能开展牙体牙髓病、牙周病的常规诊治、牙槽外科及颌面部小肿物的切除、各类牙列不齐的正畸治疗、各种缺失牙的固定、活动修复等业务。镇巴县人民医院口腔科先后开展了儿童前牙透明冠、后牙预成冠、老年人吸附性义齿、儿童错殆畸形的早期矫治、种植牙等多项新技术,已成为镇巴县人民医院的亮点科室。

2. 社区卫生服务中心口腔科

社区卫生服务中心一般以街道办事处所辖范围设置,可由基层医院(卫生院)或其他基层医疗卫生机构改造而成。社区卫生服务中心以居民的卫生服务需求为导向、以人的健康为目的、以社区为范围,合理使用社区资源和适宜技术,为居民提供有效、经济、方便、综合、连续

的集医疗、预防、保健、康复、健康教育、计划生育技术指导为一体的服务。社区卫生服务中心服务区域过大的,可下设适量的社区卫生服务站。我国基本建成社区卫生服务网络,截至2021年末,全国共有社区卫生服务中心(站)35365个。社区卫生服务人员主要由全科医师、护士等相关专业卫生技术和管理人员组成。部分社区卫生服务中心设有口腔科。

例如,武汉市硚口区荣华街社区卫生服务中心口腔科配有牙科综合治疗机7台,X线全景机、牙片机、扫描仪、热牙胶、根管马达、光固化治疗仪等若干,能开展各型牙体牙髓病的治疗,各种牙齿的拔除,尤其是对各型疑难阻生齿的微创拔除有独到之处,各型活动义齿、烤瓷牙的修复、各型牙列不齐的正畸,以及窝沟封闭、口腔健康教育,并率先在基层医院开展根管热牙胶充填技术。2018年立意策划并实施了硚口区适龄儿童窝沟封闭工作,为辖区21所小学17739名同学46508颗牙齿实施了窝沟封闭,社会、家长、学校给予高度赞誉。

3. 乡镇卫生院口腔科、牙科医疗室

乡镇卫生院是县或乡设立的一种卫生行政兼医疗预防工作的综合性机构,其任务是负责所在地区内医疗卫生工作,组织领导群众卫生运动,培训卫生技术人员并对基层卫生医疗机构进行业务指导和会诊工作。乡、镇级综合医院口腔科和卫生院牙科医疗室。截至2021年末,全国共有乡镇卫生院35762个,据国家卫生服务调查,我国乡镇卫生院每院达1件及以上的项目有牙科治疗椅,说明我国乡镇卫生院平均有1台牙科治疗椅。

例如,西安市高陵区通远卫生院开设口腔科,此科室的开展填补了通远辖区内没有口腔诊疗服务的空白,为群众提供了更加全面的医疗服务,提升了医疗服务能力。科室配备了先进的牙科治疗椅和内窥镜系统,并采用严格的消毒、灭菌制度,时刻保持诊室的通风,整洁优美的诊疗环境,集治疗、修复、美容和保健于一体。

第三节 连锁口腔医疗集团体系

连锁经营是一种商业组织形式和经营制度,是指经营同类商品或服务的若干个企业,以一定的形式组成一个联合体,在整体规划下进行专业化分工,并在分工基础上实施集中化管理,把独立的经营活动组合成整体的规模经营,从而实现规模效益。自2000年以来,我国由公司开办的连锁口腔医疗诊所发展迅速,依托连锁口腔医疗诊所的网络,发挥客户资源共享、品牌资源共享、人力资源共享、物流资源的低成本共享以及统一管理等优势,进行快速扩张,在口腔医疗市场中发挥越来越重要的作用。对于口腔医疗服务而言,采取连锁经营的方式,总店的高额设备就能发挥出规模经济的优势,统一向分店提供特殊检查和特殊治疗,依靠网络病人将医疗费用降到最低。与其他行业不同的是,口腔医疗行业所针对的人群是常见的口腔疾病病人,能实现对连锁机构的数据集中管理,分类、汇总分析,为口腔医疗决策提供最具有价值的参考(图2-1)。

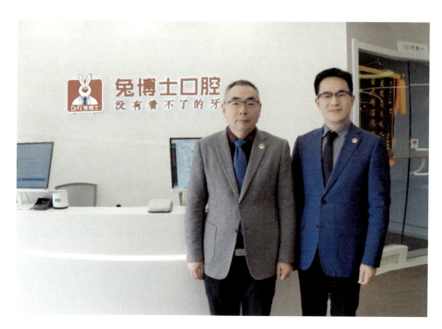

图 2-1　小白兔口腔医疗科技集团股份公司

例如,小白兔口腔医疗科技集团股份公司始于 2003 年。经过二十多年的发展,小白兔口腔医疗科技集团已发展为西北地区高规格、大规模的口腔医疗连锁品牌,是西北地区卫生局准入的民营专科口腔医院,省、市医保定点单位。目前,小白兔口腔医疗科技集团股份公司在西安、咸阳、宝鸡、安康、渭南、延安、汉中和乌鲁木齐等地开设了 60 余家口腔医院和门诊,拥有近 800 台牙科治疗椅,1700 多位医疗人员和服务人员,累计服务病人超过 200 万人。设立有牙齿种植、牙齿矫正、牙齿美白、儿童牙科、牙齿修复等口腔综合项目,深耕口腔领域,细分科室,注重设备、优化诊疗流程,提升病人就诊体验。机构为病人提供一站式口腔综合诊疗服务,建立常规口腔健康档案,避免原始资料丢失和重复检查。2017 年,小白兔口腔医疗科技集团股份公司实现北京新三板挂牌上市,成为全国第五家、西北地区第一家挂牌上市的口腔医疗连锁行业公众公司。为顺应行业、企业、用户发展趋势,2021 年,小白兔口腔医疗科技集团股份公司战略升级,推出"兔博士"品牌,以"良心好牙医倡导者"为全新品牌定位。未来,小白兔口腔医疗科技集团股份公司将以更专业、全面的精品口腔医疗服务,践行"让更多普通百姓也能享受到国际水准的牙科服务"的企业使命。2023 年 9 月 23 日,小白兔口腔医疗科技集团股份公司与西北大学签署合作协议,双方达成了共建西北大学口腔医学院及西北大学附属兔博士口腔医院的战略合作。双方合作共建口腔医院位于西北大学太白校区,建设面积 6600 平方米,一期投资 5000 万元,规划建设级别为三级专科口腔医院。建成后,将成为陕西省继空军军医大学口腔医院、西安交通大学口腔医院之后,第三家由重点大学主持建设的三级专科口腔医院。

小结

我国口腔医疗机构体系正向着"口腔诊所—牙病防治所—口腔医院"三级口腔专科医疗机构管理模式发展。通过本章学习,应该熟悉口腔专科医疗机构体系基本形式,了解口腔专科医疗机构体系、医院口腔科机构体系的特点,特别应对连锁口腔医疗集团体系有深入理解。

参考文献

[1] 李刚.口腔专科医疗机构分级管理模式初探[N].中国卫生信息报,1993-03-10(693).

[2] 鲁文琳,张石楠,刘娟.我国口腔医疗机构配置公平性研究[J].卫生软科学,2021,35(1):57-61.

[3] 凌剑锋.广西口腔医疗资源状况调查[D].南宁:广西医科大学,2018.

[4] 吴小红,黄廷权,卢义.统筹城乡口腔卫生资源配置研究[J].中国卫生事业管理,2014,31(1):35-37.

[5] 欧尧,李刚,章锦才,等.我国各类口腔医疗机构的经济效益评价[J].中国卫生质量管理,2006,13(3):24-26,62.

[6] 王钺.社区口腔医疗机构发展的优势、劣势、机会和威胁分析[J].中华全科医师杂志,2007,6(11):678-679.

[7] 刘义,冯希平.口腔诊所发展现状与存在问题[J].广东牙病防治,2008,16(S1):666-667.

[8] 林苇.综合医院口腔医学服务和诊疗模式探讨[J].中医药管理杂志,2021,29(20):249-250.

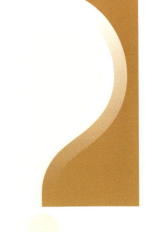

思考题

1. 口腔专科医疗机构体系包括哪些基本形式?
2. 医院口腔科机构体系有哪些基本形式?
3. 连锁口腔医疗集团体系具有哪些主要特点?

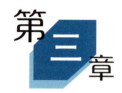

第三章 口腔医生职业特点

口腔医疗服务都是依靠人力来进行的,因此,与一般的企业相比,口腔医疗服务实行技术革新以节省人力是有一定限度的,提高口腔医疗服务能力也有一定困难。口腔医疗行业是人力密集的行业,在欧美口腔诊所的成本中,工资占全部支出的50%~60%,因此员工使用的合理性与口腔诊所的运营成本有极为密切的关系。口腔疾病诊疗融检查、诊断、保健和治疗为一体,诊疗方法大多为单人局部操作,极少全身用药,这就对口腔医生提出了很高的操作要求。例如,在技术方面,提高附加价值,其目的是希望口腔医疗服务价格上涨。但是,由于竞争者之间的平衡性、病人的要求、地域条件的差别,该目的不一定能实现。也就是说,从口腔医疗服务工作特性来判断,我们不能否认生产能力的提高是非常有限的,这一特性决定了口腔医生的重要性。

在我国,口腔医生是很受尊敬、令人羡慕的职业。在所有的职业中,口腔医生是最无法速成的职业之一。作者回顾自己的从医生涯,从1978年进入第四军医大学口腔医学院,到2004年毕业于四川大学华西公共卫生学院,所经过的专业进修学习时间累计长达14年之久。

第一节 口腔医学专业特点

口腔医生基本没有失业风险。根据牛津大学学者的研究,口腔医生被人工智能取代的可能性也是极低的。根据口腔医学产生和发展的历史及其对人类社会发展的影响,口腔医学专业具有以下特点。

一、类别性

口腔医学专业是社会分工的产物。这种社会分工是有类别的,包括门类的差别和层次的差别。口腔医生、牙科技师和牙科护士等是门类的差别;实习医生、医师、主治医师、副主任医师、主任医师等是层次的差别。人们各自从事不同的职业,也就有了社会分工劳动体系中的不同地位、不同身份、不同角色。职业成为每个人在社会生活中的不同地位、不同身份、不同角色的标志。从社会需要角度来看，职业并没有高低贵贱之分。但是，现实生活中由于对从事职业的素质要求不同，以及人们对职业的看法或舆论的评价不同，职业便有了层次之分。这种职业的不同层次往往是由不同职业的体力和脑力劳动的付出、收入水平、工作任务的轻重、社会声望、权力地位等因素决定的。

二、技术性

口腔医生职业有一定的技术含量或技术规范要求。在人类进入工业时代以后，口腔医学科学技术得以极大发展，口腔医生职业的科学技术含量越来越高，以至于在从事口腔医生职业之前，必须经过一定时间，针对某一特定的口腔医生职业进行专业知识教育，并进行专门的技术培养或操作规程训练。随着社会的进步，社会分工越来越细，口腔医生职业种类越来越多，差别也越来越大，呈现出多样性的技术要求。口腔医生职业是个人在社会劳动中从事具体劳动的体现，当个人学会并掌握了所从事职业的技术，也就学会了把握个人贡献社会的一个重要途径。

口腔医生职业工作的自主性要求较高。口腔医学本身是专业性极强的学科，随着口腔医学科学研究的深入，专业分工也日趋精细。口腔医生是口腔医学领域的专家，属于知识型员工，他们比从事物质生产的员工更注重追求自主性、个性化、多样性和创新精神，更重视自己的尊严和自我价值的实现。

业内有句顺口溜："心灵手巧，搞口矫；眼明手快，搞口外。"由于口腔医学又划分为很多专业，每名口腔医生在各自的专业中又各有所长，他们对自己的业务比对自己的上级或同事更熟悉，对于外行领导内行有种本能的抵触情绪，更希望遵循专业技术规范去自主完成自己的工作，而不希望有过多的外界干扰。这种自主性要求随着口腔医生年龄、经验和资历的增长而增多。口腔医生的工作兼具体力和脑力的付出，比较辛苦，且多为具体操作，药品材料使用不多，其收入的高低本应由技术劳务水平决定，但若因某些干扰因素其价值未能合理体现，就容易因其自主性强而造成人才流失。

口腔医生职业是人们从事口腔医疗保健的专门业务。一个人要从事口腔医生职业就必须具备口腔专业知识、能力和特定的口腔医生职业道德品质。随着社会的发展，科学技术的进步，劳动的专业化程度越来越高，口腔医生职业的专业性也越来越强。口腔医生职业所具有的专业性，是人们促进个性发展的手段，当个人从事的口腔医生职业能使个人的专业特长、兴趣得到充分发挥时，也就促进了其个性的发展。

有消息称，一家将在北京等地建立的合资口腔诊所的口腔医生年薪50万元，据说口腔医生在那里忙得只有时间赚钱，没有时间花钱，这引起了我国口腔医学界的极大兴趣。不少优秀的专业人才对此充满了期待，他们可以离开原来的口腔诊所，但很少改变自己的专业。专业人才与非专业人才最大的不同是后者没有自己的生产资料。一名经验丰富的技工，只有被人雇佣为之提供生产资料，他的经验才有用武之地。但是，知识型员工不同，他们自己就拥有生产资料，即他们头脑里的知识。口腔医学是专业性极强的领域，口腔医生所掌握的专业知识使他们不再从传统的职业角度去评判个人的价值和能力，他们可以独立于组织之外，而通过获得聘用，实现个人社会价值，建立个人的声誉和地位。所以，口腔医生可能对口腔诊所的忠诚度较低，而更多的是忠诚于他们的专业。正因为如此，他们的流动性比较大。如果在一个地方只能发挥50%的知识资源与聪明才智，他们就会带着知识流动到能够发挥70%能力的地方去。此外，非专业人员或一般劳动力从经济学的角度来说属于成本，而成本是要加以控制和尽可能降低的，但知识型员工却不是成本，而是资产，对资产不是加以降低而是应该使之增值，资产只有通过流通运作才能增值。关于如何善待和使用知识型员工的问题，司马迁曾在2000多年前就提出"士为知己者死"。现行人事制度已成为制约口腔医疗人力资源管理的瓶颈，从观念上我们应该树立人才不是单位人，而是社会人的新思维观念。

三、经济性

口腔医生职业是有报酬或经济收入的劳动。口腔医生通过口腔医学专业知识为社会奉献劳动，社会按照一定的标准付给口腔医生报酬，这些报酬成为口腔医生及其家庭的主要经济来源。口腔医生职业劳动因为岗位、劳动复杂程度、劳动科技含量的不同，所获得的报酬也不同。口腔医务人员一旦失业，其自身以及家庭就会失去主要的经济来源。口腔医生通过口腔医学专业知识，不仅要求得生存，而且还要谋求发展。口腔医生职业因具有经济性，使其不仅是人们谋生的手段，而且是人们为社会作贡献的岗位。口腔医生的收入整体来讲起点高、增长迅速，但平台期较长、天花板不太高。口腔医生的收入主要取决于工作量，毕业后工资水平基本能迅速超过同龄人的平均水平，但发展后劲比起真正的高薪职业会稍有不足。因为每天接诊病人的数量是有上限的，人均消费也不可能一直快速提升。口腔医生工作压力比较小，通常是朝八晚五或者朝九晚六，不用熬夜加班。

四、风险性

借用信息论的观点来看，人体属于一个灰箱，现代口腔医学对其既不是一清二楚（白箱），又非一无所知（黑箱）。因此，口腔医生在诊疗过程中可以估计到的治疗效果大多只是一个概率。在个体差异、病情复杂及科学未知领域方面，口腔医疗结果是不确定的，加上不同口腔医生的口腔医疗技术也有差异，因此任何口腔诊所或口腔医生都不可能包治百病。疾病的治疗过程中始终存在着成功与失败两种可能，即使是口腔医学名家在一生的行医生涯中也很难避免误诊误治。口腔医疗与人的健康息息相关，因此决定了口腔医生职业的风险性。但是，长期以来，人们形成了一种不正常的心理趋向，似乎花钱治病就是万能，花钱就等于进保险箱，不能出现治不好病的结果，否则口腔医生就有责任，就要负责赔偿，最后常常因此而对簿公堂。其实，口腔医生与病人及其家属的目标是一致的，谁不愿意自己经手的病人诊治顺利且疗效显著并早日康复呢,谁愿意故意自找麻烦呢。可这种职业风险是实实在在存在的,也是无法完全避免的,那么这种风险应该由谁来承担呢?建立规范的口腔医生职业保险制度应该是一个最佳的选择,即将风险转移给第三者保险公司,如航空意外险和机动车第三者责任险一样。

五、发展性

由于口腔医学的专业性极强,口腔医生的职业发展过程基本上都是伴随着不断的学习培训过程,两者在口腔医生的成长过程中有着极大的关联性。所有口腔医生根据其所处位置,都应该具有一个终身学习计划。有些学习制度应该为强制性,而不同层次口腔医生有不同的学习要求。科研人员强调创新,临床医生要不断学习新业务、新技术,教学人员要不断改进教学方法,如 PBL(Problem – Based Learning)教学、以疾病为中心的教学等。

目前,我国口腔医学教育已不能适应当代口腔医学发展的需要,口腔医生所受到的培训与临床实践和社会对他们的要求相距甚远。随着口腔医学科学研究的深入,专业分工日趋精细,知识更新膨胀的速度越来越快,没有任何一个口腔医生可以包治百病,即便在他自身从事的专业领域里穷其一生,也不敢说能掌握全部知识,何况病人的病情是千变万化的,每种口腔疾病都可能涉及多个学科的知识,当病人花费的费用与预期口腔医疗疗效不相符时,口腔医疗纠纷便不可避免地产生。同时,医学模式已由传统的单纯"生物医学模式"转化为现代的"生物—心理—社会医学模式",这就要求口腔医生的职业素质,不仅仅是业务素质,还包括思想素质、人文素质和心理素质等医学伦理素质。单就业务素质而言,口腔医生需要不断地进修深造,活到老学到老用到老,这样才能提高其能力和价值,否则就会被淘汰。试想一个刚毕业的青年口腔医生,如果有很多专业问题解决不了,大家可以理解原谅,但工作 10 年或 20 年后还这样,大家还会理解原谅他吗?恐怕连自己都不会原谅自己了吧。

第二节 口腔医学全科特点

口腔医学全科作为口腔医学领域的重要组成部分,具有独特的学科特点,在临床诊断和治疗方面发挥着关键作用。口腔医学全科是口腔医学领域的基础与核心分支,强调以病人为中心的整体性诊疗模式,其特点体现在诊疗范围、学科定位、技术整合及医疗理念等多个维度。口腔医学全科涵盖了口腔疾病的诊断、治疗、预防以及口腔颌面部的美学修复等多个方面,需要综合运用医学、生物学、材料学等多学科知识。口腔医学全科是一门实践性很强的学科,学生需要通过大量的临床实习和实践操作来掌握相关技能。口腔医学全科包括牙体牙髓科、牙周科、儿童口腔科、口腔黏膜科、口腔颌面外科、口腔修复科、口腔正畸科、口腔急诊科、口腔预防科、口腔颌面影像科、口腔病理科等亚专业。

随着人们口腔健康意识的提高，口腔医疗服务需求不断增长，口腔医学全科医生在医疗机构、口腔诊所、口腔门诊、口腔医院等领域都有广泛的就业机会。口腔医学全科医生应打下扎实的口腔全科临床工作基础，掌握正确的临床工作方法，准确采集病史、规范体格检查、正确书写病历，能够认识口腔全科的各类常见疾病，掌握口腔全科常见疾病的诊治原则和操作技能，掌握口腔全科感染控制的理论知识和操作技能；熟悉口腔全科的诊疗常规和临床路径；具有良好的职业道德和人际沟通能力；具有独立从事口腔医学全科临床工作的能力。

口腔医学全科具有综合性知识体系、全面检查与综合分析的诊断特点以及个性化治疗、多学科联合治疗、注重预防和健康教育的治疗特点。在临床实践中，口腔医学全科医生能够充分发挥这些特点，为病人提供优质、全面的口腔医疗服务。随着口腔医学的不断发展，口腔医学全科将在口腔疾病的防治中发挥更加重要的作用，为人们的口腔健康保驾护航。随着精准医学和人工智能技术的发展，口腔医学全科医生正从传统口腔诊疗者转型为口腔健康管理者，其核心价值不仅在于解决病人当下的病痛，更在于通过全程健康管理提升病人的生命质量。口腔医学全科特点如下：

一、综合性知识体系

口腔医学全科涵盖了广泛的知识领域。它不仅包括牙体牙髓病学、牙周病学、口腔黏膜病学等基础口腔疾病知识，还涉及口腔颌面外科学、口腔修复学、口腔正畸学等多个专业方向。牙体牙髓病学要求医生掌握牙齿内部结构和牙髓组织的病理变化，能够准确诊断龋齿、牙髓炎等疾病，并进行相应的治疗。牙周病学则专注于牙龈、牙周膜、牙槽骨等牙周组织的健康维护，预防和治疗牙周炎等疾病。而口腔颌面外科学涉及口腔颌面部的肿瘤、创伤、感染等疾病的外科治疗，需要医生具备扎实的外科手术技能。口腔修复学致力于为病人恢复牙齿的形态和功能，如制作假牙、烤瓷牙等。口腔正畸学则通过各种矫正手段，帮助病人改善牙齿排列不齐等问题。这种综合性的知识体系使得口腔医学全科医生能够全面了解口腔的生理和病理情况，为病人提供全方位的口腔医疗服务。

二、临床诊断特点

口腔医学全科医生在进行临床诊断时，会对病人的口腔进行全面细致的检查。他们不仅会检查牙齿的表面状况，还会深入检查牙齿的内部结构、牙周组织、口腔黏膜等。通过口腔检查，医生可以发现龋齿、牙髓炎、牙周炎、口腔黏膜病变等多种疾病。此外，医生还会关注病人的口腔颌面部形态、咬合关系等，以评估病人的口腔功能和美观情况。全面检查有助于医生准确诊断疾病，制订合理的治疗方案。

在临床诊疗过程中，口腔医学全科医生需要综合考虑病人的症状、病史、检查结果等多方面因素。例如,对于一位牙痛病人,医生不仅要了解牙痛的具体部位、程度、发作时间等症状,还要询问病人的既往病史、饮食习惯等情况。同时,医生会结合口腔检查结果,如牙齿的龋坏程度、牙髓活力测试结果等,进行综合分析,以确定病因。综合分析可以避免单一因素导致的误诊和漏诊,提高诊断的准确性。

口腔疾病往往不是孤立存在的,可能与全身其他系统疾病相互关联。口腔医学全科医生需要具备跨学科的思维,能够识别口腔疾病与全身疾病之间的联系。例如,糖尿病病人容易并发牙周炎,而某些口腔黏膜疾病可能是全身性疾病的口腔表现。因此,医生在诊断口腔疾病时,会询问病人的全身健康状况,必要时会建议病人进行相关的全身检查,以明确病因。多学科联合诊断有助于全面了解病人的健康状况,制订更加合理的治疗方案。

三、临床治疗特点

口腔医学全科强调个性化治疗。每位病人的口腔情况和需求都不同,医生会根据病人的具体情况制订个性化的治疗方案。对于牙齿缺失的病人,医生会根据病人的年龄、口腔条件、经济状况等,选择合适的修复方式,如种植牙、烤瓷牙、活动假牙等。对于牙齿排列不齐的病人,医生会根据病人的牙齿畸形程度、生长发育情况等,选择合适的矫正方法,如传统金属矫正、隐形矫正等。个性化治疗方案能够满足病人的不同需求,提高治疗效果。

由于口腔疾病的复杂性,口腔医学全科医生常常需要与其他口腔专科医生进行多学科联合治疗。例如,对于患有牙周炎和牙齿缺失的病人,医生可能会先请牙周病医生进行牙周治疗,控制炎症,然后再请口腔修复医生进行牙齿修复。对于口腔颌面部肿瘤病人,医生可能会联合口腔颌面外科医生、放疗科医生、化疗科医生等进行综合治疗。多学科联合治疗可以充分发挥各学科的优势,提高治疗的成功率。

口腔医学全科不仅注重疾病的治疗,还强调预防和健康教育。医生会向病人传授口腔卫生知识,指导病人正确刷牙、使用牙线等,帮助病人养成良好的口腔卫生习惯。此外,医生还会根据病人的口腔状况,制订个性化的口腔保健计划,定期进行口腔检查和洁牙,预防口腔疾病的发生。通过预防和健康教育,提高病人的口腔健康意识,降低口腔疾病的发病率。

第三节 口腔医学专科特点

现代口腔医学(stomatology)是应用生物学、医学、理工学及其他自然科学的理论和技术,以研究和防治口腔及颌面部疾病为主要内容的科学。21世纪,我国口腔医学将以空前的规模和速度向前发展,"幸福牙科"已成为现代文明的重要标志。我国现代口腔医学教育自20世纪初建立,基本上是引进西方国家的教学模式和体系,当时的学科设置和相关教材均与之相似或完全相同。1949年后,我国学习苏联的口腔医学教学模式,将一些相关的口腔临床学科合并,分为口腔内科学、口腔外科学和口腔修复学三大临床分科。现代口腔医学的改革与发展使口腔医生分科更为精细和专业。我们调查了24个国家的口腔卫生人力相关数据,各国口腔医生类型结构见表3-1。大部分口腔医学毕业生成为口腔医生,口腔医生的工作内容以看牙为主,包括拔牙、补牙、镶牙、洗牙、牙齿美容、牙齿矫正等;小部分口腔医学毕业生成为颌面外科医师,主要负责头颈部的肿瘤、外伤、发育畸形等的手术治疗。

表3-1 世界24个国家口腔医学专科医生类型结构

类型结构	英文名称
颌面外科医生	Maxillo-facial Surgery
口腔外科医生	Oral Surgery
正畸医生	Orthodontics
儿童和预防牙科医生	Children And Preventive Dentistry
修复医生	Prosthodontics
保存牙科医生	Conservative Dentistry
儿童牙医	Pedodontics
全科医生	General Practitioner
牙髓医生	Endodontics
口腔医学和病理医生	Oral Medicine and Pathology
放射医生	Radiologist
牙周医生	Periodontology
公共卫生医生	Public Health Dentist or Community Dentistry

1. 口腔修复专科

口腔修复专科(prosthodontics)是研究用符合生理的方法修复口腔及颌面部各种缺损的一门科学,是医学与现代科学技术相结合而产生的,属于生物医学工程范畴。口腔修复专业是口腔医学的一个重要组成部分,是研究口腔及颌面部各种缺损和畸形的病因、临床表现、诊断和治疗的一门临床医学科学。

口腔修复专科的内容包括牙体缺损、牙列缺损、牙列缺失的修复,颌面部组织缺损的修复、牙周病和颞下颌关节病的矫治。采用设计、制作、人工装置的方法来恢复因上述各类缺损、缺失和畸形而失去的形态与功能,使之尽可能达到或接近正常水平。其中活动修复和固定修复是主要的组成部分,活动修复包括可摘局部义齿和全口义齿修复;固定修复包括牙体缺损的嵌体、牙冠修复和牙列缺损的固定桥修复。口腔修复专科的内容也包括利用人工修复体针对牙周病、颞下颌关节病和颌面部组织缺损的治疗,如咬合板、牙周夹板、赝复体、义眼、义耳、义鼻等。口腔修复专科的内容还包括近年来发展迅速的种植义齿修复。

口腔修复治疗是一种很常见的口腔医疗工作,简单的修复治疗口腔医学全科医生亦可胜任,如嵌体、简单冠桥和可摘局部义齿、护齿器等。但是,复杂的修复治疗如美学修复、多个冠桥修复、复杂可摘局部义齿、全口义齿、颌面缺损修复、牙周夹板、咬合板等,要求医生具有较高的专科素养,在有条件的情况下最好请口腔修复专科医生诊疗。

2. 牙体牙髓病专科

牙体牙髓病专科(conservative dentistry)是研究包括龋病、牙髓疾病、根尖周疾病和其他牙体硬组织疾病的病因、临床症状、诊断和治疗的学科,是口腔医学中的一门重要临床专业课程。

牙体牙髓病学经过几十个世纪的发展,已经日趋成熟,针对复杂的根管形态采用最新的临床技术,使根管治疗成功率大为提高。特别是手术显微镜在牙体牙髓病专科临床上的推广应用,使许多过去无法治疗的牙齿获得痊愈。镍钛旋转器械进入临床后也极大地提高了牙体牙髓病专科医生的临床工作效率,提高了治疗效果。近年来出现了不少新技术、新材料,使口腔医生对牙体和牙髓疾病的诊治更加得心应手。

3. 口腔颌面外科专科

口腔颌面外科专科(oral and maxillofacial surgery)是口腔医学的重要组成部分,它是以研究口腔器官(牙、牙槽骨、唇、颊、舌、腭等)、面部软组织、颌面诸骨(上颌骨、下颌骨、颧骨等)、颞下颌关节、唾液腺及颈部某些疾病的预防和外科治疗为主要内容的学科。口腔颌面外科的发展要追溯到第二次世界大战时期。20世纪40年代,第二次世界大战战火蔓延,战士们躲在战壕掩体里,头戴钢盔,只有颌面部露在外面,所以颌面部特别容易遭到炮火的袭击。口腔颌面外科就在第二次世界大战时期的欧洲形成。1949年苏联专家将口腔颌面外科率先带到我国东北地区,开启了中国口腔颌面外科学的时代。1950年抗美援朝战争爆发,1951年中国派手术队到东北前线救护战争创伤,其中有两个医疗队,一个是四川大学医学院附属华西医院医疗队,另一个就是张涤生教授带领的上海医疗队,战争创伤的救治也促进了中国口腔颌面外科的发展。

口腔颌面外科专业是我国口腔临床医学中的重要学科之一,以美国为代表的世界发达国家的口腔颌面外科，由于在医疗体制结构上不同于我国，他们的医疗范围主要局限在牙及牙槽外科、正颌外科、颞下颌关节外科和外伤等。我国口腔颌面外科学业务内容要广一些，除口腔外科疾病外，还包括颌面整复外科、显微外科、头颈肿瘤外科等内容，被众多国际学术权威和学者誉为"中国式的口腔颌面外科专业"。在我国口腔医学界，除各省部市级的高级别奖励外，口腔颌面外科学是获得国家科技三大奖最多的学科。

4. 牙周病专科

牙周病是人类最常见的感染性疾病之一，与全身健康有着密切关系。牙周病也是最常见的口腔疾病，危害牙周健康和口腔健康。牙周病专业（periodontology）是研究牙周组织的结构、生理和病理，以及牙周病的诊断、治疗和预防的学科。牙周病专业是口腔医学中一门有完整体系的独立学科。20世纪后半期，牙周病专业有着惊人的发展，牙周病学研究获得长足进展，引起了牙周病学界和整个医学界的高度关注，一些发达国家还因此改变了医疗保险的策略，将定期进行牙周病的检查和治疗作为保险付费的重要前提。

在未来的口腔医学发展中，牙周病学将逐渐成为口腔医学生的一门主要课程并占有重要地位，这也有利于这一古老而又日新月异发展的学科与国际接轨。在大学本科教育中，必须强调对牙周病的基础理论、基本知识和基本技能的训练。

5. 口腔黏膜病专科

口腔黏膜病专科（oral medicine, diseases of the oral mucosa）是研究口腔黏膜病的基础理论与临床诊治的学科。它所研究的对象种类繁多，而且与机体的全身状态之间联系密切，因此，在国外，不少学者将其称为"oral medicine"，直译为"口腔内科学"，以强调它与普通内科学的联系，并将其定义为"有关口腔和口周组织的健康和疾病研究的特殊学科，它主要是探讨与口腔疾病有关的内科学原则以及采用药物进行口腔疾病治疗的规律"。

对外交流时，我国口腔黏膜病专业的英文名称采用"oral medicine"。但"oral medicine"的含义与我国目前通用的学科划分名词含义完全不同，它主要包括了口腔黏膜的感染性及非感染性疾病、口腔癌前病变、全身疾病的口腔表征。有的也把研究的范围扩大到了面痛症等神经系统疾病、颞下颌关节病及唾液腺疾病等。口腔黏膜病专业建设已久，中华人民共和国成立初期就成为口腔内科学的一个重要组成部分，和牙体病专业、牙髓病专业、牙周病专业并称四大亚专业。口腔黏膜病专业已成为系统地研究口腔黏膜病病因、发病机制、诊断和防治的一门独立科学。

6. 口腔正畸专科

口腔正畸专科（orthodontics）是口腔医学的一个分支学科，它的学科内容是研究错𬌗畸形（malocclusion）的病因机制、诊断分析及其预防和治疗。错𬌗畸形是指儿童在生长发育过程中，由先天的遗传因素或后天的环境因素，如疾病、口腔不良习惯、替牙异常等导致的牙齿、颌骨、颅面的畸形，如牙齿排列不齐、上下牙弓间的颌关系异常、颌骨大小形态位置异常等。这些异常机制是牙量与骨量、牙齿与颌骨、上下牙弓、上下颌骨、颌骨与颅面之间的不协调。因而近代错𬌗畸形的概念已远不只是指牙齿错位和排列不齐，而是指由牙、颌、颅面间关系不协调而引起的各种畸形。

世界卫生组织把错𬌗畸形定为"牙面异常"（handicapping dentofacial anomaly），其不但影响外貌，同时也影响功能。国内口腔正畸专业发展较快，已出版了不少有关口腔正畸学的参考书。

7. 儿童牙病专科

儿童牙病专科（pediatric dentistry）作为口腔医学中的一门独立学科，是以处于生长发育过程中的儿童为对象，研究其牙、牙列、颌、咬合关系及软组织等的形态和功能，诊断、治疗和预防其口腔疾病及畸形，使之形成有健全功能的咀嚼器官。

儿童牙病专业包含龋病、牙髓病、根尖周病、牙外伤、牙周组织疾病及常见黏膜病等临床常见疾病的诊断及处理原则，常见牙齿发育异常的病因分析及临床特点，咬合诱导的概念、影响咬合紊乱的因素，牙列发育中咬合紊乱的早期矫治。

儿童牙病专业是一门知识涉及面广、实践性很强的学科，在儿童口腔科的临床工作中，有不少方面运用口腔内科、口腔修复、口腔颌面外科、口腔正畸和口腔预防等技术和方法，结合儿童的解剖、生理、心理等特点，研究并开展适合本专业的诊治方案与方法。

儿童牙病专业在不少国家早已成为一门独立的学科，专业内涵已相当成熟和完整。我国在此专业的医疗、教学和研究等方面也已有较大的进展，在口腔医学院校、口腔医院中设立独立的儿童口腔医学教研室及临床科室正逐渐被重视，但各地区发展状况仍存在较大差距。为此，儿童牙病专业的发展和专业人员的培养，应在现有的条件下努力。

8. 口腔种植专科

口腔种植专科（oral implantology department）是一门古老而又新兴的学科。随着社会的发展，各种生物材料不断出现，加之生产工艺的更新，技术设备的革命，牙科种植体得到不断的充实和完善。所采用的材料从金属、碳、陶瓷到多聚物四大类不下数十种，而且出现了各种复合型材料，以弥补单一材料的不足。从产品设计上亦有四大类不下十余种体系，而且已经成为集机械、工程、冶金、涂层、生物合成、细胞学、化学、材料学、生物力学等多学科尖端技术的结晶。

口腔种植专业经种植外科学、种植修复学、种植材料学及种植义齿保健等几个主要途径的发展，已经成为一门涉及口腔颌面外科学、口腔修复学、牙周病学、口腔组织病理学、口腔材料学、口腔放射学、口腔预防保健学、口腔生物学、生物工程学、机械学等诸多学科的新兴边缘学科。

9. 口腔医学全科

一些大型口腔医院已成立了属于专科性质的口腔医学全科。口腔医学全科(general dentistry)是在统筹全身健康的前提下,开展以口腔疾病为核心的综合学科,下设特需专家门诊、多学科会诊、干部保健科、口腔综合、老年口腔科等专科。

例如,浙江大学医学院附属口腔医院口腔全科门诊主要针对口腔常见病、多发病、复合口腔疾病、复杂口腔疾病和全身系统性疾病的口腔治疗而设置。特需专家门诊汇聚了口腔各学科知名专家,拥有技术精湛的医护团队与先进的医疗设备,提供"高、精、尖"个性化、一站式口腔综合诊疗特色服务,最大限度地为病人提供舒适、私密、便捷、优质的医疗服务。老年口腔医学聚焦老年人口腔健康,在慢性病高发的中老年时期,开展全程口腔健康管理,对中老年人的口腔疾病分类指导,提升中老年人口腔健康意识与口腔健康水平,提高晚年生活质量。多学科联合门诊(MDT)平台,针对口腔罕见病、疑难病症,有效解决口腔复杂疑难疾病的跨亚专科诊疗难题。目前开设了咬合重建、数字化功能美学、颌骨囊肿、重度牙周炎、咬合和颞下颌关节紊乱、自体牙移植、颞下颌关节病综合序列治疗、牙颌面畸形、种植牙周正畸等多学科联合门诊,为口腔复杂疑难疾病、罕见病病人提供多学科多专家的综合诊疗服务,帮助病人全面综合评估疾病情况,专业化、规范化、个性化地为病人提供综合治疗方案,恢复口颌系统功能乃至全身健康,同时推动疾病治疗向健康管理方向转变。

10. 公共口腔卫生专科

公共口腔卫生专科(public oral health)又称口腔公共卫生学(oral public health)和牙科公共卫生学(dental public health),是公共卫生学在口腔医学领域的应用,也是公共卫生学的一个研究领域。公共口腔卫生专业是一个较新的概念。控制和减少口腔疾病患病率已成为国家和政府的一项至关重要的公共卫生计划。

公共口腔卫生专业以群体为主要研究对象,应用生物学、环境医学和社会医学的理论,采取宏观与微观相结合的方法,研究口腔疾病发生和分布规律,以及影响口腔健康的各种因素,制定预防措施和对策,达到预防口腔疾病,促进口腔健康和提高生活质量的目的。

公共口腔卫生专业中的群体是指在一定范围内的人群,可以小到一个家庭,也可以大到全人类。这个群体既包括病人,也包括非病人,而且常把这些人和其周围环境联系起来,它也可扩大到包括自然环境、社会环境在内的一个生态学和社会学的群体。

公共口腔卫生专业是口腔医学的重要组成部分,是应用性很强的科学,常与口腔卫生服务和口腔卫生保健紧密联系。公共口腔卫生专业是由传统的口腔预防医学(preventive dentistry)和现代的公共卫生学相结合发展而来的,研究范围和内容十分广泛,而且还在不断变化之中。

11.口腔医疗服务管理专科

口腔医疗服务管理专科(dental practices management)是口腔医学和管理学的一个交叉学科,是研究口腔医疗服务管理现象及其发展规律的科学,其目的是提高口腔医疗服务工作效率和效果。提高口腔医疗质量是管好口腔医疗机构的出发点和归宿。质量管理既是近代管理科学的重要内容,又是实现科学管理的重要标志。随着口腔医学科学技术的发展,口腔医疗质量标准化水平越来越高,从而推动了口腔医疗质量管理的发展。我国正处在改革开放阶段,应当保持和发扬社会主义的特征,以优异的质量为公众服务。

小结

口腔医生主要针对口腔常见病、多发病进行诊治、修复和预防工作。口腔疾病对治疗的操作要求超过了对诊断的要求,精细的治疗操作技术是口腔疾病诊治的关键。通过本章学习,应该熟悉口腔医学职业特点,了解口腔医学全科特点、口腔医学专科特点。

参考文献

[1] 吴婷,陈谦明,柳茜,等.中国口腔医学专业人才供需研究[J].华西口腔医学杂志,2009,27(1):4-7.
[2] 张颖,路振富,程睿波,等.沈阳市口腔卫生机构及人力资源现状调查[J].中国实用口腔科杂志,2009,2(12):724-726.
[3] 刘腾达.论口腔医学专业的现状及社会评价[J].全科口腔医学电子杂志,2018,5(19):19,29.
[4] 谢文斌,康娟.口腔医学专业本科毕业生就业现状及思考[J].改革与开放,2016,11:52-53.
[5] 高宝迪.口腔卫生人力资源调查分析与现状研究[D].西安:空军军医大学,2011.
[6] 邹东光,张琳娜.知识经济下口腔医学人才现代化的发展[J].职业技术,2010,11:76-78.
[7] 陈幸,刘奇,陈锋,等.全科口腔医学的现状和发展[J].中华全科医学,2022,20(5):721-724.

思考题

1. 口腔医学职业有哪些特点?
2. 口腔医学专科有哪些特点?

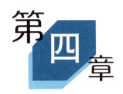

第四章 口腔医生职业规划

职业是人们所从事的不同类别的、有收入的社会劳动。规划就是用测量器来划出一些标示，形成一个可供依据或参考的图案或方略。换言之，对事情有充分的认知，内心已有尺寸和剪刀，加以设计规划。职业规划是消除职业困惑、面向职业发展的一系列服务的统称。许多口腔医生都梦想取得成功，意识到成功能为他们带来丰厚的经济收益和崭新的生活方式。获悉一些口腔医生已经实现了这种转变，并开始考虑自己是否也能实现这种转变。

口腔医生职业规划对于口腔医生的人生道路来说具有战略意义，至关重要。决策正确，则一帆风顺，事业有成，因此，进行口腔医生职业生涯的规划非常重要。随着我国大学教育的普及，大学生自主就业和创业成为越来越热门的话题。个人的专业发展、社会的认可、对国家的贡献、未来的发展前景都是就业和创业需考虑的因素。就业和创业前要对自己的专业水平、能力、薪资期望、心理承受度等进行全面分析，作出较准确的定位。不可悲观，把自己定位过低；更不要高估自己，导致期望值过高。对口腔医生来说，就业与创业不仅为其提供了生存的基本条件，使其拥有丰富多彩的生活，同时也为其提供了施展才华的舞台。

第一节 职业规划基础原理

进行职业规划主要是帮助人们了解自己的职业价值观、职业兴趣、职业能力，确立自己的职业目标，以及如何进行职业准备。职业价值观是个人对待职业的一种信念和态度。职业兴趣是指个体对职业或具体工作的一种爱好的倾向。职业能力是指个人从事职业的技能。职业目标是人们对职业和人生成功的一种期望。职业发展是指个人重视职业目标的过程。

生涯"Career"从字源来看，Career 来自罗马语"Careeria"及拉丁文"Carrus"，二者的含义均指古代的战车。后来引申为道路，即人生的发展道路，又可指人或者事物所经历的途径，或指个人一生的发展过程，也指一个人一生中所扮演的系列角色与职位。"生"是指活着的意思，"涯"泛指边际。从广义上来说，生涯是指一个人的一生从始到终的整个经历。美国职业生涯管理大师 D. E. Super 认为，生涯是个人终其一生所扮演角色的整个过程，生涯的发展是以人为中心的。

职业生涯规划非常重要，人生只有一辈子，人的一辈子是无法重新来过的，因此，人生需要自己掌控。

一、职业生涯规划的概念

职业生涯是指个体职业发展的历程，一般是指一个人终生经历的所有职业发展的整个历程。职业生涯是贯穿一生职业历程的漫长过程。科学地将其划分为不同的阶段，明确每个阶段的特征和任务，做好规划，对更好地从事自己的职业，实现确立的人生目标非常重要。职业生涯是一个复杂的概念，由时间、范围和深度构成。时间指人的一生不同的阶段；范围指人的一生扮演不同的角色的数量；深度指一种角色的投入程度。

职业生涯规划（career planning）是指个人发展与组织发展相结合，对决定一个人职业生涯的主客观因素进行分析、总结和测定，确定一个人的事业奋斗目标，并选择实现这一事业目标的职业，制订相应的工作、教育和培训的行动计划，对每一步骤的时间、顺序和方向作出合理的安排。进行个人职业规划，就是寻找内部和外部微妙平衡点的过程。内部指个人的性格、天赋等，外部指组织；而组织进行职业规划时也相当于一个人，内部是组织自身，外部就是员工。

职业生涯规划也被称作职业生涯设计，包括个人职业规划（设计）和组织职业规划（设计）两个方面。在任何社会中、任何体制下、任何组织内，个人职业规划（设计）更为重要，它是人的职业生涯发展的真正动力和加速器，其实质是追求最佳职业生涯发展道路的过程。

二、职业生涯规划的意义

职业生涯规划的目的是帮助个人真正了解自己，为自己定下事业大计，筹划未来，拟定一生的发展方向，根据主客观条件设计合理且可行的职业生涯发展方向。职业规划专家认为，对于个人来说，其意义可归纳为以下几点：

1. 实施战略，经营未来

职业生涯规划，简而言之就是对人才与职业进行匹配与再规划的过程。职业生涯本身就是一个动态变化过程。职业生涯规划不是应变之策，而是经营未来。有效的职业生涯规划，有利于明确人生未来的奋斗目标。一个人的事业究竟应向哪个方向发展，可以通过制订职业生涯规划明确。"目标之所以有用，仅仅是因为它能帮助我们从现在走向未来。"只有有了明确的目标，才能激励人们去奋斗，并积极创造条件去实现目标，以免漫无目的地四处漂浮、随波逐流。

2. 把握自己，争取成功

职业生涯规划是以人的认识为基础，解决目标问题，这些问题解决好了，也就把握住了自己。从一名学生转变成一名合格的口腔医生，有很长的一段路要走。现实竞争的残酷，要求每个人不仅要看清自己，还要看清前方，快速地成长起来。对于年轻人来说，可以有困惑，可以有迷茫，但绝不允许自己放弃努力。

3. 制定目标，跳得更高

职业生涯规划，就是我们每一个人根据自己的实际工作能力和专业知识，大致设计好一个自己将要为之奋斗的目标，即自己以后要走的路。在前进的道路上，先给自己定下一个合适的高度，然后再通过自己的努力朝着那个高度一步一步前进，直至达到既定高度后再设新的高度，渐行渐高，那个前方的高度就是我们的未来。

4. 没有规划，注定失败

古代哲学家亚里士多德说："人是一种寻找目标的动物，他生活的意义仅仅在于是否正在寻找和追求自己的目标。"完全没有规划的职业生涯是注定要失败的。

三、职业生涯规划的设计

职业生涯规划是个人对自己一生职业发展道路的设想和规划，它不仅包括选择什么职业，以及在什么地区和什么单位从事这种职业，还包括在这个职业队伍中担负什么职务等内容。一般来说，每个人都希望从职业生涯的经历中不断得到成长和发展。个人通过职业生涯规划，可以使自己的职业有个方向，从而努力地围绕这个方向，充分地发挥自己的潜能，使自己走向成功。

1. 职业生涯规划的期限

（1）短期规划　为5年以内的规划，主要是确定近期目标，规划近期要完成的任务。

（2）中期规划　一般为5～10年，规划5～10年内的目标与任务。

（3）长期规划　规划时间是10～20年，主要设定较长远的目标。

2. 职业生涯规划的设计

（1）可行性　规划要有事实依据，并非美好幻想或不着边际的梦想，否则将会延误生涯良机。

（2）适时性　规划是预测未来的行动，确定将来的目标，因此各项主要活动，何时实施、何时完成，都应有时间和顺序上的妥善安排，以作为检查行动的依据。

（3）适应性　规划未来的职业生涯目标，涉及多种可变因素，因此规划应有弹性，以增加其适应性。

（4）连续性　人生每个发展阶段应能持续、连贯地衔接。

3.职业生涯规划的原则

（1）实事求是　准确的自我认识和自我评价是制订个人职业生涯规划的前提。

（2）职业生涯规划方案必须切实可行　首先，个人的职业目标一定要与自己的能力、个人特质及工作适应性相符合。其次，个人职业目标和职业道路确定，要考虑到客观环境条件。

（3）个人职业目标要与医院目标协调一致　个人是借助于医院而实现自己的职业目标的，其职业生涯规划必须要在为医院目标奋斗的过程中实现。脱离医院的目标，便没有个人的职业发展，甚至难以在医院中立足。

四、职业生涯规划的流程

职业生涯规划是一个周而复始的连续过程，包括树立正确的生涯发展信念、自我评估、生涯机会评估、职业方向定位、设定发展目标、制订行动方案与实施计划、生涯评估与反馈七个基本步骤（图4-1）。正确积极的生涯发展信念是职业生涯成功的根本；自我评估和生涯机会评估是前提；职业方向定位是成功的关键；合适的目标设定与行动计划则是保障；生涯评估与反馈则促进我们的职业生涯永续发展。

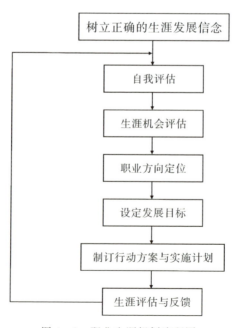

图4-1　职业生涯规划流程图

五、职业生涯规划的实现

职业生涯实现是个人职业生涯追求目标的成功。职业生涯成功的含义因人而异,具有很强的相对性,对于同一个人在人生的不同阶段也有着不同的含义。每个人都可以、也应该对自己的职业生涯成功进行明确界定,包括成功意味着什么、成功时发生的事和一定要拥有的东西、成功的时间、成功的范围、成功与健康、被承认的方式、想拥有的权势和社会地位等。对有些人来讲,成功可能是一个抽象的、不能量化的概念,例如觉得愉快。在和谐的气氛中工作,有工作完成后的成就感和满足感。在职业生涯中,有的人追求职务晋升,有的人追求工作内容的丰富化。对于年轻口腔医生来说,职业生涯的成功"应在其工作上建立满足感与成就感,而不是一味地追求快速晋升;在工作设计上,设法丰富工作内容,使工作更具挑战性"。

职业生涯成功能使人产生自我实现感,从而促进个人素质的提高和潜能的发挥。职业生涯成功与否,个人、家庭、企业、社会判定的标准都存在一定的差异。从现实来看,职业生涯成功的标准与方向具有明显的多样性。目前公认的有以下 5 种不同的职业生涯成功方向。

(1) 进取型 使其达到组织系统的最高地位。
(2) 安全型 追求认可、工作安全、受人尊敬和成为"圈内人"。
(3) 自由型 在工作过程中得到最大的控制而不是被控制。
(4) 攀登型 得到刺激、挑战、冒险和"擦边"的机会。
(5) 平衡型 在工作、家庭和自我发展之间取得有意义的平衡,以使工作不至于太耗精力或太乏味。

要对职业生涯成功进行全面的评价,必须综合考虑个人、家庭、企业、社会等各方面的因素。有人认为,职业生涯成功意味着个人才能的发挥以及为人类社会作出贡献,并认为职业生涯成功的标准可分为"自我认为""社会承认"和"历史判定"。对于人力资源管理人员,按照人际关系范围,将职业生涯成功标准分为自我评价、家庭评价、组织评价和社会评价 4 类评价体系。如果一个人能在这 4 类体系中都得到肯定的评价,则其职业生涯必定成功无疑。

[附录]职业成熟度量表(来源:吴敏志,卢谢峰. 职业成熟度量表的现状和展望[J]. 黑龙江科技信息,2010(33):214.)

本研究旨在测量您的职业成熟度,恳请认真填写。答案没有"好、坏"与"对、错"之分,请您按个人的情况如实作答。

根据您的实际情况,请对下列陈述选择适当的选项:

陈述	很赞同	赞同	难以判断	不赞同	很不赞同
得分	5	4	3	2	1
1.我知道我的条件适合从事什么职业					
2.我会搜集有关职业选择的参考资料					
3.我清楚一些职业的薪水待遇					
4.我对未来充满信心					
5.我会利用时间读一些与未来工作有关的书					
6.我的工作能力不比别人差					
7.当学习碰到困难时,我会想办法解决					
8.我会向朋友打听有关职业的消息					
9.我能够冷静、沉着地判断事物					
10.选择工作时,首先应该考虑自己的兴趣					
11.我会留意国际经济发展的趋势					
12.找工作时,只要听专家的意见就对了					
13我会在自己的能力范围内,选择我有兴趣的职业					
14.自己有兴趣的工作,就算薪水不多,我也愿意做					
15.我会注意报纸、杂志上有关职业的报道					
16.我难以自己做决定					
17.我确定我有能力从事自己有兴趣的职业					
18.我知道现在社会上最需要的是什么人才					
19.我怀疑自己选择职业的能力					
20.我会保存有用的职业资料					
21.我对自己很有信心					
22.找不到第一志愿的工作,我乐于接受第二或第三志愿的工作					
23.我会直接向公司或工厂索取相关的职业资料					
24.我认为选择工作的时候,有必要考虑外在环境的影响					

续表

陈述	很赞同	赞同	难以判断	不赞同	很不赞同
25.事情决定以后,通常我不会轻易后悔					
26.我勇于表达自己的看法					
27.我会注意媒体报道的职业消息					
28.由于技术变化太快,就业前不必有太多准备					
29.薪水高又不必负责任的工作最好					
30.我会将各种有关职业的资料加以分类整理					
31.我会尽可能选择和自己专长有关的职业					
32.选择职业时,我会优先考虑声望较高的职业					
33.我会留意相关职业的发展动向					
34.选择工作时,只要选市场上最热门的工作就对了					
35.我对许多工作,好像都有兴趣,又好像都没有兴趣					
36.我不清楚我感兴趣的职业,需要哪些专业能力					
37.靠工作的收入养活自己比较有尊严					
38.我抱着随时换工作的心态					
39.从事一种职业,成不成功全靠机遇,不必考虑太多					
40.我清楚一些职业的发展机会					
41.我知道我的条件不应该从事什么职业					
42.我清楚一些职业的工作环境					
43.我会列出我有兴趣的所有工作,作为职业选择的参考					
44.我实在很难决定自己要做什么工作					
45.找工作时,我会先考虑薪水多少,再考虑有没有发展					
46.每一个人要从事什么职业都是命中注定					

续表

陈述	很赞同	赞同	难以判断	不赞同	很不赞同
47.我不清楚从事我有兴趣的职业应该具备什么条件					
48.想到选择工作就让我烦恼					
49.我不了解为什么有些人能够那么确定自己的职业兴趣					
50.我知道现在哪种行业最不容易找到工作					
51.没有家人朋友的支持,我自己实在很难选定一种合适的工作					

评分提示:

职业成熟度包括以下几方面,对应的计分题目序号如下表,按照题号把每题的得分加起来(题号前有"－"的反向计分),就是每一方面成熟度的总分,总分再除以题目数,就是每一方面成熟度的最后得分。

平均分最低为1分,最高为5分。一般而言,低于3分,就是欠成熟的,高于3分则是较成熟的。

成熟度指标	题号						总分	平均分
信息应用	2	5	8	20	23	30		
职业认知	3	18	－36	40	42	43		
自我认知	4	6	10	17	－35	－49		
个人调适	7	11	15	27	33	－38		
职业态度	－12	21	－28	－39	－46	－51		
价值观念	13	14	31	－29	32	37	－45	
职业选择	9	－16	－19	25	26	－44	－48	
条件评估	1	22	24	－34	41	－47	50	

六、影响职业生涯的环境因素

影响个人职业生涯发展的因素包括个人因素(内部因素)、社会环境(外部因素)、组织环境(外部因素)等。职业生涯影响因素的关系可概括为知己、知彼、抉择。

1.个人因素(内部因素)

北京市人才素质测评考试中心研究人员认为,有以下8个因素影响个人的职业生涯发展。

（1）进取心与责任心　　进取心是使个体具有目标指向性和适度活力的内部能源，认真而持久地工作是个体事业成功的前提，而个体具有进取特质也就具有了事业成功的心理基石。责任心强的人常能够审时度势选择合适的目标，并持久地、自信地追求这个目标，责任心强的人容易事业成功。

（2）自信心　　自信为个体在逆境中开拓、创新提供了信心和勇气，也为怀疑和批评提供了信心和勇气，自信常常使自己的好梦成真。没有自信心的人会变得平庸、怯懦、顺从。喜欢挑战、战胜失败、突破逆境是自信心强的特点。

（3）自我力量感　　虽然个体的能力存在差别，但只要个体具有中等程度的智力，再加上善于总结经验、教训，善于改进方法和策略，那么，经过主观努力之后，许多事情是能够完成的。因此，可以把成功和失败归因于努力水平的高低和工作方法的优劣。

（4）自我认识和自我调节　　了解自己的优势和劣势、与组织环境的关系，善于调节自己的生涯规划、学习时间等。

（5）情绪稳定性　　稳定的情绪对技术性工作有预测力。冷静、稳定的情绪状态为工作提供了适度的激活水平。焦虑和抑郁会使人无端紧张、烦恼或无力，恐惧和急躁易使人忙中出乱。

（6）社会敏感性　　对人际交往的性质和发展趋势有洞察力和预见力，善于把握人际交往间的逻辑关系。行动之前要思考行为的结果，乐于与人交往，能设身处地体察他人的处境和感受。

（7）社会接纳性　　在承认人人有差别和不足的前提下接纳他人，社会接纳性是建立深厚的个人关系的基础。真诚对待他人，他人言语表达时，认真倾听并注视对方。

（8）社会影响力　　有以正直和公正为基础的说服力；有使他人发展和与他人合作的精神；有一致性和耐力；善于沟通和交流；具有自信心、幽默等对情感的感染力；有仔细、镇静、沉着等对行为的影响力；有仪表、身姿等对视觉的影响力；有忠诚和正直等对道德品质的感染力。

2.社会环境（外部因素）

（1）经济发展水平　　在经济发达的地区，企业相对集中，优秀企业也比较多，个人职业选择的机会就比较多，因而就有利于个人职业发展；反之，在经济落后的地区，个人职业发展也会受到限制。

（2）社会文化环境　　包括教育条件和水平、社会文化设施等。在良好的社会文化环境中，个人能受到良好的教育和熏陶，从而为职业发展打下更好的基础。

（3）政治制度和氛围　　政治和经济是相互影响的，政治不仅影响一国的经济体制，而且影响着企业的组织体制，从而直接影响个人的职业发展；政治制度和氛围还会潜移默化地影响个人的追求，从而对职业生涯产生影响。

（4）价值观念　一个人生活在社会环境中，必然会受到社会价值观念的影响，大多数人的价值取向，甚至都是为社会主体价值取向所左右的。一个人的思想发展、成熟的过程，其实就是认可、接受社会主体价值观念的过程。社会价值观念正是通过影响个人价值观而影响个人的职业选择。

3. 组织环境（外部因素）

（1）企业文化　企业文化决定了一个企业如何看待它的员工，所以，员工的职业生涯是为企业文化所左右的。一个主张员工参与管理的企业显然比一个独裁的企业能为员工提供更多的发展机会，渴望发展、追求挑战的员工也很难在论资排辈的企业中受到重用。

（2）管理制度　员工的职业发展，归根到底要靠管理制度来保障，包括合理的培训制度、晋升制度、考核制度、奖惩制度等。企业价值观、企业经营哲学也只有渗透到制度中，才能得到切实的贯彻执行。没有制度或者制度制定得不合理、不到位，员工的职业发展就难以实现，甚至可能流于空谈。

（3）管理者的素质和价值观　一个企业的文化和管理风格与其管理者的素质和价值观有直接的关系，企业经营哲学往往就是企业家的经营哲学。如果企业管理者不重视员工的职业发展，这个企业的员工也就没有希望了。

第二节　口腔医学人力分类

职业以劳动者本人所从事的工作性质的同一性进行划分。国际标准职业分为专家、技术人员及有关工作者，有牙科医师、牙科助手、牙科卫生士、牙科治疗员、牙科技士和牙科护士等。我国对口腔医生的需求量非常大。目前我国执业口腔医生（含助理口腔医生）数量不到 25 万，我国人口 14 亿，每千人拥有口腔医生数量远远低于发达国家的水平。我国口腔医学人力的职业类别大体上可分为五类，即执业口腔医生、牙科护士和助手、牙科技师和技士、口腔卫生技师、工勤人员。

1. 执业口腔医生

执业口腔医生和助理口腔医生是口腔医疗机构人员的主体，是完成口腔医疗保健任务的基本力量。其技术职称为：主任医师、副主任医师、主治（主管）医师、医师、医士等。口腔医生要经过 3 年左右的规培才能走上实操岗位，一名成熟的口腔医生的培养周期往往需要 10 年左右。我国《医疗机构管理条例》及其实施细则规定，口腔诊所至少要有 1 名取得口腔执业医师资格、从事临床工作 5 年以上的口腔医生。口腔医疗行业是实践性很强的经验科学，临床经验的积累必须拥有大量病例，口腔医生必须有多年的经验和专业理论知识，才能针对不同的病人进行满意的治疗，才能有大量的病人群。

2. 牙科护士和助手

牙科护士和助手的技术职称为：主任护师、副主任护师、主管护师、护师、护士、护理员等。其任务可分为牙科管理护士、牙科助手护士和牙科巡回护士。

当前台牙科管理护士通知有病人时，由牙科巡回护士领病人到治疗室，并当着病人面换上干净的一次性椅套和一次性水杯，让病人有安全感。治疗中，牙科助手护士应积极配合口腔医生治疗。牙科管理护士热情、周到的服务可以适时地缓解病人的紧张情绪，起到配合治疗的作用。

3. 牙科技师和技士

牙科技师和技士的技术职称为：主任技师、副主任技师、主管技师、技师、技士、修复工等。传统的口腔诊所是以口腔修复为主，需要大量的牙科技师和技士，没有牙科技师和技士就无法建立口腔诊所。现代牙科修复体的企业化制作，减少了口腔诊所对牙科技师和技士人力的需求。

4. 口腔卫生技师

口腔卫生技师是从事口腔疾病预防、卫生保健、疾病辅助诊疗等口腔医疗服务工作的专业人员。工作内容包括进行口腔洁治或刮治；清除口腔牙菌斑；进行口腔防龋和窝沟封闭；使用漂白剂等对牙齿进行漂白；使用筛查指示剂等对口腔癌症进行筛查；进行牙颌畸形矫治和人工种植牙修复后的口腔卫生维护；协助口腔医生进行口腔疾病诊疗；参与口腔流行病学调查；进行口腔健康咨询和口腔保健科普宣传。

5. 工勤人员

口腔医疗机构工勤人员种类繁多，可根据实际需要设置。口腔医疗机构一些后勤工作也可委托社会有关部门进行。例如，委托医疗废物中心定期回收医疗废物，委托清洁中心定期清洁环境卫生，这样不但可以节省人力，还可以得到专业化服务。

第三节　职业生涯阶段性规划

口腔医生职业发展是一个循序渐进的漫长过程，从一名中学生到一名口腔医学专业学生，从一名初出校门的年轻口腔医生成长为能独当一面的资深口腔医生，再成为某专科领域的专家，不是一件轻而易举的事情，需要数十年的培养和努力，从"相知"到"相恋"再到"相爱"，而且越往后就越艰辛。口腔医生职业生涯分为求学阶段（19～25岁）、入门阶段（毕业后第1～5年，25～30岁）、专科培训阶段（毕业后第5～10年，30～35岁）、巅峰期阶段(35~50岁)、专家守成阶段(50~65岁)及发挥余热阶段(65岁以上)等六个阶段,每一阶段均有阶段性规划和目标,求学阶段和入门阶段可视为口腔医生职业生涯规划起步的关键。人的一生,因有无长远规划而不同。职业生涯规划是我们最值得投入的事情。从职业生涯的一般发展来说,也可以分为五个时期:职业幻想期、职业探索期、职业稳定期、职业维持期和职业衰退期。

由于口腔医学的专业性极强,口腔医生的职业发展过程基本上都是伴随着不断学习、培训的过程,二者在医生的成长过程中有着极大的关联性。随着经济和社会的发展,口腔医生自我发展的需求也日益增强,年轻口腔医生选择口腔诊所时更多考虑的是个人发展、培训与晋升机会,不再仅仅是工资待遇的高低。口腔医生的职业特点和口腔医学日新月异的发展速度,导致口腔医生的知识结构不合理和知识陈旧老化现象时时存在,这对口腔医生的职业发展造成了极大的阻碍,通过培训可以帮助口腔医生,尤其是年轻口腔医生更好地达到职业发展目标。同时口腔诊所为保持和提升竞争力,也必须使口腔医生的专业技能随口腔诊所内、外环境的需要而提高,在长时期内保持动态的进取活力。因此,必须向口腔医生提供系统的、有针对性的培训和再教育机会。

口腔诊所管理者有责任鼓励和关心口腔医生的个人发展,帮助其制订个人职业发展计划,并监督和考察计划落实情况。同时还要对口腔诊所工作岗位及口腔医生分工进行有意识的工作设计,使工作内容丰富化和扩大化,并努力创造良好的工作环境。还可以通过口腔医生与岗位的双向选择,使口腔医生对自己的工作有一定的选择权,目的就是使口腔医生对口腔诊所产生良好的归属感,进而激发其工作积极性和创造性,提高口腔诊所的人才素质和整体竞争力,以促进口腔诊所的发展。

为此,需要多方位鼓励口腔医生参加继续教育、考取等级证书、外出学习进修、在职攻读学位、出国进修培训等。通过这些方式充实他们的知识,培养他们的能力,给他们提供进一步发展的机会,满足他们自我实现的需要。根据马斯洛的需要层次理论,物质需要是人类较低层次的需要,而自我实现才是人类最高层次的需要。职业发展就属于满足人的自我实现需要的范畴,这种需要要求最充分地发挥人的潜力,实现个人的理想抱负和目标,主要体现在两个方面:①胜任感,表现为追求卓越,并出色地完成任务,喜欢承担具有挑战性的工作,从而可以尽情发挥自己的创造力;②成就感,主要表现为进行有挑战性、创造性的活动,并取得圆满成功。口腔医生群体是高素质的科技工作者群体,对自我实现的需要非常强烈,相对于物质需要等较低层次的需要,职业发展等自我实现方面的需要会对口腔医生产生更大、更持久的激励作用。

大学生职业生涯规划应包括评估自我、确定短期和长期目标、制订行动计划和内容、选择需要采取的方式和途径四个步骤。首先,进行自我评估,根据家长、老师和同学的评价,借助于职业兴趣测验和性格测验,发现自己是一个较为外向开朗的人还是内向稳重的人,并对哪些问题较为感兴趣,如经济问题还是管理问题,或擅长哪些技能,如分析、对数字敏感、语言表达能力等。其次,确定短期和长期目标,长期目标一般是以后职业规划的顶点或较高点,也就是梦想,但要细化至具体工作,如毕业后进入知名口腔医疗机构从事口腔医学临床工作。短期目标设立一般是专业素质能力的提高,或是执业考试或证书的通过或获取。勾践之所以能每天卧薪尝胆,就在于他对自己"等待时机,灭吴雪耻"的目标已经产生了深刻的认识。

学生的职业规划做得科学、合理,符合个人今后的发展趋向,和学校的指导有直接的关系。大学教育应该是一个很好的契机,它敦促我们去除自己身上的不良习气,自觉养成一种终身受益、奋发向上、自强不息的气质和性格。

一、求学阶段(19~25岁)

大学五年制订行动计划,选择需要采取的方式和途径也不尽相同,要根据自己的长期目标制订,但一般来讲,从医学基础学习期到临床实习期,大学五个年级侧重不同。口腔医学专业学生大学期间的学业压力比较大,需要学习的课程数量和教材厚度往往远超其他医学专业学生。

根据职业规划大师 D. E. Super 的观点,大学生处在18~24岁的年龄阶段,需要完成"特定化"与"实践"两个职业发展任务,即由试验性职业偏好转向特定职业偏好,并完成口腔医生职业偏好的训练,进入就业的时期。

开学了,又一批新生步入了大学校园。在饱受高考折磨后,一些新生计划大学一至二年级先放松一下,到大学三至五年级再努力也不迟。但回顾每年大学生毕业时的情形,更多的是大学生找工作时的慌乱和艰难。学生们已经淡化了专业对口,不再关心户口问题,甚至对工资要求也越来越现实,但缺乏临床经验、知识储备不足、英语不够好、自我定位不够准确等还是对其就业产生影响。因此,口腔医生职业规划应从大学一年级做起,大学一年级是毕业起跑的助跑期。

大学一年级为医学基础学习期,要初步了解职业,特别是自己未来想从事的职业或自己所学专业对口的职业。大学一年级,要对口腔医学专业前景及就业前景有所了解。通过这些了解,让学生对照心里对自己未来的定位,确定自己该从哪些方面进行调整,如何突破。通过职业生涯教育,认识自己的职业兴趣和职业价值观,哪些是正确的,应该坚持;哪些是不正确的,需要调整。具体活动包括多和师哥师姐进行交流(尤其是大学五年级的毕业生),询问口腔医学专业情况;大学一年级学习任务不重,应多参加学校活动,增强沟通能力,学习计算机知识,争取可以通过网络辅助学习,为可能的转系、获得双学位、留学计划做好资料收集及课程准备,利用学校大学生手册,了解学校相关规定。

大学二年级为临床医学基础学习期,应考虑清楚未来是考研还是就业,并以培养自身的基本素质为主,通过参加学生会或社团等组织,锻炼自己的各种能力,同时检验自己的知识技能;可以开始尝试兼职、社会实践活动,并要具有坚持性,最好能在课余时间长时间从事与自己未来职业或本专业有关的工作,提高自己的责任感、主动性和受挫能力;提高英语口语能力、计算机应用能力,通过英语和计算机的相关证书考试,并开始有选择地辅修其他专业知识充实自己。大学二年级要进行职业选择前的必要素质准备,了解从事口腔医生职业有什么门槛,需要哪些专业证书。

大学是年轻人价值观形成与知识储备的重要时期,"有志之人立长志,无志之人长立志"。具体活动主要是通过学校的各项活动、自己的生活经历和他人的经验介绍等,经过自我认识和反省,形成对口腔医生职业的初步认识和职业价值观。一般来说,这个时期的学生对职业的认识和自己的职业价值观往往是模糊的、易变的,甚至是不客观的,容易受到一些临时因素的影响。热爱口腔医学专业,是追求个人事业成功的原动力。兴趣是激情的源泉,有激情才能既富有想象力又具有实干精神。

大学三年级为临床医学见习期,要进行口腔医生职业的心态准备,心态决定成功与否。很多大学生在大学一至二年级糊涂,到了大学三年级往往慌张,不知如何下手,这个时候要切忌浮躁,不管是准备考研还是就业求职,都要积极主动有耐心(图4-2)。

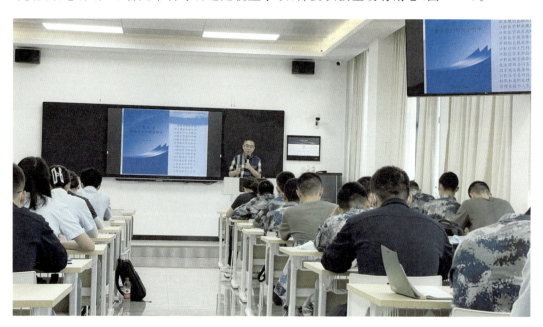

图4-2　李刚教授课堂讲授口腔医生职业规划和就业指导(2022-07-21)

寒暑假学生可到口腔医院或口腔诊所见习,见习态度应主动积极,争取练习机会,初步认识未来工作实况。培养期难以走入社会开始执业,专业技术尚未完全成熟,所以选择良好的训练环境,对于培养正确的诊断能力、训练口腔医生职业各方面的基本技术和拟订治疗计划能力,有举足轻重的影响。这一时期学习或态度上的可塑性都很大,任何习惯一旦形成,极可能沿用一辈子。学生找到满意的工作,决胜点在于长期的点滴积累,有很多学生找工作之前会突击拿一些证书,有的学生很自卑没有骄人的成绩。其实,这些并不可怕,令人担忧的是大学生没有注重有计划地在临床上培养自己真正有发展潜力的素质和技能。证书、成绩、丰富的经历只是求职的表面文章,真正的"内功"才是最后面试成功的关键,而这种"内功"是需要认真规划的。

大学四年级为口腔医学专业课程期,目标应锁定在提高求职技能、搜集医院信息,并确定自己是否要考研。在完成科研性作业和撰写专业学术论文时,可大胆提出自己的见解,锻炼自己独立解决问题的能力和创造性;参加和口腔医学专业有关的暑期工作,和同学交流求职、工作心得体会,学习写简历、求职信,了解搜集医疗工作信息的渠道,并积极尝试,加入校友网络,和已经毕业的校友、师哥师姐谈话,了解往年的求职情况;计划出国留学的学生,可多接触学校和教育部门的留学顾问,参与留学讲座系列活动,注意留学考试资讯,向相关教育部门和国外大学索取简章参考。

大学五年级是口腔医学职业临床实习期,很多同学的心态会非常矛盾和复杂,是集中精力考研,还是集中精力实习,还是集中精力找工作,有所得必有所失,调整心态和努力提高自己的口腔医学职业素质很关键。我们提醒准口腔医生对自我要求一定要高,实习时不要挑病人,不要怕踢铁板。随着临床历练和对职业环境认识的增长,对自己的职业方向和目标愈来愈清楚,就不难规划出日后生涯的轮廓。

这时,可先对大学前四年的准备做一个总结:首先,检验自己已确立的口腔医生职业目标是否明确,前四年的准备是否已充分;然后,开始毕业后医疗工作的申请,积极参加校园和社会的招聘活动,在实践中检验自己的积累和准备是否充分;最后,预习或模拟面试,积极利用学校提供的条件,了解就业指导中心提供的用人医院资料信息、强化求职技巧、进行模拟面试等训练,尽可能地在准备较为充分的情况下参加求职面试(表 4-1)。

表 4-1 不同年级口腔医学生可能的生涯发展任务

年级	发展任务
大学一年级	完成医学基础课程学习,初步认识口腔医生职业生涯的特点,培养口腔医生职业兴趣
大学二年级	了解生涯规划的基本理念,形成口腔医生职业取向和生涯规划
大学三年级	完成口腔医学前期医学基础和临床医学基础学习、临床医学见习,初步作出口腔医生职业决策,并开始做前期准备
大学四年级	完成口腔医学专业理论学习和见习,确定毕业后的职业发展方向
大学五年级	完成口腔医学临床实习,以获得初步经验,练习口腔医生职业求职技能

二、入门阶段(25~30岁)

初出校门,又刚刚开始接触临床工作的年轻口腔医生,在这个阶段需要经过全科培训,发现和形成自己的专业兴趣,敬业和爱业,奠定初步的口腔医生职业发展基础。年轻口腔医生通过全科培训,除了能得到系统全面的全科临床基本技能训练以外,还可以全面了解口腔医学的情况,有助于为将来的专科工作打下坚实的口腔医学全科知识基础和人际关系基础。

学校和医院有很大的差别,大学毕业生一时还不能适应口腔医疗工作。所以,大学生在找工作前应根据自己的能力、兴趣和社会关系确定工作环境和职业目标,然后进行相关职业的知识储备。同时,还要扩大交往范围,特别是性格内向的学生更应该扩大交往范围,多经历一点挫折,心理就会更加成熟。

挫折心理是指人在从事有目的的活动时遇到障碍所表现出来的情绪反应。当一个人产生心理挫折后,就可能陷入苦闷、焦虑、失望、悔恨、愤怒等多种复杂的情绪体验之中。在职业发展问题上受到挫折,是因为人们的取向和抱负不能为社会和亲友所理解和接受,从而产生怀才不遇的感觉。这往往是自我评价甚高造成的,而且通常是期望值越高,挫折感就越重。正确对待挫折,首先,要进行自我分析,通过自我认识,自觉地调整自己的需要、动机、目的、情绪;其次,要进行自我冷化,就是对情感实行"冷处理",用自己的理智驾驭情感。

[附录]入门阶段(大学生)职业规划书模板

一、大学毕业后的10年总体规划

1.时间:

2.美好愿望:

3.职业方向:

4.总体目标:

5.已进行情况:

二、社会环境规划和职业分析(10年规划)

1.社会一般环境:

2.职业特殊社会环境:

三、行业环境分析

行业分析:

四、个人分析与角色建议

1.个人分析:

(1)自身现状:

(2)性格、特长、爱好:

2.角色建议(周围的人给自己的评价及建议):

父母:

老师:

同学:

……

五、职业目标分解与组合

1. 职业目标：

分阶段阐述：

2. 成果目标：

3. 学历目标：

4. 职务目标：

5. 能力目标：

6. 经济目标：

六、成功标准

我的成功标准是：

七、职业生涯规划实施方案

规划实施存在的障碍：

八、解决方法

九、本人对于职业规划的看法

三、专科培训阶段（毕业后第5～10年，30～35岁）

经过5年左右的口腔医学全科培训之后，便会转入专科培训阶段。年轻口腔医生可以根据自己的兴趣和志向选定具体的专科，如正畸科、美容牙科、修复科、齿槽外科、儿童牙科等，这当然也要考虑口腔医疗机构的科室设置、人员编制需要等因素。确定专科以后就要对自己进行本专科的系统训练，除了积极参加口腔医疗机构内部的培训外，还可以通过参加地区学术讲座和进高校深造等方式，来提高自己的专科技能。

中华口腔医学会已开始推行中华口腔医学会专科医师会员资格认证的试点工作。现已确定以中华口腔医学会口腔颌面外科专业委员会和口腔正畸专业委员会为试点单位，进行口腔颌面外科专业及口腔正畸专业专科医师会员资格认证的试点工作。

四、巅峰期阶段（35～50岁）

口腔医生没有中年危机，口腔医生四五十岁也正是被病人信任的年龄段。现代口腔医学分科日趋精细，各个专科所包含的知识也是种类繁多，且有日益膨胀的趋势，而每个口腔医生的精力是有限的。面对病人越来越高的质量要求和竞争越来越激烈的口腔医疗市场，口腔医生必须有所特长、有所特色才能在学术上和口腔医疗市场上有一席之地。专业进修、出国培训便是口腔医生渴望得到的培训机会。凭中国人的智慧和才气，若有合适的环境，将可做出非常卓越的贡献。

五、专家守成阶段（50～65岁）

这个阶段口腔医生基本上已功成名就，在学术上、行业里和社区中都有了一定的地位或者知名度。此阶段对职业发展的需求期望度相对降低,但并不是没有,更多需要的是学术交流,追踪口腔医学最新发展动态和不断挑战自我,从而扩大知名度,达到自我实现的最高境界。口腔医学专业特点决定了口腔医生职业发展目标本身就对他们产生了强烈的行为动机,这就是大部分口腔医生有种种不满意的地方,却仍然自觉地不断进修学习的重要原因之一。努力将自己的职业发展目标与口腔医疗机构的发展目标保持一致,努力实现需求期望,从而更好地保持奋进的积极性。口腔医生的职业发展需求不仅仅是专业方面的,还有管理方面的,即双重职业生涯路径,这是为了给口腔医疗专业技术人员提供与管理人员平等的地位、报酬和更多的职业发展机会。切忌把提升自己到管理层单纯看作对专业技术水平高的一种奖励,因此,还必须考虑努力学习管理技能,必要时应参加管理方面的培训,目的是促使自己尽快具有在更高一级职位上的知识、管理技巧和应变能力,否则就会导致优秀的技术人才无法适应管理职位要求,造成管理不善,影响自己的职业发展和自我实现。

六、发挥余热阶段(65岁以上)

第七次全国人口普查数据显示,2020年末,我国60岁及以上人口约有2.64亿,占总人口的18.7%;65岁以上人口约有1.9亿,占总人口的13.5%。据预测,"十四五"时期我国将从轻度老龄化进入中度老龄化阶段。发挥余热是指一个人已经完成了一生中对社会应尽的义务,如工作了一辈子现在已退休,他们虽然退休了,但是其能力、知识、经验并没有丢掉(甚至比以前更加丰富了!),还可以继续为社会服务,如果他们选择这么做,一般称作发挥余热。退休口腔医生中有不少各领域的"大咖",他们有经验、有知识、有技术,完全可以承担更多角色,继续发光发热,进而带动更多人开发人生下半场的"打开方式"。六七十岁仍在岗位上发挥余热的口腔医生比比皆是。在执业注册方面,退休口腔医生与在职口腔医生并没有区别,只要具备合法执业资质,不超出诊疗范围,退休口腔医生返聘、续聘、变更执业地点都是被允许的。由于口腔医生的执业资格终身有效,所以口腔医生的执业生涯有多久,没有固定答案。口腔医生很少会在退休后颐养天年,他们或是继续在本院工作,或是外聘到其他口腔医疗机构。很多退休口腔医生之所以接受返聘,主要是因为对口腔医生职业的热爱和不舍。

各级口腔医疗机构对退休后愿意继续发挥专业特长的高级口腔医学专业技术人才,应该积极做好生活安置,提供必要的临床条件和设备。退休口腔医生离开原单位后,缺乏了解学术进展和自我培训的途径,有组织的教育学习机会大大减少,多数退休口腔医生只能依靠自觉自愿学习。除此之外,退休口腔医生的身体状况是否允许继续执业,退休之后的医疗责任保险、待遇保障等都是各级口腔医疗机构应该注意的问题。

小结

决策正确,则一帆风顺,事业有成,因此,进行口腔医生职业生涯的规划非常重要。通过本章学习,应该熟悉职业规划基础原理,了解口腔医学人力特点,特别应对职业生涯阶段性规划有深入理解。

参考文献

[1] 苏文平.职业生涯规划与就业创业指导[M].2版.北京:中国人民大学出版社,2020.
[2] 赵鹏飞,翟成蹊,周艳.医学生职业生涯发展与规划[M].北京:科学出版社,2016.
[3] 李刚.口腔医学职业规划和就业指导[M].北京:人民卫生出版社,2009.
[4] 马军成.论口腔医学专业大学生就业能力培养[J].中国高等医学教育,2009,4:44-45.
[5] 谢宏新.高职口腔医学专业毕业生跟踪调查与思考[J].卫生职业教育,2018,36(15):106-107.

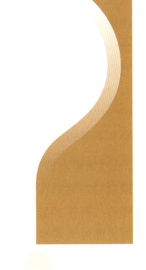

思考题

1. 职业生涯规划有什么意义?
2. 职业生涯规划设计的原则有哪些?
3. 职业生涯成功的含义是什么?
4. 影响职业生涯的环境因素有哪些?
5. 口腔医生职业求学阶段应注意哪些问题?
6. 职业生涯阶段性规划有哪些特点?

第五章 口腔医生就业战略

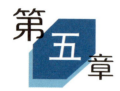

目前,我国口腔医学专业就业形势严峻,具体表现在:高校毕业生总体供给与社会需求的矛盾、新旧就业体制转换与高校毕业生配置方式的矛盾、劳动力市场分割、多种就业体制割裂及高校毕业生就业观念相对滞后等方面。目前大学生就业压力主要还是源于结构性的矛盾:一些大学生求职面临一定困难,而很多需要人才的地方和岗位又招不到合适的人才。在就业市场,一方面大学毕业生挤破头难找工作,另一方面用人单位感叹难觅良才。这种现象可以概括为"有人没事干,有事没人干"。大学生在求职的时候,必须把自己和口腔医疗市场、口腔医疗机构的需求有效结合起来,从而为自己挑选一个好的就业职位。

在获得大学口腔医学专业毕业证书以后,新的事业里程才刚刚开始,因为口腔医学毕业生可以循各自喜好的不同途径发展其事业,而每一个事业途径都会为口腔医生的知识和实践带来挑战,为社会提供服务和被社会人士所尊重。每年都有一批年轻的准口腔医生,走出大学教室,怀揣自己的美好理想,展开口腔医生职业生涯的第一页。然而每个人的兴趣各异,参加临床工作或科研工作,晋升住院医师或个人开业,出国深造或国内进修,要在看似错综的条条大路中作出最适宜的选择,实在是个令人期待又有些许彷徨的问题。现在的就业形势十分严峻,口腔医学专业也是一样的,一般高等院校口腔医学院系和职业技术学院口腔医学专业学生毕业后大概有三条出路:①继续学习;②就业工作;③自己开业。在这样一个就业金字塔,每上攀一层,都是淘汰赛,竞争相当激烈。此外,就业并不要求一次定位准确,也不要看作不可失败,此处有失,也许另一处就会有得。大学毕业生在充分了解社会就业形势与环境,并在客观评价自我的基础上,对适合自己发展的生活空间作出及时定位。360°都是人生方向的不同轨迹,哪个方向口腔医生都可能取得成功。

"选择比努力重要""对于没有航向的船来讲,任何风都不是顺风"。俗话说:"天生我材必有用。"天赐的才能必有其用处,关键是要找到其用武之地。正如我们经常分析某某演员扮演一个角色很成功的原因,是因为演员的性格特质与角色很相似,像本色演出一样,职业成功的秘诀也是本色演出。本色演出得心应手,容易成功;非本色演出很辛苦,不容易成功。

口腔医学专业毕业生可以从事的工作有口腔医院执业、口腔诊所执业、医院口腔科工作、政府口腔卫生服务、担任口腔医学院教学及研究工作，也可从事口腔医疗器械和护理用品专业公司的研发工作和经营工作。

在通往成功的路上，最大的敌人是放弃和妥协，必须明确自己的目标，不要听那些使自己泄气的话，坚信自己并努力干下去。要想使自己美梦成真，就从现在开始，马上去做。无论现在或将来从事的职业是什么，对职业要负责这一点切切不可忘记，一定要对自己的职业认真敬业、勇承重担、兢兢业业、恪守职业道德。

第一节　继续学习

一、专升本

普通高等教育中，专升本是普通高等教育专科层次起点升本科教育的简称。在成人高等教育中，专升本是成人高等学历教育专科起点升本科的简称。其主要有两大类型：①普通高等教育专升本（普通高校全日制统招专升本），选拔各省当年应届普通高校全日制（统招入学）的专科毕业生；②成人教育大类专升本，具有4种途径，包括自考专升本、成人高考专升本（业余、函授）、远程教育（网络教育）专升本、广播电视大学开放教育专升本。随着社会主义现代化进程的加快，社会对高层次人才的需求不断增长，有些用人部门对员工提出了限期达到本科层次的要求，越来越多的专科毕业生要求提高学历层次。"专升本"招生是指具备大学本科办学资格的高校，根据国家下达的招生计划，以国民教育系列高等学校的大学专科毕业生为对象，举行普通本科院校组织的考试或高等教育自学考试，通过全国全日制普通高校"专升本"考试或成人高校"专升本"统一考试进行录取的本科招生类别。

职业技术学院口腔医学专业学生毕业后，有能力和有条件进行专升本深造的，应首选专升本深造。大学教育已成为基础教育，无论是口腔医生，还是牙科技士、牙科护士，为了自己将来有更大的发展空间，先打好坚实的专业基础，再干一番事业也不迟。例如，大专生选择专升本，甚至专升本后继续考研。同时，先就业后升本，积累一定临床工作经验，再创造条件报考各大学的成人教育学院专升本也是一种不错的选择。

成人高考专升本考试科目包括两门公共课（政治、外语）和一门专业基础课（医学综合）。成人高考每年1次，一般8月份网上报名，10月份进行全国统一考试。

二、培训和进修

先培训后就业，由于学生在校学习是以口腔医学理论知识和基本技术为主，实习机会较少,虽经过少则 6 个月多则 1 年的临床见习实习,但与用人单位的要求往往相差甚远。特别是一些口腔医疗机构临床医疗职位,往往要求就职人员有熟练的技术操作技巧。为了适应口腔医生职位的要求,可以先到相关口腔医疗机构参加 3~6 个月的专项技术培训和进修再去就业,就能做到得心应手。专项技术培训通常能带给个人更多自信心和成就感。

三、出国学习

出国进修是很好的路,可进一步学习,但首先须考虑经济条件,需要一大笔经费,而且要推迟就业时间又减少收入。首先,留学是只有少数学生才适合的"投资规划",而且留学者要有非常强的经济承受能力。每年申请留学的学生中,只有很少一部分学生可以拿到学校的全额奖学金。而在目前的留学市场中,英国、加拿大等国的学费可能会高达每年 30 余万元,同时,还需要高额的担保金,最低费用也需要每年 4 万~5 万元。这对于大多数学生来说是一个沉重的经济负担。其次,留学者需要有极强的自理能力和自我保护能力。留学期间如果没有足够的自理能力,会影响学业;同时,如果没有自我保护能力,将很难立足。最后,留学者应具备较强的语言能力和人际沟通能力。留学是一项巨额投资,需要做长时间的准备。特别是在资金和语言上,每一位留学者都应该在留学之前,作出准确的职业测评。一个人的性格、经历都对其是否适合留学有很大的影响。

此外,国外训练可能会与实务有些脱节,故若不是以基础医学与研究工作为目标,这条路仍须慎重考虑。但若你的志趣是在基础研究,而且家境富裕,不需赚钱养家,或可以忍受较清贫的生活,而且回国之后可在高校任职,这倒是可以考虑的。留学应从确定专业、寻找国外学校的资料着手。我国学生主要出国进修的地点是美国、加拿大和日本。研究级的进修费用非常昂贵。尤其美国、加拿大和日本等国家的学校对我国留学生的奖励名额已经减少,所以要有周全的财务准备,而且要尽力提升个人竞争力,以利申请学校和奖学金。例如,在校成绩(GPA)、托福、美国研究生入学考试(GRE)成绩、个人履历、读书计划、已发表论文、师长推荐信等,样样都要到位,做到最好,毫无疑问需要长时间的准备,不可仓促成行。

目前,留学回国人员同样面临窘境,回国之后大学口腔医院空间几乎已经满编,没有特殊才能几乎挤不进去,若有,也可能要从基础做起,而且待遇有限,到最后可能也只能自己开业创业。

据教育部公布的数据,2019 年度我国出国留学人员总数为 70.35 万人,较上一年度增加 4.14 万人,增长 6.25%;各类留学回国人员总数为 58.03 万人,较上一年度增加 6.09 万人,增长 11.73%。1978—2019 年,各类出国留学人员累计达 656.06 万人,其中 165.62 万人正在国外进行相关阶段的学习或研究;490.44 万人已完成学业,423.17 万人在完成学业后选择回国发展,占已完成学业群体的86.28%。2021年回国创新创业的留学人员首超百万人,留学回国人员的就业问题成为新的职场热点,越来越多的留学回国人员在国内成为待业人员。目前以留学生身份出国留学的人员有79.2万人,其中58.3万人正在国外进行本科、硕士、博士阶段的学习以及从事博士后研究工作或学术访问等。其中,部分人士进入国际生物医学界前沿梯队,在国际上已形成一定影响,为口腔医学发展作出了突出贡献。如现在在美国工作的施松涛、施文元教授等,均是口腔医学专业出身,但其研究早已突破口腔医学领域。

四、考研深造

考研深造有真正必要吗？早期我国口腔医学专业硕士或博士较少,所以一毕业即相当抢手,但现在却过犹不及,人数又似乎太多了,故若只是为了虚名,再拿个学位又要多花2~3年的时间是否值得,应一并列入考虑。但作为临床口腔医生,考研深造获得硕士或博士学位,无论是口腔医疗技术水平的提高,还是心理素质和对社会的认识,都将发生根本的变化。口腔医学专业五年制本科毕业后,有能力考研深造,或有条件考研深造的,应首选考研深造。为了自己将来有更大的发展空间,先打好坚实的专业基础,再干一番事业也不迟。毕业后直接考研不仅有利于提高自己的起点,还能促进知识的融会贯通,不失为一个提高个人能力和竞争力的捷径。同时,先就业后考研,积累一定临床工作经验和具备经济能力后创造条件报考研究生也是非常不错的选择。以国内大学和研究生院来说,各校师资阵容、研究方向、修业年限、特色和制度、课程是否包括临床诊疗、专科训练,都有必要了解(图5-1)。据教育部数据,2022年共有457万人报考硕士研究生,而国家线就已经淘汰掉了300万人,录取率不到30%。根据统计局数据,2024年研究生招生135.7万人,在学研究生409.5万人,毕业生108.4万人。

是否拥有一个强大的考研动力直接关系到学生能否坚持到考研的那一天乃至最终取得成功。在大学五年当中,学生能够学到的口腔医学专业知识并不是很多。本科阶段并不是要教会学生多少专业知识,这个阶段的课程大多会比较宽泛,往往是面广而深度不够。而进入研究生阶段后,主要培养的就是学生的口腔医学科研能力,使其能在某一个领域或某一个方向进行深入研究,从而对该方向能有清晰的认识、准确的把握和深刻的理解,掌握相关的知识和技术,并具备进一步技术开发或学术研究的能力。从目前的大形势来看,随着国家的快速发展以及高等教育的普及,社会对个人学识的要求会逐步提高。也就是说,拥有更高的学历,将有更多的机会,更大的发展空间。而众所周知,高校是学习资源和人才资源等相当丰富的地方。所以选择读研,是因为在读研期间,可以进一步扩大自己的朋友圈,构建一个良性的更高层次的交际网。有深造目标的学生选择考研进而读研是一个值得肯定的选择,并且这类学生也是最有可能成功的,因为研究生导师最喜欢真正想做科研的学生。现在很多一线、二线城市都在利用自身优势展开"抢人"大战,但抢的大多是研究生及以上学历的人才。研究生毕业后,在这方面很有优势,福利待遇相对也会更好,包括生活补贴、住房补贴、落户等方面。在求职过程中,学历差距是一道硬坎,尤其是全国各地大型三甲医院口腔科和高等院校口腔医学院系在招聘时都会注明学历要求。

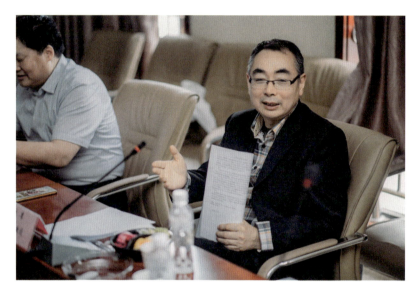

图 5-1　李刚教授主持西安交通大学口腔医学院口腔预防医学专业研究生答辩(2018-05-14)

　　口腔医学专业硕士研究生考试报名(例如,2024 年网上预报名时间为 2024 年 9 月 24 日至 9 月 27 日,每天 9:00～22:00,正式报名时间为 2024 年 10 月 8 日至 10 月 25 日,每天 9:00～22:00)需登录"中国研究生招生信息网"(http://yz.chsi.com.cn)浏览报考须知,并按教育部、各省教育考试院以及各学校网上公告要求报名。

　　中国研究生招生信息网(图 5-2)是教育部全国硕士研究生招生考试网上报名和网上调剂指定网站,既是各研究生招生单位的宣传咨询平台,也是研究生招生工作的政务平台,它将电子政务与社会服务有机结合,贯穿研究生招生宣传、招生咨询、报名管理、生源调剂、录取检查整个工作流程,实现了研究生招生信息管理一体化。

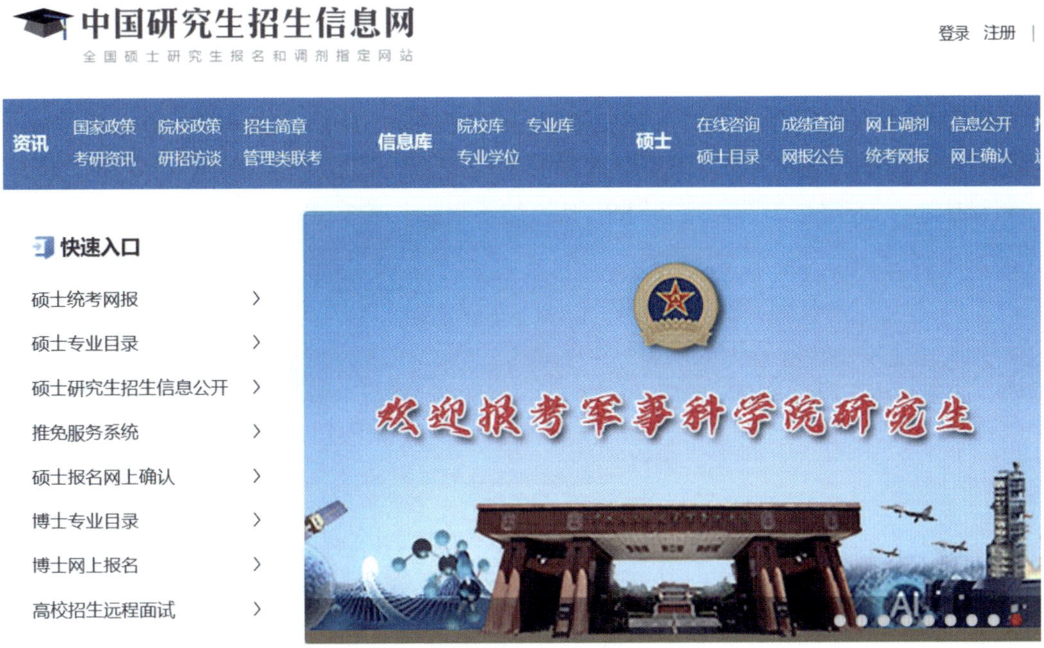

图 5-2　考生登录"中国研究生招生信息网"(https://yz.chsi.com.cn)在规定时间内报名

口腔医学专业硕士研究生考试初试科目有英语、政治和口腔综合,其中英语和政治是统考科目,由国家统一命题,而口腔综合科目由院校自主命题(各院校考试重点和参考书目不同),考试内容需要查询报考院校招生简章的具体要求。空军军医大学(学校代码91030)的口腔医学综合科目考试范围包含口腔解剖生理学、口腔组织病理学、口腔颌面外科学、口腔修复学、口腔内科学、正畸学。复试内容由院校自主命题,需要查询报考院校招生简章的具体要求。例如,空军军医大学复试流程为:①资格审核;②笔试考核;③体格检查和心理检测;④学科考核(含英语笔试、综合素质面试、外语听力和口语测试,报考临床医学类专业学位的需参加实践技能考核);⑤调剂。

第二节　就业发展

就业是劳动者同生产资料相结合,从事一定的社会劳动并取得劳动报酬或经济收入的活动。就业有正规就业和非正规就业之分。所谓正规就业,就是取得正式的就业身份、地位和相对稳定的就业,传统上叫"正式工"。所谓非正规就业,就是未取得正式的就业身份、地位和相对不稳定的就业,传统上叫"合同工"。对于口腔医务人员,就业就是获得生活资料的主要手段,就业要尽可能充分地满足自己不断提高的物质和文化生活的需要,使劳动力再生产的条件不断完善。同时,就业又有着稳定性和变动性的统一。例如,在就业时,原来所钟情的城市大医院口腔科要求较高,竞争非常激烈;虽然乡镇小医院五官科需要口腔医生,可那里规模较小,环境、待遇各方面都与理想相差较大。遇到这种情况时,不仅要进行自我评估,包括性格、兴趣、特长、学识、技能、思维及家庭状况等,还要分析环境条件的特点、环境的发展变化情况、自己在环境中的地位、环境对自己提出的要求及环境对自己有利和不利的因素等。只有对这些因素充分了解,才能在复杂的环境中趋利避害,作出最佳选择,获得最大的心理认同感,从而缩小理想与现实之间的差距。毕业生就业流程见表5-1。

表5-1 毕业生就业流程

就业流程	时间	内容
择业前准备	进入毕业年级开始	了解国家和各地区当年高校毕业生就业政策、学校就业工作计划、个人简历和自荐信、礼仪培训等
收集需求信息	11月至次年5月,春季毕业研究生至次年2月25日	学校就业指导中心就业网站、信息橱窗、资料室;院系橱窗;校友、各类人才网站、报纸杂志等媒体
双向选择	11月至次年5月20日,春季毕业研究生至次年2月25日	学校与院系组织、举办专场招聘会,学校举办大型招聘会;学校信息网站举办招聘活动;公务员招录活动;各地就业主管部门举办的就业市场活动
签订就业协议书	12月至次年5月30日,春季毕业研究生至次年2月25日	经双向选择,双方达成初步意向,待招聘单位确定解决用人指标和当地落户指标后,签订就业协议书;学校依据协议书编制就业方案
毕业前准备	春季毕业研究生2月,其他6月底	毕业鉴定、填写毕业生登记表;体检;毕业典礼
离校、派遣	春季毕业研究生3月上旬,其他6月底或7月初	退借书卡、退学生证和校徽、退宿舍;领取报到证;转组织关系、户籍关系
回省再就业	6至7月	在学校上报方案时未落实就业单位的本科毕业生,派回生源所在地,由当地大学生就业主管部门继续推荐就业;在学校上报方案时未落实就业单位的研究生如果回生源所在地需要提出申请
就业调整	春季毕业研究生5月30日前,其他8月30日前送交有关材料,报批后9月上旬办理相关手续	因特殊原因需要调整就业单位的统分毕业生,省内调整由当地主管部门办理,跨省调整则在学校办理

一、确定就业方向

通常情况下,口腔医生职业方向由本人所学的专业确定。口腔医学专业毕业后,绝大多数人都能按照自己所学的专业来选择口腔医疗工作。口腔医学专业是长线专业,这种情况下,如果改做其他行业,就需要认真考虑,选择适合自己的职业岗位。也可以选择与口腔医学专业相关的职业,例如口腔医疗器械、口腔护理用品的设计、生产和营销。有时为了就业,甚至要自己去"适合"与口腔医学专业完全不相关的岗位,只要这种职业是社会紧缺的、急需的,或许也会有发展前景。"学非所用""用非所学""专业不对口"的情况比比皆是,现已不足为怪。"从事适合自己的职业"就是从事最能发挥自己的性格和天赋的职业,因为从事这个职业能使我们很快地成长和发展,是职业发展的最佳路径;同时,在这个职业领域能发展到很高的层次,就是能取得很大的成功。

学术研究的养成时间漫长,在名牌大学附属口腔医院工作,可以从事医疗、教学、科研工作,三方面俱全者可成为口腔医学界领军人物。因此一开始就要认清这是不是合乎自己兴趣与抱负的道路,一旦决定走这条道路,就要持续坚定地走下去。也因为口腔医学界从事研究工作的人是绝对少数,生涯过程遭遇的甘苦和压力,有时很难为外人道,所以作选择时也要衡量自己是否具备耐孤独性与耐压性。此外,从事基础研究工作,生活条件通常不如从事临床工作或开业的同行优越,家人的支持和认同,相形之下非常重要。学术研究的确有其成就感,但挑战性又显得太高了些。所以,尽量在成就感和挑战性之间取得平衡,不要走向两极化。

二、确定就业地点

目前就业集中在几个热点地区,首先是上海、北京、广州、深圳、西安,其次是浙江、江苏、山东等。而西部地区正在积极实施大开发战略,需要大批优秀毕业生建功立业,国家鼓励毕业生到西部创业就业。毕业后希望到什么地区,就需要对这些地区进行考察,了解就业环境、生活习惯、单位状况、未来发展前景等,并且一定要与家人事先商量好(图5-3)。

有些人毕业后选择去广州一带发展,有些选择到上海一带发展,有的则选择去新疆一带发展,选择到国家口腔卫生人力最需要的地方去,都无可非议。俗话说:"人各有志。"但应该综合多方面因素考虑,不可一时冲动,心血来潮,感情用事。例如,有的北方人毕业后去了南方,认为那里是改革开放的前沿,社会经济发达,大众口腔医疗需求较高,薪资水平较高,但可能会忽略竞争激烈、观念差异、心理承受能力。大中城市口腔医生处于过饱和状态,甚至由于气候、水土、湿度等因素,工作时间不长又跳槽离开。频繁更换工作地点对口腔医生的职业成长肯定是弊多利少。再者,中小城市和乡镇的口腔医疗事业同样会有另一番天地、另一番作为。

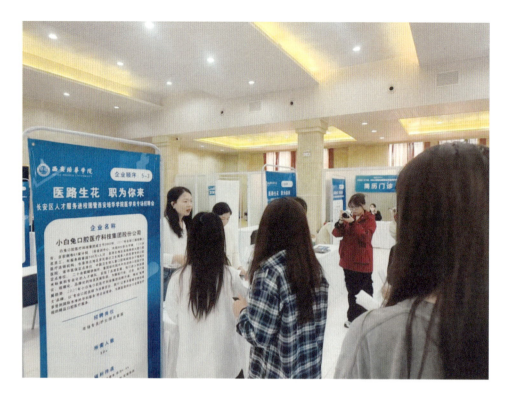

图 5-3 小白兔口腔医疗科技集团股份公司在某高等院校招聘

引导和鼓励高校毕业生到基层就业。鼓励高校毕业生到西部、到基层、到祖国最需要的地方去建功立业,是新的历史条件下党中央、国务院作出的重大战略决策。目前,我国政府引导和鼓励高校毕业生面向基层就业、创业呈现新特点:主题更加鲜明,政策更加优越,力度前所未有,组织程度更高,更加以人为本,更加注重构建制度化环境。例如,为了鼓励医学院校本科毕业生到农村地区工作,福建省卫生厅、财政厅决定从 2004 年起,对毕业后赴贫困地区乡镇卫生院连续工作 5 年的医学院校本科毕业生给予补助。

为了促进高校毕业生就业,消除人为限制毕业生跨省就业障碍,国家有关部门出台了多项鼓励人才合理流动的政策。取消对接收高校毕业生收取的城市增容费、出省(自治区、直辖市)费、出系统费和其他不合法、不合理的收费政策。省会及省会以下城市放开对吸收高校毕业生落户的限制。省会以上城市也要根据需要,积极放宽高校毕业生就业落户规定,简化有关手续。公安部门对应届毕业生凭用人单位与毕业生签订的就业协议书和高校毕业生所持的普通高等学校毕业证书、全国普通高等学校毕业生就业报到证办理其落户手续;对非应届毕业生凭用人单位录(聘)用手续、劳动合同和普通高等学校毕业证书办理其落户手续。

三、确定就业场所

公立口腔医疗机构能提供较高福利待遇及社会保险,因此成为求职者关注的焦点。

而民营口腔医疗机构为抢夺人才,提供比公立口腔医疗机构高出数倍的薪资,同样也吸引了众多求职者的眼球。公立与民营口腔医疗机构的争夺,使很多口腔医疗技术人才感到迷茫。

在选择就业单位时,首先考虑该单位所在地区我们是否喜欢,其次是该地区是否有我们的发展空间和发展机会,最后考虑具体单位是否对我们的专业发展予以支持。刚毕业就被知名口腔医院或综合医院选中,而且薪资福利不菲,当然是我们的机遇。如果没有这种好机遇,也无需气馁。不要过分在意职业发展场所的名气、薪资的高低。只要这家口腔医院或口腔诊所的专业岗位适合我们,是我们所向往和追求的,就应该去试一试,争取被录用。口腔医学专业毕业本科生一定要把握好自身的定位,不图虚名,不好高骛远,所有口腔医疗机构都喜欢思想阳光而工作踏踏实实的人。

经过30年的发展,我国私立口腔医疗机构和从业人员数量已占国内口腔医疗行业的半壁江山。目前,从国家政策方面,中央关于"十三五"规划的建议强调"鼓励社会力量兴办健康服务业",这为私立口腔医疗机构带来了前所未有的发展机遇,也为新生代口腔医生提供了进入私立口腔医疗机构发展的良好大环境。在私立口腔医疗机构,口腔医生可以集中精力提高临床业务素质,并以更好的状态为病人提供优质的治疗服务。此外,私立口腔医疗机构的机制较为灵活,对新技术与新材料的敏感性更高,口腔医生在这里会有更多的机会学习与尝试新的技术与材料,并能将其中得到的技术提升回馈于病人,更快地达到口腔医疗中的良性循环。我国人才流动的机制已经建立起来了,但有不少人能流动却不敢流动,总觉得在国有单位工作安稳保险。有的人明知到民营单位同样缴纳"三金",同样享受社会保险并无后顾之忧,但就是不敢越"雷池"一步。在生活中,我们总是试图尝试不同的结果,但是又不愿意改变现有的一切。口腔医务人员的自身发展,需要职业发展的场所为其提供舞台,而私立口腔医疗机构的发展,则需要有素养的口腔医生。这种素养不仅仅体现在专业方面,还体现在他们的职业操守上。

实际上,无论在哪里工作,都没有绝对的劣势或优势,关键的问题是围绕口腔医学专业长期稳定发展,确立从基层做起、从基础做起,逐步积累经验,循序渐进提高口腔医疗水平,谋求口腔医学专业发展的思想理念,自己的资历和经验都会获益。如果口腔医学专业是一个人,口腔医务人员就要跟他进行一场轰轰烈烈、天长地久、海枯石烂的恋爱。我们都希望在自己所从事的和已知的领域做到完美和卓越。人生的方向很大程度上是由态度来决定的,时间加努力,有望成为口腔医学专业某一领域的资深人士,可能对我们的一生都会有好处。

[基本理论]手表定理

手表定理是指一个人有一只表时,可以知道现在是几点钟,而当他同时拥有两只表时却无法确定。两只表并不能告诉一个人更准确的时间,反而会让看表的人失去对准确时间的信心。你要做的就是选择其中较信赖的一只表,尽力校准它,并以此作为你的标准,听从它的指引行事。记住尼采的话:"兄弟,如果你是幸运的,你只需有一种道德而不要贪多,这样,你过桥更容易些。"

如果每个人都"选择你所爱,爱你所选择",无论成败都可以心安理得。然而,困扰很多人的是:他们被"两只表"弄得无所适从,身心交瘁,不知自己该信仰哪一个,还有人在环境、他人的压力下,违心选择了自己并不喜欢的道路,为此而郁郁终生,即使取得了受人瞩目的成就,也体会不到成功的快乐。

手表定理在职业生涯规划管理方面给我们一种非常直观的启发,就是对同一个人的职业规划管理不能同时采用两种不同的方法,不能同时设置两个不同的目标,否则将使这个人无所适从。手表定理所指的另一层含义在于每个人都不能同时挑选两种不同的价值观,否则,你的行为将陷于混乱。

第三节　开业发展

开业,即创办口腔医疗机构的过程。它包括自己是业主、提供服务或创办口腔诊所、成就了自己事业的过程。这不仅解决了自己的就业问题,而且也可以为他人创造就业机会。有人心中一直对开业就业存在观念偏差,认为理想有纯洁与庸俗之分、高尚和卑劣之分。理想是人们在实践中形成的具有现实可能性的对未来的向往和追求,是人们的世界观、人生观和价值观在奋斗目标上的集中体现。有人还形象地为"理想"作了一首小诗:"饥寒的年代里,理想是温饱;温饱的年代里,理想是文明;动乱的年代里,理想是安定;安定的年代里,理想是繁荣。"在不同时期,在不同人的眼里,"理想"是大不相同的,只要不违反法律和有悖道德,理想并无高低贵贱之分,无论开业或就业理应受到尊重。

鼓励学生自主创业似乎已经成为解决大学生就业问题的一个重要通道,然而,来自南开大学的一份学生调查显示,89%的大学生已对创业产生恐惧心理,并明确表示不会选择自主创业。尽管近几年的就业形势严峻,选择通过开业来解决就业问题的大学生仍是少数。

一、就业的乐趣

最初想开设口腔诊所的口腔医生都面临着一个重要的抉择,就是真的要自己创业吗?多数人都有想当老板的欲望,即使在公立医院当主任的高级口腔医生也不例外。不过,领教过社会生存残酷的现实后,有些人宁愿待在有保障而没有太多烦恼的大医院。

在决定把时间、泪水、技术投在口腔诊所开业经营上以前,先想想在公立医院工作的优势。在公立医院就业可以专心致志于看病,进修有人安排、考研也有时间、晋升有人组织、开会有人出钱、纠纷有人解决、器材有人购买、消毒有人负责,不需要担心病人来多来少。具体体现在以下几方面:①工作有保障,因为公立医院多半根基稳固;②可能有优厚的待遇;③权责分明,烦恼较少;④因为没有涉及自己的财产,没有风险;⑤工作时间较短,不必把烦恼带回家。

自己开业口腔诊所,压力非常大,除了要设法吸引和留住病人外,还要采购物品、消毒器材、保养设备、安排员工的工作。更加头疼的是必须面对和处理与开业有关的种种事情,如与卫生行政管理部门、卫生监督部门、工商管理部门、税务部门,甚至街道办事处等部门打交道,才能保证口腔诊所正常运转。我国有关的法律法规还不是十分完善,传统习惯势力还相当强大,社会大众的口腔健康价值取向还比较低,开设口腔诊所的难度相当大。

自 2023 年开始,集采、医疗卫生体制改革等一系列政策对口腔医疗行业造成了深远影响。目前,我国开业口腔诊所步履维艰,某些地方政府及有关部门的具体规定和做法,制约了开业口腔诊所的发展。例如,伴随中国经济下行,口腔医疗行业从增量市场进入到存量市场,供需失衡导致行业开始去产能。主要存在"四多四少",即政策性歧视多、指责多、检查多、处罚多;扶助少、引导少、培训少、服务少。开设一个盈利的口腔诊所的难度相当大。一线城市机构数量开始趋于饱和,增长率明显变缓。

二、开业的优势

从事牙科开业工作是制定目标的理想领域,这是因为作为一个独立的经营者,我们完全能够控制自己的命运。中国口腔医疗行业发展最快速的时期是 2019—2022 年。在此期间全国口腔医疗机构(以下简称机构)数量从 2019 年的 76300 家增长至 2022 年的 122248 家,增幅高达 60%。

开业是有风险的,就业则相对是安全的,但是,开业是主动的,就业则是被动的。在我们扬起生活风帆的时候,一定要清楚我们未来的真正目标是什么,目标产生于信念,目标就是我们对生活的渴望,我们渴望投入全部的精力,使自己成为自己一直希望成为的那种人。命运到底应该由谁来掌握?对于弱者,命运永远掌握在别人的手里;对于强者,命运则掌握在自己的手里。在这个世界上,只有自己才能救自己,靠自己的努力,靠自己的头脑,靠自己的双手,靠自己的能力。

对于喜欢独立自主的人,在公立医院工作很痛苦。主要体现在以下几方面:①他们坚信失败为成功之母,不惜为此断绝后路;②他们认为冒险和辛劳终有获得补偿的一天,而且补偿丰厚;③他们无法忍受莫名其妙地被解雇,受雇于人,领导不免偏袒他的亲戚朋友,升职加薪表扬轮不到自己;④他们认为自己的努力总有一天会开花结果。自己创业可以最大限度地发挥自己的潜力,强烈感受成就带给自己的快乐。自己开业口腔诊所,需要全身心地投入,才会有回报,也才会有机会向更高的目标前进。这很有种在做事业的感觉,而不仅仅是在做一项工作。

口腔医疗市场的进入门槛不高,但是对人才的要求并不低。根据口腔医疗服务的特点,其尤其适宜于小规模大数量的连锁式发展,与一些全身性疾病相比,口腔健康问题中系统性问题较少,口腔医生可以在没有大医院的环境支持下单独开诊,甚至比集中服务的大型口腔医院更灵活、更个性化、更富有竞争力。因此,极具中国特色的口腔诊所连锁在我国有广泛的发展空间。

坦率地说,并不是每位口腔医生都适合开业口腔诊所,更不是每个口腔诊所都能够进入可持续发展的状态。从事个体口腔诊所,最重要的就是要求口腔医生具有熟练的技术,口腔诊所具有高品质的服务与环境。病人来就医,对口腔医生的技术感觉满意,才能成为回头客,也才能带来更多的人气。每次就医结束后,医生都告诉病人一些注意事项,甚至在病人回家后,护士还会打电话询问病人的情况。口腔诊所的布置、装饰都让病人觉得很舒服、很放松,对就医也很有帮助。

口腔诊所开业经营者发现,不但为病人服务能带来满足感,帮助员工提高技术、改善生活的感觉也很温馨,投入社会服务行列带来了很多快乐。对于初出茅庐、雄心勃勃的人来说,这些未免太理想化了,也许你不敢相信自己的发现,口腔诊所开业的满足感来自建立的风格和技术以及服务病人,而不是因为累积了财富。尊严也令人感到满足。口腔诊所开业经营者希望自己的创意获得肯定,而不只是得到财富,竞争也会使人满足。自主开业是时代发展的必然趋势。

开业口腔诊所,自主性高,但是"校长兼撞钟",工作时间长,也很辛苦。数家口腔诊所结盟联营,可以互取所长,集不同专科的口腔医生提供全面性服务,充分发挥总体人力资源,经营成本也因联合采购可以压低,但联营口腔诊所的医患关系不容易深入,而且合作伙伴间格外需要良好的财务制度为后盾。民营口腔医疗机构在名气、资源等各方面都不足以与公立医院抗衡,因此口腔医生必须非常热爱这个行业,对自己的专业有着比较狂热的追求,服务好每一位病人,才能吸引忠实的客户。加盟口腔诊所也拥有人力和软硬件资源共享优点,但个人局限性大,学习机会比较少。专科诊所自主性强、工作项目单纯、工作时间具弹性,有利于兼顾生活品质,而且收入未必较少,但格局小、产能较低是其缺点。扎实的技术是靠山,配合经营管理和良好的医患关系,便有望成就成功的口腔诊所事业。

三、最终的决定

大部分口腔诊所经营不善的原因在于采用了不恰当的商业运作模式和口腔医疗技术水平不足,而一些技术水平一般的口腔医生经营的口腔诊所却有着丰厚的经济效益。因为他们了解私人开业的关键是具备良好的商业运作能力,而不是简单具备优秀的进行口腔医疗操作的能力。成功的商业运作,简单地说就是创造"利润",这也意味着收益将超过投入。

很多口腔医生感觉自己与商业世界格格不入。对于有此同感的人,建议考虑从事公立医院的口腔医疗、研究或教学等其他方面的工作。因为在竞争激烈的口腔诊所行业,无商业运作是很难成功的。需要再次强调的是一个口腔诊所开业失败的主要原因是缺乏敏锐的商业洞察力,而非临床口腔医疗技能不足。我国现代型口腔诊所要取得长足发展,关键还在于口腔医学专业人才要进一步更新观念,解放思想,敢于向"私"流动。

对未来充满强烈的期望有助于成功地开业。对自己的梦想有清楚的了解,才会提高成功的可能性,直到口腔诊所开业变成现实。我们必须对开业有强烈的愿望,并能够灵活地去实现它。未来而非过去才是最重要的。我们不可能只跳两下就跨过一个峡谷。换句话说,不可能在展望未来的同时又在过去中徘徊。做自己喜欢做的事,然后把它做到最好!

第四节 先就业后开业

随着我国大学教育的普及,面对严峻的就业形势,"先就业,后开业"正在成为当今口腔医学专业新生代的就业观和开业观。口腔医学专业是长线专业,刚刚走出校门的口腔医生对即将从事的口腔医疗工作还很陌生,对自身价值的认识也较模糊,应该先"就业",在积累一定口腔医疗工作经验和投资财力,且有更多的人生感悟,思想发展成熟以后,成为主治医师,30多岁再考虑"开业",我们认为是最佳的选择。例如,在我国人才市场中,有工作经验的口腔医疗技术人才,一般都有在公立医院从业的经验,甚至还有部分从公立医院"离开"的,所以他们更愿意选择民营口腔医疗机构;而口腔医学院校的应届毕业生,一般都愿意选择到有社会保障的公立医院就业。希望刚刚步入社会的口腔医生能够树立信心,锻炼坚毅的意志,开阔视野,面对困难和挫折应该设法调整自己,走出自己的小天地,多与各行业的人相处交流,多参加社会活动,融入社会生活。

一、就业是开业的基础

刚刚走向社会的口腔医生,生理和心理的发育已基本成熟,成人感和自尊心都很强,希望尽快成为独立的人,实现理想中的自我。但由于多年的学生生活,实践经验少,面临错综复杂的问题时,往往由于年龄、阅历、知识、能力等方面的局限而感到力不从心,有些口腔医生由于经济和生活上长期依靠家庭,在自己遇到具体问题时,摆脱不了依赖的心理。这种独立意识与依赖心理所构成的矛盾,一时难以解决。因此,就要根据口腔医生职业需要,有意识地接触社会、了解社会,培养必要的心理素质,按角色要求来调整自己的行为,提高适应能力。

毕业后先就业就是一个比较好的实践机会,通过就业,可将自己所学的专业知识、所掌握的专业技能与实践紧密地结合起来,检验自己在学校学习的专业知识是否适用、是否够用,所掌握的专业技能是否能够满足工作岗位的需要。同时,就业也是一个学习社会知识的大课堂,更要提高独立工作、独立思考、独立解决问题的能力,尽快适应工作环境。学习人际沟通与交往的方法,培养自己人格的独立性、减少依赖性,处理好各种关系,使心理从幼稚走向成熟。

二、开业是就业的发展

进入 21 世纪以来,科学技术日新月异,生产高度社会化、科学化,人类已进入了一个知识经济的全新时代。随着高新技术广泛的应用,社会需要越来越多的灵活运作的口腔医疗机构,私立口腔医疗机构开业对未来的口腔医疗市场的重要性越来越大。自主开业不仅解决了自己的就业问题,又能为社会创造更多的就业岗位,同时也实现了自我发展和创造了自我价值。在自主开业已成为一种风潮的同时,我国新一代的口腔医生以其敏捷的思维、蓬勃的朝气、不畏挫折的勇气,定会成为我国口腔医疗机构自主开业的中坚力量。就业毕竟不是一个最终目标,安于现状,不求发展,则面临淘汰,不进则退将是必然。

随着我国经济体制改革的不断深入,未来的口腔医生就业将面临两个发展趋势:①公立口腔医疗机构的战略调整和体制创新也将使原来口腔医疗机构吸收的大量口腔医生逐步向社会开放,这势必会使大批口腔医生进入市场,寻找新的工作;②户籍制度和劳动人事制度的改革,将促使大量口腔医生流动地工作。这些趋势的发展,都将进一步增加就业的压力,人们对就业岗位的竞争将表现得更加激烈。不开拓进取,寻求更大的发展空间,将面临被社会淘汰的危险。

就业是口腔医生与具体化口腔医疗机构建立的关系;开业是去开设口腔诊所。前者是被动的,后者是主动的。只有掌握了主动权,才能立于不败之地。开业不仅可以实现自我就业,还可以创造更多的就业岗位,取得更大的效益。

如果我们陷在自尊的围墙中郁郁寡欢,那我们必须尝试一种积极的生活态度。去读那些可以激励自己的书籍,积极地做事,鼓励家庭成员和其他人。和成功人士一起奋进,不对失败者施以怜悯。成功本身是一场向上攀升的战役,而其结果并不重要。

小结

通过本章学习,应该熟悉继续学习的基本形式,了解就业发展、开业发展、先就业后开业的特点。

参考文献

[1] 李刚.口腔医学职业规划和就业指导[M].北京:人民卫生出版社,2009.

[2] 马军成.论口腔医学专业大学生就业能力培养[J].中国高等医学教育,2009,4:44-45.

[3] 刘焱,黄晓月,姜志伟,等.口腔医学专业职业发展与就业指导教育的探索及思考[J].卫生职业教育,2021,39(13):10-12.

[4] 孙海涛,姜冰,程斌.基于口腔医学专业学位硕士研究生就业压力的调查与分析[J].中国高

等医学教育,2017,10:124-125.
[5] 徐培.论口腔医学专业大学生就业能力培养[J].全科口腔医学电子杂志,2019,6(24):23-24.
[6] 谢文斌,康娟.口腔医学专业本科毕业生就业现状及思考[J].改革与开放,2016,11:52-53.
[7] 林玉芝,张锦雀.口腔医学生到民营机构就业的现状与思考[J].福建医科大学学报(社会科学版),2012,13(4):15-17.

思考题

1. 口腔医学专业学生毕业后大概有哪些出路?
2. 如何确定就业发展方向?
3. 为什么说就业是开业的基础?

第六章 口腔诊所开业准备

随着我国医疗体制的不断改革,私立口腔诊所也在进一步发展,并趋向于成熟化及正规化。枫景、雅杰、联邦、兔博士等私立口腔诊所兴起,越来越多的口腔医生创业开业,他们将所学的专业技术用于口腔医疗服务之中,同时也探索比较新颖的口腔医疗服务理念和管理方法,提高了我国口腔医疗的服务水平。

别人抓住的机会我也看到了,为何别人成功了,我却没有?开业也有诀窍,除了"成功学"里的那些大道理,更应该谨慎对待每个"第一次"。它们才是事半功倍的关键点。一次开业,碰到"第一次"的事情也特别多。无论是口腔诊所的布局、装备,还是口腔诊所的服务理念,都是本着"以人为本"的原则,除了以病人为中心,充分考虑病人的利益外,也想到医务人员的身心健康,既体现了病人是上帝,也显现出对医务人员的关爱。开业诊所要有明确的品牌意识,在薪酬差别不大但机构或开业牙医品牌影响力卓越的情况下,应聘者肯定会优先选择更知名的机构或开业牙医品牌。

众所周知,口腔诊所一旦开办成功,通常不大会也不大愿意挪动地方。诊所地址的相对稳定和固定很有必要,随着开办时间的延长及病人群的扩大,诊所必须考虑拓展。而在开办之初就应有远程规划并考虑持续性发展,必须预留一定的回旋空间。例如,计划6台牙科治疗椅,先采购4台,预备2台空间,随着条件的成熟再伺机添购2台;吧台模型柜等不宜固定以保证不得已迁址时仍可使用。开业口腔诊所要在品牌、技术、人才、服务、培训、质量控制等方面形成相对的竞争优势。开业口腔诊所对口腔医生来说是一个挑战。

第一节 口腔诊所开业法规

2010年2月,卫生部出台《关于公立医院改革试点的指导意见》,指出"鼓励多元化办医、鼓励民营资本进入非营利性医院"。2021年7月,国家卫生健康委员会印发了《关于印发医疗领域"证照分离"改革措施的通知》,明确诊所设置审批和执业登记改革措施,"开办诊所不再向卫生健康行政部门申请办理设置审批,直接办理诊所执业备案""取消对诊所执业的许可准入管理,改为备案管理"。2022年12月,为进一步规范诊所备案管理,国家卫生健康委员会同国家中医药管理局制定了《诊所备案管理暂行办法》。值得注意的是，《诊所备案管理暂行办法》删除了一些试点地区的"主治医师及以上职称"开诊所的门槛，只要求在医疗机构中执业满5年即可。《诊所备案管理暂行办法》的出台，意味着备案制在全国范围内的铺开。将诊所执业登记由审批改为备案，无疑意味着基层医生在村里开诊所的门槛降低了。

诊所备案应当提交下列材料：①诊所备案信息表；②诊所房屋平面布局图（指诊所使用房屋按照比例标识，注明功能分布和面积大小）；③诊所用房产权证件或租赁使用合同；④诊所法定代表人、主要负责人有效身份证明和有关资格证书、执业证书复印件；⑤其他卫生技术人员名录、有效身份证明和有关资格证书、执业证书复印件；⑥诊所规章制度；⑦诊所仪器设备清单；⑧附设药房（柜）的药品种类清单；⑨诊所的污水、污物、粪便处理方案，诊所周边环境情况说明；⑩按照法律法规要求提供的其他相关材料。

法人或其他组织设置诊所的，还应当提供法人或其他组织的资质证明、法定代表人身份证明或者其他组织代表人身份证明。

县级人民政府卫生健康行政部门收到备案材料后，对材料齐全且符合备案要求的予以备案，当场发放诊所备案凭证；材料不全或者不符合备案要求的，应当当场或者在收到备案材料之日起5日内一次性告知备案人需要补正的全部材料。诊所应当按照备案的诊疗科目开展诊疗活动，并加强对工作人员、诊疗活动、医疗质量、医疗安全等方面的管理。开展医疗技术服务应当遵守《医疗技术临床应用管理办法》的有关规定。诊所未经备案，不得开展诊疗活动。

[附录一]诊所备案管理暂行办法（来源：国家卫生健康委员会、国家中医药管理局，国卫医政发〔2022〕33号，发布日期2022-12-20）

第一章 总 则

第一条 为做好诊所备案管理工作，根据《中华人民共和国基本医疗卫生与健康促进法》《中华人民共和国医师法》《医疗机构管理条例》等法律法规和规定，制定本办法。

第二条 诊所是为病人提供门诊断和治疗的医疗机构，主要提供常见病和多发病的诊疗服务，不设住院病床（产床）。本办法所指的诊所，不含按照《中医诊所备案管理暂行办法》有关规定进行备案的中医诊所。

第三条 国务院卫生健康行政部门负责指导全国普通诊所、口腔诊所及医疗美容诊所的备案管理工作；县级以上地方人民政府卫生健康行政部门负责本行政区域内普通诊所、口腔诊所及医疗美容诊所的监督管理工作；县级人民政府卫生健康行政部门负责本行政区域内普通诊所、口腔诊所及医疗美容诊所的备案工作。

国务院中医药主管部门负责指导全国中医（综合）诊所及中西医结合诊所的备案管理工作；县级以上地方人民政府中医药主管部门负责本行政区域内中医（综合）诊所及中西医结合诊所的监督管理工作；县

级人民政府中医药主管部门负责本行政区域内中医(综合)诊所及中西医结合诊所的备案工作。

第二章 备　案

第四条　单位或者个人设置诊所应当报拟设置诊所所在地县级人民政府卫生健康行政部门或中医药主管部门备案,取得诊所备案凭证后即可开展执业活动。

第五条　设置诊所应当同时具备下列条件:

(一)个人设置诊所的,须经注册后在医疗卫生机构中执业满五年;单位设置诊所的,诊所主要负责人应当符合上述要求;

(二)符合诊所基本标准;

(三)诊所名称符合《医疗机构管理条例实施细则》等相关规定;

(四)能够独立承担民事责任。

《医疗机构管理条例实施细则》规定不得申请设置医疗机构的单位和个人,不得设置诊所。

第六条　诊所备案应当提交下列材料:

(一)诊所备案信息表;

(二)诊所房屋平面布局图(指诊所使用房屋按照比例标识,注明功能分布和面积大小);

(三)诊所用房产权证件或租赁使用合同;

(四)诊所法定代表人、主要负责人有效身份证明和有关资格证书、执业证书复印件;

(五)其他卫生技术人员名录、有效身份证明和有关资格证书、执业证书复印件;

(六)诊所规章制度;

(七)诊所仪器设备清单;

(八)附设药房(柜)的药品种类清单;

(九)诊所的污水、污物、粪便处理方案,诊所周边环境情况说明;

(十)按照法律法规要求提供的其他相关材料。

法人或其他组织设置诊所的,还应当提供法人或其他组织的资质证明、法定代表人身份证明或者其他组织代表人身份证明。

第七条　县级人民政府卫生健康行政部门或中医药主管部门收到备案材料后,对材料齐全且符合备案要求的予以备案,当场发放诊所备案凭证;材料不全或者不符合备案要求的,应当当场或在收到备案材料之日起5日内一次性告知备案人需要补正的全部材料。

第八条　诊所应当将诊所备案凭证、卫生技术人员执业注册信息在诊所的明显位置公示,接受社会监督。

第九条　诊所的名称、地址、法定代表人或者主要负责人、所有制形式、诊疗科目、服务方式等实际设置应当与诊所备案凭证记载事项相一致,以上备案信息发生变动的,必须向原备案机关备案。

第十条　诊所歇业,必须向原备案机关备案。

诊所非因改建、扩建、迁建原因停业超过1年的,视为歇业。

第十一条　诊所备案凭证不得伪造、涂改、出卖、转让、出借。

诊所备案凭证遗失的,应当及时申明,并向原备案机关申请补发。

第十二条　诊所应当按照备案的诊疗科目开展诊疗活动,并加强对工作人员、诊疗活动、医疗质量、医疗安全等方面的管理。开展医疗技术服务应当符合《医疗技术临床应用管理办法》的有关规定。

诊所未经备案,不得开展诊疗活动。

第十三条 诊所应当严格遵守《中华人民共和国传染病防治法》等法律法规关于医疗机构感染预防与控制的有关规定。

第三章 监督管理

第十四条 县级人民政府卫生健康行政部门和中医药主管部门应当加强对诊所执业活动、医疗质量、医疗安全等情况的监督管理。县级人民政府卫生健康行政部门和中医药主管部门应当在发放诊所备案凭证之日起20日内,向社会公开诊所备案信息,便于社会查询、监督。

县级人民政府卫生健康行政部门或中医药主管部门应当及时向上级卫生健康行政部门或中医药主管部门报送本辖区内诊所备案信息,上级卫生健康行政部门或中医药主管部门发现不符合本办法规定的备案事项,应当责令县级人民政府卫生健康行政部门或中医药主管部门予以纠正。

第十五条 县级人民政府卫生健康行政部门和中医药主管部门应当对新设置的诊所自发放诊所备案凭证之日起45日内进行现场核查,对不符合备案条件的应当限期整改,逾期拒不整改或者整改后仍不符合条件的,撤销其备案并及时向社会公告。

第十六条 县级人民政府卫生健康行政部门和中医药主管部门应当充分利用信息化、大数据等手段提升监管效能,将诊所纳入本地医疗质量管理控制体系,确保医疗质量安全。

诊所应当与备案机关所在地诊所信息化监管平台对接,及时上传执业活动等相关信息,主动接受监督。

第十七条 县级人民政府卫生健康行政部门和中医药主管部门应当每年对辖区内诊所开展至少一次现场监督检查,利用信息化监管平台进行日常监管和月度执业活动分析,至少每半年形成一份辖区内诊所执业活动监管分析报告。县级人民政府卫生健康行政部门和中医药主管部门有权要求诊所提供监管所需材料,诊所不得拒绝、隐匿或者隐瞒。

第十八条 地方各级卫生健康行政部门和中医药主管部门在监督管理过程中,发现诊所存在违法违规情节的,应当依照相关法律、法规及规定处理。

第十九条 有下列情形之一的,诊所应当向所在县级人民政府卫生健康行政部门或中医药主管部门报告,或者卫生健康行政部门和中医药主管部门在监督管理过程中发现有下列情形之一的,原备案机关应当撤销其备案并及时向社会公告:

(一)诊所歇业的;

(二)诊所自愿终止执业活动的;

(三)使用虚假材料备案的;

(四)出现《医疗机构管理条例》等法律法规规定的应当责令其停止执业活动的情形。

第二十条 诊所应当按照《中华人民共和国网络安全法》《中华人民共和国数据安全法》《中华人民共和国个人信息保护法》《医疗卫生机构网络安全管理办法》等有关法律法规和规定加强网络安全管理和个人信息保护等工作,发生病人个人信息、医疗数据泄露等网络安全事件时,应当及时向有关部门报告,并采取有效应对措施。

第二十一条 诊所执业人员应当积极参加专业技术培训、继续教育等活动,提高专业技术水平。

第二十二条 诊所应当建立完善的医疗质量、医疗安全等相关管理制度,加强医疗质量及医疗安全管理。

第四章 附 则

第二十三条 诊所备案信息表和诊所备案凭证样式由国务院卫生健康行政部门和中医药主管部门统一规定,各省、自治区、直辖市及新疆生产建设兵团卫生健康行政部门、中医药主管部门自行印制。

诊所应当符合医疗机构电子证照工作有关规定。

第二十四条 本办法施行前已取得《医疗机构执业许可证》的诊所直接予以备案,过渡时限为一年。新备案的诊所,按照本办法及最新版诊所基本标准进行备案。

第二十五条 中外合资、合作诊所,港澳台资诊所的管理按照有关规定执行。

第二十六条 本办法规定的期限以工作日计算。

第二十七条 各省、自治区、直辖市及新疆生产建设兵团卫生健康行政部门、中医药主管部门可根据实际情况制定管理细则。

第二十八条 本办法及附录中的诊所基本标准自印发之日起施行。《卫生部关于下发〈医疗机构基本标准(试行)〉的通知》(卫医发〔1994〕第30号)中的中西医结合诊所基本标准、《卫生部关于印发〈诊所基本标准〉的通知》(卫医政发〔2010〕75号)中的诊所和口腔诊所基本标准以及《国家卫生计生委、国家中医药管理局关于印发〈中医诊所基本标准和中医(综合)诊所基本标准〉的通知》(国卫医发〔2017〕55号)中的中医(综合)诊所基本标准同时废止。

[附录二]诊所基本标准(2022年版):口腔诊所(来源:国家卫生健康委员会、国家中医药管理局,国卫医政发〔2022〕33号,发布日期2022-12-20)

一、诊疗科目

诊疗科目应当与注册于该诊所执业医师的执业范围相一致。

二、口腔综合治疗台

至少设口腔综合治疗台1台。

三、人员

诊所从业人员需身体健康,能够胜任相关工作。

(一)医师

1.至少有1名医师取得口腔类别执业医师资格,经注册后在医疗卫生机构中执业满五年。

2.每增设2台口腔综合治疗台,至少增加1名口腔医生。

3.设4台以上口腔综合治疗台的,至少有1名具有口腔主治医师以上专业技术职务任职资格的人员。

(二)护士

1.至少有1名注册护士。

2.每增加3台口腔综合治疗台,至少增加1名注册护士。

四、房屋

(一)设1台口腔综合治疗台的,建筑面积不少于30平方米;设2台以上口腔综合治疗台的,每台建筑面积不少于25平方米。

(二)诊室中每口腔综合治疗台净使用面积不少于9平方米。

(三)房屋设置要符合卫生学布局及流程,充分满足医疗需求。

五、设备

（一）基本设备。光固化灯、超声洁治器、空气净化设备、高压灭菌设备等。

（二）急救设备。氧气瓶（袋）、开口器、牙垫、口腔通气道、人工呼吸器等。

（三）每口腔综合治疗台单元设备。牙科治疗椅（附手术灯1个、痰盂1个、器械盘1个）1台，高速和低速牙科切割装置1套，吸唾装置1套，三用喷枪1支，医师座椅1张，病历书写桌1张，口腔检查器械1套。诊疗器械符合一人一用一消毒配置。

（四）有与开展的诊疗科目相应的其他设备。其中，医学检验、医学影像、病理、消毒供应等与其他医疗机构签订相关服务协议、由其他机构提供服务的，可不配备相关设备。

六、 具有国家统一规定的各项规章制度和技术操作规范，制定诊所人员岗位职责。

七、 具备门诊电子病历系统，与所在地诊所信息化监管平台对接。

第二节　口腔诊所开业计划

一个精心策划的开业计划是成功开业的关键。当我们准备经营一间属于自己的口腔诊所的时候，必须对涉及口腔诊所开业的所有问题进行计划安排，在筹建各种类型的口腔诊所的过程中，都会面临选择地址、基础工程、能源供给、设备购置与安装调试乃至社会环境等诸多复杂的问题。因此，我们也同时成为一位商人，生活方式不但会有所改变，而且压力也会日益沉重。但是，只要有卓越的临床技术及优质的服务标准，再配合恰当及周详的开业计划，成功必可在望，所以要为成功做好充分准备。

开设和经营口腔诊所是一项长期而复杂的工作，有没有一个战略性的考虑和规划对口腔诊所的持续稳定发展起着非常重要的作用，千万不能够掉以轻心。营销策略贯穿于口腔诊所的筹备、成立和经营的整个过程，所以口腔诊所必须有一个完整的战略规划。许多年轻口腔医生在刚开始他们的执业生涯时都有一个诊所的蓝图——可能并没有明确说出来——设想他们诊所的未来，这个蓝图必须写下来才会有效。

衡量一个口腔诊所的经营和发展是否健康，主要是看诊所的社会效益和经济效益是否良好。就诊病人的数量固然是一个非常重要、非常显著的指标，但这不是唯一的指标。更加重要的是要看口腔诊所的投入和产出的比例是否适当，初诊病人的复诊率是否比较高，口腔诊所是否有一个不断增长的忠实的病人群体。这就要求我们"知己知彼"，制订切实可行的口腔诊所开业发展规划。表面上，这些口腔诊所可能没有令人目眩的惊人举措，但能够有力地抵御各种利诱和风浪，在日趋激烈的市场竞争中"胜似闲庭信步"，不会出现大的反复，被广大群众接受，得到认同。

这个理想业务模式的设计，应该由最基本的要求开始。换言之，先确定我们想要赚取的利润，由这个前提出发，逐步设计业务。应该问自己这些问题：在口腔医疗行业中建立什么形象？对口腔医疗行业可以有什么贡献？提供哪个标准的护理？应该提供全面服务，还是提供自己专长而又喜欢的疗程？作出这些贡献后，希望得到多大收益？

开业计划的立案过程，一般可分成下列程序(表6-1)。

表6-1 口腔诊所开业的准备计划

步骤	计划内容	方法	筹集资金
确定计划	1.口腔医生技术条件 2.口腔诊所附近的医疗设施 3.病人来源 4.财务税务咨询 5.员工招聘计划 6.广告刊登	1.自学有关知识 2.向有关人员请教	学习班费用
市场调查	1.口腔诊所所在地竞争对手调查 2.病人来源调查 3.口腔诊所周边地区开业环境调查		
资金筹划	1.口腔诊所开办总费用 2.口腔诊所年度项目收支计划 3.还款计划	签订有关贷款或借款合同协议	自筹、集资、贷款、借款
口岸选择	1.调查研究 2.专业咨询 2.综合分析		
场地租赁或购买	租赁或购买的合同(请律师介入)	签订租赁或购买合同(向有关部门登记)	租赁或购买费用
采购设备器材	选定设备器材(确定供应商)	签订购买合同和维修保养合同	器材购买费用
诊所设计	平面图和立体图	请有经验的专业设计人员设计(注意环保和X射线防护)	设计费
装修施工	1.材料购置 2.施工进度	1.有关建筑部门审批 2.施工和监理合同	装修费
开业准备	1.确定时间 2.筹划广告	医疗机构开业许可证、营业执照、税务登记证	1.有关机构审批费 2.开办费 3.广告费

1. 基本目标的设定

对于开业长期战略目标的拟定,包括经营方针、经营形态、开业时间、营业目标、利益目标、口腔诊所规模等的设定。把关注重点放在以需要为基础的牙科医疗的口腔医生与希望拥有该地区最好的正畸口腔诊所的口腔医生的技术需求不同。

2. 前提条件的整理

针对具体开业计划案提出之前,将有关的基本前提条件应加以整理、确认。口腔诊所开业计划所需要的数据基础都有赖于开业口岸口腔医疗市场调查的实施和执行。

3. 具体内容的立案

一个口腔诊所只有制订了明确的开业计划,才能够稳步前进。必须配合经营面与建设面的相关部分做一具体的叙述,内容应包括:

(1) 基本的营业计划,如市场目标、诊所形象、年度营业目标、室内规划、设备构成、采购系统等基本数值的设定。

(2) 组织人员计划,口腔诊所各部门组织系统及业务内容,各部门编制人数的设定。

(3) 附属设施计划,如停车场、消毒配送中心、员工宿舍等各项必要性附属设施的设想。

(4) 土地、建筑物取得计划,诊所及附属设施的外形、规模、取得方法、取得时期、取得费用等的设定。

(5) 装修计划,口腔诊所及附属设施的外形、规模、基本设计图、装修费、装修工程进度等项目。

4. 投资方案的设想

对于各个计划内容所必须使用资金的评估、收入与支出的预算、资金运用方案等进行分析,并拟订年度收支计划及资金计划。在精心制作口腔诊所蓝图时,口腔医生必须考虑到口腔诊所目前与将来的经济状况,决定当前的需求。

5. 实施组织的设定

在策划和规划的基础上,根据设定的目标和要求,通过合理分配资源和组织人员实施。为确保开业计划顺利进行,对于筹备人员的组成需编定组织及责任分担内容,取得相互间的配合与联系,以发挥最佳的效果。

6. 实施计划的调整

实施计划的调整指在计划执行过程中，由于各种条件的变化或出现特殊因素等原因，使实际情况与原计划预测安排的内容产生矛盾或偏离时，对原计划做必要的修改和调整。往往有必要在计划执行一段时间后，根据客观实际情况对原计划进行修正，制订调整计划。

7. 效果的评估检核

这是整个立案过程，配合投资的内容，在做投资意向决定时十分重要的步骤，其检核的重点内容包括：

（1）整个立案内容可行性的检核，尤其针对收益性应予以特别注意。
（2）此投资对口腔诊所经营可能产生的效果与影响的检核。
（3）口腔诊所开业实施乃至开业以后，若遭遇损失，对口腔诊所可能发生的影响的检核。

第三节 口腔医疗市场调查

市场调查（market research）是口腔医疗服务营销活动的起点，它是通过一定的科学方法对市场的了解和把握，在调查活动中收集、整理、分析口腔医疗市场信息，了解口腔医疗市场特征，评估口腔医疗市场现况，掌握口腔医疗市场发展变化的规律和趋势，为口腔诊所进行市场预测和决策提供可靠的数据和资料，从而帮助口腔诊所确立正确的发展战略。市场调查是一种科学的方法和态度，而不是凭经验和主观臆测。古人云："知己知彼，百战不殆。"不知道我们将会面临的是一个怎样的市场，必将无法在一个竞争激烈的环境中生存。开业新的口腔诊所前，要有一个完整的口腔医疗市场调查。一旦找到开业的可能地点，就要对该地区的条件进行口腔医疗市场评估。

一、市场调查的作用

开设和经营口腔诊所是一项长期而复杂的工作，一个口腔诊所只有制定了明确的营销策略，才能够稳步前进。营销策略贯穿于口腔诊所的筹备、成立和经营的整个过程，有没有一个战略性的考虑和规划对口腔诊所的持续稳定发展起着非常重要的作用。口腔诊所营销策略所需要的数据基础都有赖于开业地区市场调查的实施和执行。开业地区市场调查帮助口腔诊所在确定营销策略前明确目标市场所在、竞争对手的优势和劣势等，在实施营销活动后又在某种程度上检验和证实营销策略的作用和意义，并以此为理论依据，指导和调整下一轮的营销活动。开业地区市场调查为口腔诊所营销活动服务，口腔诊所营销活动最大限度地为口腔诊所占有口腔医疗市场提供支持。要选择适合的开业地点并不是一件容易的事,因为当中牵涉大量固定的资产投资。口腔诊所开设时需要的固定投资相当大,口腔治疗台的气喉、水管、电线等都是埋在地下或墙壁内不易拆迁。

二、市场调查的方法

市场调查的方法主要有观察法、访问法和问卷法。

1. 观察法

观察法是社会调查和市场调查研究的最基本的方法。它是由调查人员根据调查研究的对象,利用眼睛、耳朵等感官以直接观察的方式对其进行考察并搜集资料。例如,市场调查人员到社区去观察居民的口腔健康状况。

2. 访问法

结构式访问是实现设计好的、有一定结构的访问问卷的访问。调查人员要按照事先设计好的调查表或访问提纲进行访问,要以相同的提问方式和记录方式进行访问。提问的语气和态度也要尽可能地保持一致。无结构式访问是没有统一问卷,由调查人员与被访问者自由交谈的访问。它可以根据调查的内容,进行广泛的交流。例如,对口腔医疗服务的价格进行交谈,了解病人对价格的看法。集体访问是通过集体座谈的方式听取被访问者的想法,收集信息资料。集体访问可以分为口腔医生集体访问和病人集体访问。

3. 问卷法

问卷法是通过设计调查问卷,让被调查者填写调查表的方式获得所调查对象的信息。在调查中将调查的资料设计成问卷后,让接受调查对象将自己的意见或答案,填入问卷中。在一般进行的实地调查中,以问答卷法采用最广。例如,市场调查人员到社区居民中问卷调查口腔健康观念和牙科就诊行为。

口腔医疗市场调查是一个复杂而细致的工作过程,在市场调查中建立一套系统科学的程序,是使市场调查工作顺利进行,提高工作效率和质量的保证。一般说来,正式的医疗市场调查大体可以分为3个阶段:①收集该口岸的相关资料——人口、交通、经济状况等数据;②分析同行业的诊所数目,它们是否经营得法,若我们开业,它们的竞争劣势何在;③着手设计自己的口腔诊所的经营方针和经营目标,并拟订开业的基本计划。

三、市场调查的内容

口腔医疗市场调查的目的是把握未来口腔医疗市场的容量、价格等因素,从而帮助建立口腔诊所选择最佳的开业口岸和经营策略。凡是直接或间接影响口腔医疗市场的信息资料,都是口腔医疗市场调查的内容。对于新开业口腔诊所,在很多地区可以选择的地理位置是很有限的。在选择一个地点以前,我们必须了解这个地点的优势和劣势,明确这个地点的优势是否符合我们的开业理念。更要注意的是,我们必须明确地判断此口岸是不是适合开口腔诊所。口腔医疗市场调查的内容涉及口腔医疗服务活动的整个过程,主要包括:

1. 市场环境的调查

市场环境调查主要包括经济环境、政治环境、社会文化环境、科学环境和自然地理环境等。具体的调查内容可以是市场的购买力水平、经济结构、国家的方针、政策和法律法规、风俗习惯、科学发展动态、气候等各种影响市场营销的因素。但是,市场环境调查必须建立在一项大前提上,就是这个口岸是处于商业和人气的成长阶段。如果选择的口岸处于商业停滞或商业衰退阶段,业务将大受影响。

2. 市场需求调查

市场需求调查主要包括口腔医疗需求调查、社区居民收入调查、口腔医疗服务价格调查、口腔保健行为调查,也包括消费者为什么就诊、就诊频率、就诊时间、就诊方式、就诊习惯、就诊后的满意度评价等。

3. 市场竞争情况调查

市场竞争情况调查主要包括对竞争口腔诊所的调查和分析,了解同类口腔诊所的技术、价格等方面的情况,他们采取了什么竞争手段和策略,做到知己知彼,通过调查帮助我们确定口腔诊所的发展策略。从上面这些调查资料我们就可以基本掌握该地点的口腔医疗服务的供求关系,从而正确地作出是否适合选择该地点建立口腔诊所的判断。总的来说,人口众多、交通便利、设施齐全、人口质量高的地区就可能是口腔诊所开业的好地点。

第四节 口腔诊所口岸选择

地段,地段,还是地段,这是房地产投资的秘诀,而口腔诊所的开设也有着异曲同工之处,口腔诊所一旦定位,就很难迁移,否则会带来病人的流失。对于诊所位置调查的重要性就像聘用人员前的面试一样。对于新开业的口腔诊所,在很多地区可以选择的地理位置是很有限的。在选择一个地点以前,必须了解这个地点的优势和劣势,这个地点的优势是否符合开业哲学。发现符合要求的地理位置后,做一些调查工作是非常必要的。

创办口腔诊所,首先面临的是选择地址,所以选址就成了口腔诊所战略规划的一个重要组成部分。口腔诊所的地域性是非常明显的,在现实生活中,口腔医疗行业是一种与选址关系非常密切的行业。开商店的人都明白口岸至关重要。口岸选不好，生意就很难做。只有好口岸才会有顾客，而要确定一个好口岸却并非易事。口腔诊所的口岸选择更是一项重要工作。

一、明确六个问题

1. 社区性质

社区性质不同，如工业区、商业区、行政区、科技区和居民区，将直接影响口腔诊所的病源、服务性质和病种构成。口腔诊所所在地的人群组成结构、邻近的医疗机构和口腔诊所分布都影响着诊所的病人定位、规模大小、服务内容。

2. 生活环境

能源的供给也是一个十分重要的问题，若供电不足，必须具备发电装置，以应付临时停电。水质的好坏对设备的功能及使用寿命有一定影响，水质差者必须安装过滤装置，以净化水源。地层结构条件也与诊断治疗室的建筑和上、下水道，以及电线和气源的铺设有关。

3. 交通便利

口腔诊所的位置要是适中，应注意交通是否方便及所选社区的居民知识结构层次。要尽量接近公共交通工具的上下站，或地铁的出入口。附近要是有小型汽车的停车场，病人会感到更方便。最好设在繁华地区街道旁边的地下商铺。如在楼上要有电梯可以抵达，并且要接近电梯口，不要拐弯抹角才能到达，令病人难找。高龄体弱和伤残人士上下楼梯吃力。坐轮椅的人不能走楼梯，必须走专用斜道。

4. 高投入高回报

俗话说:"花大价钱开个大店子，不如花大价钱找个好码头。"如果确定选择的地点是好口岸，就不要怕租金高，要认真分析资金回收率，如果能确认高投入可带来高收入就值得投资。随着我国现代口腔诊所的蓬勃发展，其地理位置不仅局限于建筑物的底层，同时也在向高层写字楼、商业楼内发展。口腔诊所不但建立在酒店、写字楼里，大型的购物商场内也是各类诊所特别是口腔诊所云集的地方。

5. 不求独家经营

同行多未必是坏事，也许在一起能够形成"口腔诊所一条街"，市场上都知道一句谚语:"人气足，风水服。"指的是由于同业集中，同种行业在同一口岸形成规模，就可以扭转此口岸商气的条件限制,让生意火爆起来。所以,选择口岸,不要盲目地追求独家在此经营,不要害怕其他口腔诊所的竞争。

6. 相对稳定

当一间口腔诊所装修好并开业后,我们当然期望生意兴隆。口腔诊所要长期生存,必须要有足够的医疗收入,因此,并不是在随意一个地点开业都行的。因为只有物质生活条件达到一定程度,才会引起人们对口腔疾病的关注。如果口岸选择不好,就算牙科设备和牙科技术都属一流,生意也不一定做得好。而且也希望以后会在原址一直发展下去,因为口腔诊所的地址不能随便更换搬迁,最好是永久的。诊所搬到别处必然流失许多病人,虽然可以按照病历上登记的地址发通知给每一位病人,但是有些病人地址更改了,不一定可以收到通知。对于不得已而必须迁移口腔诊所的,诊所的电话号码也设法不要改变,以便病人可以和口腔诊所联系。

诸如此类的问题都必须经过周密的考虑,进行安排。并不是车水马龙、人流如潮的场所就是好口岸,许多在闹市开张的口腔诊所还不及小巷口腔诊所的生意红火,其原因是开业前口岸调查工作做得不好。口岸的选择要考虑到群众就医的方便,甚至行人走路的速度、房屋位置、消防设施、合理分布等都应被列入考察范围。

目前各地比较大型的、成功的口腔诊所,一般在主干道上,繁华地段,有的在城乡接合部、开发区、白领聚居区、交通要道、学校、农贸市场旁边等地方,交通便利,人们文化层次高,爱牙护齿意识比较强,经济条件较好,这些口腔诊所相对人气旺,业务量大,效益好。

有多大能力干多大事情。超过自己能力边界去做事情,只会越做越辛苦,越做越累。当下口腔医疗机构,开店容易守店难,开业口腔诊所是一场中长期的长跑,追求的不是一时的业绩、一时的利润,而是更加长期,相对稳定的客源,更加稳定的口碑。

二、具备四个条件

一般而言,口腔诊所的开业地址要具备以下四个条件:

1. 商业活跃地区

商务繁忙的人们往往最讲究口腔健康,对口腔保健的需求极大,加上他们缺少时间,常会选择附近口腔诊所。

2. 人口密集地区

口腔诊所设在人口密集的地方,只要能满足其中百分之一二的居住人群的口腔医疗需要,口腔医疗业务就会维持口腔诊所正常运转。

3. 面朝客流量最多的街道

面对大街的店铺人流量大，这些匆匆的行人未必都是忽视口腔健康的人，但开业租金成本却较高。商业或住宅大厦的租金较为合理，但是需要一定时间来通过口碑建立病人群。

4. 成熟的居民区

在这样的居民区，各项生活设施都比较完备，人们会把口腔保健看作休闲的一种享受，很容易培养固定病人，业务收入比较稳定。但此时的好地址却不见得以后也是好地址，有些目前很兴旺的地点，很可能由于城建工程的需要而衰落；而有些不太好的地点，却可能因为某种因素热闹起来。这就是地点好坏的可转换现象，选择开业地址时要有预见性。选址失误会给投资人蒙受相当大的经济损失，在心理上所造成的压力则更加难以估量。发现选址不当再作搬迁时，除了人力、财力的损失外，还丢失了一批病人。所以对口腔诊所的选址应该慎之又慎。

具体选择哪种类型的开业地址，完全要根据创业者自身的条件（如资金、专业知识等）和需要决定，缜密的研究外加胆识和运气，就可以找到适合投资的开业地址。

一个口腔诊所的成功，有多种因素，口腔诊所的位置是不可或缺的重要因素。但如果开业地址无法改变，那就把功夫下到其他方面，条条大路通罗马，在服务、质量、口碑上下功夫，同样能到达成功的彼岸。

第五节　开业资金筹划

不管如何强调资金的重要性，事实上不包括场地成本，一所20万～100万元的口腔诊所投资项目属于开业创业领域中门槛较高的层次。现在，口腔诊所创业的门槛越来越高，竞争者增多，找到投资的难度加大。2012年在北京召开的第六届中国医疗健康产业投融资峰会报道，据不完全统计，2011年，我国医疗健康产业全行业私募股权投资达到43亿美元。从金额占比上看，医药行业占近70%，医疗服务行业占25%。口腔诊所的开业运营资金虽然不菲，但其中的商机与好处同样不容忽视。只要创业者能够把握市场脉搏，注重专业性和服务质量，相信一定能够在这一行业中脱颖而出，实现自己的创业梦想。

一、开业资金的投入

口腔诊所的基本运营成本包括诊所的场地租金、装修费用、设备购置、员工薪酬、日常运营开销等多个方面。具体的费用会根据地域、城市等级、市场状况等因素有所不同。一般而言，一线城市的运营成本相对较高，而二、三线城市则相对较低。口腔诊所开业时需

要投入的资金包括以下几个方面:

1. 租房或购房费用

包括口腔诊所的室内装修费用等。租金或购房费用因地段而异,在购房的情况下,所需一次性资金的投入较多。在租房的情况下,所需一次性资金的投入相对要少些。

2. 牙科设备购置费用

包括牙科治疗椅、牙科柜、技工器械设备、口腔诊疗器械等,此费用因购置的数量和渠道等不同可能会有较大的差别,可以先向熟悉的创业者取经,再根据自己的诊疗设计需要确定。

3. 初期运转费用

新开业时,尚无固定病人,收入可能较少,但是,医务人员的基本工资、水电气费等都要开销,因此,必须要有一笔运转经费。一般应准备相当于3个月的费用。

4. 开业庆典费用

开业庆典旨在迅速传达口腔诊所开业的信息和增强口腔诊所的社会美誉度,以及口腔医疗服务的号召力。包含场地布置、活动策划、嘉宾邀请、茶歇软饮、摄影摄像、小型舞台搭建、简单的音响设备租赁以及少量花卉摆放等的费用,应当合理计入成本。

5. 广告费用

以前口腔医生较少时,新开业的口腔诊所只需挂一个标牌在门口就会有相当多的病人,但是,现在口腔诊所的数量已趋向饱和,广告对新开业的口腔诊所就起了相当重要的作用,因为广告可以很快地让周围社区的居民了解诊所的服务内容、开业特点、医生水平等,一定要做一定数量的广告,以保证一定的社会影响力。包括报纸、杂志、电视、广播等广告,请他人宣传及自己宣传。

一旦总投资额确定下来,就根据上述几个方面进行资金分配。如资金一时不够,必要时还可以向银行贷款,一般的主张是保证一定量的必要的最小限度的投资总额。在开业时自己先得审时度势,以现有的资金为基础,选择口腔诊所的规模和质量。事前的估计既不费力,又可做妥善的安排,这才是开业资金投入的正确方向。

口腔诊所是小本经营,合理的盈利范围系数(毛利率)在30%～40%。一般情况下,如果口腔诊所的器材消耗成本占营业额的30%,则其他经营成本应维持在40%以内。口腔诊所的经营成本支出主要体现在场地租金、设备折旧、装修折旧、员工工资、税金、水电费、公关费用、其他损耗等方面。因此,合理规划和控制成本是成功经营的关键。创业初期,举步维艰,少花钱多办事,谨守量入为出的原则。

若想将口腔诊所的经营成本定为55%,而净收入定为45%,则需要作出预算成本比例,需要定期进行预算估计,使口腔医疗业务赚取更大的利润。口腔诊所开业时需要投入的方面有许多,每个方面都有不同的百分比(表6-2)。一般口腔诊所的员工总薪金应在20%左右,技工室支出应为15%,或者员工薪金与技工室支出应合计为35%。若技工室支出低,但员工薪金高,即表示口腔医生每天诊治许多病人,而为每位病人进行的口腔修复治疗则较少。这种做法会加重口腔医生的工作压力,使病历工作大量增加,降低了对工作的满足感。诊所物业租金应保持在5%以下。办公室用品成本应占2%。至于牙科耗材成本,可以占8%。牙科设备虽然在开业时已购买,但亦应占成本的5%,因为口腔诊所需要经常更换旧设备,以便所用的牙科设备紧跟时代的发展。

表6-2 口腔诊所的经营成本比例

经营成本	比例
员工薪金	20%
技工室	15%
租金	5%
办公室用品	2%
牙科耗材	8%
设备	5%
合计	55%

在知识经济时代,专利权、商标权、专有技术和商誉、信息等资源将成为经济发展的重要资源,是知识经济时代决定口腔诊所在竞争中能否取胜的关键因素。传统的资产负债表可以简单地通过总资产、负债和所有者权益获知企业的净余价值。而在知识经济时代,传统的资本构成理论受到巨大冲击。例如,比尔·盖茨的微软公司,其资产负债表上的资产总额约100亿美元,只有美国通用汽车公司2200亿资产总额的4%左右。但是,微软公司的市场价值约2000亿美元,相当于通用汽车公司市场价值的4倍。因此,传统的口腔诊所资产负债表可能无法正确显示口腔诊所的资本实力。对许多技术力量雄厚的口腔诊所来说,它的资产负债表上的净资产(所有者权益),只是它拥有的实际资本实力的很小一部分。这就要求口腔诊所的财务管理必须树立知识效益和人才价值的观念,要在传统会计报表的基础上增加许多非货币性计量的无形的但又对口腔诊所生存发展和投资者决策意义重大的信息,对口腔诊所经济活动的方方面面,如口腔诊所文化、人力资源、品牌等都应有及时充分的披露。

传统的口腔诊所开业资金的投入偏重对财和物的管理,尽管在实际工作中也重视医疗技术和人力资源等因素,但往往并不重视其资产价值。知识经济时代带来的变革,促使口腔诊所成本管理重视知识经济对口腔诊所现有管理体制的冲击和影响,主要表现在把开业资金投入的注意力从"物"的角度,转移到以知识为主的无形资产上。

二、开业资金的筹措

筹资决策是指企业对各种筹资方式的资金代价进行比较分析,使企业资金达到最优结构的过程。对于大多数想要自主创业的人来说,资金问题往往是一道看上去难以逾越的障碍,有些人甚至因此放弃了创业的打算。事实上,各类扶持创业的融资渠道已经有不少,关键是如何利用好这些渠道,实现自己的创业理想。其核心是在多渠道、多种筹资方式条件下,力求筹集到最经济、资金成本最低的资金来源。任何一所新的口腔诊所必须看准一个合理的牙科商业机会,有合理的资金筹措投入计划。因此,开业资金筹措也就成为创业者必须时刻面对的问题。

口腔诊所开业所需资金确定以后,筹措所需资金是第一步。在所有准备工作中,资金称得上是最基本的条件,创业者究竟有多少钱,准备投入多少资金,可运用的潜在资金有多少,是否足够投入筹办的口腔诊所,这些都是应该优先考虑的因素。许多人在创业初期往往求"资"若渴,为了筹集创业启动资金,根本不考虑筹资成本和创业者实际的资金需求情况。但是,如今市场竞争使经营利润越来越低,除了非法经营以外很难取得超常暴利。因此,广大创业者在融资时一定要考虑成本,掌握创业融资省钱的窍门。

一般筹措资金的方式,除创业者自己的积蓄外,亦可向亲朋好友借取,或找人合伙等。如果创业者没有足够的资金,亦可以向金融机构、银行申请中长期贷款。当然,对创业者来说,资金永远是稀缺资源,依靠自有资金起步永远是最稳妥的办法。市场上的资金常常更加青睐那些已经取得成功的创业者,为他们"锦上添花",而不是为那些经营不善或苦苦支撑的经营者"雪中送炭"。因此,创业起步阶段的财务压力往往要由创业者自身承担,必须做好充分的心理准备。以下是资金的几种主要筹措方式:

1. 个人存款

通常指创业者通过自己的劳动所得或其他途径所得积累下的资金。一些创业者不愿负债经营,所以立下口腔诊所开业的目标后,便努力储蓄,一直到有足够资金才开业。在这种情况下,投资者有无融资能力便是很次要的了。以自有资金(个人存款)开业创业无疑是非常理想的一种状态,也是创业者首先考虑的方式。如果准备起步开业,第一个可以考虑的资金来源就是创业者的个人存款。如果这几年在银行存了一笔钱,正好拿出来用。平时要注意节约,尽量多存一些创业启动资金。这种情形下创业者就不必背负额外的心理压力,更不需要考虑债务的偿还问题,可以全身心投入口腔诊所的经营。这种完全靠创业者的资金开业经营的方式,由于无需偿还债务,经营上较为轻松、主动,比较稳妥。但要筹集足够的开业资金,将会延迟开业的时间。而且,由于多种原因,2 年前可能 200 万元足够开业,而 2 年后,则需要 300 万元才能开业,再加上别人捷足先登等原因,留给创业者的机会可能会减少。而且,无压力的状态也可能导致创业者盲目开业,或者中途遇到困难失去动力,由此滋生得过且过的消极思想,这对于创业者也绝对是一个不好的信号,创业者务必谨慎。

2. 银行贷款

在我国,申请银行贷款一般来说很不容易,除非有房地产做抵押或有人担保,则另当别论。或者口腔诊所开业计划能引起某些投资公司的浓厚兴趣,愿意合作,那么可请他们担保,向银行申请贷款。若选择贷款,则应先将利息纳入每月固定支出的预算中,贷款的多少及还款的时间都应根据创业者的还贷能力决定。所以必须考虑到,口腔诊所的运转和持续经营并不是以开业为结果,一定时间的预亏资金准备和后续投入都是要设法解决的,这就要求创业者考虑到开业资金贷款这一点。

按照金融监管部门的规定,各家银行发放商业贷款时可以在一定范围内上浮或下浮贷款利率,例如许多地方银行的贷款利率可以上浮 30%。其实到银行贷款和去市场买东西一样,挑挑拣拣,货比三家才能选到物美价廉的商品。相对来说,国有商业银行的贷款利率要低一些,但手续要求比较严格,如果贷款手续完备,为了节省筹资成本,可以采用个人"询价招标"的方式,对各银行的贷款利率以及其他额外收费情况进行比较,从中选择一家成本低的银行办理抵押、质押或担保贷款。

3. 向亲朋好友借钱

借钱通常指创业者通过向亲朋好友借钱来筹措资金。相比自有资金开业,借款或多或少都会给创业者带来一定的经济负担和心理负担,虽然数目不是很大,但肩上的责任却大得多,当然这也可以当作一种动力。创业初期最需要的是低成本资金支持,如果比较亲近的亲朋好友在银行存有定期存款或国债,这时可以和他们协商借款,按照存款利率支付利息,并可以适当上浮,让创业者非常方便快捷地筹集到创业资金,亲朋好友也可以得到比银行略高的利息,可以说两全其美。如果创业者有一两个富裕的朋友或亲戚,这应该是最理想的借钱对象了。大胆向他们登门求助吧,亲朋好友之间相对而言最好讲话了。

向亲朋好友借钱时,不仅要详细介绍开业计划,使他们对创业者今后的还款能力有信心,还要明确讲好偿还钱款的时限和利息,写好借据。否则可能会出现矛盾,伤害感情。与贷款相比,向亲朋好友借款在还款时间和方式上更加灵活方便,也没有复杂的程序,快捷便利,这些都是优势。创业者仍然必须注意维护个人的信誉,在借钱时规划好还款的细节和步骤,以免出现不必要的尴尬,甚至影响感情。这需要借款人有良好的信誉,必要时可以找担保人或用房产证、股票、金银饰品等做抵押,以解除亲朋好友的后顾之忧。

4. 牙科设备赊购形式

牙科设备赊购形式基本特点是买方以赊购形式向牙科设备供应商购进机器设备、技术知识等,兴建口腔诊所,投产后在一定期限内以所产生的利润,逐步偿还贷款本息。有些牙科设备供应商允许口腔诊所赊购某些存货和设备,因为他们觉得口腔诊所是想努力地使用他们的设备,并具备一定的信用条件。这种"借鸡下蛋"的无本生意,何乐而不为。口腔诊所产生了利润,再还给那些牙科设备供应商。

5. 典当融资

典当融资指中小企业在短期资金需求中利用典当行救急的特点,以质押或抵押的方式,从典当行获得资金的一种快速、便捷的融资方式。与银行贷款相比,典当融资成本高、贷款规模小,但典当融资也有银行贷款所无法相比的优势。典当行只注重典当物品是否货真价实,对客户的信用要求几乎为零。典当行更注重对个人客户和中小企业的服务,千元、百元的物品都可以典当。此外,与银行贷款繁杂的手续相比,典当融资手续十分简便,大多立等可取,即使是不动产抵押,也比银行要便捷许多。"真正的商人要敢于拿妻子的结婚项链去抵押"——这句话是美国著名的小商品经营家格林尼说的。

6. 寻求风险投资

能否争取到投资者提供的风险投资,主要取决于创业者的个人信用以及项目发展前景的好坏,可以委托专门的风险投资公司代理寻找,也可以适当发布寻资广告,或者上网发布寻资信息。此外,还可以通过参加创业培训班,在老师的帮助下制订科学严谨、系统完备、可操作性比较强的"创业计划书",这将有助于说服可能的投资者。这种方式要冒一定的风险,因为以借贷方式筹集了部分开业资金以后,在开业的过程中,每月要在营业额中拨部分钱用来还债,除了本金以外,还要加上利息。所以,压力很大,但它的好处是可以减轻开业时的财务压力,可以提前实现目标。

7. 政策性扶持措施

为了切实健全政府促进就业的责任机制,规范促进就业专项资金的使用,通过持续加大政府投入,扎实推进就业工作,有效增加岗位,有效安置就业困难人员就业,我国各地市区县政府部门特制定促进就业专项资金担保开业贷款的政策和中小型企业贷款政策,拓宽筹措渠道。例如，上海市户籍的失业、协保人员或农村富余劳动力中的创业者，在向银行申请创业贷款时，因个人担保不足，在银行同意贷款的前提下，可以申请由市政府促进就业专项资金提供信用保证，帮助创业者解决融资困难。静安区劳动保障局为创业者提供创业场地选择、资金筹措、政策咨询等全程帮助，可以根据创业者条件享受最高金额1万元的创业启动金以及最高金额5万元的小额贷款；创业者可申请的贷款担保最高额度由50万元提高到100万元，免担保贷款额度从7万元提高到10万元。

总之，一旦看准机会，创业者也有足够的经济实力，就可以开始着手去做。如果创业者没有足够的资金实力，只要有好机会，也可通过另外的途径融资来达到创业的目的。光靠借款就想盈利很不现实，如果有种创业可以完全利用别人的资金来经营就能获得收益，还清贷款，那么这种创业必须是有很高的利润，而且经营者依靠的是营销手法。这种情况在以前的"卖方市场"时代可能行得通，但在现在这个竞争异常激烈、产品供过于求的时代无异于天方夜谭。根据经验，在口腔诊所开业资金筹措投入中，自有资金最好能占六成，否则诊所经营就可能出现困难。

第六节　口腔诊所市场定位

在市场经济不断发展和成熟的过程中，社会也呈现出多姿多彩的分化。这种分化不但表现在经济生活的层面上，也表现在文化观念和价值取向上。不同的人群也必然表现出不同的口腔健康卫生的需求。任何一个口腔诊所都只可能为某一特定的人群提供他们所需要的诊治服务，企望满足所有人的需求是不现实、不可能的。所以口腔诊所应该有比较明确的定位。

"定位"这个词最初来源于美国。1972年，艾尔·里斯和杰克·特劳特为专业刊物《广告时代》撰写了题为"定位时代"的系列文章。1981年，他俩又联合写出了著名的《定位》一书。从此以后，"定位"就逐渐成为全球企业界经常使用的一个词了。

市场定位则属于口腔诊所发展的范畴，目的是贯彻有所为、有所不为的开业方针，明确经营方向和经营目标，改变现状，坚定信心，从而实现口腔诊所迅速而又健康的发展。

一、市场定位元素

口腔诊所定位，就是根据自己的能力确定目标病人群，建立一个独特的口腔诊所形象，精心设计口腔诊所的整体形象，不遗余力地传播口腔诊所的形象，从而在目标病人群的心中占据一个独特的、有价值的地位的过程和行动。其着眼点是目标病人群的心理感受；其途径是对口腔诊所整体形象的设计；其实质是依据目标病人群的种种特征设计医疗行为属性和传播诊所形象，在目标病人群心中形成一个刻意塑造的、独特的口腔诊所形象。这就要求我们在开设口腔诊所前先明确口腔诊所的定位,也就是确定诊所在口腔医疗市场中的位置,口腔诊所定位的元素有以下几个方面:

1. 目标人群

口腔诊所定位,首先要搞清楚服务的对象,确定诊所服务的目标人群,要知道你的病人主要来源于哪一个阶层,不同的目标人群有不同的需求。每个行业都会有收取最高价钱的人,这叫作市场定位不同。但是对于14亿多中国人来说,钱确实是个大问题。

在市场经济时代,大众的经济收入和价值取向也呈现出多样化的格局,有人追求高级消费,也有人满足于温饱而已。口腔医疗市场也不例外,社会有不同的需求,口腔诊所就应该适应这样的变化,提供不同层次的服务。要想在一个诊所内取悦所有的病人,满足所有病人的需求,让每一位病人都满意,是不现实的。

2. 诊所面积

口腔诊所的面积和口腔诊所的规模有各种各样的,因为口腔医疗服务本质上是一对一的家庭作业性质,口腔诊所的面积,既要根据牙科治疗的需要,又要根据投资额的多少来决定。首先算出候诊室、诊疗室、技工室、办公室等必要的面积,其次决定雇用医务人员的数量,一般以牙科治疗椅2~5台、建筑面积90平方米左右的小规模为宜,口腔诊所的规模不宜太大,这样可以避免不必要的过多投资。

3. 装修标准

在确定口腔诊所定位的时候,应该对自己的特点、能力、水平、偏好有一个比较正确的估计,对诊所所在地的历史、现状和发展有一个比较全面的了解。根据口腔诊所的定位,确定诊所的装修标准和风格,选择设备器材的种类和档次。

4. 技术特长

一般来说,口腔诊所的规模都不会很大,口腔诊所的口腔医生应该向病人提供全方位的、系列的口腔医疗服务。但由于受到原工作条件的限制,现在开设口腔诊所的医生往往在业务上有比较明显的倾向性。不同的口腔医生有不同的特长和个性。有的口腔医生在口腔修复方面积累了丰富的经验,有的口腔医生擅长根管治疗,有的口腔医生喜欢牙齿美容,有的口腔医生对冠桥的钻研比较有心得。所以每个口腔诊所都可以在满足病人不同要求的同时,充分保留和发挥自己的特色。

5. 收费标准

收费标准对口腔诊所运行无疑是非常重要的。为了在维持高标准服务的同时适当地降低收费标准,唯一的办法就是降低口腔诊所的运行成本,提高临床操作技巧、科学地安排病人的就诊时间、规范设备和器械的保养维修、加强采购和库存的管理等都是有效的措施。

6. 诊疗科目

口腔诊所开业时往往会根据口腔医生的专业、病人的来源等决定口腔诊所的诊疗科目,大部分口腔诊所是以一般齿科治疗为主要诊疗科目。

7. 营业时间

劳动者有一定的休息时间是非常重要的,一方面可以恢复精力,另一方面还可以与家人团聚。更重要的是根据《中华人民共和国劳动法》,雇主给予雇员一定的假期是雇主的义务。每天的诊疗时间一般控制在 7~8 小时。例如,日本齿科医师 1 年的诊疗时间平均为 2000 小时,欧美国家平均为 1500 小时。

为了更好地满足不同的病人群体的需求,口腔诊所也可以在服务方式上作出相应的调整。老年人习惯于早起,开设在社区内的诊所应该提前服务时间,满足这部分特殊人群的需求。在中小学校放假期间延长服务时间,放弃常规的假日,一定能够吸引更多中小学生,同时又会带来他们的长辈。

二、利润模式定位

作为一位开业口腔医生,必须选择理想的利润模式定位。选择为特定病人提供优良的口腔护理,不仅减少人手,同时可以更有效地管理业务,工作更觉愉快,而且确保医疗质量。许多口腔医生对本身的事业感到沮丧,都是因为他们对利润模式的定位失去控制。可能诊治很多不同特点的病人,但病人是否到诊所求诊,绝对是他们自己的选择。再者,每天诊治许多病人,需要多聘请人手帮忙,但每位病人所得的诊治质量却相对不足。表 6-3 列出 3 种不同口腔诊所利润模式定位,试将他们逐一比较,看看选择哪一种作为理想的口腔诊所利润模式定位。

表 6-3 三种不同口腔诊所利润模式定位

口腔诊所	每月总收入(万元)	员工数目(名)	新病人数目(名)	牙科手术椅(台)	员工花红(元/名)	口腔医生净收入(万元)
甲	20	16	55	8	无	2
乙	15	4	20	5	650	2
丙	5	3	17	3	330	1.6

由表 6-3 可见，口腔诊所规模多大并不重要，最重要的是你的时间、努力、学识和投资能为你赚回多少利润。很多时候，一个较小的业务模式比一个较大的业务模式的效益更高。口腔医生不一定要有许多病人方能获利丰厚。若口腔诊所每月有 20 名身份理想的成年人作为新病人，为他们提供优良的口腔医疗服务，便是很理想的业务模式。吸引需要专科技术的病人求诊，便可以大大降低经营成本。对于口腔诊所提供的口腔医疗服务质量感到满意。员工也会获得更多报酬，而病人会获得他们想要的、应得的关怀和服务。

三、市场定位的灵活性

艾尔·里斯和杰克·特劳特提出的"定位"，仍然是营销人士最重要的理论法宝之一，如果我们将一个市场表现不太成功的口腔诊所交给"定位派"们来评判，他们的回答几乎百分之一百是：该口腔诊所的定位不清晰，或者定位发生了错误。当我们尝试建立一个新的口腔诊所时，要遵循一个原则：不要过度确定或过度否定任何一个目标。新的口腔诊所需要一个亮点来激发消费者的兴趣，此时定位理论是他们应该牢记的。但当口腔诊所进入或者创建一个依然不断变化的新兴专业时，开发者不要过早地否定其他的选择，为定位留些空白。

新的口腔诊所开业后，如果发现目标顾客完全超出商业计划的意料之外，是调整定位，还是将错就错？我们建议不要立即调整定价、宣传策略，而要重新瞄准原先的客户群，细致地了解和分析那群"意料之外"的客户，并从中发现和挖掘出一个全新的"金矿"。

口腔诊所经营模式也就是口腔诊所的盈利模式。"小病种做人气，大病种做效益"这句医疗行业的经营真理最早起源于"二八法则"，即 20% 的就医者创造了医院 80% 的利润。尽管大部分病人创造的利润较少，但可以提升口腔诊所人气，增加市场份额，有助于提高病人对口腔诊所的信任程度，增加口腔诊所的无形资产，这有利于口腔诊所的长期发展。这一观念至关重要，必须在每个员工身上，至少是在接诊医生身上贯彻落实。口腔诊所收入主要来自门诊，不像大型医疗机构那样以住院病人带来的收入为主。口腔诊所由于病人流量不固定，很大程度上影响了口腔诊所利润的稳定性，因此扩大门诊量是新的口腔诊所开业后必须采取的一个举措。

四、市场定位注意问题

在口腔诊所的筹备阶段，根本没有收入，完全是投入，必须做好节流的工作。这个时候，最容易犯的错误是不考虑口腔诊所的定位，不去主动适应市场，不去主动选择，最后就会被市场做出无情的选择，市场会迫使你固定在某一个适当的位置上。

1. 口腔诊所不一定要在城市开业

事实的确如此。大中城市人口多、素质高，口腔保健意识强，相对有钱，也舍得花钱在口腔保健上。可在很多大中城市多如牛毛的口腔诊所中,开业经营好的却凤毛麟角,而大多数口腔诊所的生存空间越来越小。所以,在选择设立口腔诊所时一定要根据自身的条件,即专业条件和经济条件,再结合当地或社区的情况看看有没有自己服务的人群,进行综合评估后,确定口腔诊所的定位设计。

2. 口腔诊所不一定要规模经营

口腔诊所规模经营、连锁经营,在很多城市不乏这样成功的案例,可这并不适合于任何人。"再给我搞两把椅子,旁边诊所的扩充把我整得没办法了!"这种"形势所迫"盲目地去扩大规模不在少数,最后使自己背上沉重的经济负担,也使得创业者的竞争出现白热化。利润的降低,使一个行业恶性循环,严重地阻碍了口腔医疗行业的健康发展。一定要知己知彼,客观地分析自己的能力和优点、对手的实力和缺点,冷静地思考,再作出决定,计划才是切实可行的。

3. 口腔诊所不一定要趋利经营

口腔诊所趋利经营,什么挣钱搞什么,是有很多成功的先例。但开业医生一定要头脑冷静,切合自己的实际,切合当地的实际,慎重地选择要开展的项目,一点一滴地积累,不要想有什么天上飘钱的项目。伴随着越来越激烈的竞争,同质化的现象司空见惯,差异化变得越来越难,而价格大战似乎也总是在愈演愈烈当中不断地推进。于是人们看到了这样的现象,在新兴市场上,似乎到处都是机会,可是真正把握住机会的人却又很少。对很多企业来说,多元化是他们发展和壮大的一条道路,但与此同时我们看到,掉入多元化陷阱当中的企业也比比皆是。中国已经加入世贸组织,真正在世界的舞台上能够与狼共舞的中国企业将越来越多。所有的这些事实告诉我们,在激烈的竞争当中战略变得越来越重要了。

4. 口腔诊所不一定要装修豪华

千万不要看到别人的口腔诊所设备那样高档,装潢如此豪华,收费那么昂贵,经营那样出色,就把自己的口腔诊所向他看齐,选择与他同一层次的病人,以为自己也能和别人做得一样好,那就大错特错了。误认为口腔诊所装修诊室档次提高了,价也就好要了。口腔诊所在定位时应正确评价自己,量力而行,雷同是口腔诊所定位中的大忌。

第七节 口腔诊所开业原则

无论环境如何变化,开业口腔医生掌握核心技术特色和服务优势永远是唯一的选择。

一、口腔诊所开业观念

口腔医疗服务是多学科的不断发展的科学,它不仅为口腔疾病的诊治和口腔健康的维护奠定了基础,且在推动整个人体健康的发展上也起着重要的作用。"技术国际化、服务人性化、管理标准化",在这个口腔医疗服务可供广泛选择的时代,对于实现给病人一个最佳的,并且能让病人维持终身的口腔健康状态的口腔诊所开业观念是极为必要的。

1. 整体观念

现代化口腔诊所有数十个员工,他们在工作上存在着互相依赖、互相协作、互相促进的关系。整个口腔诊所犹如一台结构严密的机器,其正常运转有赖于各人员良好的配合协调。任何一个员工安排不当或失误,必将影响其他员工甚至整个口腔诊所工作的进行。因此,口腔诊所应具有深刻的整体观念。整体与局部是一个相对的概念。口腔诊所与员工的关系是整体与局部的关系。

2. 发展观念

一切客观事物如果停滞不前,将逐渐失去活力而萎缩。纵观国内外获得成功的口腔诊所,无不具有积极进取的发展观念。那种囿于眼前成绩,不重视未来发展的口腔诊所,即使在短时期内是赢利的,但终将缺乏"后劲"而落后。是满足现状的守成思想,还是坚持开拓创新的发展观念,将对口腔诊所的发展产生极大的影响。

3. 时效观念

时效观念反映了时间与效益的关系,强调开业必须不失时机,才能取得较高效益。要做到这一点,关键是要有踏实快速的工作作风,时效观念反映在一切工作上。

4. 竞争观念

竞争观念可以说与时效观念密切关联。开展新业务技术,必须重视时效性。当取得科技信息后,根据口腔诊所条件,迅速决定,投入使用或组织力量进行研究,以期尽快取得效益。

5. 质量观念

口腔诊所服务的对象是人,医疗质量的优劣,直接关系到人的健康。因此,在医疗工作中强调质量第一是理所当然的。将服务质量第一观念植根于全体员工,落实于各项工作,鼓励全体员工创造第一流的医疗服务质量。在质量上从严要求,特别是对年轻员工更需如此。

6. 服务观念

口腔诊所的服务对象是病人，病人至上，为病人提供优质服务是口腔诊所工作的基石。对此，管理者应当身体力行，以自己的行动影响全体员工。病人至上和优质服务观念一旦化为员工的自觉行动，可以大大提高服务质量和疗效。制定各种规定时，应从病人的利益与方便出发，以取得病人的拥护与配合。

7. 效益观念

人们在决定开展某项工作时，必先考虑其结果是否有价值，是否为社会所需要或被社会所承认，是否有效益，这是决策过程中信守的准则。忽视价值效益，必致劳而无功或耗费与收效不相称。在安排各项工作时，应充分考虑其价值效益，使付出的劳动能取得相应的效益，避免重复劳动和无效劳动。重视经济效益是为了保证口腔诊所的生存与发展，更好地为社会服务。

8. 道德观念

道德之所以重要，在于它起着个人行为的自我控制作用，是一种自愿奉行的行为规范。不在病人面前谈论同行的失误，不对第三者披露病人的隐私，都是医务人员公认的道德准则，一个有道德的口腔医生都会自觉奉行。

9. 法制观念

现代社会生活中，个体之间和群体之间的利益矛盾更为频繁，仅凭道德观念的自我控制显然是不够的，必须依靠完善的法制来制约人们的行为，以期减少违法事件和保护合法权益。口腔诊所涉及法律的问题日益增多，必须学习与运用法律法规保护全体员工的权益，并以法律法规为准绳，规范全体员工的言行，以保障口腔诊所的权益与病人的安全。

二、口腔诊所开业原则

开业提倡的是抓住机会，敢为人先。但开业不是乱闯乱碰，一定要遵循原则。

1. 符合国家方针政策的原则

自古以来政治与经济便是一对紧密相连的孪生儿，创业者要想取得辉煌成绩，先要根据国家的方针政策来调整和约束自己的创业行为。优秀的口腔诊所创业者不仅非常熟悉国家以及主管部门的有关方针政策，而且善于领会政策的精神，并以此来具体指导自己的经营活动。口腔诊所的经济行为只有符合国家的方针政策，才能正常运行和发展。

2. 对国家和个人有利的原则

开业的最终目标是获取最大的社会效益和经济效益。作为一项投入巨大精力从事的事业，不顾回报是不可能的。在社会主义市场经济体制不断深化和完善的今天，竞争的激烈和残酷是不可避免的。只有壮大自己，立稳脚跟，才能再图发展，再创佳绩。

（1）**以国家和大众的利益为前提**　无论从事何种职业，干什么事情，国家和大众的利益都是至高的。有的人为了获取利益而不择手段、不顾后果，是要受到道德的谴责，甚至法律制裁的。例如，在大力增强环保意识、保护生态环境的今天，个别口腔诊所业主却在乱弃医疗垃圾，选择错误的经营管理方式，违背生态环境的演化规律，从而制约社会可持续发展。这种损"公"利己的做法会遭到后人的唾骂，是绝不可取的。因此，开业时所选经营方式、经营活动等一定要符合国家和人民的利益。

（2）**对个人有利是关键**　小河有水，大河满。只有全社会的人通过诚实劳动，用辛苦的汗水浇灌出丰收的果实，才能保证社会的稳定，促进国家的繁荣。

三、口腔诊所基本目标

在开业基本方针设定时，无论是对于口腔诊所经营战略方针的定位，还是其展开的方法，均必须由长期的观点来加以确立。所以对于利益的追求、连锁店的展开、口岸战略的运用等，均要考虑口岸条件的特性，预测经营环境的变化条件，甚至配合口腔诊所的经营理念及在社会上所担当的角色等因素，以确立经营的基本方针。

凡是市场需求尚未满足或满足程度低的市场，都有可能成为口腔诊所的目标市场。如果我们把口腔医疗市场细分为学校口腔医疗、家庭口腔医疗，发现学校口腔医疗市场尚未得到满足，就应当向这一市场领域拓展。各级各类口腔诊所应根据主客观条件，确定自己选择开发哪一层次的服务市场，以便把人力、财力、物力、技术集中到最为有利的市场。

一般而言，基本目标包括诊所规模、投入资金、利益目标及员工目标等。口腔诊所规模在设定之际，商圈的内容、口腔诊所本身的经营力、设店地区的竞争条件等均为考虑的因素。投入资金则指开业所必要的诸项费用，如用地取得费、店铺及附属设施建设费、设备采购费、利息支出等。利益目标则包括总资本利益率、总资本回转率、纯利益达成年度乃至分红达成年度等。员工目标乃是企业经营的基本动力，从业人员数量乃至每位从业人员的能力等，都属于设定的目标。总之，有关基本方针、基本目标的设定，对于互相的关联性、开业计划的特殊性乃至将来的发展性均应列入考虑的范围内。

小结

通过本章学习,应该熟悉口腔诊所开业计划,了解口腔诊所口岸选择、开业资金筹措投入的特点,特别应对口腔诊所市场定位、口腔诊所开业原则有深入理解。

参考文献

[1] 李刚.口腔诊所开业口岸的市场调查[J].广东牙病防治,2008,16(1):43-44.

[2] 李刚.口腔诊所市场定位的策略和内容[J].广东牙病防治,2008,16(2):90-91.

[3] 李刚.口腔诊所开业资金筹措投入[J].广东牙病防治,2009,17(10):506-508.

[4] 李刚.市场调查与口腔医疗市场评估[J].实用口腔医学杂志,2009,25(4):604-606.

[5] 王若军.市场调查与预测[M].北京:清华大学出版社,北京交通大学出版社,2006.

[6] 孔祥金,李伟.医药市场调查与预测[M].北京:科学出版社,2007.

[7] 李刚.口腔医疗市场拓展[M].北京:人民卫生出版社,2006.

[8] MARIS L. What value market research?[J]. Br Dent J,1993,175(3):90.

[9] HAWES J M,PROUGH G E. Analyzing the market for dental services[J]. Health Mark Q,1987,5(1-2):171-182.

[10] 于秦曦,颜培德.如何在口腔诊所运作上取得成功[J].口腔正畸学,2002,9(3):132-134.

[11] 于秦曦.如何保持民营口腔诊所的可持续发展状态[J].中华口腔医学杂志,2004,39(4):327-328.

[12] 刘义,冯希平.口腔诊所发展现状与存在问题[J].广东牙病防治,2008,16(S1):666-667.

[13] 颜培德.现代口腔诊所的营销与市场[J].口腔医学,2003,23(6):383-384.

[14] 徐旭.雅宁口腔诊所营销策略研究[D].长春:吉林大学,2004.

[15] 赵立星.将诊所管理课程纳入口腔医学本科教育的探讨[J].医学教育研究与实践,2018,26(2):204-207.

[16] 崔梦舸.口腔医疗诊所开业与管理研究[J].中国市场,2015(47):84-85.

[17] 贠安阳.博泰齿科医疗集团门店选址方案改进研究[D].兰州:兰州大学,2021.

[18] 于秦曦,魏世成.实用口腔诊所管理实践[M].北京:人民卫生出版社,2008.

[19] 于秦曦.牙科诊所经营管理之学与思[M].北京:人民卫生出版社,2016.

[20] 于秦曦,张震康.社区口腔诊所开设和经营管理[M].2版.北京:人民卫生出版社,2006.

思考题

1. 口腔诊所开业计划应注意哪些方面的内容？
2. 如何确定口腔诊所市场定位方向？
3. 开业资金筹措投入有什么方法？
4. 为什么要有口腔诊所开业原则？

第二部分 开拓稳固病人来源

在口腔医生执业的初期，很多口腔医生都不清楚自己的病人是从哪里来的，尤其是刚刚从学校毕业、走出校门的口腔医生，长期依赖口腔医疗机构的倾斜和照顾，有源源不断的病人，因而错误地以为自己执业后也会有很多病人，结果并非如此美好。事实上，人们的传统观念不容易改变、医疗条件不同、医保政策变化，以及交通等因素，都会导致口腔医生与绝大多数以前的病人的关系疏远和断裂。据统计，口腔医生每换一家医疗机构，能继续保持联系的病人不足30%。所以，口腔医生一旦作出离职或开业的抉择，就必须"忘掉过去"，必须"从零开始"，必须重新定位。

作为临床口腔医疗主体的口腔医生，对口腔医学知识与技能掌握得再好，如果对病人没有爱心，不会去关心病人，不懂得病人的心理，甚至不掌握如何与病人对话，也难以成为一名合格的口腔医生。如何建立稳固病人来源，吸引新病人光顾？这个问题对一些口腔医生来说最感困惑，但有些口腔医生则毫不担心，差别何在？有些口腔医生不断有稳定数量的新病人光顾，原因何在？这些成功的口腔医生是如何执业的？是如何进行病人管理、病人沟通、口碑传播、融媒应用的？一个临床上极富造诣的口腔医生极易形成自己的病源网络和朋友圈，此网络和朋友圈是通过病人、朋友、亲属来不断完善的，建立稳固病人来源。

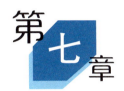

第七章　口腔医生病人管理

我国医疗机构改革的核心是引入竞争机制，增加病人的就医选择权，因而，病人的需求成为口腔医疗服务的导向，病人的满意度成为口腔医疗服务所追求的目标。分析病人在选择医疗服务时的角色行为特征，了解病人的择医和细分特征，推动病人介绍病人，如何培养长久服务客户，是当前口腔医生需关注的课题。

中国工程院院士赵铱民发出肺腑之言："对于病人来说，最大的关爱不是同情，而是尊重。"这是他确立独具特色"中心医疗思想"的源泉。他提出了"五化"建院思想——"高端化的技术，家庭化的环境，人性化的服务，科学化的管理，平民化的价格"。实践证明，这是建院之宝、立院之本、富院之源、强院之魂。

第一节　病人角色和角色行为

角色是在社会结构和社会制度中一个特定的位置，它具有特定的权利与义务。例如，丈夫、妻子、儿子、女儿便是家庭结构（家庭制度）中一些特定的位置，每一个位置都有其特定的权利和义务。病人也是一种社会角色。病人角色又称病人身份，是指那些有疾病行为、求医行为以及治疗行为的社会人群。但在临床上，并非每位病人都按病人角色行事，而往往表现为角色行为的缺失、冲突、减退、强化及异常等，这无形中增加了临床口腔医生的工作难度。

口腔医生在临床工作中也应多给予就诊病人人文关怀，仔细了解就诊病人角色变化并努力应对，以促使就诊病人配合口腔医疗，早日恢复口腔健康，提高口腔医疗服务质量。只有让病人做正确的角色行为，才能提高口腔医疗的依从性，有利于尽早恢复口腔健康。本节通过对病人角色和角色行为的特点分析，探讨病人角色和角色行为的控制对策，旨在应对病人角色和角色行为的变化。

一、病人角色和角色行为的特点

在日常生活中，人们习惯把那些自我感觉躯体上有痛苦、不适，或经医生发现躯体结构或功能或新陈代谢上有异常的人称为病人,而不会把来医院做体检的人,或产妇称为病人。事实上,这是不确切的。如既有疑病却又不能发现病患的病人,又有身患疾病却不能或未来求医的人,既有自己否认但他人确认的病人,又有自己"诈病"但他人否认者的存在。不管怎样,从临床医学和护理的角度来看,只有那些有求医行为,并被接受医疗诊治的人才能称为病人。因为事实上只有这部分人才与医疗机构和医生、护理人员建立了互动的关系,医生、护理人员也才可能对他们施加医疗影响和心理护理。所以,从这个意义上说,病人(patient)的概念是一个社会学概念。

生病是针对个体而言,但对具体的病人来说,病人角色的进入与退出却受多方面因素的制约,远非简单的个人所能概括。病人角色是由美国著名社会学家帕森斯(T. Parsons)在其所著《社会制度》一书中提出来的。当一个人被认定患了某种疾病时,他便成了病人角色。由于某种原因引起的生理或心理的病理变化;由于生理和心理的变化而导致个性行为的某些变化和阳性体征的出现,并且这些阳性体征具有临床诊断意义;由于个体生理或心理的病理变化,以及行为的改变和阳性体征的出现而引起一定社会关系的变化;社会对该个性病人事实的承认。病人角色又称病人身份,一个人一旦进入病人角色,他原来角色的责任与权利都跟着发生了转变。病人角色是被认为适于患病的人的行为。

在病人角色转化的过程中使病人产生较明显、强烈的心理应激反应,出现紧张、恐惧等心理,引起生命体征及情绪变化,甚至影响口腔医疗的正常进行,病人经常最担心的问题有:①牙科治疗能否成功;②牙科治疗中有无疼痛;③牙科治疗费用是否太高;④牙科治疗后牙齿质量降低。调查结果表明,就诊病人都有不同的心理问题,并且就诊病人的焦虑远远大于正常人。

[基本理论一]病人角色的行为特点

美国社会学家帕森斯在其所著《社会制度》一书中将病人角色的行为特点概括为四个方面:①病人可以从常态时的社会角色中解脱出来,即病人可从其正常时所扮演的社会角色中解脱出来。如不能期望病人做平常所做的工作,或履行他们做父母、丈夫或妻子的职责;免除的程度取决于疾病的性质和严重程度。医生的诊断是病人角色合法的证明。②病人对其陷入疾病状态是没有责任的。一般认为,患病是不以病人的意志为转移的事情,不是病人的过错,并且病人对生病状态是无能为力的,不能期望患病的人"控制自己"和仅依靠他们单方面的意志、决心恢复健康。他们需要受到照顾,也有资格获得帮助。③病人应该力求痊愈。疾病常使病人处于不适、痛苦甚至死亡的极度紧张状态中,因而大多数人患病后都期望早日恢复健康,并为之而努力。社会期望每一个成员都健康,承担应尽的责任,病人应当主动要求恢复健康。④病人应该寻求医疗上的帮助。通常是医务人员的帮助,并应在试图恢复健康的过程中与医务人员合作。

[基本理论二]病人角色的期望出现变化的原因

美国社会学家 J. A. Denton 归纳了可使对病人角色的期望出现变化的八方面的原因：①因人而异，因病而异，同样的龋齿出现在母亲身上，母亲可能觉得无所谓，但若出现在她的孩子身上，母亲可能会很重视，对于一种可治的病和不可治的病的期望是不一样的，对同一种病在其不同严重程度、不同发展阶段的期望也是不一样的；②因治疗这一疾病的可能性而异，一个人患有牙结石，可能被要求去医院诊治，但若医院太远，或洁牙的费用太高，那么同样的牙结石情况则可能又不去医院诊治；③因对某种社会人口状态的看法不同而异，例如，社会上经常存在着一种看法，病人总有病的，常常不论老年人是否真的有病，总把他们当成病人看待；④因期望者与被期望者的关系不同而不同，例如，有病的配偶常强调养活其他社会角色义务，雇主常强调尽量减少对工作能力的丧失，医生则常强调要听从医务人员的劝告；⑤有关人员对某种病的信念不同态度也就不同，例如，牙列缺损、牙颌畸形等，有人看成为病患，有人则不看成病患；⑥患病个体社会价值不同，人们的看法也就有差别，例如，老人、穷人、罪犯可能出现价值下降；⑦病人快些好还是长期患病对有关人员有利，有关人员的期望也就不同；⑧有关人员离病人所在地的远近不同，期望也不一样，例如，陪住在医院中的人员的期望和远处的人员对病人的期望不同。

二、病人角色和角色行为的需要

作为一个病人角色，其生活方式的许多方面会随之发生改变，病人的正常需要常常为口腔医务人员忽视，而只是把病人当成被动接受诊治的生物。作为病人角色的正常需要主要有以下几方面：

1. 解除生理和精神上痛苦的需要

求医的主要目的是解除生理和精神上的痛苦和威胁。因此，病人希望尽快得到口腔医生、牙科护士的接纳、诊断、治疗；希望缩短候诊时间和办理各种手续的时间。在治疗方面，病人希望疗效迅速出现，相对缺乏耐心。牙齿疼痛、牙龈出血等急性症状与体征最易引起病人的焦虑不安，病人及其陪同人员常常会有求治心切的行为，医务人员应充分理解这一点。病人来院就诊，口腔诊所空气气味、噪声、便所环境等方面都可能出现不适应现象，口腔医生应尽可能作出努力，尽量满足病人的基本需要。满足这些需要有利于保证病人口腔医疗过程的顺利完成。

2. 安全、保障的需要

对于不少的病人来说，走进口腔诊所就会有一种安全保障感。如果一个口腔诊所事故频发、设备陈旧、技术落后、消毒卫生差，病人就会失去安全保障感。出于对自己牙齿健康关心的需要，病人对补牙材料的性质、副作用，对拔牙手术的范围、方式、风险都十分关注，口腔医生应主动地提供有关信息，任何医治措施力争做到病人知情同意。由于保健制度的缘故，病人都隶属于一定的卫生资源分配与提供系统。那些参加了医疗保险的病人，卫生资源支持程度较好，安全需要基本得到保障。相比较而言，那些自费病人，其卫生资源支持程度较低,在诊治过程中常常因经费问题出现焦虑和悲伤。

3. 人格尊重与隐私保护的需要

在患病前,病人都扮演着一定的社会角色,或为管理人员、技术人员、老师、经理,或为人父母、兄妹等,有自己的社会地位、荣誉和业绩,为人尊重。然而,一旦转变成为一个病人角色,原来的那些角色都暂时地被免除或"忽视",变为一个普通的"病号"。在这样一个角色转变过程中,病人对别人对自己的尊重情况较为敏感,牙科护士以排号来代称病人的姓名,病人的自尊心容易受到伤害,因此,牙科护士应称呼病人姓名。口腔医生不应在众人面前大声谈论其病情,也不准将其病情在其他病人中传播。

4. 了解信息与参与过程的需要

病人进入口腔诊所,相对是进入了一个陌生的环境,而自己又需要把患病的牙齿交给这个环境中的一群陌生人来诊治,因此,作为一种减轻心理压力的需要,病人迫切希望了解口腔诊所的各项规章制度以及就诊、化验、治疗的地点,口腔医生对自己的病情诊断和治疗方案,所患口腔疾病的预后等。从伦理学原则和心理需要的角度来看,口腔医生应注意通过谈话、墙报、宣传手册等途径为病人提供信息,更好地帮助其适应环境,自觉主动地配合医疗和护理。

在旧的医护模式中,病人只是被动接受诊疗的"生物",而在新的医护模式中,病人与口腔医生的互动关系发生了变更,病人自己为维持生命、健康和完好而进行活动的自理能力被得到强调,口腔医疗只是一种助人方式,而不是控制他人,是为了克服或预防病人自理缺陷发展的活动。尤其在口腔疾病等现代"文明病"的医疗中,病人参与不再是可有可无的,而是非常必要的环节。

从心理学上看,病人有参与口腔医疗过程,发挥自己克服困难的潜力,学习口腔健康护理知识的愿望,实质上就是自我实现的需要在口腔医疗过程中的表现。虽然病人的正常需要是普遍的,但满足的方式可因人、因地、因时而异,口腔医生应依病人具体情况采取不同方式。

了解病人的正常心理需要的一般规律,有助于口腔医生识别未满足的需要和预测病人尚未表达的需要,理解病人的行为,有助于根据需要的层次和问题的轻、重、缓、急制订口腔医疗计划。

三、病人角色和角色行为的变异

占据了一个社会地位,扮演一种角色,就意味着要遵守一套社会期望的行为模式。然而,成为一个病人角色,并不是绝大多数人所希望的。于是,从健康者角色转变为病人角色,或从病人角色转变为健康者角色的过程中,常常会出现适应不良的心理变化,一般有角色行为缺如、角色行为冲突、角色行为减退、角色行为强化以及角色行为异常等几种类型。

1. 角色行为缺如

有的病人未能进入病人角色,虽然口腔医生已作出正确的诊断,但其本人却否认自己有病或否认自己病情的严重程度,根本没有意识到或不愿承认自己是个病人。出现这种情况的原因,除病人本人真的对自己所患口腔疾病缺乏认识外,还与病人患病后觉得自我价值贬值,影响工作、学习以及婚姻等有关。病人角色行为缺如对口腔医疗、康复非常不利。例如,我国有很多口腔疾病病人不认为自己有口腔疾病。

2. 角色行为冲突

在现实生活中,人们总是承担着多种社会角色,如在家庭中可以是父母和儿女,在工作单位可以是上司或下属,等等。当病人从其他角色转变为病人角色时,其他角色则处于从属地位。如病人不能很好地从其他角色转变为病人角色,而继续操劳家务,坚持辛苦工作,则对治疗、康复非常不利。此外,社会舆论对病人过度关注,也可导致病人角色行为冲突加剧。例如,特别需要指出的是,有一些社会精英,常不自觉地以社会角色抵御病人角色,虽明知自己患有口腔疾病,却以"工作太忙,抽不开身"为借口拒绝求医,贻误治疗的最佳时机。

3. 角色行为减退

有些病人虽然进入病人角色,但由于其他角色(如父母角色、子女角色、配偶角色以及上司或下属角色等)的需要,病人往往忽视自己目前占主要地位的病人角色,而偏重于其他角色,照常带病工作,或照常照顾家中的老人或年幼的子女,以致影响治疗,使病情加重。例如,我国有很多牙列缺损的中老年病人,宁愿存钱为儿女买车买房,却不愿花钱为自己修复牙列缺损。

4. 角色行为强化

有些病人因为患病而导致自信心减弱,对家庭、工作单位以及社会的依赖性加强,安于"病人角色"的现状。例如,拔错牙或出现口腔医疗缺陷,从而导致病人小病当大病,大病当重病,重病当病危,病愈后不愿承认,而长期反复就诊或在家休养的一种不正常状态。病人这种角色变化,可能是病后体力和工作能力下降、原工作生活环境比医院差,以及因病享受到身体健康时所享受不到的精神和经济利益所致。

5. 角色行为异常

有的病人因受病痛折磨而感到精神沮丧、失落、烦恼、忧愁、悲观、失望或绝望等,从而自暴自弃,不愿配合口腔医生的治疗,或谩骂攻击口腔医务人员,或破坏公物和自毁家具;极少数病人甚至可出现自虐、自残,甚至以自杀寻求解脱。例如,口腔癌病人感觉无望,较常见有自杀行为;牙颌畸形的成年病人遭人讽刺常感到精神沮丧。有的中年女性病人敏感、多疑,这样的病人初诊时就表现出来,除了不断诉说就诊的原因与目的外,还说一些与就诊无关的事情,不仅担心义齿的修复效果,还对接诊口腔医生的年龄、着装、工作年限以及技术水平存在疑虑,这是较难沟通的一类病人,对治疗效果和义齿试戴效果影响较大。

如果说,一个人有躯体、心理和社会三个不同维度,那么,病人角色中出现的种种适应不良现象,实质上就是对躯体疾病或某种不适在心理和社会维度上的认同问题。而对病人角色转化过程的心理护理也就是要使病人对三个维度上的认识与行为协调一致,减少冲突与矛盾,以保证病人在诊疗过程中配合良好。

四、病人角色和角色行为的控制

病人可能出现一系列生理、病理和心理变化,导致生理、心理和言行异常。口腔医生应对病人的角色变化有足够的认识,让病人按"角色"行事,让病人做正确的角色行为,帮助其寻找对策,促使其配合口腔医疗,恢复口腔健康。口腔医生必须具备良好的职业素质,通过对就诊病人进行较完整、连续一贯的沟通,有针对性地进行心理干预,从而减少病人因角色转化而产生的负面影响;通过对科普知识的讲解,诊所的介绍及治疗效果的介绍使就诊病人消除对口腔医疗的恐惧,从而保持正常的心态去面对口腔医疗。

病人要从心理的角度接受这个角色,要和口腔医生、病友常常交流,结成一个新的集体,要了解有关自己疾病的一些知识,知道有关住院制度的信息、诊断和治疗安排的信息、如何配合治疗的信息、疾病预后的信息等。这样才有助于转入病人角色,对口腔医生的信任也会提高,有信心就会很容易与口腔医生合作,精神负担就少,心身会得到充分的休息,加上口腔医疗上的配合,口腔疾病就能很快得到康复。

1. 强有力的心理支持

对于角色行为缺如的病人,需要强有力的心理支持。口腔医生应给予详细的、通俗易懂的病情解释,使病人正确认识自己所患的口腔疾病,配合口腔医疗;对于病人家属,口腔医生也应在向他们解释病情的基础上,要求他们给予病人强有力的心理支持;对于病人工作单位、学校或所在组织团体,可请求其负责人根据实际情况和有关政策,尽可能解决病人的后顾之忧。

2. 放下包袱，适度关注

对于角色行为冲突的病人，放下包袱，适度关注。口腔医生应劝说其放下包袱，轻松上阵，配合治疗口腔疾病；对于病人父母和儿女、上司和下属等，可建议他们尽可能分担病人的日常事务、工作负担，使病人无后顾之忧，放心治病；应提倡以一颗平常心对待病人及其病情，不要过度关注，更不要为了其他目的而故意炒作。

3. 调整角度，治病为先

对于角色行为减退的病人，调整角度，治病为先。口腔医生应首先肯定病人的工作责任感、家庭责任感以及其"毫不利己，专门利人"的爱心，然后指出这种行为在患病时其实也有不好的一面，就是影响口腔功能，不能很好地生活工作，无形中加重家庭、工作单位和社会的负担，故实际上是对家庭、工作单位和社会一种不负责任的表现，应该为了家庭、工作、社会乃至祖国而治好病。

4. 树立自信，心理治疗

对于角色行为强化的病人，树立自信，心理治疗。口腔医生应首先帮助他们树立自信心；其次可将病人已经病愈，或病情不像病人想象中那么严重的实际情况告知病人家属、同事以及其他有关人员，使他们以一颗平常心来对待病人，以免病人继续从"病"中获得精神和（或）经济上的利益，从而促使他们走向社会，恢复正常或比较正常的工作、学习和生活。如经上述处理效果不佳，可请心理医生给予病人心理咨询或治疗。

5. 晓之以理，提防自虐

对于角色行为异常的病人，晓之以理，提防自虐。口腔医生应对他们加以教育，动之以情，晓之以理，向他们分析上述不理智行为对自己、对口腔医务人员、对家人以及对社会产生的不良后果，以促使他们醒悟，悬崖勒马。此外，还可动员其家人、亲友、同事对其进行劝导、感化、监护等；必要时，可与其家人、亲友、同事一起请有关部门介入，以保障有关人员的人身安全，并防止病人自虐、自残和自杀。

第二节 病人的择医和细分

前台导医的服务对象是来自社会最广泛阶层的人，却又是有着特定需求的病人或是与口腔医疗有密切关系的人。这就决定了导医服务要树立"以人为本"的服务理念，最大限度地满足服务对象的多层次需求。

导医护士应该牢固树立和贯彻"以病人为中心"的宗旨，从生物学、心理学、社会学的角度去了解自己的服务对象，掌握每位病人的个体特点及择医行为进行针对性导诊，从而减少医疗纠纷，增强病人就医信心及减轻其负担，提高口腔医生声誉和口腔医疗服务水平。

一、病人的择医行为

择医行为是在人们生活水平提高，重视身体健康质量的前提下产生的。是否具有足够的病人量是口腔医生执业是否成功的关键所在。提供服务的方式，处理人际关系的技巧，则会成为口腔医生业务发展，建立稳定病人的基础。今天所做的一切努力，有可能在10年内为口腔医生赢得崇高的声誉，吸引一批病人接受和重视口腔医生所提供的优良服务，成为口腔医生稳定的客户。病人的择医行为可按其行为方式分为固定型、盲目型、选择型、希望型与理智型五大类。

导医护士作为前沿的服务人员，在任何情况下都应注重自己的一言一行，展现口腔诊所优质服务的窗口形象，这样才能体现口腔诊所的整体服务形象。针对以上所述的择医行为，应采取以下五种相应的导医技巧：

1. 固定型择医行为

多见于老年人以及儿童病人等。其择医行为的主要特点是需要长期的治疗，需要口腔医生对其病情的掌握。儿童口腔保健检查的周期长，找固定的口腔医生看，熟悉病情，咨询方便，病人易产生信赖感、安全感。此类病人因经常来院诊治、咨询，对医生、诊室环境较熟悉，病人多能自行去候诊。

导医护士对就医不便的老年人和儿童应给予帮助。老年人往往多病共存，就医中注意观察区别本次就诊的主要症状、体征，便于及时作出判断，正确分诊。

2. 盲目型择医行为

常见于初诊病人、对口腔医学知识了解甚少的病人。其主要特点是就诊茫然，对所患疾病不知道到哪里就诊。有时见哪位医生病人多，自认为医生技术好，就在哪里候诊；或见哪位医生病人少，不排队，就去候诊；或者凭主观感觉盲目挂号候诊。

导医护士对初诊病人应主动询问关心，了解就医的目的，指导就医。对于对就医环境、程序不熟悉的病人，应带领前往。对一些费用较高的检查项目，可从病人的经济利益出发，根据病情的需要，为病人提供一些参考建议。另告知病人应在口腔诊所接受正规的检查、治疗，切不要轻信谣言，从而使病人少花钱，看好病。

3. 选择型择医行为

常见于正畸、牙科美容的病人。其主要特点是病人具有一定的隐私和所求。例如，成年正畸病人的就医行为多与年龄、文化程度、婚姻状况、职业及社会地位等有密切关系。病人不仅求医心切,又有羞耻感。既期望得到医务人员的帮助,早日康复,又期望医务人员为其保密。病人因各种原因患病后,想获得最好的医疗服务,病人及其家属各自找熟悉的人求医,获得口腔医生的同情,求得就医方便。那些胆怯、敏感或有心理障碍的病人,对口腔医生有戒备及逆反心理。

导医护士应注意保护病人的自尊心,并劝告病人不要受社会上一些不良医疗广告宣传的误导。在口腔医生与病人之间架起一座相互沟通,相互理解,相互信任的桥梁。使病人感到在口腔诊所会得到尊重。根据不同情况,给予简明的解释和咨询。从挂号、就诊、检查、划价、交费全程专人导诊服务,一切手续专人代办。

4. 希望型择医行为

常见于专家专科门诊、特色门诊的病人,或初诊的病人,或做特殊检查的病人。其主要特点是专家专科门诊、特色门诊接待的病人大多是疑难重症或初诊病人,也有其他诊所转来做专科检查、治疗的病人。他们把疾病得以早期诊断和得到最佳治疗的希望寄托于专家的身上。病人很早就来候诊,期望值很高,表现出焦虑不安。该类病人对口腔疾病的发生、发展、治疗措施都存有不少疑问,希望得到这方面的知识与指导。

导医护士应热情接待病人,理解病人心理,解释细致,对病人提出的疑问应耐心解答,给予帮助。消除病人紧张、焦虑等不安情绪,做好专家、专科门诊、特色门诊的特点介绍,扩大口腔医生知名度,把目前拥有的技术手段、诊疗设备、特色医疗项目介绍给病人。告知病人口腔疾病诊疗前应做好哪些准备工作。

5. 理智型择医行为

常见于有较高的文化水平和一定的口腔医学知识,对医疗技术水平和医疗质量要求较高的病人,如一些择期种植手术的病人等。其主要特点是小心、谨慎,首先四处打听,了解口腔医生技术水平、医疗服务质量、该病的治疗手段、向导医护士咨询有关事宜。有初步印象后再与其他口腔医生的诊断、治疗方法、费用做比较、权衡,有较大的把握后再就医。该型病人一般不易轻信别人的建议、宣传,有自控意识。

导医护士可在病人看、听了解的过程中,适时介绍口腔医生的特长、治疗方法、技术水平,介绍要客观、恰当,不可夸大,语言要明确,解答病人及家属提出的有关诊疗问题,态度要诚恳,实事求是,做好针对性的心理咨询工作。导医护士必须以真挚的同情心,关心体贴、安慰鼓励病人,与病人沟通,以消除病人的心理压力,并以端庄的仪表、礼貌的行为,给病人以力量和信心,使病人能在一个整齐、清洁、安静、安全、舒适的环境中就诊。

二、病人的细分

1. 按年龄细分

随着我国步入老龄化社会,中老年人群的口腔医疗服务需求大幅度增加,口腔医疗服务要符合中老年人注重保健养生、追求高生活质量的特点,例如开设老年人口腔专科、修复门诊等。青少年人群工作、学习、生活节奏较快,口腔医疗服务措施要体现高效、方便的特点,例如开设假日门诊等。

2. 按收入细分

低收入人群的口腔医疗消费水平较低,要求口腔医生为他们提供质优价廉的基本口腔医疗服务,尽可能降低成本。高收入人群的消费水平较高,口腔医生可提供特需口腔医疗服务,注重对他们生理健康和心理享受的双重满足。例如,开设特需口腔医疗服务中心、开办口腔保健沙龙等。

3. 按口腔医疗费用支付手段细分

随着我国医疗保障制度改革的不断深化和商业保险市场的逐渐开放,参保队伍迅速扩大。参保病人的口腔医疗费用一般由社会保险机构、企事业单位和个人共同分担或商业保险公司和个人共同分担,对口腔医疗费用具有较为严格的定额限制,要求口腔医生对口腔医疗费用进行合理、有效控制。自费病人的口腔医疗费用完全由个人支付,他们对口腔医疗服务措施要求具有知情权和更高的透明度。

4. 按口腔医疗项目细分

口腔医疗服务还要不断适应疾病谱的变化,随着社会的发展和人民生活水平的提高,美白牙齿、装饰牙齿、种植牙等出现增多的趋势,口腔诊所要相应开设专项门诊,优化治疗手段,提高口腔医疗效果等,充分满足不同病人的需求。国际产业结构调整也可能促使人力资源密集型口腔医疗服务产业向我国转移,口腔医生应采取相应对策。

第三节 寻找新病人

吸引新的病人是所有口腔医生都具有的愿望。吸引高质量的求诊病人是我们的目标(表7-1)。如果想吸引少数高质量的求诊病人,请考虑从以下三个方面着手:①与各方面的专家建立联系,经常与他们共同参与社会活动,例如体育比赛、组团旅行、社区维权等,并告诉他们您所从事的工作,也邀请他们讲述专业领域内的新进展,对每一次的推荐都要及时致谢。②向社区居民讲解先进的牙科技术和如何选择牙科治疗方法。③在心中为自己设立一个目标并积极围绕这个目标开展活动。在社区内结识新人，并令人刮目相看。制定每周在驻地社区内结识新人的数量目标。

表 7-1 通过回答分析六个问题在市场中寻找目标病人

问题	目标	分析
Who	消费群体	分析口腔诊所目前要为哪些人群提供口腔医疗服务，将来要为哪些人群提供口腔医疗服务，目前来口腔诊所就诊的以哪类人群居多（年龄、职业、性别、收入等）
Why	消费动机	分析病人为什么来口腔诊所看病，是因为牙齿不适、定期体检、还是口腔健康咨询；明确病人为什么会选择某家口腔诊所就诊，是因为靠近口腔诊所、医术高明，还是服务优良
What	消费需求	分析病人希望口腔诊所提供什么样的口腔医疗服务，不同的病人群体有哪些不同的医疗服务要求，口腔诊所应为病人制定哪些配套服务
When	消费时间	分析病人一般选择什么时候来就诊，病人希望口腔医疗服务集中在什么时间段内，上班时间、下班以后、还是节假日期间
Where	消费区位	分析哪些地方最需要口腔医疗服务，是口腔诊所附近地区、城市中心地区，还是农村地区；分析病人最愿意到哪些地方就诊，是大医院、区级医院，还是小型口腔诊所
How many	消费容量	分析口腔诊所目前提供口腔医疗服务的能力（门诊人次、手术人次等）；分析选择到口腔诊所就诊的病人数量，是否达到或超出了口腔诊所的能力

所要寻求的这些病人应具备的特质：①关注自己的容貌；②关注自己的健康；③乐于接受建议；④愿意不只为必要的或去修理而花钱；⑤有额外的金钱来支持他们的决定；⑥对自己现在的容貌不满意。

人们普遍愿意自己能够看上去漂亮，而口腔医生所能做的最初步骤就是增白牙齿，这一要求在优先列表中位于首要位置。当问就诊病人："您希望自己的牙齿在未来20年中成为什么样子？"第一个回答几乎总是一样的："我希望它们更白。"

许多口腔诊所用牙齿美白系统和家用美白工具箱充斥市场，然而家用美白工具箱的弃用率很高，这是因为虽然其使用率高，但应用起来费时间而且见效慢，病人逐渐丧失信心。病人都想要美白立即见效，这正是需要口腔医生提供给他们的。牙齿美白能帮助他们实现梦想，是他们获得美丽微笑的最佳途径。他们渴望、兴奋，并且愿意为改善容貌而花钱。其实美白并不能解决他们口腔健康的所有问题，但他们设想着美白后将会有所改变。

第四节　随访病人和就诊介绍

随访是一种要求病人回到口腔诊所的行为，其目的是保持或继续某些过程以监控其成功或失败。随访是病人口腔健康的保持以及常规基础上家庭关怀的依从性的监控。就诊介绍是指新的病人被引导到口腔诊所求助或咨询有关口腔健康的机制。随访和就诊介绍间存在这样一种密切的关系，即受惠于高的随访率的口腔诊所很可能吸引较多的新病人来就诊。一般来说，较高的随访率和较多的就诊介绍意味着口腔诊所的良好成长。随访和就诊介绍是口腔诊所的重要方面，尤其对于接受一次付医疗费的口腔诊所。强调在随访时对病人宣教预防知识，令病人得益，同时也令诊所得益，因为良好的随访系统通常与更多的就诊介绍和口腔诊所的快速发展有关。病人的随访开始于教育和宣教。诊所环境、病人舒适度、工作人员的态度、设备和技术优劣、治疗结果和病人的满意度都导致了它的成败。因此，为了口腔诊所的成功，整个团队投入随访系统的执行中是至关重要的。

一、随访管理

病人宣教在首诊即可开始，有时甚至在首诊之前。例如，一本明确介绍口腔诊所宗旨的欢迎小册子，在新病人就诊之前通过邮寄或电子邮件发给他，介绍我们的宗旨和随访的重要性，这些宗旨应在病人首诊时口头重申。在随访预约过程中或在完成一项非常复杂的治疗后，对于定期随访的重要性以及与预防的关系的善意提醒，虽然只需一二分钟，但对病人的再次就诊是很有效的。

从病人第一次治疗开始，就进行登记，全方位地掌握治疗方案和次数，并不断跟踪建档，定期回访，指导病人保护好自己的牙齿。如每隔半年，应通知病人必须回口腔诊所做定期检查，它可以让我们知道病人对口腔诊所的满意度如何。良好的回诊工作，除可提高病人对口腔诊所的信赖感、忠诚度及经营绩效以外，还可让病人感受到口腔诊所的责任感与关怀。

在建立随访系统之前，必须首先确定每位病人随访的频率。因为每位病人情况不同，我们必须向病人解释其原因。例如，某病人有糖尿病史，接受多重固定桥修复，需要每3个月随访1次，而他的朋友牙周健康仅做小修复，只需6个月随访1次。当病人了解了自身的情况就很可能会遵守规定的计划。我们必须在病人离开口腔诊所之前确定其随访时间表，而且当病人寻找借口不来随访时，可以通过卡片或电子邮件善意地提醒。电话提醒则更加针对个人，但采用这一方法的人应有比较友好和平易近人的个性，当病人回答"不"时不能感到被冒犯。如果口腔诊所的随访系统采用计算机管理，大多数管理软件都能定期自动产生随访名单。

强调随访向病人传达了预防意识。口腔医生有责任从预防的角度教育病人。我们必须用无可辩驳的事实使病人信服,定期的随访有助于保持口腔健康和预防口腔疾病。另外,一旦在随访中发现问题,可以立即治疗,从而防止并发症的出现,这些并发症可能使疾病复杂化,增加不适并导致更高的费用。因此,可以确切地讲,随访主要是为了病人的利益。同时,随访为口腔诊所提供了一批固定的病人群,从而提供了稳定的收入,使口腔诊所从中受益。

二、就诊介绍

来到口腔诊所随访的病人很可能介绍他们有口腔健康问题的朋友或亲戚一同前来。随着近年来牙周维护、美容牙科和种植牙科的兴起,定期拜访口腔医生已成为社会活动的时尚话题。较多的就诊介绍意味着口腔诊所的较快发展。由定期复诊的病人介绍来的病人是我们最好的病人,因为他们在来之前对口腔诊所的服务宗旨、椅旁操作、牙科设备、医疗技术甚至个人专业性需求已经有所了解。大多数情况下,他们对我们的收费结构和标准已经非常熟悉。换句话说,他们的朋友和亲戚已经对我们建立了信心。除非他们不满意他们就诊的经历,否则是不会介绍其他人给我们的。

建立完善的病人报告有助于增加随访和新就诊的病人数。当病人对我们的工作表示满意时,我们不必羞于提出要求病人介绍新的病人。我们应让他们知道我们的口腔诊所是建立在就诊介绍基础上的,当他们介绍了病人后我们应向他们表示感谢。

随访病人和就诊介绍的工作对任何口腔诊所都是很具挑战性的,很少发现一个人主动寻找口腔医生。当然,作为专业人员,我们知道对病人所做的治疗可能会引起他们的不适和厌恶,但在今天,已经有许多方法可以最小化这些不适。用不同的方法接待我们的病人,使他们保持好心情,我们做的许多小事都可以使病人留下印象并一次次光临。但必须强调,不管采用什么方法提高口腔诊所的随访率和获得更多就诊病人,这都需要全体员工的努力。

我们对每一位新病人的口腔健康检查,都应该是充满爱心的,由"发现病人需要什么"开始,到"了解病人真正要什么"而结束。

第五节 推动病人介绍病人

如果口腔医生满怀热诚,口腔护士又善于与病人相处,下一步就是请病人介绍病人。不要再以为"优等"病人知道口腔医生需要更多像他们一样的病人(图7-1)。

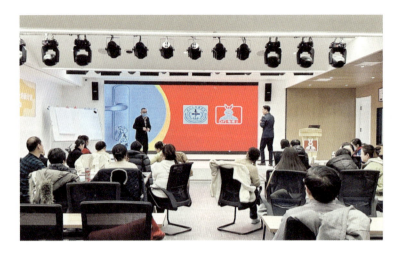

图7-1　李刚教授在小白兔口腔医院进行樊登读书会科普讲座(2024-01-06)

成功地请病人介绍病人是每一位口腔医生都可以学得到的技巧。与病人交谈时,表达希望对方介绍病人给口腔诊所,最终的目的是令病人这样说:"好呀！我会向朋友张正雅说她可以拥有心目中的笑容了。她下星期可能会与你联系。"

早上应诊时,应特别选一位能够完成部分疗程的病人。完成疗程最令病人开心,因此,适宜带出一些恭维的话,例如问病人觉得修整后的牙齿怎么样,曾经和谁提及过这次牙齿治疗,或者表示我们为他完成这次治疗,感到十分愉快。与病人聊天,目的是提出一些问题,启发病人讲出他乐意为我们引荐亲友,请病人介绍病人给我们。

想在谈话中成功令病人介绍病人给诊所,口腔医生必须晓得提出如下问题:
- 您一定急于想看到自己拥有美丽的牙齿吧？
- 您有没有向人提及您的笑容将焕然一新？
- 您的同事对您可以拥有焕然一新的笑容有何意见？
- 您认为您的同事是否都希望拥有灿烂的笑容？

请病人介绍病人是一门高深的技巧,对现今的口腔医疗行业非常重要。应该和护士在摄录机前互相练习,直至认为能够达到预期的效果。这种技巧很快会成为我们工作的一部分,那时就会感叹以前我们竟然忽略了如此重要的技巧。

病人信赖我们的医术和待人接物的技巧,才会向亲友推荐我们,因此,应该向对方衷心致谢。接待护士与病人初次在电话中交谈,应该垂询病人是哪位病人介绍来的。在当天晚上,即使新病人尚未就诊,都应该向介绍人致谢。例如,加拿大艾伯塔省的桑彼德医生就这样做,他打电话给那位介绍人表示谢意。桑彼德医生发觉这些通话产生很大的积极作用,可以让病人(即介绍人)有机会与口腔医生说出为何他乐意向朋友或家人推荐我们。如果介绍人不是我们的病人,那么,我们可以在电话中邀请对方到我们的口腔诊所来参观。如果对方介绍来的病人已经在诊所内,请他一起来看我们为他的亲友诊治的情况。

除了及时打电话向介绍人致谢外,还可以为他订阅一份心爱的杂志,这样,明年他们会有12次机会提到我们。

新病人通常很热衷于了解口腔医生的情况,这些病人往往会向亲友推荐我们。试想一下,如果每位新病人都介绍亲友来光顾,那么,口腔医生的这些"优等"病人便会以几何级数递增。如果我们对病人缺乏热诚,或者只是假装乐意与病人相处,无论怎样巧妙掩饰,病人都会心中有数。想吸引病人光顾,我们必须表现出对病人热诚,保持笑容以及与病人维持良好的关系,千万不要错过任何与病人接触的机会。

口腔医学院的文凭上并没有"专业人员不可以涉及商业生意"的条文。所有的专业人员都需要商机,这是专业人员要做的事,然而,和口腔医疗一样,增加商机也是有正确和错误的方法。

每一次治疗过程中,口腔医疗团队的其他成员和口腔医生一样重要、有价值,但他们却很难被记住,而口腔医生不需要独自一人完成所有的治疗!一位病人会期待以下三件不同的事情:口腔医生在工作上所具有的专业声望,口腔医生和整个团队的自信心,以及口腔医生与团队、与病人沟通时的态度,不是用专业术语,而是运用病人所熟悉的语言。

美国牙科专家 W. H. Atkinson 提出获得转介病人的 9 个步骤:

(1)真诚地问候病人,不是假惺惺地、轻描淡写地问候病人,而是要讲一些比较个人的东西,如:"傅先生,很高兴再见到您,您的牙齿状况维持得很好,我们很高兴能让您的口腔恢复健康。"

(2)帮病人回顾原先的问题,只要问:"您记得第一次见面时,您的牙齿状况吗?"将病人带回原先的状况是非常重要的,因为"服务一旦完成后,服务的价值会快速地消失,这是人性的定律"。当一恢复健康,病人就会忘了当时需要我们注意、照顾时的情况。

(3)再次推销我们已完成的治疗。用 30 秒将我们对病人所做的一切再叙述一遍。通常病人会在此时表达感谢之意,尤其是在口腔医生恢复了他的口腔健康的情况下。我们可以说一个契约模式已经建立。

(4)要求帮助,如:"傅先生,我们决定拓展我们的治疗,我希望这听起来不会太过分,但我们希望有更多像您一样好的病人。"多数人无法拒绝直接要求的帮忙。

(5)解释治疗的目的,如:"80%的人有牙龈问题,一半的人没有固定的口腔医生,我们相信口腔医学是最好的预防医疗科学,帮助人们得到需要的照顾,这也是我们的责任。"

(6)对那些需要找一个好口腔医生的人表达关切。

(7)让病人更容易地想到他可以影响的人,如同事、家庭成员、球友或目前没有喜欢的口腔诊所的人。

(8)问病人如何帮助他们介绍牙科治疗给那些需要口腔医生的人,例如,提供小册子、简介,或其他有形的东西。

(9)确认下一个合乎逻辑的方法,例如,我们可以 2 天后打电话询问病人与可能的新病人的对话或目前的进展。

假设一切顺利,病人已经联系了新病人,而且此人也渴望找一个好的口腔诊所,并且在等诊所回电,方法是用两通电话联系病人。

第一通电话,谢谢目前现有的病人,这比鲜花、巧克力有效,电话是私人的,而且可直接表达感谢,让所有过程有趣而容易进行,除此之外,打电话可以收集信息,不是站在新病人后面,是为了解新病人的背景,以能够完全照其需要来提供服务。有了收集的信息后,就可以打电话给新病人了。我们有八成的把握,新病人已被掌握,谈话不用太长,"你知道他越多,他越清楚你的目的",这是一个接触新病人的好技巧。

"您是张小姐吗?我是……我在小白兔口腔医院工作,李先生应该有提到我会打电话给您吧!他跟我们提到您的一些事情,说您刚搬到这个小区,而且跟他在同一家公司上班,对吗?他提到说,您正在找口腔诊所,所以让我来问问您,您上回看口腔医生是什么时候?""大约1年前!""好的,我确信李先生有跟您说我们诊所的宗旨是让我们的病人恢复完全的健康,所以我想帮您约个时间来做个完整的检查。我们将会对您的口腔健康状况进行全面评估,如果有任何问题也会告诉您我们会如何去处理,如果没有问题,我想您也会想要确定一下,对吧?"

我们知道这个系统是有效的,因为我们已经运作了一段时间。要注意的是,口腔医生或是团队成员并不会刻意去提起这个话题,相对地,他们是轻松地、很专业地提供一个机会让病人走向一条让双方互惠的路。用我们的转介系统还有一个好处,就是能增进团队成员和口腔医生之间的感情,也能带来更多的业绩,即团队中每一位成员双赢的局面。另外,这个系统也可以不让人家觉得口腔医生太过商业化。

最后,团队成员可以思考一下覆盖率的问题。研究显示,90%的居民认为,当他们对一样商品或是服务有五成的印象时,才会去购买或是消费。而所谓的印象是指书刊、报纸上的文章,电视、广播的广告,小红书、抖音、头条的视频和短文等。市场营销调查的结果显示,我们要强调一个观点,必须要事前规划一个有效的方法,而且第一次被拒绝时,绝对不可以放弃。一个团队如果第一次被拒绝就认输的话,那么这个事业是无法长久的。这就是我们不建议把要求定得太高的原因。

[基本理论]客户关系管理

客户关系管理(customer relationship management,CRM)是近年来备受重视的营销概念,是新经济时代的产物。CRM的具体目标可归结为"提高客户满意度、降低客户流失率",从而在一对一服务的基础上,获得并保持客户,最终获取客户的终身价值。通过CRM系统,诊所可以把各个渠道传来的病人信息集中在一个数据库里,并以此为基础,对病人进行分析,从而采取更加个性化的服务,让病人得到经常性的关怀,在长期的关系发展中获得价值。在口腔诊所服务内容日趋同质化的今天,以病人为中心已经成为无法抗拒的选择。病人的选择决定着诊所的命运,因此,病人已成为诊所经营最重要的资源之一。完整的病人档案或数据库就是诊所价值的资产。对诊所与病人间可能发生的各种关系进行全面管理,会显著提升我们的经营业绩、降低成本、控制好整个服务过程中可能导致病人抱怨的各种行为。对于长期从事技术工作的人,在接受"营销"这个观念时难免有些不太适应,这需要有一个转变和认识过程。然而,营销却是成功经营诊所无法回避的法宝。

第六节 培养长久服务客户

许多口腔医生觉得,只要新病人多些,就能做得好上加好。我们紧抱不放的老观念认为:接受治疗的主流来自新病人。建立一种新的观念来重新看待我们的病人吧。哪些病人实际上已经请求我们,根据他们的愿望和要求制订长期治疗计划了?如果口腔医生将时间花在确定他想要现有病人在20年内拥有什么样的牙齿和微笑上,那么还有大量的工作要做。我们的最佳标准是什么?我们已经给现在的病人提供最好的治疗了吗?我们确实需要有稳定的新病人群,应建立一种卓有成效的培养长久客户的新模式。

一、培养长久客户

一般而言,新病人(new patient)第一次来口腔诊所的原因,通常是有单一的、明显的症状而前来求诊,而口腔医生也很自然地拍X光片,然后跟病人解释原因及治疗,并未让病人参与整个治疗。这样做可以很快地处理问题,却未能建立长久的医患关系。要建立长久的医患关系很重要的一点就是去发现病人想要的是什么,例如美观、牙周的健康状况等,如此一来,范围广泛的仔细检查是非常必要的。病人若觉得参与治疗计划的讨论愈多,就愈容易接受这样的治疗计划,并完成治疗,然后成为口腔医生长久的病人。

在与新病人沟通时,要注意一些事情。例如:"基于对您牙齿健康的关心,什么东西是您认为最重要的?"病人的优先考虑在做全口检查及治疗计划时要牢记在心。若病人希望能一辈子保有他自己的牙齿,那很自然地在做治疗计划时,我们可以说:"我们可以用很大的填补物,将这颗牙齿的洞补起来,但这样处理,这颗牙齿将会裂开而被拔除,如果关心的是健康的口腔状况,那我们建议用更适当的方式来保护这颗牙齿,就是牙套。"这种响应病人需求的回答方式,病人几乎不会拒绝这样的治疗计划;若是因为经济的考虑而拒绝,这种问题通常会被克服,因为病人在乎自己的口腔状况,只是无法负担昂贵的治疗或是要选择较便宜的、有效率的方式来处理,这时候口腔医生就要协助病人针对其想要优先处理而且能负担得起的先治疗。这样一来,很少有病人会拒绝所有的治疗计划。

如果病人着眼点在美观问题,最好也把功能考虑进去,我们可以说:"我可以给您一个更有魅力、更有吸引力的笑容,但是如果没有健康的牙周组织那是做不到的。"

如果病人指出,他最在乎的是能一辈子拥有自己的牙齿,那我们可以很容易地说:"过了25岁,大部分人丧失牙齿的原因都是牙周病,所以我们不只是要解决您现在存在的问题,还要让您的牙周组织恢复健康,然后定期检查以维持健康的状况。"

Follow-up 是非常重要的,大部分的 APP 软件都有这一类的功能,我们可以将病人分为两类:①accept,已经同意接受治疗;②open,尚未同意但又需要接受治疗。

有些病人已经同意接受治疗,但也希望在治疗开始前先跟家人讨论一下,像这一类未排入约诊表的病人,是不应该被遗漏的。每个星期一打开 APP 软件查看约诊表时,对这些无计划的病人要试图去说服他们,以排入约诊表,愈快愈好,时间愈久病人动机会愈弱,然后就不来了。

以上所讨论是如何使口腔诊所的新病人都能成为长久的病人,我们发现口腔诊所会有许多病人已经做好诊断、治疗计划,但还未开始治疗,或是治疗尚未完成。把这些病人排入约诊表,就足够让口腔医生忙的,不需要花太多时间去做行销,来创造更多的新病人。

总体来说,第一个就诊动机是"地点";第二个就诊动机是"被要求",因为他们知道他们的口腔医生最清楚他们的牙齿状况,所以他们会回诊;第三个就诊动机是"对待病人的态度",就像病人所说的"当我来到这间诊所,我会更喜欢我自己",即尊敬、有训练、自重以及和谐一致的总合;第四个就诊动机则是"价格",即病人认为保持牙齿健康的价格,值得就可以。

二、发展客户忠诚

想获得业务增长,未必需要一次传说中危机四伏的远征,去寻找从未被开发的、富饶的新矿藏——开拓全新市场,或是增加新的技术等。有没有成本更低、不用与陌生的新客户打交道的方法,同样能实现增长战略? 这就是发展客户忠诚。

管理者都谙熟"二八法则":80%收入和利润往往来自 20%的客户。当开发一个客户的边际成本低于边际收益,因而根本无法获得利润时,为何还要在市场上发掘新客户呢? 忠诚客户,即维系着口腔诊所绝大部分收入的那两成病人,可能原本就是个富饶且庞大的未来增长之源。很少有口腔诊所真正对这些"主矿脉"开发得充分彻底,管理者在草草挖掘过之后,便对矿道上闪闪发光的矿藏视而不见。那些为口腔诊所贡献了 80%业务的 20%的关键病人,是口腔诊所最熟悉、最悉心呵护的忠诚客户。满意的客户是不够的,重要的是忠诚的客户。客户忠诚通常表现为:①重复消费,例如这次在我们这里做洁齿,下一次还是来我们这里做,并一直保持着这种关系;②进行其他的消费行为,例如做了根管治疗,还继续接受烤瓷冠修复治疗;③我们的服务关系持续存在;④乐于向家人、朋友和同事推荐。

毫无疑问,客户忠诚是我们追求的目标。然而,要建立并维持客户的忠诚也实非易事。客户满意是建立客户忠诚的必要条件,只有在较高满意度的水平上,才有可能建立起客户忠诚。要维持客户忠诚也需要作出艰苦的努力,这就涉及客户关系管理。有人认为,建立和维持客户忠诚是一件很伤脑筋的事情,不如把精力放在吸引新客户上,这样或许会容易一些。然而,事实却并非如此。研究表明,开发新客户的成本远远高于保持现有客户的成本。

美国咨询专家 Barnes 认为维持客户忠诚可以得到如下的收益:①减少寻找新客户的成本;②客户对我们服务的支出份额增加;③彼此间的交往都感到很舒适;④正面的口头宣传;⑤更能容忍我们服务中的小小过失;⑥提高工作效率;⑦对价格的敏感度较低;⑧服务成本相对较低;⑨更大的利润贡献潜力。

行之有效的忠诚客户管理计划需要一个缜密设计的结构,推动跨职能的团队通力合作以确定客户策略,以增加决策的开放性和创造力,而不是将这项工作交由口腔医生个人独立完成。

例如,枣庄市贾俊杰牙科诊所在经营竞争时承诺义齿保终身制,在无缝冠时期就这样承诺了,后来进入烤瓷时代因有此承诺贾俊杰牙科诊所召回了一大批病人,只要是原来贾俊杰牙科诊所做的无缝冠需更换烤瓷牙时一律原价抵扣到烤瓷牙收费中,原来无缝冠收费低,抵不了多少费用的,这样的承诺使贾俊杰牙科诊所竞争力大增,把老病人无形之中变成了新病人,还把病人的心留住了。后来也是这样以此类推,镍铬改钴铬,钴铬改全瓷,最后可能都改种植了。口腔医生贾俊杰认为只要心胸宽广不计小利,让出原来老产品的成本于病人,何愁不会顾客盈门。社会是发展的,诊所是进步的,只要口腔医疗产品不断地更新换代,这种机会就不会停止。

三、优良的技术和病人的感受

卓越的服务必须具备更好、更快、与众不同这三个要素。具备了这三个要素,口腔医生就会建立起良好的声誉,家喻户晓。

1. 必须掌握优良的技术

口腔医生必须身体力行,将口腔医疗工作做到完美无瑕,表现出对专业的热爱和献身精神。病人的赞美之词,如:"牙冠真漂亮""大小刚刚好""和真的牙一样""没必要再找其他的口腔医生了"等,都会使人产生感同身受的效果。病人都希望口腔医生采用最新的技术和材料。口腔诊所必须要求团队所员不断学习,吸收和采用最新的技术。先进的设备、仪器、材料,舒适整洁的环境,都会给病人留下良好的印象,增强对口腔诊所的信心。

病人对口腔诊所的信任和信心,除了来自口腔诊所的环境和设施以外,还来自团队成员的仪表。整洁大方得体的着装和妆容,对一个好的口腔诊所来说,是必不可少的。口腔诊所环境长时间一成不变,会使病人觉得呆板陈旧。更改家具的位置,摆放新的植物,挂上新的海报图片,重新装修都可以使口腔诊所环境洋溢活力,使病人和团队成员神采奕奕。不要在柜顶、台面或墙角堆放杂物,保持口腔诊所环境整齐清洁,会使病人对口腔诊所产生信赖感。

2. 必须关心病人的感受

口腔医生要仔细倾听每一位病人的陈述,理解他们的情绪,要把每一位病人都看成是自己的朋友,在病人进入口腔诊所之后,应牢记他们的姓名,了解他们的背景,细心聆听他们的主诉,让他们有受到重视的感觉。有一个十分重要的观点就是复诊病人永远与初诊病人一样重要,甚至在某种意义上更加重要,其实这个观点很好理解,初诊病人来的目的就是要到你的口腔诊所看病,在受到怠慢时心理承受能力远远大于复诊病人,许多口腔医生觉得只要新病人多些,就能做得好上加好。其实如果口腔医生将时间花在确定他想要现有病人在 20 年内拥有健康的牙齿和迷人的微笑上,那么还有大量的工作要做。例如,北京枫景口腔门诊的建筑设计小细节给就诊病人留下了深刻的印象,在该门诊的牙科诊室里,天花板上有妙趣横生的漫画,专供病人躺到诊疗椅上接受治疗时仰面欣赏,医生给病人治疗时,让其佩戴了视听电影眼镜(图 7-2),用以缓解其紧张情绪。

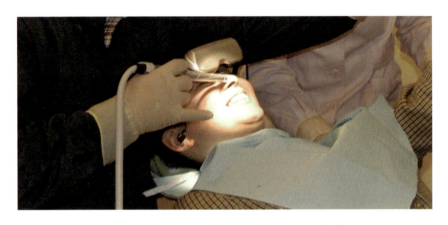

图 7-2 视听电影眼镜(来源:北京枫景口腔门诊)

向一个完全陌生的人推销他不熟悉的东西,是相当困难的,先决条件是要在最短的时间内与病人建立起相互信任的关系,仔细聆听病人对牙科治疗的需求和价值观。在没有建立起上述关系前,不要急于让病人接受某项病人尚不清楚的治疗项目。

每年在元旦、春节或圣诞节寄给每位病人一张贺卡,贺卡之下或信封之上印有口腔诊所的地址、电话号码、传真号码、网址等。因为许多病人可能把挂号卡遗失了,借此机会使口腔诊所与病人继续保持联系。可考虑同时附送给病人两张不同颜色的特价优惠牙齿洁治卡。一张只可以病人自用,另一张必须赠送给他的亲友,既可引来新病人,又可以在旧病人的口腔中发现新病(例如没有主观症状的邻面龋等)。如此不仅可增加口腔诊所的收益,还可为大众做口腔保健预防工作。此外,也不要忽视那些已经与口腔诊所签约并保持联系的病人。

牙刷或牙膏可以制成口腔诊所专用,牙刷柄和牙膏筒是很好的信息载体,可以印上口腔诊所的电话。像牙膏牙刷一样天天陪伴就诊病人,因为人们每天都得刷牙。赠送一个讲究的礼品包,让就诊病人在将牙刷、牙线和牙膏带回办公室或家里的同时为我们做广告。中国历来有馈赠礼品的传统。口腔诊所订购专用口腔护理用品作为一种现代新颖的礼品广告载体,具有图案设计不受限制、结构可任意选择、美观耐用和质优价惠等诸多优点。赠送口腔护理用品的一种方式是随着就诊赠送,在就诊时附带牙刷或小包装牙膏赠品,以赠品作为诱导,吸引病人再次就诊。这种方式主要目的是让病人感受到实惠后,在第一目标群体中引起强烈的连锁反应,以此来达到良好的口碑效应。赠品应尽量淡化口腔诊所或品牌意识,太广告化的东西病人根本不方便使用,因为使用广告品一般会被他人认为是没钱才用这种免费的东西。

小结

通过本章学习,应该熟悉病人在选择医疗服务时的角色行为特征,了解病人的择医和细分特征,特别应对如何推动病人介绍病人、如何培养长久服务客户有深入理解。

参考文献

[1] 李刚.口腔诊所病人管理[M].2版.北京:人民卫生出版社,2013.

[2] 于秦曦,魏世成.实用口腔诊所管理实践[M].北京:人民卫生出版社,2008.

[3] 于秦曦.牙科诊所经营管理之学与思[M].北京:人民卫生出版社,2016.

[4] 于秦曦,张震康.社区口腔诊所开设和经营管理[M].2版.北京:人民卫生出版社,2006.

[5] 宋文婷,刘宗响,郑纪伟,等.问题导入式线上教学在口腔病人管理课程中的应用与效果评价[J].中国高等医学教育,2022(7):62-63.

[6] 孟世娴,王双,褚金海.关于口腔科门诊病人管理的探讨[J].临床护理杂志,2008,7(4):69.

[7] 黄优.微博在口腔正畸病人管理中的应用体会[J].考试周刊,2013,55:196.

[8] 徐普.牙医助理在口腔门诊管理中的作用[J].临床医学工程,2010,17(5):133-134.

[9] 管兆兰,尹小青,吴红梅."互联网+"背景下口腔种植患者管理系统的构建及应用[J].齐鲁护理杂志,2019,25(16):38-41.

[10] 孙振军,陶毛毛,朱慧敏,等.我国口腔科社会工作的发展与挑战[J].医学与哲学,2021,42(9):56-60.

[11] 王芳云,张建凤,杨静,等.269例口腔患者对复诊预约需求的调查分析[J].护理管理杂志,2013,13(2):115-116.

[12] 宋代莹,鲁诚,王冕,等.口腔专科医院开展医务社会工作的路径探讨[J].医院管理论坛,2021,38(12):12-14.

思考题

1. 病人在选择医疗服务时有哪些角色行为特征?
2. 如何确定病人的择医和细分特征?
3. 推动病人介绍病人有什么方法?
4. 为什么要培养长久服务客户?

第八章　口腔医生接诊沟通

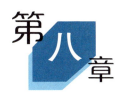

医生和病人都想把病治好，必须合作，彼此应该是好朋友。20世纪30年代，西医经典名著《克氏外科学》第1版的扉页上印着"先交朋友，后做手术"（FRIEND FIRST, THEN SURGERY）。然而随着医学科学的进步，研究逐渐深入细致，医生努力的目标是成为高精尖的专科专病专家，从而忽视了医疗的全面性，忽视了患病的是"人"，更忽视了"人"所依存的社会。同时也忘了医生自己也是人，忽视了人与人的关系，于是形成只治病不交朋友的医患关系，即职业性关系。好的口腔医生总是要和病人、团队成员进行良好的沟通的，影视作品中那些一言不发的沉默高手是不存在的，往往越是医学大家，沟通的能力和技巧越是出类拔萃。

北京大学口腔医院王兴教授强调："一名好医生是要时刻要求自己高于平均医术水平的，这不仅包括理论基础以及临床基础的修养，还要实事求是、用心地与病人交流。"

近年来随着医疗行为市场化，举证倒置的实施，医疗纠纷呈上升趋势，并成为社会关注的热点。在众多的投诉中，主要的原因之一是医患缺乏沟通。口腔医疗服务管理不仅要求各口腔医疗机构开发出优秀的服务产品和个人口腔健康解决方案，为其设计富有竞争性的产品/服务策略和产品/服务概念去占领市场；制定有竞争力的价格，并针对消费者需求和行为的改变以及竞争者的动向管理价格，还必须与该产品/服务现有的和潜在的消费者进行有效沟通。

从学校到临床的口腔医生，知识有了，材料有了，经过初步实践，技术也有了。可是，这个时候，口腔医生可能会发现仍然无法有效地抓住病人，给病人提供的方案，被认同的还是不多。不是方案不好，或者口腔医生的技术不好，但就是很难赢得病人的信任与支持。这个时候，口腔医生就需要反思。

口腔诊所与就诊病人的沟通是人际关系的一门艺术，也是口腔医疗过程中一个重要的组成部分，检讨我国多年来的口腔医疗服务实践，缺乏全面良好的沟通不能不说是个突出的问题。许多医疗纠纷就是没有良好沟通导致的，很有必要确立全面沟通的管理理念。在口腔诊所，全面沟通有三个层面：①口腔医生与病人之间的沟通；②全体医务人员与病人之间的沟通；③全体医务人员之间的沟通。

口腔医生不但要掌握口腔医学科学技术，而且要掌握与病人沟通的技巧，从而使病人及其家属达到更好的合作。良好的沟通技巧对于病人是否接受治疗往往是很关键的，有助于提高口腔医疗效果，也是口腔医生必须具有的执业能力。口腔诊所在对团队成员进行专业教育的同时，应该加强"沟通技巧"的培训。将好的技巧和方式结合自己的性格特点和独特气质，形成一种独特的风格。

给予自己成功的暗示，树立成功的信心，提高自己与病人的交流技巧和能力，找到能帮助自己完成这一切的合作伙伴，共同使病人建立正确的口腔医疗观念，使他们共同分享高水平口腔医疗所带来的乐趣。

例如，正确的诊断离不开 X 光片，所以必须加强对病人进行教育。要让病人知道拍摄 X 光片的必要性，这是专业的标准，是行业管理上级部门的要求。病人拒绝的时候，必须保持耐心，坚持原则，但不要发生冲突，"强卖"只会使病人产生逆反心态。小白兔口腔医院成立了病人服务中心，开展电话预约服务，开通了网上口腔疑难病咨询解答，实行全年无假日，此举大大增加了口腔医生和病人之间的沟通，也使医院及时了解到病人的需要，为病人提供个性化的服务奠定了坚实的基础，也让病人对医疗工作的理解增多了，并减少了投诉率，受到了广大病人的好评。

对接诊医生、护士、导医进行专业的沟通培训，加强与病人的沟通交流，消除病人的紧张心理或者焦虑心理，从而让病人认可口腔诊所的服务品质，提高对口腔诊所的忠诚度。提高口腔医生的医疗和服务水平，促进医生在沟通中更好地展示自己。口腔医生做适当的包装无可厚非，但必须有明确的原则性，不能像江湖游医故弄玄虚骗取信任。绝对不是锻炼宰杀能力，忽悠能力。我们只主张"诚信医疗"，这关乎口腔诊所能走多远。

第一节　接诊沟通的特殊性

口腔医疗服务的医患关系总体而言比较和谐。因为复诊病人多，病人经常是十几年甚至几十年找同一位口腔医生诊治，相对比较容易通过人与人之间的长期合作关系建立信任基础。口腔医生与病人关系的特殊性是由口腔医疗服务的特点决定的，概括起来有以下几个方面。

一、口腔医生的特殊性

20 世纪以来，随着口腔医学科学的发展，口腔诊疗器械和修复材料的不断出现，口腔医疗服务具有良好的效果，使得口腔医生成为一种很有声望的职业。口腔医生掌握并运用的科学技术手段关系到人的口腔健康和生活质量。对于任何人，口腔医疗服务是不可缺少的，随着现代生活质量的不断提高，人们对口腔健康的需求大大增加，使口腔医生职业更受到尊重。而口腔医学技术本身又极复杂,既需要生物和医学科学知识,又需要理工科科学技术,这些是由口腔医学的性质决定的。口腔医学院校培养学生的时间比其他理工院校要长,也说明了口腔医学技术的复杂性和重要性。口腔医疗服务独立性很强,依赖治疗设备,常为单人操作,口腔医生在医疗过程中主导作用十分明显。

　　口腔医生是以自己的口腔医疗技术为病人服务,在服务过程中自然免不了沟通,而沟通的主导权掌握在口腔医生手上,在沟通中对病人要给予更多的关心与保护。造成口腔医疗效果不佳和引起纠纷的原因之一是口腔医生与病人之间缺乏有效沟通。从口腔医生方面来说,有些对病人讲的话可能已不知讲了多少遍,不过对一位新病人及其家属,却可能是完全不了解的,需要耐心从头讲起,直到他们明白为止。一个口腔医生追求价值的体现很大程度上是由做出漂亮的"作品"来决定。所以,沟通再好也只是成功了一半,另一半还是由技术实力来决定的。

　　与病人维持良好的关系,必须由口腔医生开始做起。如果你与别人相处时会感到羞怯,不仅应修读人际关系基本课程,或者成为人际关系学会的活跃会员,还应积极参与社区的公益活动、所属卫生工作者协会的活动等。

二、口腔病人的特殊性

　　龋病、牙周疾病、牙颌畸形、牙列缺损等口腔疾病是人类的多发病、常见病,其择医行为的主要特点是需要长期的治疗和定期的保健。有一定的口腔医学知识,对口腔医疗技术和口腔医疗质量要求较高的病人,如一些慢性牙周病,择期修复的病人等,其主要特点是小心、谨慎,了解口腔医生技术水平,口腔医疗服务质量,有初步印象后再与其他口腔诊所的治疗方法、费用做比较,权衡后再就医,病人存在的顾虑内容丰富、具体,观念也更执着。病人就有两个心理,怕痛和怕过度治疗、多收费。

　　例如,一位女性病人一坐在牙科治疗椅上就说:"医生,我看见牙钻就发抖!"你怎么办?如果还有一位女性病人10年没看牙医了,她对你说:"我以前拔牙,打针时晕过去了。"现在她又要拔牙了,你该如何解除她的顾虑呢?临床上每天都会碰到这样的病人,他们的不安和焦虑显而易见。这时你应该脱下手套,摘掉口罩,耐心地倾听他们的陈诉,理解他们的忧虑,和病人进行有效的沟通,使他们意识到配合治疗是件很容易的事。

　　经常碰到病人向我们提出这样具有挑战性的问题:"你们小诊所的收费怎么还比大医院都贵?""为什么我的牙没治疗之前不痛,怎么治疗后反而疼了?""你说拍片子时辐射量是安全的,为什么你跑得远远的?"当我们面对这些问题时,回答的内容和方式很可能会影响到医患沟通是否成功进行下去。

　　口腔医生给病人看病可不是修理钟表或其他机器,在可能情况下,口腔医生应该把自己正在做什么和将要做什么随时告诉病人,因为病人既看不见口腔医生在做什么,又张着口没法问话,病人及其家属常对口腔医生怀有戒备心理,希望口腔医生能特别理解病人的苦衷。还有很重要的一点,病人来就医的时候,大部分都是带着痛苦来的。人身体不舒服的时候,心情难免急躁。这时,我们要多站在病人的角度考虑问题,痛病人之所痛,谅病人之所难,以静制躁,以稳制躁,让病人感觉到我们的贴心,诊疗和遵医行为也会更加顺畅。

第二节 接诊沟通的基本方式

病人的性格千差万别,病人的牙齿千奇百怪,病人的经济水平高低悬殊。不同的病人,不同的口腔健康状况,不同的职业,不同的经济条件,不同的身份,不同的就医环境,不一样的沟通方法。想法转化成语言,传达、接收并最终被理解的过程是复杂的。不需要过深的理论,我们要考虑的是作为口腔医生如何处理医患交流的基本环节。

沟通是使用语言和非语言手段以及特定的方式表达某种需要,建立或调整说者和听者之间的某种关系,使听者的行动或理解有助于满足说者的需要,口腔医生可从病人传递的信息中判定其需求。

一、言语性沟通类型

医学语言的作用,远远超过了普通职业者用语的作用。运用语言符号进行信息交往是医患间最多见也是最常用的交往方式。可以说,医患关系首先是一种语言的关系,是一种双向语言交流。运用语言符号进行信息交往是医患间最多见也是最常用的交往方式,可以说医患关系首先是一种语言的关系。信息的传递,无论是说或者是写,都必须运用语言。

口腔医生和许多专业人士一样,喜欢说专业术语,而且通常是病人不容易理解的。例如,口腔医生用医学术语来诊断牙科的症状,而病人则会从自己的心理、社会情况出发来考虑自身的症状。这样的差异常会导致令人失望的治疗结果,不能达到治疗目的。病人和医生对牙科治疗的理解程度不同会导致两者间的不平等,而口腔医生和病人的平等关系可以增强牙科治疗的有效性。

语言必须选用清楚、准确和易懂的,不要使病人疑惑、激动或者反感。交流的大意,就像海报、小册子、宣传片一样需要用通俗易懂的语言,而不是过于专业。口腔医生既要善于与病人交谈,又要注意交谈的方式方法,这对提高医疗成效大有帮助。按口腔医生与病人在诊疗活动中各自所处的活动态势的主动性大小不同,可将医患言语性沟通分为3种类型:

1. **主动型语言**

口腔医生职业的特殊性决定了口腔医生在医患关系中始终起着主导作用,由此决定了口腔医生在医患交谈中也始终处于主导地位。主动型语言是一种传统式的医患关系所表现的语言。医患交往中口腔医生为病人治病，把自己完全置于主动地位，要求病人绝对服从安排，这种医学语言的特点是口腔医生语言绝对的权威。病人请求口腔医生给予诊治，自然而然把自己置于被动地位。这种交谈方式淡化了病人的地位，不能适应现代医学模式的转变及健康观的变化，仅适用于全依赖型病人，如幼儿等。

2. 指导型语言

这种交谈方式中，口腔医生与病人同处于主动地位，口腔医生仍具有权威性。这种医学语言特点是口腔医生从病人的口腔健康利益出发，对病人讲明病情，要求病人在服从口腔医生的治疗下予以合作，配合治疗。病人虽说有一定的主动性，但必须以执行口腔医生的意志为前提。

3. 共同参与型语言

这种交谈方式中，口腔医生与病人有近似相等的权力与地位，医患之间相互作用，彼此依存，医患双方有着治好口腔疾病的共同愿望和积极性。口腔医生注意调动病人的积极性，病人不仅主动配合，而且有一定的自我口腔保健能力。我们要善于让病人说话，让病人把自己的意思尽可能地表达出来。这种类型的特点是病人和口腔医生共同参与诊治措施的制定和实施。这种交谈方式对于提高可选择性的口腔医疗诊疗和修复效果十分有利。

二、非言语性沟通

沟通过程中常出现的问题是病人很难理解口腔医生的述说，尤其在讨论口腔疾病原因、口腔治疗方法和口腔治疗效果时，因此常需借助某种视觉工具以帮助病人理解。

展现给病人口腔医生在他们的口腔中看到的一切：一个好的口镜可以很好地辅助；一个有光源的放大镜更好些；一个口内照相机是很好地用来展示检查结果的工具；彩色照片可以让病人把自己的检查结果带回家。

一旦诊断明确，图像可以帮助病人接受并了解到自己应该注意的问题和情况。有些时候在医生讨论结束后病历可以让病人带回家。病人有越多的机会发现自己口腔的问题，口腔医生在诊疗中就会越轻松。

1. 照片和图片

用作口腔病人记录和治疗计划的辅助手段，解说治疗和修复方案，用于同病人进行交流。其优点是图像清晰，无需特殊设备就可观察，价廉，便于保存和携带。

2. 图书或手册

可系统介绍口腔疾病的治疗步骤，各种可选择性口腔治疗方法和修复材料的优缺点和注意事项，使病人能随时查询。

3. 录像

为动态图像，信息量大，容易理解和观察病情。用录像对病人进行口腔健康教育，易于增加病人对口腔治疗和修复的接受程度。

4. 口腔模型

用口腔研究模型或修复模型和病人共同研究、沟通、诊断和制订治疗方案，主要让病人形象化直接了解其牙齿的情况，修复体牙齿的形态和位置，口腔治疗和修复的预期效果。

5. 医患互动

口腔正畸治疗是一个技术复杂、疗程较长、令人期待而又紧张的过程，病人戴上牙套一般需要2年左右的治疗时间，医患积极合作，是取得良好、稳定疗效的前提。由病人自己记述在正畸治疗过程中的酸甜苦辣、治疗心程，更真实、更生动地反映了病人的需要，医患互动，让病人感受治疗的过程，参与治疗的经历，医务人员则更加深入理解病人的心声，改进医疗服务工作，不断提高服务质量和水平，从而形成共赢和睦的医患关系，努力实现"服务好，质量好，群众满意"。例如，2018年8月29日，由厦门登特口腔医院主办的以"美丽蜕变与世界同享"为主题的"登特杯"首届"我的牙套日记"征文大赛举行了隆重的颁奖仪式。参赛选手们通过图文并茂的形式，向广大读者展现正畸治疗过程中的心情故事及正畸经验。领到主办方颁发的荣誉证书以及礼品的选手们表示，希望自己的经历能够给还在纠结是否进行牙齿矫正的朋友们信心，让更多人真正了解牙齿矫正。

6. 电脑影像

口腔内镜技术为口腔医生与病人的沟通开辟了一条新的途径。口腔内镜是特殊构造的摄像镜头，可以伸入口腔，在自备光源的照射下摄取牙齿及软组织的细节，在计算机屏幕上显示清晰的放大图像。在内镜系统的协助下，口腔医生能更好地发现软硬组织上发生的病变，并能让病人直观地、全面地了解自己口腔中存在的各种问题，有助于病人观察自己的口腔情况，并对自己的口腔情况进行客观评价。

在口腔诊所内使用摄影技术将吸引同一群病人，并且确实有助于诊所的建设。这些影像还能存储在病人的数据库中,与文字、X光片图像等信息共同组成新一代的电子病历,能很方便地调阅和用于会诊、学术报告等场合。

口腔医生可以开辟出一个区域作为摄影区,治疗前后都由口腔医生或其他工作人员进行拍摄,然后装框并陈列出来以便其他病人观察效果。每个人都会愿意接受拍摄,即使他们不愿意,这是一个机会,你可以与他们进行交谈,了解为什么他们会因被拍摄而感到尴尬。这可能会对改善他们的微笑有所帮助。

当"触目惊心"的病变景象展示在病人面前时,无需更多的描述或专业知识(图8-1),病人也能理解治疗的迫切性。此时,医生可以在清晰直观的图像辅助下,进一步向病人介绍可能采取的各种治疗措施,供病人根据自身各方面条件作出选择,这大大提高了病人的治疗愿望和参与程度。

在应用这些设备与病人讨论其口腔情况的时候,语言的选择是很重要的。尽量避免使用诸如"你的毛病在这儿"的话语,而采用"我们须留意的区域是这里",这样就诊病人会减少抗拒情绪,更容易接受我们的建议。

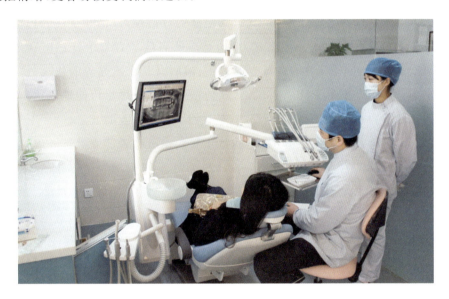

图8-1 电脑影像技术(来源:上海雅杰口腔门诊部)

国内外的私人开业口腔医生对采用这一技术更感兴趣,还有一些商业方面的原因:①口腔医生可用内窥镜起到"启发消费"的作用,使病人更愿意接受治疗;②内窥镜能记录治疗前的详细情况,在采取不可逆治疗手段后如果发生某种医疗纠纷,内窥镜摄取和存储在病人数据库中的图像可以作为重要证据,用以保护医患双方的公平权利。

第三节　接诊沟通的过程

在口腔治疗和修复过程中,口腔医生与病人之间的沟通过程包括倾听、情入、建立关系和说服。有些病人通过倾诉和宽慰,病情可以减轻。但这点现在很多口腔医生都说太忙,做不到。口腔医生工作忙是事实,但有时也是借口。口腔医生希望病人说话简明扼要也是合理的,但多数病人做不到。其实,应稍微耐心些加上一些诱导技巧,可能效果更好。催促他们,结果使病人心急,反说乱了,更费时间。口腔医生亲切耐心,还有利于病人打消顾虑。

一、沟通的过程

1. 倾听

倾听是人与人之间沟通的基础,是对听到信息进行选择、概括和重建的积极过程,判定病人的要求和解释是倾听的重要方法,倾听要求听者能从背景中分辨出真正的信息。倾听是一种受人欢迎的态度,表示对对方的尊重;倾听又是个人修养的体现;倾听是充分了解病人的有效渠道。要善于让病人说话,让他把自己的意思尽可能地表达出来。让病人觉得自己受尊重,接下来的诊疗和处理,就是我们引导着病人走了。

"自然赋予人类一张嘴、两只耳朵,也就是让我们多听少说。"倾听是一门艺术。运用语言有四个要素:阅读、书写、诉说、倾听。在这四个要素中,倾听是最需要的,却又是大家最不重视、研究得最少、掌握得最不好的一个环节。询问病人对自己的口腔、牙齿和微笑的看法,能够发现病人内心深处的想法和感觉。据调查,就诊病人认为,对他们来说,口腔医生是否愿意倾听病人的诉说是最重要的。医学专家指出,医学院校最重要的教学内容之一是关爱病人,医生在工作中最重要的素质就是关爱病人,关爱病人最重要的手段之一就是与病人沟通,即倾听。倾听能建立信任,在推销过程中占40%的组成。

让就诊病人尽情谈吐,他们会讲述一些很有趣的事情,例如他们爱吃某种食物,但是他们的牙齿似乎不够灵便,以至于不得不采取偏侧咀嚼。这时,我们应该点头并鼓励他们继续说下去,这样的交流,将有助于与病人增进信任并帮助病人提高口腔保健意识。在交谈过程中,80%的时间让就诊病人说话,我们只需要20%的时间就够了。避免与病人谈论带有自己感情色彩的技术性问题,与就诊病人交谈不应该像审问一样,要把自己当作就诊病人的顾问或是伙伴。双方都想达到双赢的局面,医患双方不是一种对立的关系,努力使就诊病人参与谈话,我们将在感情和经济上都会得到可观的回报。

认真的倾听也是治疗。在收集病人信息的过程中,最重要的是倾听,而不是提问。病人经常抱怨:"医生根本没有认真听我在说什么。"病人关注的并不是医生能重复自己的话。如果那么简单,录音机就可以做到了。看似简单的倾听实为一种技巧。问诊时,2/3的时间要留给病人,尽量不要打断病人的叙述。当然,医生可以说简短的话语,如"是吗""后来呢",让病人觉得医生在注意听他讲述。只有通过敏锐的观察和认真的倾听,医生才能领会病人想要表达的准确意思。

愿意倾听在某种意义上就表示愿意接受对方,很容易获得对方的好感。病人常常会对用心倾听自己诉说的医生说:"您花那么多时间听我说,真是太感动了。"倾听时,应该注视对方,传递一种友好、关心、体贴的信息,不时地点头,对病人的诉说表示理解、同意和赞许。倾听可以有效地减轻病人的心理压力,其实也是一种治疗。

给病人应有的支持。医生要鼓励病人用自己的语言表达亲身感受,理解病人的困境,赏识病人为克服病痛所做出的努力。同时,根据病人的文化水平,用他们能理解的语言进行交谈,多用支持性语言,例如"原来是这样""这种感觉一定很难受""您说的这个问题很重要"。

倾听是重要的。如果医生总是在喋喋不休,那么就不会得到病人的反馈。病人回复的信息包括文字信息和潜在信息两个方面,医生必须仔细倾听并把握这两个方面。请看下面的对话:

医生:我知道您上次看牙已经是5年前了,为什么这么久不来看医生呢?

病人:我讨厌牙医。

如果我们只是按字面意思理解的话,那么这段对话是毫无意义的,同时还会让医生很懊恼。其实病人真正的意思可能是"我可有过一段看牙医的可怕经历"或者"我怕医生或许会把我弄疼"。如果我们只看字面,那么我们就会被导入歧途。我们必须仔细倾听,并发现病人的潜台词。

病人在对话中会表现出对于诊疗的焦虑,并直白地表达出来,或者是表现为敌意及费解的行为。有效的倾听会鼓励病人进一步的交流,同时使我们获得病人不同方面的信息。

2. 情入

这是一种特殊的倾听方法,即倾听时能够对诉说者的感情变化做出反应。情入技巧包括两个方面:①在不丧失自己特征和客观标准的条件下,从第三者的角度理解病人;②反馈这种理解,帮助病人解决问题。口腔医生应知道何时情入,怎样情入。情入的目的是要将妨碍医疗的感情引发出来。

口腔医生对病人表情冷漠的情况很普遍,成功的口腔医生接待病人都很有礼貌,甚至会跟病人说"谢谢",口腔医生不是感谢病人来找他看病,而是对他们按要求配合做检查时,承受一些不适而表示感谢,如果配合不好,导致诊治失误,也会影响口腔医生的名声,善待病人,绝不会贬低自己,相反只会受到更多的尊重。一是,病人是带着痛苦和恐惧来的,口腔医生是健康人。二是,病人是客人,口腔医生是主人,待客应该有礼貌,说声"你好,请坐",然后进入正题,会显示口腔医生的良好素质,赢得病人的尊重。人和人之间的陌生,人和人之间的亲近,都是潜意识的结果。

反馈是具有决定意义的。要弄清病人是否明白医生的意思,唯一肯定的途径就是看病人对医生建议的回复,用病人自己的语言。最好的方法可以在下面假设的医患对话中得到明确。

医生:张先生,我想用几分钟跟您说明一下您牙龈出血的原因,和建议您现在应该做的处理。

病人:好的。

医生:是这样的,我们的口腔是一个有菌的环境,细菌会在牙齿和牙龈上附着,同时分解食物的残渣,形成我们在牙科所说的菌斑。如果菌斑不能用牙刷或者牙线每天清理的话,牙龈组织会感染并肿大,变得容易出血。这个可能导致严重的牙龈病,您明白吗?

病人:是的。

这段对话中医生传达的信息在本质上是没有错误的,语言精确、清楚,同时也很通俗。缺少的只是病人的回馈。现在看一下下面的对话。

医生:现在,张先生,就您所见所闻和读书得到的信息,以及我向您表达的口腔情况,您认为导致自己牙龈疾病的原因是什么?

病人:是的,我现在发现我平时太少使用牙线了。而我平时没有用牙刷清理掉菌斑的地方,正是出血最严重的地方。

医生:那么您觉得这些说明什么呢?

病人:通过你们的宣传片和宣传册,我恐怕是有牙龈病的。那么我会不会掉牙啊?

事实证明两种对话方式都达到了一样的目的,它们都是有效的沟通。但其实只有第二种证明了在对话中医生表达的信息是如何被病人接受、理解并反馈给医生的。

交流技巧中有一种行之有效的办法叫"简单的重复",即用提问的语调简单地重复最后一个词或短语。例如,病人说:"我一看到医生就发抖。"我们可以这样重复:"看到医生就发抖吗?"病人紧接着就会进行详细的解释:"上次拔牙……"我们的目标就是从病人泛泛的陈诉中找到问题的关键所在。这个过程同样也有治疗作用,因为病人一旦明确问题所在,不适感会自然减轻或消失。

3. 建立关系

口腔医生和病人建立一种和谐的关系,有利于口腔治疗和修复。这种关系是相互之间的坦诚感、信任感,可排除防卫心态,解除防卫才会有信息、情绪和个性的全面沟通。建立关系的方法包括谈论一些私事，避免使用技术性语言，利用一些幽默手法，寻找双方的共同点，以有效地说服病人，适时果断地表达口腔医生权力也非常重要。

诱导病人说出心里话，病人在交流时有时会出现不爱说话，不能及时准确表达自己的想法，甚至说不清发病情况；有时会滔滔不绝但词不达意；医生要有意识引导并适度控制病人的表达主题和表达方法。

新的销售模式是一个"人"的游戏。人与人之间的关系是不断变化和充满情感的，需要一定的时间才能建立彼此之间的信任。不建立良好的关系，就诊病人很快就会流失。掌握好每一次的交流机会，很多时候，因为小小的心不在焉可能导致你与病人距离的疏远。

4. 说服

通过说服使对方改变态度或打动对方使其行动，被说服的一方能理解和欣赏，而不感到被利用。说服别人的原则包括晓之以理，减少阻力，在说服对方改变态度的过程中应该适当为自己留些余地，但留余地的目的不是为了不负责任，而是为了相互间多一些理解。信息的传达者必须明确知道自己的目的。在给出诊断或者建议之前，口腔医生应该在头脑中有肯定的想法，清晰的思路。如果口腔医生本人都不清不楚，那么病人很难理解口腔医生在说什么。

二、沟通的不同阶段

在口腔医生与病人的沟通中，医患双方都是围绕着病人的口腔健康这个主题展开的，在不同沟通阶段应把握不同的沟通方式。

1. 沟通初期

美国口腔医生除了在学术上一丝不苟之外，日常工作中点点滴滴的小事都体现了他们对病人隐私权的尊重。例如，不管时间多紧，口腔医生与医学生都要向病人做自我介绍，如果要旁观，也一定要先征求病人的同意。在给病人查体时，要求绝对不许另一位病人在场。

口腔医生收集关于病人的信息，不仅包括牙齿和口腔的状况，而且包括个人特点，这将影响到病人的口腔健康和治疗的过程及结果。在口腔医生观察病人的时候，病人也在观察医生，建立（或者没有建立）允许口腔医生开始治疗的信心和信任。双方注意力往往集中在某些表现信息方面，如双方的表情、年龄、仪表、言语谈吐等，一旦印象形成对双方态度有持久的影响。

这一阶段在询问病史时应该采用"开放式"提问，这是指一种不能用"是"或"否"这样封闭式的答案来回答的问题。让病人回答时有一定的范围,促使病人用自己的语言来回答问题,从而建立一种鼓励交往的气氛和有效的持续沟通的环境条件,取得有关口腔疾病和病人需求的信息。

倾听病人所说,必须弄清楚病人为什么来就诊,可能是牙齿或者关节问题,例如,一个年轻人的问题就是"我的犬齿总是咬到颊黏膜",或者病人根本就不知道自己为什么来看医生,这主要取决于教育水平和文化程度。无论何种情况,弄清病人为什么来就诊,这都是我们建立医患关系的开端。我们必须靠近病人,站在病人的立场上,开始医患沟通。

江苏省口腔医院于2002年在全国率先提出"诊前3分钟"制度,要求口腔医生在给病人做治疗前,先进行自我介绍、业务专长介绍,告知病人的病情、治疗措施、治疗风险、治疗费用和预期效果。在与病人及其家属沟通时,使用规范的语言,耐心回答病人想了解的有关诊疗问题,消除病人诊疗中的顾虑。

2. 沟通中期

沟通过程中有时病人对某一问题感到不知如何叙述,此时口腔医生应采取"启发式"言语进行启发、诱导。口腔医生要避免单方面扮演交谈的主角,使双方交谈变成"一言堂",从而使病人产生反感或厌恶,而是应采取讨论的方式,既认真听取对方的意见,又充分发表自己的看法。

沟通过程中,病人常常使用较多的非医学术语和地方性词汇,表达也不一定确切,这就需要口腔医生适当地加以分析整理,转换成一定的口腔医学术语,便于记录、诊断。口腔医生必须将临床检查状况告知病人,使病人可以理解,病人必须被告知可能引起问题的影响因素和改变一些行为来预防后期可能出现的疾病。这些都基于很好的基本交流和在整个治疗过程中病人的参与。

3. 沟通末期

口腔医生应该说一些安慰体贴的话,不可突然中断谈话或无缘无故离开病人,以免使病人产生疑虑。口腔医生在围绕疾病进一步问询或做解释性分析或交代有关治疗注意事项时,应避免过多地使用口腔医学术语,尽量使病人能够听懂。

口腔医生与病人间的沟通形式和内容是多种多样的。如"开放式"的交谈有助于交谈领域的扩大;"启发式"交谈有助于病人抓住要点,确切地表述自己的问题;"讨论式"的交谈则有助于病人发挥积极性;"疏导式"的交谈有助于解决病人的各种心理问题。因此,采用不同的沟通方式,对于取得医患间交往的成效是至关重要的。

美国口腔医生在病人离开之前都要问同一个问题,那就是"您还有别的问题吗?"而我国口腔医生最怕病人有没完没了的问题,谁让门口还有那么多焦急的病人等着呢!这是需要我们改变的。

三、四个简单的常用问题

口腔医生在接诊病人过程中,应该如何讲话、什么时候讲话、讲什么话会让病人感到安全和舒适。美国口腔医生 R. B. Morris 认为提出以下 4 个简单的常用问题,通过满足病人的基础要求达到目标,这样就能保证病人的优先权。

1. 它们看起来怎样

病人对于他们牙齿的外观(曲线、外形和色泽)满意吗？爱美之心人皆有之。通常多数病人会要求牙齿最白而不是自然美,这使口腔医生非常苦恼。部分病人满足于他们的坏牙齿,而其实是需要漂白和装饰的。掌握大量病人的情况是一种财富。美学上的目标可以大有不同,在追求完美的白和满足于平凡的白之前,先做好"漂白黑点"的基本工作。

2. 它们用起来怎样

病人是否可以顺畅地说话、咀嚼、吞咽呢？病人是否能够放心食用硬的食品,而不必担心牙齿的折断或者脱落呢？功能美观是一个整体。一些病人往往一辈子满足于他们有病的牙齿不求治疗,而另外一部分病人则在明确一个患牙后迫不及待地要求治疗。

3. 它们能够健康吗

病人的患牙是否可以恢复健康？这个问题包括病人自身的预期和预后的保持,但是同时这个目标也是可以达到的。牙齿的紧密排列导致的食物嵌塞,将会不可避免地导致牙病。缺牙或者牙倾斜,过深咬合,组织肥大,和牙齿的复合修复,都是需要考虑的修复问题,无论是牙病病人还是正常人,所有影响预后的问题,都需要考虑得全面。

4. 它们能够保持多久

病人恢复健康的牙齿可以保持多久？牙齿护理和保健是长期工作,这取决于治疗方式,选用的材料和病人自身的保护工作。口腔医生需要注意未知的口腔疾病和功能问题导致的治疗失败,同时还要告知病人日常保健和专业护理的重要性。如果能如此,治疗效果应该可以维持数十年。口腔医生的成功在于 10 年、20 年甚至 30 年保证病人的牙齿健康,无论是美观还是功能上。

这 4 个简单的问题可以概括口腔医生和牙科病人对于治疗目标的认识。大多数病人会要求达到上述目标。他们把希望和要求寄托于口腔医生,而口腔医生要做的就是尽自己所能去满足病人的要求。同时,口腔医生还要在诊疗过程中保护病人的权利和利益,让病人满意。口腔医生的责任就是提供最好的服务给病人。

例如,青岛市口腔医院提倡"一个要求、两个技巧、三个掌握、四个留意、五个避免、六种方式"。一个要求,就是医务人员要有诚信,对病人及其家属要尊重,具有同情心和耐心;两个技巧,就是多听病人的询问,多向病人介绍病情、治疗效果、用药和检查目的,关心病人在就医过程中的生活或不便;三个掌握,就是及时掌握病人的病情发展变化、医疗费用情况和病人的社会心理;四个留意,就是留意沟通对象的情绪、受教育程度和对沟通的感受、沟通对象对疾病的认知度和对沟通的期望值;五个避免,就是避免强求病人即时接受、避免使用刺激性语言或词语、避免使用病人不懂的医学专业词汇、避免强求改变病人观点和避免压抑病人情绪;六种方式,就是预防为主的针对性沟通、换位沟通、集体沟通、书面沟通、协调同意沟通和形象比喻沟通。通过以上全方位、多层次、多视角的主体交流和沟通,有效提高服务质量,及时化解医患矛盾和纠纷,增强病人对医院的信任度和对医务人员的理解。

四、沟通的注意事项

口腔医生与病人沟通,不仅要学习沟通的一般技巧,还需要各方面的知识以及人格素质协同作用。

1. 敬业精神

作为一名口腔医生对自己的工作已经不感兴趣,就不可能主动积极热情地与病人沟通,所以,意识到所从事的职业的成就感,就会珍惜这个职业带来的挑战机会,在工作中寻找自己的乐趣和实现自己的价值。口腔医生的天职是以病人为中心,在细心、认真及善解人意中,还要体现自信。

2. 情感治疗

沟通最重要的是情感。在牙科诊疗中,除了传统的修复技术之外,逐步强调心理安抚。心理安抚在很大程度上是情感治疗,就是要理解、关怀、关心、帮助病人,就是与病人沟通。在工作中,一个坚强、乐观、豁达、随和、幽默的口腔医生,定能感染周围的人。积极乐观,会消除病人的担心。天真随和,会转移病人对价格的敏感性。

3. 有的放矢

做好沟通的关键在于了解病人及家属存在的问题、顾虑和他们的个人背景,讲究解释工作的个体针对性。例如,治疗后提供热毛巾可以清洁余留下来的印模材料,使病人感觉精神振作。一个细节都不能错过,例如,病人开什么车,病人走路的形态,病人的着装、使用的香水、佩戴的手表和饰品等。

4. 居家环境

环境是重要的。病人会对牙科器械和处理表现出焦虑,而在办公室等环境中却不会。现代牙科器械正在逐渐向人性化、居家化的方向发展,努力减少病人的焦虑,促进医患之间在诊疗前的交流。

5. 注意问题

在沟通中,对病人要坦诚相待。一般与病人的距离约 40cm,除非老年人和儿童,太近就侵占了对方的活动空间,让对方感到不自在。轻声细语,缓慢,多一些征求口吻,杜绝命令的口气,切忌过头话,不要拉长声调。和病人交谈时,切忌眼睛漂移不定、看报纸、打电话或看别人。眼睛一般看着病人的眼睛或鼻子部位,让病人感觉到你是在专注与他谈话。临床上病人及其家属的无理取闹,有些可能源于口腔医生某些不慎的言行,有些源于某些误会,有些则源于医疗收费。碰到这些情况,当事人先暂时回避,由其他口腔医生调查处理。

在临床口腔疾病诊治和修复过程中,口腔医生与病人建立一种相互平等、相互协作和共同参与的医患关系是完全必要的。实践证明,良好的医患关系包括积极的沟通,沟通能在建立和谐气氛的同时,帮助口腔医生和病人从诊断到制订治疗和修复方案、治疗和修复实施、治疗和修复后的保健、治疗和修复收费等方面充分达成共识,它不仅能增强病人口腔保健的主观能动性,而且可以促使病人积极地参与、配合口腔医疗和修复。

口腔医生必须非常重视沟通技巧的修养,不仅要有丰富的自然和社会科学知识、合作处世方面的技巧,还需要真诚、耐心、理解、同情。在口腔医疗实践中不断提高沟通水平。

美国口腔医生 W. A. Blatchford 提出可以表示友善和关心病人的一些做法:①尽量守时,也感谢病人准时就诊;②尽量记着病人以及其配偶的名字,交谈中可经常提及;③以亲切和期待的目光正视病人;④病人到达时应与对方握手;⑤谨记个别病人的独特之处;⑥再一次向病人介绍自己,不要预期病人必定记得你;⑦把每一位病人当作优等病人看待,例如请他们喝杯咖啡,让病人随意使用电话和影印机,准备一篮新鲜水果招呼病人等等。

如果认为自己缺乏与病人沟通的技巧,不妨在员工会议上,互相练习如何与病人沟通的技巧,并用摄录机拍摄练习过程。亦可聘请礼仪专家或顾问,指导口腔诊所的员工改善与病人沟通的技巧。总之,不管选择什么沟通方式,都必须坚持 5 个原则:鼓励性原则、疏导性原则、讨论性原则、礼貌性原则和治疗性原则。沟通的目的在于交流信息、改善关系、消除顾虑、配合治疗、促进康复。全国劳动模范李素丽说:"认真做事只能把事做对,用心做事才能把事做好。"

第四节 口腔医疗过程沟通

口腔医生在遇见病人的那一刻起就能开始热情服务。不管是新病人还是已经治疗了一段时间的病人，任何东西都比不上温暖、亲切和个人的欢迎。与口腔无关的一段简短的聊天总是一艘很好的"破冰船"，能帮助病人感觉舒适，减轻焦虑。

国外很重视医患之间的沟通，整个治疗过程都是医患双方商量着确定的。口腔医生要用大量的时间来给病人做解释和说明，所以接诊一个病人要好几十分钟。然而，由于现实条件的限制，我国的口腔医生不可能拿出那么多时间来沟通。在我国的医院里，一个口腔医生一上午就要看好几十个病人，而且每个病人的挂号费只有几块钱。所以，口腔医生只能拿出10分钟来给每个病人看病。

只顾埋头工作而很少说话的口腔医生，病人是不大欢迎的。在一些国家，口腔医生把自己开诊的时间叫作"谈话时间"，这也体现了口腔医生说话的重要性。

一、询问病史

在询问病史时，对于新病人或许久没来复诊的病人，回顾他的治疗史很重要，这不仅是为了准确进行口腔疾病的诊断，也是为了让病人知道你很关心他的整体健康状况。如果有些情况可能影响口腔疾病的治疗，应事先与内科医生联系，以获得更详细的病史，采取必要的预防措施。例如，如果病人有心脏病，在某些治疗前应服用预防性的抗生素，为了止血，有些病人在治疗前需停用某些药物。一些医学状况和药物甚至会影响病人的口腔健康。花点时间向病人解释这些情况会给病人带来新的认识，让病人知道我们很仔细。诉说时一定要重复一遍，以避免错误传达和误解。总是先说一下病人的主诉，留下必要的诊断记录，如临床和影像学检查、牙髓试验、诊断性研究模型等。当记下所有的诊断记录后，在提出我们的治疗计划前，花点时间对病人解释我们的诊断。

询问病史，口腔医生的态度基本是关心，千万不能像审讯，宁可像亲友探视一样问候。曾经有个笑话，医生问病人："您有什么问题？"病人说："你才有问题。"还应耐心倾听病人的诉说，口腔医生亲切耐心，有利于打消病人顾虑，袒露不愿对他人说的隐私，有时隐私是弄清病情的关键。首先，口腔医生要善于从病人的神情和叙述中觉察到病情后有"难言之隐"，意识到"有事"，但不宜贸然提出，可以似问非问地说："您心里有什么烦恼？"也许病人就会有情绪反应，激动、流泪、哭泣。病人会很注意口腔医生的年龄、声望和神情，以决定是否袒露，对年龄、资历较高的医生顾虑较少些，如口腔医生提问较委婉，即使病人回避，双方也不会难堪。口腔医生要与病人共情，要了解病人的心理状态。若病人顾虑重重，应耐心宽慰疏导；若病人麻痹大意，则需严肃提醒疾病风险，目的都是使病人既充分重视病情,又能保持治疗疾病的信心。

很多病人在看病前,都会事先准备好要向口腔医生陈述的内容,希望得到专业的解答。如果口腔医生只问自己感兴趣的内容,不给病人陈述的机会,不顾及他们的意愿,病人会因为没有得到帮助而失望地离开。不少口腔医生认为,如果允许病人想说多久就说多久,会浪费接诊的时间。然而实际上,如果不被打断,绝大多数病人可以在60秒内完成陈述。可见,让病人充分陈述,不但不会延长接诊时间,还会提高病人的满意度。

当口腔医生打断病人的陈述后,病人就不得不面临一个个具体的问题。例如,病人牙痛,医生会迫不及待地追问"是自发痛,还是刺激痛""吃过药吗,吃的什么药""服药后症状能缓解吗"等。过早地把讨论局限在牙痛,导致口腔医生难以获得病人重要的主诉,影响问诊的整体效果。给病人充分的陈述时间,既体现了尊重,又可减少口腔医生无效的问诊。

当询问病史时,并没有一个单一的答案来回答:"多少才够?"口腔医生带着需要收集的关键信息,来平衡时间和精力的影响是很有必要的。过分地侵权或过于烦琐地询问病史可能会使病人很尴尬,或者惹怒病人,甚至会保留他们重要的信息。这样的病史未能达到鉴别疾病,或者明确影响口腔疾病治疗的条件因素的目的,这对于病人和医生都是很危险的。当使用书面病史或者调查问卷时,绝对有必要口头上再重新询问病人,重新询问重要的问题,并且阐明肯定的答复或不答复。

询问既往史可能会使病人想起以前的不快经历,对以前医生的不满,已用治疗的不足等。务必要进行不必的批评,也不必进行不必的附和,即使和我们有利害关系。只是了解病人的感受就足够了,表明"我已经知道你曾经遇到过一个糟糕的医生"。

例如,我们常常听到这样的对白:"医生,我胆子小,我害怕。"口腔医生不以为然地回答:"别怕,打了麻药就没感觉了。"作为口腔医生你是否真正理解了病人的主诉?通常多数病人并不知道他们真正想要表达的意思,因此,主诉会是模糊的、不完全的,甚至歪曲事实。当我们进一步往下深究时,会发现病人具体担心的东西,而这些通常是被病人本人所忽略了的。所以口腔医生必须重视病人的主诉,通过沟通证实或找到病人的问题所在,此过程会使病人的不适感减少,彼此间的信任感增强,有效地建立起良好的医患关系。

二、口腔检查和解释诊断

口腔检查不是检查或修理机器,口腔医生切忌一言不发,应该把自己想做什么、正在做什么、要求病人怎么配合,随时告诉病人。

随着检查的进行口腔医生应该大声讲出正在检查什么和查到了什么。助手应该记录下来并且提示口腔医生需要做的进一步检查。最重要的是,检查结果必须用通俗的语言记录。例如说"洞"而不是"龋",说"淤血"而不是"血肿",说"龈线"而不是"龈边缘"。当没有俗语可以用来记录时,口腔医生应该停下并简短地向病人说明。目的就是让病人更好地明白检查结果,而不是被迫接受检查或者感到迷惑。此外,口腔医生还要保护病人的身体隐私。例如,检查前,让无关人员回避,充分尊重病人。

每个人或多或少地对治疗结果抱有一定的怀疑,口腔医生的承诺是治疗过程中一个重要的部分,在没有进行彻底的口腔检查就向病人承诺时,会被认为是不负责任。只有当检查完成,初步诊断确定以后,再向病人承诺时,才会得到病人最大程度的支持。

在解释诊断时,数字式影像学技术和口内照相机是十分有用的工具,病人在监视器上能很容易地看到自己的口腔问题,大多数病人能被口腔诊所内的高科技设备所打动。提出诊疗计划并解释好处和坏处,以便病人能有所选择。一旦他们理解了他们选择的结果,有机会做选择使他们感觉事情在他们控制之下,并能为他们选择的治疗负责。在沟通诊断和治疗时,另外一些工具也很有用,包括信息表、示范模和图画等。沟通最重要的方面是用病人能理解的语言清晰缓慢地说,与病人保持目光接触,鼓励病人提问和参与,尽量使他们获得信息。

三、治疗全程

在治疗开始前,病人总想知道更多的治疗程序。像早前建议的一样,协助的护士能很容易地完成这项工作,口腔医生在治疗前,能很快地重复一下。记住,解释从不会太多,口腔医生和助手作为一个治疗小组一起工作,应使病人随时获得信息,病人总很欣赏这点。事实上,在治疗前,逐步告诉病人治疗程序是一种很好的热情服务,因为许多病人叙述,在接受牙科治疗时最大的恐惧是不知道将会发生什么和该期望什么。例如,告诉病人将放局麻药膏以减轻注射时的疼痛,从容进行注射,尽量跟他们交谈以分散注意力,使他们在注射过程中安心。在开始使用牙钻时告诉病人,他们将听到牙钻的很高调的噪声。在使用低速钻时,告诉病人他们会觉得有些震动。在治疗过程中遇到困难时,最好描述一下遇到什么困难及尝试怎么克服。为治疗时间长的求诊病人准备小毛毯,因为对于躺了数小时的病人来说,可能会受凉。

在治疗中,如果病人知道目前进行到哪一步,他们一般都更少焦虑。这种交流方式可以在我们工作时进行,不会占用额外的时间。当完成治疗后,总结一下整个治疗过程是一种好习惯。对病人解释一下治疗的预后,提供一些治疗后的指导,这样,病人会知道治疗后会怎样。

时刻让病人感到情况在自己掌握中。就像医生入侵病人口腔一样,我们必须让病人感觉在他们痛苦,需要闭嘴休息和吐出嘴里东西的时候,他们能够控制情况。看着病人并告诉他们"如果有什么不舒服的,或者你需要让我停下来,举手好吗""有什么不适的请告诉我""如果有什么不适的话我会停下来再加一些麻醉药的"。

握一下病人的前臂或者拍一下病人的肩膀,可以让病人放心,而我们则得以继续工作。医生必须是可信的,并给病人叫暂停的权利。在某些情况下,这样无疑会延长治疗时间,但是同时这样会更加巩固医患间的互相信任。当信任建立起来后,病人就会减少叫暂停的次数。对于某些病人来说,他们需要知道所有问题,我们则告诉病人情况都在自己控制中。例如,"怀特女士,我们现在进展得如何?"这样一句话就能让病人感到自己在掌握情况。

治疗后必须告诉病人治疗后的指导,并告知一个电话号码,以便紧急情况时能拨打,如疼痛、肿胀或出血。第二天,前台导医护士应拨打随访电话以了解病人术后、根管治疗后或戴用修复体后情况是否良好。

有人讲过一件真事,口腔医生在为一位病人做拔牙手术,家属在候诊室外等候。医生出来开口就说了一句"完了",让家属吓了一跳。如果说"好啦",就不会引起一场虚惊。

在临床上肯定性的指令更容易接受或执行,例如我们想让病人口张得更大一点的时候,我们会说"请将口张大一点",而不是说"别闭嘴",因为病人执行否定性的指令时,会下意识地先闭口再张开。一个可行的间接的指令也能加强医患间的配合,例如说"如果你将嘴张得大一点,我会做得更快更好",或者说"如果你每天使用牙线的话,你将会有清新的口气和健康的微笑"。诸如此类的指令,比直接的指令效果更好。

我们用得最多的指令是"请您放松",是不是每位病人都能配合呢? 如果我们这样说:"当您躺在牙科治疗椅上的时候请将嘴张开,在您进行第二次深呼吸的时候请放松您的身体。"病人会很容易地配合我们的工作。

四、注意事项

要赢得病人对口腔诊所的信赖,口腔医生与病人接诊沟通应该注意如下事项:

1. 病人都喜欢得到口腔医生的熟悉、尊重、友谊,所以口腔医生应该记住他们的名字、职称、职务等,这样可以拉近距离,更有利于沟通。自我介绍,但是注意在招呼病人时最好不用首名,直到医患关系发展到一定程度。

2. 永远记住病人并不关心你的学问有多高深,他们只要知道你是真心关爱他们就足够了。

3. 在病人目光所到之处,应该尽可能做到没有任何医疗器具,如钻头、注射器、刀剪、镊子等。平视病人,无论站着还是坐着,尽量让病人在椅位上舒适。

4. 在与病人接触的最初几分钟内,不应该使用医疗器具,如口罩、手套等。

5. 时刻与病人保持目光的接触,阅读病人病历的工作应该在病人进入治疗室之前完成。

6. 在与病人面对面的时候,双方的视线应该在同一水平,不要让自己的视线水平高于病人视线。病人是儿童时,应该蹲下与他谈话。

7.与病人交谈的时候,应该全神贯注,要让病人体会到他的倾诉得到你的关注和同情。

8.口腔医生和工作人员在任何时候都要保持镇定、自信、轻松,因为病人的心情很容易受到影响。

口腔医生必须把注意力全部集中在病人身上。即使我们很忙、很疲乏、很烦恼,也绝对不能够让病人产生一丝一毫的负面结论。口腔医生和口腔护士的姿势、声音、用词、眼神、举止等,都会给病人留下深刻的第一印象。只有病人从我们的情绪、举止、言谈中感受到被尊重、被关爱,病人的信赖感才会增强,接受治疗计划的可能性才会增加。许多口腔医生都会被忙碌和紧急的事情干扰、分心,忽略了眼前的病人。病人喜欢的是有高度自控能力、能够驾驭形势的口腔医生和口腔护士。

口腔医生习惯用医学术语来描述病情,例如"备洞""渗血""注射""结扎"等,在和病人的交谈中过多地使用这些专业术语,会加重病人的恐惧感。通常建议选择中性的或非医学术语,例如说"牙体预备"而不说"切割牙体组织",说"干燥"而不说"把血吸干"……在我们和助手交谈或示教的时候尤其要注意表达的方式,往往此时病人正无助地躺在牙科治疗椅上,切记:"说者无心,听者惊心!"

相比其他大城市,有些地区的市民口腔健康观念还是比较弱,很多市民是在出现大问题后才投医,很难补救。口腔医生经常在工作中向病人科普口腔保健知识,耐心地向每一位来看牙的病人解释"口腔为什么会出现问题""该如何保护牙齿""术后要怎么护理"等。

第五节　口腔医疗议价技巧

如果每一位病人对我们提出的医疗计划都百分之百地赞成,而且对治疗费用也毫无异议,不杀价、不问东问西,准时缴费,那么,口腔诊所的员工都一定能过上幸福快乐的日子。病人一开始便提到价钱,其实是顾客购物心理的正常发展过程,是人们在购买任何东西或查询新资料时的自然反应。我们的购买习惯是先浏览货物一遍,然后看看自己想买的物品的标价,看到价钱后有一定的反应,随之再看别的物品。即使价钱超出自己的预算,我们也会回头再看看这件物品,企图找些理由证明这件物品值得买,应该负担得起。谁都希望买到物美价廉的东西,这是可以理解的,但这个并不意味着他们就不能成为对价值的追求者。

病人查问价钱,我们应该高兴,因为病人已经对疗程产生兴趣,正朝着最终选择的方向前进。病人提到价钱时,即表示他想找寻依据支持这笔开支,以便有理由挪出金钱接受疗程。如果病人一直不提出价钱问题,可能他根本对疗程没有兴趣。

大部分口腔医生对病人查问价钱的反应都是犹豫不决、感到尴尬，或者显得很冷漠。病人正要为治理牙齿，以期得到灿烂笑容而踏出第一步，我们却不懂得玉成其事，反而常常使病人失望。处理病人问价，是牙科行销术的中心要旨，明乎其理，即精通行销之道。一定要引导病人从价格敏感者转向成为对价值的追求者，这样他们就能选择更好的修复体。

一、激发病人的认同

口腔医疗并非必须立刻进行的疗程，完全是病人感情上的选择。牵动病人的感情是成功的要素，因此最关键的一点是如何在病人提出价钱问题之前，成功地介绍疗程，使病人觉得疗程有价值。价钱与价值的衡量就像一个天平，价钱在一边，价值在另一边。如果在充分介绍价值前，病人已提出价钱问题，优秀的口腔医生都会将价钱问题暂时搁下。他会说："很高兴您提到价钱问题，我们待会再谈，先让我问您一些有关您需要的口腔医疗问题。"

绝大多数的病人都缺乏应有的口腔保健意识，不那么情愿在口腔健康上支付合理的费用，口腔诊所和口腔医生有责任、有义务对病人进行口腔健康教育，使他们的"需要（需要）"变成"需求（想要）"，使他们认识到每一个人的"诚信"是文明社会的基石。

病人是否愿意接受诊治，主要取决于口腔医生和牙科护士与病人之间建立起信赖和友谊关系的能力。病人在口腔诊所的最初几分钟内对诊所的感觉，是衡量建立这种关系的基础标准。收付款制度也要让病人了解，对初诊病人要给予适当的解释，在开始治疗前必须向病人明确，保证病人知道，必要时还需病人签署"知情同意书"。谈话进行到这个阶段时，我们最好跟病人提及这种治疗的费用，免得到了一场本来很有希望的谈话进行到结尾时，病人却对治疗费用之高感到很惊讶、很意外。对待任何一位就诊病人，都应该竭尽我们的热情和临床技术来使就诊病人满意。这就是仔细倾听就诊病人的需求是如此重要的原因。

大多数病人会要求得到更多的选择余地，而那些能够以多种方法展现不同的完美和卓越层面的口腔医生会对这样的病人产生很大的吸引力。病人会注意到口腔诊所展现的不同层面的完美和卓越。他们会开始需要我们所展现的和完整的笑容。他们会注意到一个清洁的、时尚的并由一群专业人士组成的口腔诊所。口腔医生将会通过创建一个完美与卓越的实践氛围而使自己从人群中脱颖而出。

在没有充分交流治疗效果和相关治疗费用的时候，突然给就诊病人一个远远超出预算的费用清单是直接打击他们信任感的最好武器。如果想迅速让一位就诊病人离开牙科椅位，请在检查后直接告诉他这个牙齿的治疗费用是 10000 元（或者更多）。如果想与这位就诊病人吵上一架或者成为敌人，那么就应在不事先告知就诊病人的情况下完成治疗，然后直接要求他支付这个牙齿的治疗费用10000元。如果在病人充分认同疗程的价值之前就谈论价钱，一般只会失去生意。病人需要找出一些依据，以便向自己和别人证明接受美容牙科疗程的决定是对的，单谈价钱不足以说明疗程的价值。

在大部分口腔诊所，病人开始提到价钱时，口腔医生都觉得必须直接回答，同时详细罗列种种技术理由以支持价钱，口腔医生或助手说得越多，便越偏离推销疗程的正道。口腔医生即使提出很多依据、论点或辩解，亦不能使天平倾向于价值一边。

优秀的口腔医生会妥善处理病人议价的情况。为使病人最终同意接受疗程，口腔医生必须使病人细诉内心的问题，使病人找到接受疗程的依据，借此强调疗程的价值和好处。在未能强调价值的重要性之前，不应该谈价钱问题。

怎样使病人认同疗程的价值？怎样使天平倾向价值和好处一边？方法是提出问题。使大部分时间都由病人说话，提出一些需要病人细诉内心的问题。必要时先聊点家常，通过病人的反应来判断他是哪种性格的人，看看是急性子的，还是和蔼可亲的，还是喜欢聊天吹牛的。有些性格的病人属于干事利索型的，谈好治疗方案以后，病人就是盼着早点做好，多余的话不说的。

必须让病人知道可以进行哪些疗程，疗程有什么价值。在口腔诊所准备一本相簿，展示另一些病人在疗程前和疗程后的转变，可使病人有切身感受。在整个口腔诊所展示自己的工作成果，在每间牙科诊室都摆放一本相簿。为每位新病人拍下即影即有照片，让他们亲眼看看自己笑时的模样。

展示这些照片后，向病人提出一些问题，例如："您希望自己未来二十年的笑容是什么样？""您喜欢哪种笑容，为什么？""笑容美丽可人，对您的工作有什么好处？""您觉得永久保留自己天生的牙齿有什么好处？""您最喜欢自己笑容的哪个方面？""如果可以改变自己笑容的外观，您希望做什么改变？"都是要循循善诱，慢慢开导，才能将他们从一个价格敏感者转变成为价值追求者的。

有时，口腔医生介绍病情时，很早便会引发病人提出价钱问题。例如，口腔医生说："看，这就是前牙覆盖体。"通常病人会随即查问价钱。相反，应该改说"您觉得这个笑容怎样？"或者说"您觉得拥有这样的笑容有什么好处？"提出观念上的问题，不要陈述技术事项。

二、预先付费策略

在确定治疗计划后简单地告诉就诊病人可以选择不同的付款方式，如现金、支票或信用卡等，可以通过友好的沉默方式给就诊病人反应的机会。这是一种承诺测试，十分重要。根据经验，大多数就诊病人会选择所给出的一种付款方式。需要提醒的是，在没有收到全部治疗费之前不要开始治疗。这种付款的方式在治疗之前病人便预先付清所有费用,而非在提供口腔医疗服务的当次才请病人付清费用。这样做,除了有经济上的优点外,也减少了病人取消约诊的概率,他们绝对会按约就诊,因为他们已经付过费用了。

追求"价廉物美"是共同的人性,占点小便宜是人类难以克服的弱点。以总价5%的优惠给病人,诱发病人的治疗和预先付费策略意愿,将使预先付费策略效果达到最好。别把这个优惠说成是打折,而且必须注意避免在牙科诊室提及此说法,以免与便宜产生联想。这里有一个关键是一定要告知病人总共节省的费用是多少,5%的优惠较难使病人了解它的价值是多少,但当告知病人明确数字后,病人将会有更清晰的认知。当然,也需替病人将所节省的费用与全部的收费一同记录下来。虽然这个策略不可能百分之百奏效,然而,它的效用与结果仍然会令人感到惊喜。

急症治疗和择期治疗之间有很大的差异,而牙科治疗大多属于择期治疗范畴。择期治疗即不受时间限制,所以就不存在无法在治疗前支付治疗费的理由。但是的确有一些就诊病人无力一次付清所有的治疗费用,这时我们可以提供一个付款计划。只要就诊病人不欠口腔诊所的钱,任何付款方式都是可以接受的。

三、避免欠费和回收欠款

很多口腔医生面临一个相同的问题,就是经常会遇到病人欠费的情况,一旦病人欠费,想要解决却并不简单,最好的办法就是从根源上杜绝病人欠费的情况。医疗欠费是病人接受口腔医疗服务,即占有口腔医务人员的劳动及消耗医疗物化劳动,而未能及时支付相应费用所形成的一种经济关系。医疗欠费的存在严重影响了口腔诊所的正常运转,并极易导致口腔诊所的财务恶化,危及口腔诊所的生存和发展。口腔诊所要走"优质、高效、低耗"的建设发展之路,就要坚决避免欠费和及时回收欠款。

病人欠费的原因既有主观因素,又有客观因素。媒体导向引起欠费,一些病人借机寻事,其目的就是想减免医疗费用,甚至以赔偿相威胁,口腔诊所碍于声誉,只好忍气吞声,减收医药费用了事。贫困性医疗欠费,如病人欠费很多是由于病人确实贫困造成。管理制度不健全、不完善,病人诊疗押金不能及时催交,费用不能及时反馈临床、检查、治疗、材料费用送达滞后,造成欠费。

培养良好的医患关系是解决欠费问题的基础,及时有效的沟通是培养良好医患关系的基础。医疗活动本身为医患双方满足各自的需要——物质利益和精神利益提供可能。对医生而言,通过医疗行为活动而从病人处获得报酬并得到自身价值实现的满足感就是医务人员的利益;对病人来说,通过医生提供服务而恢复健康就是病人的利益。因此,医患关系是贯穿整个医学发展、医疗活动开展始终的核心。口腔诊所树立好的自身形象,为病人提供一流的配套服务,使口腔诊所和病人之间建立起融洽的关系是解决医疗欠费的根本前提。

1. 避免欠费发生

首先,严格执行预交费制度。口腔诊所应根据病人的病情,确定合理的预收费数额,既要保证病人能够正常得到治疗,又不能给病人增加过重的负担。

其次,建立担保制度。病人到口腔诊所就诊,就与口腔诊所形成了口腔医疗服务合同关系,根据《中华人民共和国民法典》的规定,口腔诊所可以要求病人对合同的履行提供担保。一般应以签名保证作为担保的方式。因为此种担保方式更加可行,也易于被病人所接受。

再次,建立详细的登记制度。病人就诊后,牙科护士应及时了解病人的情况,包括病人的家庭成员、地址等。详细的登记制度对于日后对病人的随访、统计以及信息的沟通都有好处,同时对欠费亦有一定的制约作用。

最后,完成最后一次就诊时,一定要结算清欠费。修复病人在最后一次戴牙时,口腔医生一定要问清病人医疗费是否带够,如不够,就延期或下次戴牙。如果烤瓷牙戴走了,病人虽然打下了欠条,但很有可能永远丢失这个病人,这个病人不会再光顾口腔诊所了。

2. 回收欠款策略

出现应收账款的负账户对口腔诊所的管理不利,而且欠钱的人通常也不喜欢债主。回收欠款是商业活动中普遍存在的,也是很不容易解决的问题。收付款制度中应该有"欠款追缴"的措施,并应该知会病人。例如,超过90天还不付清欠款时诊所有权采取认为必要的措施(请"讨债公司"等);对于失联的病人,应与该病人所在地的警务部门联系,请求其协助追缴医疗欠费。

在病人没有缴付应付款项时口腔医生应该停止提供诊治服务等,一旦病例最初效果显示出任何无法处理的负面效果,不管这种负面效果的影响程度有多小,在以后都几乎不可能再改善这种负面效果。如果就诊病人还欠钱的话,他们会以此为由拒绝付款,而口腔诊所就无法收回治疗费了,这样口腔诊所就得面对仅获得双方认可的预付款的风险,通常这些预付款甚至不足以弥补口腔诊所的成本和管理费用。

在口腔诊所周围社区内肯定有相当一部分人无法承担口腔诊所提供的服务。口腔诊所有义务为这些人提供无偿服务,因为我们从事的毕竟是治病救人的行业。但是当决定提供无偿服务时,请确信是口腔诊所自己主动作出这样的选择,而不是被迫的。

口腔医疗服务具有社会公益性和福利性,救助病人是口腔医疗机构的责任和义务。口腔诊所可以通过完善自身管理,有效减少医疗欠费。但医疗欠费管理工作是一个社会问题,仅仅靠口腔诊所的力量远远不够,需要社会多部门齐抓共管,维持良好的口腔医疗秩序和创建和谐的口腔医疗环境。总之,口腔诊所依法追回医疗欠费是正当的维权行为,但前提仍需口腔诊所依法履行自己的法定职责,为病人提供优质、收费合理的口腔医疗服务。

[附录]哈尔滨市口腔医院医患沟通制度(来源:哈尔滨市口腔医院 http://www.hrb-skqyy.com)

一、医患沟通的内容

在医患沟通过程中,医护人员应向病人及家属介绍所患疾病的诊断、治疗情况、重要检查目的及结果,病情的转归及其预后,某些治疗可能引起的严重后果、药物不良反应、手术方式、手术的并发症及防范措施,医药费用清单等内容,并听取病人及其家属的意见和建议,回答其所要了解的问题。

二、医患沟通的技巧与方法

(一)基本要求

尊重、诚信、同情、耐心

1. 一个技巧

倾听——请多听病人或家属说几句,介绍(解释)——请多向病人或家属说几句。

2. 二个掌握

掌握病情、治疗情况和检查结果;掌握医疗费用的使用情况。

3. 三个留意

留意对方的情绪状态、教育程度及对沟通的感受;留意对方对病情的认知程度和对交流的期望值;留意自身的情绪反应,学会自我控制。

4. 四个避免

避免强求对方及时接受事实;避免使用易刺激对方情绪的词语和语气;避免过多使用对方不易听懂的专业词汇;避免刻意改变和压抑对方情绪,适时舒缓。

(二)沟通方法

1. 预防为主的沟通:在医疗活动过程中,只要发现可能出现问题的苗头,并把此类作为重点沟通对象,针对性地进行沟通。

2. 交换沟通对象:在某医生与病人或家属沟通困难时,可另换一位医生或主任与其沟通。

3. 书面沟通:病人来我院就诊挂号后,必须由医患双方在诊疗须知及收费项目单上签字认可,签字后方可实施诊疗活动,诊疗须知由医院统一保管,对丧失语言能力或某些特殊检查、治疗的病人也要进行书面沟通。

4. 先请示后沟通:当下级医生对某种疾病的解释不肯定时,先请示上级医生,然后再沟通。

三、"医患沟通制"的制度保障

把"医患沟通制"纳入医院质量管理体系,医务科、护理部、质量考核办将定期每月抽查一次,查病历了解"医患沟通"记录情况,还将不定期进行电话回访,听取病人意见。由考核办通报实施效果,并加以评价,提出改进措施或意见,向全院通报。对拒不执行"医患沟通制"和在执行过程中仍有病人投诉,病人不满,则按相关规定给予处理。

本制度从职工大会通过之日起执行

小结

优秀的口腔医生需要具备良好的人文素质和沟通能力,通过本章学习,应该熟悉接诊沟通的特殊性,了解接诊沟通的基本方式、接诊沟通的过程、口腔医疗过程沟通的特点,特别应对口腔医疗议价技巧有深入理解。

参考文献

[1] 姜学林.医疗语言学初论[M].北京:中国医药科技出版社,1998.

[2] 张国芳,余晓平.试论医务人员在医患交谈中的主导地位[J].医学与社会,2000,13(6):48-50.

[3] 周绍辉.与病人沟通的艺术[J].中华医院管理杂志,2007,21(29):41-43.

[4] 王光护,孙少宣.美容牙科的医患沟通[J].中华医学美容杂志,1998,4(4):235-236.

[5] WATT R G. Motivational interviewing may be effective in dental setting[J]. Evid Based Dent,2010,11(1):13.

[6] 汪洁云,王林.口腔医疗门诊服务中医患沟通障碍的原因分析及对策[J].江苏卫生事业管理,2009,20(5):81-82.

[7] 张红.如何提高口腔专科门诊分诊台的服务艺术[J].中华现代医药,2003,3(1):109.

[8] 傅媛媛,陈宁.口腔医疗服务中的医患沟通途径研究[J].中国医院管理,2009,29(2):26-28.

[9] LEVIN R P. Creating more value for patients[J]. J Am Dent Assoc,2013,144(1):97-98.

[10] LEVIN R P. Body language speaks volumes[J]. J Am Dent Assoc,2008,139(9):1262-1263.

[11] LEVIN R P. Who has time for effective communication?[J]. J Am Dent Assoc,2008,139(2):195-196.

[12] LEVIN R P. How to improve practice communication[J]. Compend Contin Educ Dent,2006,27(10):536,538.

[13] LEVIN R P. Verbal skills and customer service[J]. Compend Contin Educ Dent,2005,26(10):696,698,700.

[14] 韩亮.全科口腔医学:口腔医疗服务中的医患沟通[J].中国实用口腔科杂志,2014,7(5):257-260.

[15] 李刚,贺周.口腔医师与病人沟通的技巧[J].北京口腔医学,2002,10(3):153-155.

[16] 李刚.客户关系管理与口腔医疗市场拓展[J].实用口腔医学杂志,2010,26(3):422-423.

[17] 邓敏,刘锦,胡玉萍,等.口腔医学生医患沟通能力培养的创新路径研究[J].继续医学教

育,2022,36(8):17-20.
[18] 韩雪,许亦权,刘洪臣.口腔临床实习生与老年患者医患沟通能力的思考[J].中华老年口腔医学杂志,2021,19(1):78-79.
[19] 李刚.口腔医疗过程中的医患沟通[J].继续医学教育,2006,20(1):95-98.
[20] 于秦曦.牙科诊所的医患沟通[M].北京:人民卫生出版社,2011.

思考题

1. 在口腔医疗机构,沟通有哪三个层面?
2. 口腔医生与病人沟通的基本方式有哪些?
3. 口腔医生接诊沟通应注意什么事项?

第九章 口腔医生口碑传播

对口腔医生而言,病人的信赖就是生存和发展的根本。号称零号媒介的口碑传播被现代营销理论视为具有病毒特色的营销模式,是当今世界最廉价的和可信度最高的传播途径,更是快速培养消费者忠诚度的最好方法。口碑传播是一个被病人经常使用且深得病人信任的信息传播渠道。口腔医疗行业是一个高技术和职业道德的行业,口碑传播巨大的可信性和促销力,已经使口腔医疗行业坚信"金杯银杯,不如口碑""口碑才是效果最好的广告形式"。

特别对于营销资源有限的中小型口腔诊所,口碑传播更是口腔医疗市场拓展的有力法宝。我们要营造这样一个环境,让到过口腔诊所的病人都愿意把自己的亲友介绍过来。美国著名推销员拉德在商战中总结出"250定律":每一位顾客身后,大概有250位亲朋好友。如果赢得了1位顾客的好感,就意味着赢得了250个人的好感;反之,如果得罪了1位顾客,也就意味着得罪了250位顾客。

第一节 口碑传播的作用和特点

口碑传播不仅节省成本,而且影响力巨大。口碑具有自由性,尤其在网络高速发展的现代,只有提高自身的技术质量和服务质量才是控制口碑的基本条件,将正面的信息传播出去就能达到口碑传播的效果。口碑传播对口腔诊所的可信度和说服力有着不可估量的作用。

一、口碑传播的作用

许多研究和调查都表明,口碑传播在劝服的针对性和力度上大大优于传统广告宣传方式。例如,近20年来,我们对小白兔口腔医院就诊病人的持续调查表明,有50%的病人都是通过朋友介绍而来,常年建立起的良好声誉和品牌就是口碑传播的基础。美国西北大学的调查表明,1位满意的顾客会引发8笔潜在的买卖,其中至少有2笔可以成交;1位不满意的顾客足以阻碍25位顾客的购买意愿。沃顿商学院营销学教授乔纳·伯杰曾说过，口碑传播的效果是传统广告传播的10倍。研究数据表明，92%的用户更信任认识的人推的，77%的用户则会愿意购买朋友或家人推荐的新产品。如果口腔诊所在营销过程中巧妙地利用口碑传播的作用，就能快速发掘潜在病人、提高病人忠诚度，收到许多传统广告所不能达到的效果。

作为拥有千名会员的口腔诊所每位会员每年去诊所就诊1次，每年就是1000人次，如果每位会员带1位新病人，那就2000人次，如果这样口腔诊所的口腔医疗市场就能拓展。王发强等对医院不同病人群的口碑传播情况研究显示，男性病人传播人数普遍多于女性，这与当前国内男性地位高、社会关系广、交际频率高是有关的；35岁以下的年轻人更乐于进行口碑传播；同时，学历越高、收入越高的不便分类的从业人员和国家机关等单位负责人中交流信息的比例越高，认为加强这部分病人的口碑传播对医院的发展及美誉度有一定的影响。

二、口碑传播的特点

用户之所以对一款产品进行传播，在传播过程中建立产品的口碑，都是因为产品让用户产生了想要分享的感受。用户传播更多的是自己很直观的感受，好不好，爽不爽，然后用户身边的人体验之后会产生同样的感觉，这样才会有传播的效果。这种感觉更多的与人群有关系，不同的人群有着不同的刺激点。

口碑传播由信息传出者、信息接收者和信息主体构成。

1. 信息传出者

从信息传播的角度来分析，信息的传出者是信息传递环节中的首个要素。人们怎样才会选择一个关于口腔医疗服务的话题呢？首先是话题的有效性，这个话题可以体现传播者传出消息的优越性。其次是口碑传播内容的趣味性、新闻性，因此，口腔诊所应尽可能地利用专业新闻扩大影响。同时，传播者还有寻求传播共性接收者的心理特征。这就是一些顶尖的口腔诊所一般很少做广告的原因，因为人们都以谈论接受他们的口腔医疗服务为荣，所以他们的品牌特征可以通过口碑得到传播。

2. 信息接收者

信息接收者在接收信息时会选择性注意、选择性理解、选择性记忆。信息接收者还有被动的一面，就是他们非常容易受到时尚和舆论环境的影响。

3. 信息主体

信息的实效性和可理解性在传播信息中是最关键的。一则好的口碑传播信息必须对他的传出者和接收者都有意义。同时，也必须容易理解。越傻瓜型的信息越会有效传播。

第二节　口碑传播的方法和促进

口碑传播是一种最持久、最可靠、最深远、最有效的"广告"。口腔医生可以直接鼓励就诊病人帮助传播，定期与病人进行品牌对话，听取病人的意见改善服务，消除病人的批评获得口碑，开展社区民众体验口腔医疗服务的活动，促进口碑传播。所有口腔医生都有自己独特的技术质量和服务方法，找到这种与目标人群形成共鸣的特质，并以此作为竞争的亮点。口碑传播也要设定明确的目标，并且有详细的执行计划。现在互联网和社交媒体让每一位就诊病人都成了一个传播平台，借此可以把口碑营销做到极致。

一、鼓励就诊病人帮助传播

在没有任何媒介物的情况下，要想让就诊病人自发地为口腔医生做口碑传播是相当不容易的。因此，口腔医生应该采取多种媒介性辅助手段，让就诊病人可以借助这些媒介性手段向其他人做口头宣传。可以向就诊病人提供他们能和别人一道分享的优惠和奖励是赢得新病人的一条良策。例如，美国 University Dental Professional（UDP）口腔医生从 2008 年开始，向每一位介绍了新病人前来就诊的病人寄送非常人性化的感谢信，并附上消费优惠卡（介绍 1 位病人就赠送一张价值 5 美元的星巴克咖啡店优惠卡，介绍 3 位病人就赠送一张价值 50 美元的美国运通优惠卡）。

很多就诊病人不一定会自发谈论口腔诊所的技术质量和服务品质，口腔诊所需要以某种形式来"请求"或"引导"，他们才会成为口碑谈论者。例如：①口腔诊所可以设立服务质量监督员，为其介绍的新病人免费洁牙。②当决定为了推广口腔诊所的某项服务需要举行特别的营销活动时，不妨让就诊病人担当一些相关礼品的发送工作。③印制一些小额的优惠金额或折扣的优惠券，让就诊病人将它寄给自己的熟人。④印制一些明信片和手册之类的东西，免费送给就诊病人使用。⑤散发标志性纪念品，挑选一些独特的纪念品散发出去，如印有口腔诊所名称的漱口杯，使人们乐于展示它并且成为一个话题。这样就可以让病人有机会用"实物"而不是仅靠语言进行宣传。同时还让消费者有了炫耀的资本，消费者经常会出于炫耀或宣泄的心理进行口碑传播。

二、定期与病人进行品牌对话

目前，国内口腔诊所在开展营销时通常采取在大众媒体上做广告的方式，广告只能给口腔诊所带来一定的知名度，一个口腔诊所并不是有了知名度便有了一切。口腔医生在消费者心中是以一个活体存在，如果口腔医生与病人之间没有情感的交流，仅凭单纯的广告宣传，口腔诊所必然会失去生命力，因而也不具备社会价值。所以，只有与病人保持长期"对话"才能使口腔诊所真正活跃起来，"对话"不但具有良好的广告效果，还能产生强烈的、良好的口碑传播效应；更重要的是，与病人保持有效的沟通，能培养病人对口腔医生的忠诚度并将其转化为口腔诊所的可持续发展动力，这是推动口腔诊所从市场拓展走向成熟运营的有效路径。

与病人保持对话的方式很多，如隔一段时间就给病人发送有关牙科行业状况的动态信息，无论这些消息是好还是坏，这是口腔医生与病人保持经常联系的一个最有效的途径。例如：举办社区公益口腔保健讲座，举行口腔医疗质量监督员联谊会等。与病人定期"对话"，实则已经把口腔诊所的宣传与培养病人对口腔诊所的情感结合起来了，使创造口腔医生的知名度围绕着建立口腔医生与病人之间的关系进行，其口碑带给口腔医疗市场拓展的力量是无穷的。

三、听取病人的意见改善服务

病人是口腔诊所存在的基础，关注病人的意见就是关注口腔诊所的前途。如果我们经常关注病人的看法，并进行合理的改善，不但会从弱势走向强势，还会赢来良好的口碑。可以在服务台或休息椅旁边、窗口放置一本病人意见簿，欢迎病人写下自己最喜爱的服务人员，还可以邀请病人发表建设性的意见以提高口腔诊所的服务质量。精明的口腔医生不但邀请病人指出业务方面的优点，还邀请病人前来挑错，提出意见和建议。虽然并不是所有的病人都有时间在意见簿上写下自己的意见，而且写下意见的病人也不一定能很好地表达自己的想法，但是在整整一本的意见簿上的确有些闪光的地方，也许仅仅那么一点点闪光的地方就能促使改变口腔诊所的服务格局。目的自然也是改进技术、提高服务质量、扩大口头宣传的影响力，产生良好的口碑效应。将问题放到桌面上加以解决，这能使困扰口腔医生的问题、没有被发现的使病人不满的问题，在它们造成危害之前就能得到彻底解决。

如果想赢得更好的口碑，对就诊病人的不满与批评可以在每个月总结一次，并把其中的意见分类，然后将病人有益的意见张榜公布，以使全体工作人员了解情况，并且查看是否有改进和变化的迹象。或将病人提出的最好的评价印在贴好邮票的明信片上，欢迎病人使用这一明信片并把它寄给自己的朋友或同事。还可以投票评选病人的最佳评价和意见，选出一条最能代表口腔诊所风格的评语，并对提出这一评价的病人给予相当的奖励。这样，我们不但会赢得这些病人永久的忠诚度，而且会得到其他病人的美好赞誉。

在大多数情况下，就诊病人由于工作过于忙碌以至于没有时间谈论自己的真情实感，或是由于性格内向，不愿意在口腔医生面前流露自己的想法和意见。因此，留言簿、各种问卷调查、病人焦点采访以及其他一些正面的调查方式就不能产生预期的效果。这时，在合适的场合监控病人的交谈是获取他们对口腔诊所真正评价的一个最佳途径。停车场、门厅和候诊室都是病人聚集和谈论感想的地方，他们在这里一般会毫不留情地表达对口腔诊所或口腔医生某些技术和服务的不满、困惑和期望。抓住就诊病人这些毫无隐晦的真实意见进行改进,将是口腔诊所飞速发展的动力。

四、消除病人的批评获得口碑

口腔医疗服务都会有一些不可预知的情况发生,没有口腔医生可以完全避开病人的批评与不满,无论这是口腔医生的责任还是就诊病人的误解。危机事件出现的后果一般有两种:①出现在大众媒体上,迅速挫伤品牌;②病人极大不满,在消费人群中产生病毒式的负面口碑。口腔医生需要具备危机分析、预测意识,当危机出现时,需要做好最坏的打算,寻求最好的结果,尽量找到每一种可能解决问题的办法。提出投诉和表示不满的病人仍在和我们沟通,是在给我们机会让我们的口腔医疗服务回到令人满意的状态。尽管我们不愿听逆耳之言,但应该意识到病人的抱怨是对我们的一种赠予。如果他们无法把建议和意见向口腔诊所倾诉,他们会很快升级不满的意见和情绪,并把这种负面的情绪向周边扩散,给口腔医生品牌造成不好的影响。所有口腔医生都必须对已经出现的问题进行及时而合理的解决,对于病人的不满,要尽快做出补偿,随时备好优惠凭证或赠品券以补偿病人的损失和不满。使病人的这些批评和不满所造成的潜在危害减到最少,才能不使口腔诊所的发展受到影响。

口腔医生要搞好与媒体的关系,最好杜绝媒体对批评和不满的曝光。如果媒体刊登出来,要及时做好事件的处理并通过媒体给病人一个合理的解释。口腔诊所应该教育全体团队人员用最大的耐心去倾听病人的批评和不满。如果正确回应负面口碑,就可以扭转形势,创造全然改观的正面口碑,变病人负面口碑为正面效应,化危机为机遇,令病人获得最满意的处理结果,还会成为在病人中传播的口碑事件,为口腔医生赢得良好的形象。变病人负面口碑为正面效应,是负面口碑管理的精髓。

五、体验口腔医疗促进口碑传播

可以把口腔医疗体验营销方面的定义,解读成以口腔诊所环境设施、口腔医疗质量,以及这个口腔诊所所有员工全心全意的服务态度,使得就诊病人充满一种感性的认识,这就是体验过程。口碑传播指的是具有感性传播的非商业传播者,并坚守着其中关于某一个商品品牌、组织或者某种服务非正式的人际关系传播。作为意见领袖或社区明星,就扮演着口碑传播中非常重要的角色。从体验营销会引发最终的口碑传播,这样的一种拓展方式是非常常用和流行的做法。口腔医疗行业应该研究如何提升就诊病人在口腔医疗过程中的体验感。如果口腔诊所的技术质量和服务品质在各方面都是过硬的,那么就应该大力组织公众特别是意见领袖或社区明星,参观考察,感到满意的参观者,特别是有影响力的意见领袖或社区明星,自然就会成为口腔诊所的口碑传播者。在口腔诊所举办儿童口腔科普讲座,口腔医生带着小朋友玩得很开心,家长拍下来并发朋友圈。口腔诊所里有病人地图,甚至有同一个小区的居民和口腔医生的合照,就诊病人一看就很有亲切感,也会合影留念并发朋友圈。

六、社区公益活动促进口碑传播

响应国家卫生健康委员会提出的"口腔健康·全身健康"的爱牙号召,让社区更多人重视口腔健康问题,养成口腔保健的习惯,口腔医生走进社区,在社区举办口腔健康知识科普讲座、宣发口腔健康资料、爱牙义诊等公益活动,既有针对老年人的缺牙问题,也有科普儿童颜面管理的早期矫正等主题,为社区居民提供免费的口腔健康检查,及早发现口腔健康问题(图9-1)。为参加活动的居民进行细致的口腔健康检查,询问其牙齿的日常状况,并就提出的一些牙齿问题进行详细解答,针对居民的不同口腔健康问题提出治疗建议和方案。将爱心传递至每一位社区居民心中。必要时还可为参加活动的社区居民赠送精心准备的护齿小礼品。传播"口腔健康,全身健康"的理念,倡导大众重视牙齿问题,将爱心传递至每一个人心中。

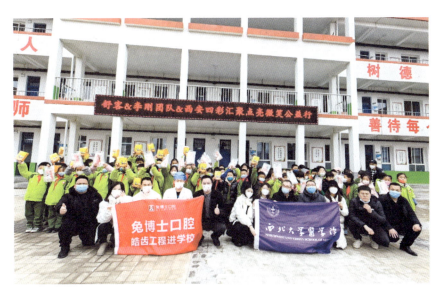

图9-1　李刚教授参加皓齿民生工程公益活动(渭南市蒲城县龙池镇中心小学,2023-12-13)

口腔诊所的收入取之于病人,也应用之于病人。失去病人,口腔诊所就失去市场、失去服务于病人的资本;病人满意,口腔诊所就赢得市场,获得发展的机会。以病人为中心,坚持为病人提供一流的技术、一流的服务,只有这样才有可能促进口碑的传播。总之,在病人选择口腔医疗的时代,我们要秉承"病人第一"的理念,坚持"维护病人利益"的原则,健全口碑传播管理体制,加强医患沟通,提高病人满意度,最大限度地赢得病人或社区的口碑。

七、规范着装赢得病人的信任和好感

口腔医务人员注重仪表、服装整洁、举止得体(图9-2),既向社会展示了自己的精神风貌,也是对职业的尊重,对病人的尊重。口腔医生着装既是一个同病人沟通的窗口,也是口腔医生临床工作的重要工具。不仅要体现出口腔医生良好的职业素养和精神风貌,进而赢得病人及家属的信任和好感,也要满足口腔医生实际工作的需求,更好地服务于临床。现在已经有不少口腔诊所,开始对口腔医生的着装进行具体规范,要求在岗职工工作时间要统一着装,男医生出诊打领带,女医护上班应化淡妆,保持着装整齐、干净整洁等。为了了解病人对医生着装的看法,2018 年 C. M. Petrilli 等调研了 4062 位病人,通过问卷分析发现,有 50% 以上的病人认为医生在就诊时的着装非常重要,还有 30% 的病人表示医生的着装会影响他们对诊疗的满意度。研究数据显示,与其他着装相比,"正装+白大褂"组合得分最高,特别在信任感、被关爱感和体贴感几个评价维度。2021 年 Xun 等研究共收集了 487 份有效问卷,研究数据显示,受访者认为穿着白大褂的医生更有经验、更专业和更友好,身着灰色羊毛夹克或黑色软壳夹克的医生看起来缺乏经验又不专业。

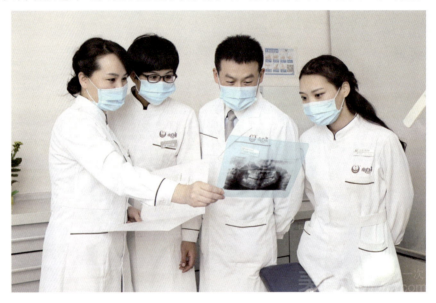

图 9-2 西安小白兔口腔医院口腔医生着装

着装可以根据不同的科室部门进行区别要求。例如,门诊医务人员活动量小可以着正装,容易赢得病人和家属的好感;急诊、重症监护病房(ICU)医务人员活动量大则可以选择穿着更舒适、适合处置病人工作的服装。重要活动场合:如无特殊要求,男性穿院服、浅色衬衫、深色西裤、深色皮鞋,系院服配套领带;女性穿院服、浅色衬衫、深色皮鞋,系院服配套丝巾。天气炎热时,上身统一穿白色或浅色长袖衬衫。临床工作场合:男性穿工作制服(白大褂等)、衬衫、西裤、深色皮鞋,系领带;女性穿工作制服(白大褂、护士服等)、端庄上衣与裤(裙)、皮鞋。特定工作场合:穿手术衣、防护服等操作服。其他工作场合:可根据工作需要,穿院服、西服或工作制服(白大褂、护士服等);男性搭配衬衫、领带、西裤、深色皮鞋;女性搭配端庄上衣与裤(裙)、皮鞋。

小结

通过本章学习,应该熟悉口碑传播的作用和特点,了解口碑传播的方法和促进。作为一名口腔医生要有一个好的口碑,获取好的口碑:一是需要口腔医生有精湛的医术和良好的医德;二是需要广大就诊病人的积极传播。

参考文献

[1] 李刚.口碑传播与口腔医疗市场拓展[J].实用口腔医学杂志,2010,26(4):561-563.

[2] 苗昭.职业培训:口碑为重的整合传播策略[J].市场观察,2009(3):76.

[3] 马健.网络经济时代的口碑营销传播[N].中国计算机报,2006-02-20(12).

[4] 王发强,陈金宏,胡利斌.不同满意度患者口碑传播经济学浅析[J].中国医院,2007,11(12):18-19.

[5] 王金池.口碑营销的基础及其传播途径[J].东南大学学报(哲学社会科学版),2006,8(2):38-41,90,127.

[6] PETRILLI C M,SAINT S,JENNINGS J J,et al. Understanding patient preference for physician attire:a cross-sectional observational study of 10 academic medical centres in the USA[J]. BMJ Open,2018,8(5):e021239.

[7] XUN H,CHEN J,SUN A H,et al. Public perceptions of physician attire and professionalism in the US[J]. JAMA Netw Open,2021,4(7):e2117779.

[8] 卢燕波.口腔医生个人形象在美容牙科中的重要意义[J].医学信息,2011(8):4169-4170.

[9] 颜炳荣.口碑营销[M].北京:中国纺织出版社,2007.

思考题

1. 口碑传播有哪些方面的特点?
2. 口碑传播有什么方法?

第十章 口腔医生融媒应用

融媒是充分利用媒介载体,把广播、电视、报纸、杂志、电话、网络等既有共同点,又存在互补性的不同媒体,在人力、内容、宣传等方面进行全面整合,实现"资源通融、内容兼融、宣传互融、利益共融"的新型媒体宣传理念。网络的发展路上一直伴随着诸多的神话。进入21世纪,网络已经融入每个现代人的生活。在许多产业与行业的营销中网络得到了全面和革命性的运用,使得整合营销的面貌一下崭新起来。网络营销(online marketing或cybermarketing)全称是网络直复营销,是指企业以电子信息技术为基础,以计算机网络为媒介和手段而进行的各种营销活动(包括网络调研、网络新产品开发、网络促销、网络分销、网络服务等)的总称。网络为城市的人民带来便利的同时,也悄然改变口腔诊所的市场拓展,更有一些口腔诊所把目光聚焦在了网络营销上。

一种新的文明从工业文明逐渐脱胎出来——这就是信息文明。从电报到电话,再到网络,信息技术让地球小到成为一个可以灵便操作的掌上移动终端。世界上任何一个地点发生的变化,都可能在第一时间全球传播。目前,中国网购交易市场正在不断以接近100%的增长率逐年递增,一个长远预测是,10年之后,超过80%的消费需求都将通过网络来解决。随着18~35岁的年轻人迅速成为网购的主力军,"宅经济"对于年轻消费群体的分流效应已经开始被商家感知。再过几年,当现在这些沉迷于网购的年轻人成为整个社会的主力消费者时,情况又会如何?现在,几乎所有行业都在朝着网络发足狂奔。口腔医生网上执业是一个极好的方法,可以开发特定环境市场。现在网购已是一种成熟的交易形式,但是口腔医生并没有完全掌握它。网络营销是对传统营销的创新和补充,传统营销理论同样适合于口腔医疗网络营销。

2022年8月31日,中国互联网络信息中心(CNNIC)发布的第50次《中国互联网络发展状况统计报告》显示,截至2022年6月,我国网民规模为10.51亿,互联网普及率达74.4%。在网络接入环境方面,网民人均每周上网时长为29.5小时。网民使用手机上网的比例达99.6%,使用台式电脑、笔记本电脑、电视和平板电脑上网的比例分别为33.3%、32.6%、26.7%和27.6%。国家统计局数据显示,2021年,全国网上零售额达13.1万亿元,同比增长14.1%。其中,实物商品网上零售额10.8万亿元,首次突破10万亿元,同比增长12.0%，占社会消费品零售总额的比重为24.5%，对社会消费品零售总额增长的贡献率为23.6%。网络是一种高效便捷、低成本、覆盖全球的通信工具，是一个近乎无限增长的信息资源库。随着网络在口腔医疗领域的应用，口腔医疗工作的各方面产生了许多新思路、新方法、新手段和新途径，一种新的网络口腔医生工作模式正趋于形成。

口腔医生网站是开展网络口腔医疗工作的主要载体和中心内容，是实践网络口腔医疗工作模式的集中表现。因此，口腔医生在网络上建立网站，在实践中研究如何将网络应用于口腔医疗信息、营销、服务和管理等工作。口腔医生通过网站进行医患交流、信息发布、门诊预约。融媒应用其实还处于"幼年"时期，所以，对于大多数口腔医生来说，这是一个好时机，还有大量的市场空间等待有心人前去发现。融媒蓬勃发展，与之相适应的理念是重智能的反应，即对外部市场变化及顾客需求的一种快速、互动式的反应。

网络正在日益渗入我们的日常生活中，口腔医学领域也不例外。计算机控制的牙科综合治疗台受到口腔医生的青睐，微电脑技术的广泛应用大大提高了各种牙科设备器械的性能。数字化成像、牙齿美容图像、电子比色选择、咬合关系计算机分析、龋病检测、计算机辅助设计（computer aided design，CAD）/计算机辅助制造（computer aided manufacturing，CAM）已经越来越多地应用在口腔医疗中，口腔医生执业的管理计算机化也越来越普遍和多样化。通过电话线、电缆或其他形式，可以将一个地方的计算机联网（local area networks，LANS），也可以将几个地方的计算机联网（wide area networks，WANS）。联网以后的计算机能够快捷高效地传递、调阅和共享信息。

美国电子健康服务者协会（Association of Telehealth Service Providers，ATSP）宣称，装备了数字化照相机和数字化X线机的口腔诊所已经超过了85%。ATSP甚至预言，口腔医生将会在不久的将来实现遥控设备来为病人服务。据美国牙科协会调查，有91%的口腔医生在日常工作中使用电子计算机，与互联网相连接的口腔医生已经超过了50%。

近年来，数字牙科越来越频繁地出现在美国的专业出版物上。这个名词指的是应用电子计算机技术，如远程会诊、数字化成像和其他数字通信手段为病人提供不受地域限制的高水平、高质量的口腔医疗服务。专家们预测，数字牙科将会对临床诊治服务、研究和教育产生深刻的影响；随着速度的提高，带宽的扩大，硬件和软件的改进，这些技术将会变得越来越高效、精确、可靠和廉价。

许多网民通过网络与口腔医生保持联系，向口腔医生提出各种各样的问题，深入了解疾病的病因、治疗和预后。因此，数字牙科的发展就有了坚实的基础。口腔医生也意识到，如果不购买和使用数字化设备，不建立自己的网站（网页），不使用互联网，就无法留住现有的病人，更不要说吸引新病人了。口腔医生主页及专业网站的建立是快速传播最新概念及技术的最佳手段，口腔医生与病人的网上接触缩短了时间和空间距离，促进了双方的沟通，为扩大口腔医生的病源网络打下基础。

融媒应用的艺术就是口腔医生品牌的建设，创立自己的品牌效应，以针对目标市场确定和建立一个独特的品牌，并对品牌的整体形象进行设计和传播，从而在目标病人心中占据一个独特的、有价值地位的过程或行动。现代营销学之父科特勒说："一个好的品牌能够描述一个过程。"好的口腔医生，必然能让病人记住。融媒时代，创新才能创造生命力，创新意味着变化万千，创新意味着推陈出新。其实，融媒的应用，就是为了宣传自己的品牌，也是为了吸引更多的用户。利用好口腔医生个人微信号和自有社群，合理规划、设计内容，例如分享趣味口腔知识的科普海报，分享精美的重要节日祝福海报，又或是发布口腔健康方面的科普文章，发布与口腔医生相关的热点资讯图文等。

当下新媒体在人们的生活中已逐渐深化，口腔医生在大背景下应当进行自身的转变和改良，提升经营管理能力，将口腔诊所的宣传与新媒体相结合，提升新媒体技术对口腔诊所工作的引导和促进作用。

第一节 APP 平台

口腔诊所 APP 平台是一款为就诊口腔病人打造的生活服务平台，专为有需求的病人提供，适配口腔诊所执业，内外工作统一处理；口腔医生碎片时间处理工作，随时随地移动办公；服务与知识可收费，付出与收入更平衡；连接口腔诊所服务与数据，实现"口腔预防保健＋面诊治疗＋康复护理"的口腔诊所管理全闭环；与口腔诊所工作相衔接，补充口腔预防保健和口腔康复管理环节，实现全闭环的口腔诊所管理服务，提升就诊口腔病人诊疗效果和满意度；树立口腔诊所品牌，积累就诊口腔病人资源；通过网络 APP 平台突破位置限制，服务更多的口腔病人。

对于连锁口腔医疗机构来说，开发 APP 平台能够让病人在线预约面诊治疗时间，在线和医生沟通无疑给病人带来方便，同时也能建立更紧密的用户黏性；对于医疗机构来说，管理病人病历也能够实现数字化，看诊智能化。APP 平台需要具有以下功能。

一、在线预约

若是病人需要看牙齿，平台会为病人提供预约口腔医生的服务，免除病人排队的苦恼，并且看完牙齿以后，还会自动生成病人的档案信息，方便病人进行查询，也给医院提供了方便。随访计划按口腔病人标签组关联，系统自动匹配邀请口腔病人加入。就诊口腔病人来源于线下门诊，医患关系更可靠，口腔病人资料更清晰。提供今日预约未到病人、今日已到病人、全部病人视图；提供手机号码、病人姓名、病人姓名拼音首字母、最后就诊日期等多种查询方式。

二、健康档案

口腔医生可以查看就诊口腔病人在口腔诊所的门诊病历和检验检查结果等口腔健康档案信息,对在线口腔诊疗提供更有效的数据依据。

三、在线问诊

现在工作都是比较忙碌的,有的病人牙齿不舒服没办法及时就诊,远程在线问诊,让病人再也不用担心因事而耽误病情,可以随时评估身体状况。一次性制订由调查表、量表、健康知识、复诊复查提醒组成的随访计划,系统自动发送随访就诊病人日程。

四、健康方案

若是牙齿有一些不足和问题,病人能够在线咨询,而口腔医生会依据病人牙齿的健康状态,为病人定制个性化的口腔健康方案,病人仅需花费部分的咨询费用,对于病人来说便利又舒心。根据诊所的收费明细进行收费,让病人消费一目了然,病人更满意。支持不同的自定义打印格式,同时支持规范化的医疗收据打印(套打),让收据更规范,病人更放心。通过 3D 动画,向病人展示每个牙科治疗项目的类型和过程。对牙科治疗项目一无所知的病人也可以通过在线咨询简单了解一般情况。

五、保健资讯

APP 平台将显示各种牙齿保健信息和一些口腔健康提示供病人浏览。通过充分了解牙齿保健信息,病人可以预防口腔疾病,减轻口腔疾病带来的痛苦。平台会展示各种关于牙齿的资讯以及一些护牙小技巧供病人浏览,许多时候大家对于牙齿都没有多大的重视,可是许多牙齿问题往往会威胁人体健康,充分知晓牙齿保健信息就能在生活中预防口腔疾病,让生活更为美好。定期邀请专家开展在线直播课程,文章、音频、视频等多样式的内容分享。

六、口腔护理商城

电动牙刷、冲牙器、口腔护理液等和口腔护理有关的商品都可以上架到商城,让用户可以在线挑选,加入购物车一键下单。

非常实用的口腔管理软件(图 10-1),包括 e 看牙、袋鼠点点、口腔人、七西西、爱牙云、轻松牙医大川口腔管理、金雨口腔管理、茄子口腔诊所、牙博士口腔、艾坚口腔等,可以帮助口腔医生来管理口腔医疗工作。APP 平台应用为口腔医生提供专业的病人管理工具,通过手机应用就能轻松管理病人的个人信息,及时添加管理其入诊时间、预约时间以及来访记录。随时查看病人治疗项目及主治医生,合理安排医务人员对病人就治疗后的恢复情况进行回访记录。

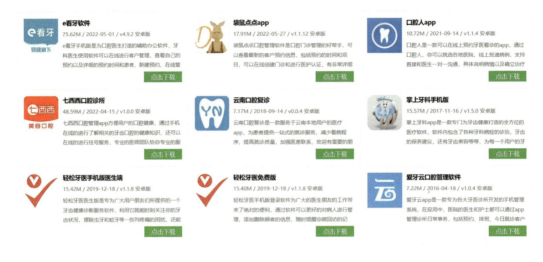

图 10-1　非常实用的口腔管理软件

第二节　短信、微信

口腔医生可以通过短信和微信服务病人。首先是预约确定,现在许多诊所都采取预约制度,这一方面节约了病人的排队时间,另一方面也能够让口腔医生管理好时间,免去许多麻烦。其次是复查通知,有些牙齿问题需要拍片或者多次疗程治疗。每次疗程前诊所可以利用短信通知病人,避免病人遗忘了复查时间,会造成其他不便。还有就是护牙小知识分享,例如如何洗牙才是最有效果的,牙龈发炎该做什么等常见问题解答,这对于口腔医生维护医患关系是一种有效的手段,在病人了解知识的同时还能增加其对品牌的好感度。

一、短信

短信是伴随数字移动通信系统而产生的一种电信业务,通过移动通信系统的信令信道和信令网,传送文字或数字短信息,属于一种非实时的、非语音的数据通信业务。一是短信的信息长度,始终是不超过 160 个英文或数字字符,或 70 个汉字,这与短信基于通信系统的信令网传送内容的机制密切相关。二是短信传递的方式——存储转发,当用户无法接收时,短信不会丢失,暂时存放在短信中心,当用户重新登录进网的时候,短信会迅速传递到用户手机上。

短信广告顾名思义就是将广告内容以手机短信的形式发送出去,包括文字短信和彩信,是基于中国移动、联通、电信直接提供的短信接口实现与用户指定号码进行短信批量发送和自定义发送的目的。短信广告可以为口腔诊所发展节约开支,提高效率。它将"促销活动""新品发布"等相关信息发布到目标用户的手机上,为口腔诊所树立品牌形象或占有市场创造了无限商机,也能为口腔诊所大幅降低广告开支。因此,短信广告越来越受到口腔诊所的青睐。

病人就诊时所留下的手机号码,需加以收集整理或者建立专门的数据库,向病人群发复诊提示或者健康资讯,这一种方式较易得到病人的感激和信任,主要针对目标人群。

语言无法直接表达,可通过短信进行有效沟通,更容易引发病人深思,实现病人对口腔诊所的认同,节约沟通时间,把面对面的沟通变为直接沟通。采取传统的电话回访,但打电话时有病人可能正忙,电话接不通。针对这种情况,采用"短信回访"是个好办法。由于短信只针对移动、联通、电信用户,所以对联系电话是座机或小灵通的病人,还会用电话回访做补充。为了不影响病人休息,应规定午休时间不发信息,尽量不打扰病人。

针对口腔诊所病人的不同病种,编写相应的信息内容,内容可以包括口腔疾病防治结合的知识,同时留下医院监督电话向病人征集服务意见。对口腔诊所每位病人都得回访,其中有一半以上需要发短信,当天的病人必须当天回访完。给当天口腔诊所的初复诊病人发信息回访,针对每个人的不同情况做健康提醒,并请病人为服务提意见。把根管手术、拔牙、补牙后的注意事项发到手机上,比医生的医嘱容易记住。

例如,2012年6月3日,吴女士带着她的孩子到青岛市口腔医院儿童口腔科看病后回到家,收到的短信写着以下内容:补牙(牙体充填)后,患牙有轻微冷热敏感症状多属正常反应,一般可自行缓解。如出现自发痛或咬合痛,或冷热敏感长期无好转,可能牙髓已有炎症,需要及时复诊,继续治疗。感谢您在我院就诊,如对本次诊疗服务不满意请拨打电话 15153257667 或 82792425 联系我们。

二、微信

微信提供公众平台、朋友圈、消息推送等功能,用户可以通过"摇一摇""搜索号码""附近的人",以及扫二维码方式添加好友和关注公众平台,同时通过微信用户可将内容分享给好友以及将看到的精彩内容分享到微信朋友圈。

微信沟通(WeChat communication)是网络经济时代沟通模式的一种。随着5G时代的到来和智能手机的普及,腾讯开发的即时通信软件微信凭借着传播方式的多元化悄无声息地改变着人们的生活,并且通过二维码"扫一扫"功能成功地实现了线上和线下的结合。微信有着独特的口腔健康信息传播的方便快捷优势,例如微信好友群传播的口腔健康信息之所以更具有说服力,是因为这些口腔健康信息比其他渠道的信息更快、更有个性、更具体且更集中。微信传播主体呈现年轻化、高学历的特点。出于学习、工作等方面的需要，支持多种微信传播应用软件的智能手机在学生、白领等高学历群体中颇受欢迎，而微信抓住年轻人心理推出的其他娱乐功能更是进一步俘获了年轻人群体。微信通过实现近距离、中距离和远距离三个断面的全面覆盖，形成了全方位、立体化的社交网络，人们可以根据需要更加精确化地分配社交精力。近距离口腔医疗就诊病人交际圈，即手机通讯录上的就诊病人，传受双方在微信沟通中感情黏性进一步增强，由此形成稳定、成熟、联系最为频繁的就诊病人交际圈。中距离千米新病人交际圈，微信通过手机定位服务设计了"查看附近的人"的功能，在口腔健康专业用户所在位置1000m范围内的微信用户都能看到。它为口腔健康专业用户提供了附近人的头像、昵称、签名及距离，以便微信用户之间产生进一步联系，也方便结识身边的新病人，向身边的人推广口腔健康信息业务。远距离社会大众交际圈，二维码、LBS（location based service）定位、摇一摇和漂流瓶功能将微信的社交圈由病人推向社会大众。可以说，在这三大交际圈中，口腔健康信息的微信受众分层十分明显，口腔健康信息传播可以在未来的沟通中更加精确化地、有针对性地分配社交精力，确定传播内容。

例如，为深化"三好一满意"活动，让社会大众更好地体验青岛市口腔医院的口腔医疗服务，了解更全的公益活动资讯，学习更多的口腔保健知识，青岛市口腔医院2014年3月开通了医院官方微信，可通过查找"青岛市口腔医院"微信公众号或扫描青岛市口腔医院二维码，进行关注浏览。为充分利用好医院官方微信公众平台，吸引更多的市民关注青岛市口腔医院，更大范围地传播口腔健康知识，提高青岛市口腔医院知名度，青岛市口腔医院利用4月1日~30日1个月的时间，推出"关注微信免挂号费"活动，在大厅免费开通Wi-Fi，挂号窗口摆放温馨提示，所有来院就诊的病人凭手机关注免当天普通门诊的挂号费、诊查费，得到就诊病人的一致好评。

口腔医院官方微信将及时更新口腔医疗资讯，发布服务信息及公益活动通知、传播各类口腔医学科普知识，将为给社会大众提供个性化口腔医疗服务信息沟通、提高社会大众的口腔保健意识及健康水平发挥积极的促进作用。

第三节 抖 音

抖音，是由字节跳动孵化的一款音乐创意短视频社交软件。该软件于2016年9月20日上线，是一个面向全年龄的短视频社区平台，用户可以通过这款软件选择歌曲，拍摄音乐作品形成自己的作品。抖音让每一个人看见并连接更大的世界，鼓励表达、沟通和记录，激发创造，丰富人们的精神世界，让现实生活更美好。

抖音是一款社交类的软件，通过抖音APP可以发布短视频，分享你的生活，同时也可以在这里认识更多朋友，了解各种奇闻趣事。抖音实质上是一个专注年轻人的音乐短视频社区,用户可以选择歌曲,配以短视频,形成自己的作品。它与小咖秀类似,但不同的是,抖音用户可以通过视频拍摄快慢、视频编辑、特效(反复、闪一下、慢镜头)等技术让视频更具创造性,而不是简单的对口型。抖音的玩法并不能说完完全全是新的,但这款音乐短视频产品风头正劲,日均视频播放量过亿,各路明星网红纷纷转发,甚至酷我音乐等在线音乐软件上已经出现了抖音热歌榜,抖音日活跃用户数(daily active users,DAU)已在数百万量级。

抖音平台更是一个快速引流的渠道,现在有不少的口腔医生都有自己的"抖音号",但是做得好的不多,优质转化更是寥寥无几。口腔医生的短视频可以利用线上线下相结合的模式进行营销宣传,这样持之以恒,就可以建立自己的一个用户池,积累到属于自己的精准客户,流量也会是原来的好几倍。目前抖音的垂直细分市场上,口腔医生真正的大号并不多,因此,对口腔医疗行业来说,还有很大的发展空间。我们要把握目前的机遇,提高我们的知名度和曝光度,从一名著名的本地口腔医生,转型为一名专业的网络口腔医生(图10-2)。目前抖音仅支持公立三甲医院的医生认证。

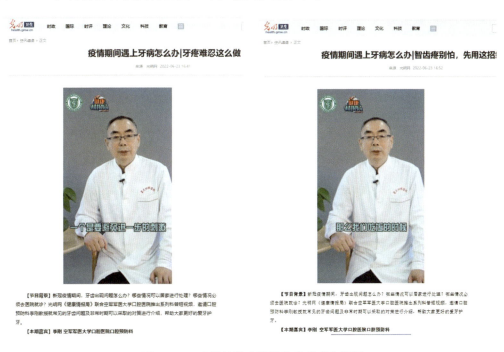

图10-2 李刚教授光明网科普系列小视频

第四节 网　站

纵观互联网的发展,其他行业(如化工、纺织、外贸等)纷纷在网络上建立起有效而出色的运作模式,为行业的发展起了积极的作用。回头再看看口腔诊所网站,真正能够利用其优势的口腔诊所网站寥寥无几。充分利用口腔诊所网站,建立网络就医诊断、专家会诊、在线解答、预约专家等,与其他网站采取合作、友情链接、业务互动等方式以提高网络用户对口腔诊所网站以及服务项目的了解与信任,加强潜在病人的产生,促进业务增长。

网站设计是一个实实在在的任务,对于口腔诊所医务人员,可以不参加实际的网页制作工作,但总体规划是必须参加的,所谓纲举目张,总体规划对网页设计至关重要。

一个口腔诊所的网站应该建立在准确的口腔诊所定位的前提下,整个网站的功能和内容应该围绕这个口腔诊所定位去合理组织和设计,否则整个网站会显得十分杂乱无章,让访客无所适从、不知所云,从而降低了网站的可观赏价值。

一、设计原则

根据开展互联网口腔诊所工作的需要,在建立口腔诊所网站过程中,使多媒体的界面易读、易懂、简洁、生动、美观。依据口腔诊所网站应该具备的功能,按照形式服务内容的原则,运用先进的网络技术来实现这些功能。同时注意不超越内容需要,过分追求增加功能和美化网页,坚持小巧美观的网页设计原则,保证网站的浏览速度。没有必要对口腔诊所网站的访问者隐藏某些东西,包括口腔诊所的名称、电话号码、邮箱、地址等。口腔诊所得向他人证明自己的坦诚,以便他人认为口腔诊所的产品或服务也是真实可信的。口腔诊所必须利用尽可能多的机会,向网站的访问者传达这样一种信息:口腔诊所所提供的产品和服务是一流的,并且不会给病人造成任何麻烦,例如在产品的维修方面或服务的技术支持方面。在互联网上,永远不会缺少潜在的需求,用户广泛分布于世界的每个地方,所以,对于网站推广人员的要求是:思维模式的"全球化"。

建设一个口腔诊所网站,不是为了赶时髦,也不是为了标榜自己的实力,重要的在于让网站真正发挥作用,让网站成为有效的网络营销工具和网上销售渠道。根据网站的实际应用需要,建议网站的功能主要表现在八个方面:网上咨询服务、产品/服务展示、口腔诊所品牌形象展示、牙科新闻发布、顾客服务、网上调查、网上联盟、后台管理。

二、设计栏目

口腔诊所网站栏目主要由三部分组成(图10-3):口腔诊所背景介绍,有关医学专家的业务及专长介绍(含照片、出诊时间等信息),口腔医疗保健常见问题咨询。

第十章　口腔医生融媒应用

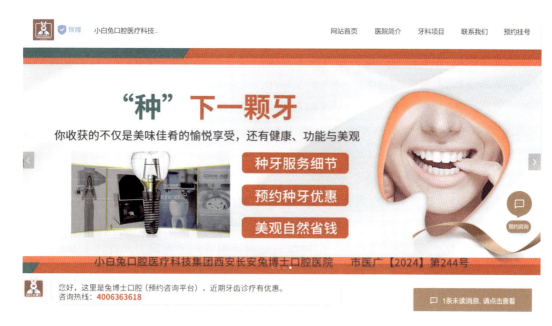

图 10-3　小白兔口腔医疗科技集团网站

1. 口腔诊所背景介绍

（1）口腔诊所产品/服务展示　向病人展示口腔诊所各种优质的服务项目。病人访问网站的主要目的是为了对口腔诊所的产品和服务进行深入的了解，口腔诊所网站的主要价值也就在于灵活地向病人展示产品说明及图片甚至多媒体信息。

（2）口腔诊所品牌形象展示　网站的形象代表着口腔诊所的网络品牌形象，人们在网上了解一个口腔诊所的主要方式就是访问该口腔诊所的网站，网站建设的专业化与否直接影响口腔诊所的网络品牌形象，同时也对网站的其他功能产生直接影响。

2. 口腔医生和员工介绍

口腔医生和员工介绍（含照片、出诊时间、学历背景、技术特色、从业经历等信息）、口腔医生的门诊时间表等。

3. 口腔保健咨询

网上口腔保健咨询服务可设置简单明了的引导项目，引导病人进行牙病的咨询和诊断。确定医疗保健常见问题的脚本：从门诊病人最常咨询的问题出发，由临床经验丰富的高年资医师讨论并确定。例如，拔牙后多长时间可以镶假牙？镶假牙前需做哪些准备工作？牙冠剩余很少或仅有牙根时应如何处理？真牙排列不齐是否可以拔除，以镶假牙来达到美观？前牙拔除后能不能立刻镶牙？前牙缺失后有哪些修复方法？

在撰写多媒体脚本时,既要尽量采用通俗的群众语言,又要考虑用词的科学性和规范性,并在脚本内容中渗透一些有关口腔保健和健康教育的知识,以方便病人理解并不失科学性为指导原则,把收集到的媒体素材按专业类别及各种媒体之间的联系,组织成有一定逻辑关系的结构,并按照脚本的知识内涵及临床医生了解的病人一般咨询思路,设计多媒体的交互性。通过网站可以为病人提供各种在线服务和帮助信息,例如常见问题解答(FAQ)、在线填写寻求帮助的表单、通过聊天实时回答病人的咨询等。

4. 新闻发布

口腔诊所网站是一个信息载体,在法律许可的范围内,可以发布一切有利于口腔诊所形象、病人服务以及促进销售的口腔诊所新闻、产品信息、各种促销信息、招标信息、合作信息、人员招聘信息等。因此,拥有一个网站就相当于拥有一个强有力的宣传工具。

5. 网上调查

口腔诊所网站上的在线调查表,可用于产品调查、消费者行为调查、品牌形象调查等,是获得第一手市场资料有效的调查工具。

6. 网上联盟

为了获得更好的网上推广效果,需要与供应商、经销商、客户网站,以及其他内容互补或者相关的企业建立合作关系,没有网站,合作就无从谈起。

7. 交通路线图

标明口腔诊所交通路线图,展示搭乘公共交通工具到达口腔诊所的车次和站名,自行驾车线路和停车场位置。标明口腔诊所地址和电话。

8. 网上预约就诊

姓名、性别、主要症状、希望就诊的时间、选择就诊的口腔医生、联系电话。

三、网站推广

优秀的网站同样需要辅之以成功的推广。利用搜索引擎、互惠链接等方法大力宣传网站,具有针对性的 Banner 广告会大大提高网站的知名度。网站推广是网络营销的基本职能和主要任务,网络营销每种职能的实现需要通过一种或多种网络营销手段。常用的网站推广方法有:搜索引擎注册、网络广告、交换链接、信息发布、邮件列表、许可 E-mail 营销、个性化营销、会员制营销、病毒性营销等。

根据网站的特点以及对各种网站推广方法的比较分析,综合考虑推广成本与效果,建议口腔诊所网站综合运用以下几种推广方式：

1. 网络实名注册

在浏览器地址栏中，用户无需输入 http://、www、com 等复杂难记的域名、网址，输入现实世界中企业、产品、商标的名字（即实名）即可直达企业网站，找到产品信息。

2. 搜索引擎注册

CNNIC 调查报告显示，搜索引擎是用户得知新网站的最重要途径。80%的网络用户习惯通过搜索引擎以"关键词"搜索的方式查询所感兴趣的信息。使用百度搜索引擎竞价排名服务可将网站排在百度搜索结果前列，同时出现在各大搜索引擎的搜索结果中。

各大搜索引擎：百度、搜狐、新浪、网易、21CN、广州视窗、263、Tom、上海热线、163.net、腾讯、北方时空、重庆热线、吉林信息港、湖南信息港、大庆信息港、西部时空、南阳信息港、东方热线、顺德信息网、秦皇岛信息港、保定热线、温州热线、唐山热线、淄博信息港、海南在线、大洋网、深圳商报社、云南信息港、第九城市。

3. 交换链接

交换链接或称互惠链接，是具有一定互补优势的网站之间的简单合作形式，即分别在自己的网站上放置对方网站的 LOGO 或网站名称并设置对方网站的超级链接，使得用户可以从合作网站中发现自己的网站，达到互相推广的目的。交换链接的作用主要表现在：获得访问量、增加用户浏览时的印象、在搜索引擎排名中增加优势、通过合作网站的推荐增加访问者的可信度等。被其他网站链接的机会越多，越有利于推广自己的网站，应尽量跟相关的网站进行交换链接。

4. 传统媒体推广

要将网站向全社会广泛地推广，传统媒体的作用不可忽视。若缺乏传统媒体的有效宣传，网站就不能被社会大众所知道，也就无从点击，更谈不上浏览，网站的信息就无法向大众传递。因此，建议在网站推广上尽量利用原有的宣传资料，如在宣传册、电视广告等工具上印刷上网址、网络实名、电子邮箱等，结合原有的视觉识别（visual identity，VI）系统，将网站的信息内容融入其中，这样成本低，又具针对性。

[附录]互联网医疗保健信息服务管理办法（来源：中华人民共和国卫生部令第 66 号，发布时间 2009-05-01）

第一章 总 则

第一条 为规范互联网医疗保健信息服务活动，保证互联网医疗保健信息科学、准确，促进互联网医疗保健信息服务健康有序发展,根据《互联网信息服务管理办法》,制定本办法。

第二条 在中华人民共和国境内从事互联网医疗保健信息服务活动,适用本办法。

本办法所称互联网医疗保健信息服务是指通过开办医疗卫生机构网站、预防保健知识网站或者在综合网站设立预防保健类频道向上网用户提供医疗保健信息的服务活动。

开展远程医疗会诊咨询、视频医学教育等互联网信息服务的,按照卫生部相关规定执行。

第三条 互联网医疗保健信息服务分为经营性和非经营性两类。

经营性互联网医疗保健信息服务,是指向上网用户有偿提供医疗保健信息等服务的活动。

非经营性互联网医疗保健信息服务,是指向上网用户无偿提供公开、共享性医疗保健信息等服务的活动。

第四条 从事互联网医疗保健信息服务,在向通信管理部门申请经营许可或者履行备案手续前,应当经省、自治区、直辖市人民政府卫生行政部门、中医药管理部门审核同意。

第二章 设 立

第五条 申请提供互联网医疗保健信息服务,应当具备下列条件:

(一)主办单位为依法设立的医疗卫生机构、从事预防保健服务的企事业单位或者其他社会组织;

(二)具有与提供的互联网医疗保健信息服务活动相适应的专业人员、设施及相关制度;

(三)网站或者频道有2名以上熟悉医疗卫生管理法律、法规和医疗卫生专业知识的技术人员;提供性知识宣传的,应当有1名副高级以上卫生专业技术职务任职资格的医师。

第六条 申请提供的互联网医疗保健信息服务中含有性心理、性伦理、性医学、性治疗等性科学研究内容的,除具备第五条规定条件外,还应当同时具备下列条件:

(一)主办单位必须是医疗卫生机构;

(二)具有仅向从事相关临床和科研工作的专业人员开放的相关网络技术措施。

第七条 申请提供互联网医疗保健信息服务的,应当按照属地管理原则,向主办单位所在地省、自治区、直辖市人民政府卫生行政部门、中医药管理部门提出申请,并提交下列材料:

(一)申请书和申请表。申请表内容主要包括:网站类别、服务性质(经营性或者非经营性)、内容分类(普通、性知识、性科研)、网站设置地点、预定开始提供服务日期、主办单位名称、机构性质、通信地址、邮政编码、负责人及其身份证号码、联系人、联系电话等;

(二)主办单位基本情况,包括机构法人证书或者企业法人营业执照;

(三)医疗卫生专业人员学历证明及资格证书、执业证书复印件,网站负责人身份证及简历;

(四)网站域名注册的相关证书证明文件;

(五)网站栏目设置说明;

(六)网站对历史发布信息进行备份和查阅的相关管理制度及执行情况说明;

(七)卫生行政部门、中医药管理部门在线浏览网站上所有栏目、内容的方法及操作说明;

(八)健全的网络与信息安全保障措施,包括网站安全保障措施、信息安全保密管理制度、用户信息安全管理制度;

(九)保证医疗保健信息来源科学、准确的管理措施、情况说明及相关证明。

第八条 从事互联网医疗卫生信息服务网站的中文名称,除与主办单位名称相同的以外,不得以"中国""中华""全国"等冠名。

第九条 省、自治区、直辖市人民政府卫生行政部门、中医药管理部门自受理之日起 20 日内,对申请提供互联网医疗保健信息服务的材料进行审核,并作出予以同意或不予同意的审核意见。予以同意的,核发《互联网医疗保健信息服务审核同意书》,发布公告,并向卫生部、国家中医药管理局备案;不予同意的,应当书面通知申请人并说明理由。

《互联网医疗保健信息服务审核同意书》格式由卫生部统一制定。

第十条 互联网医疗保健信息服务提供者变更下列事项之一的,应当向原发证机关申请办理变更手续,填写《互联网医疗保健信息服务项目变更申请表》,同时提供相关证明文件:

(一)《互联网医疗保健信息服务审核同意书》中审核同意的项目;

(二)互联网医疗保健信息服务主办单位的基本项目;

(三)提供互联网医疗保健信息服务的基本情况。

第十一条 《互联网医疗保健信息服务审核同意书》有效期 2 年。需要继续提供互联网医疗保健信息服务的,应当在有效期届满前 2 个月内,向原审核机关申请复核。通过复核的,核发《互联网医疗保健信息服务复核同意书》。

第三章 医疗保健信息服务

第十二条 互联网医疗保健信息服务内容必须科学、准确,必须符合国家有关法律、法规和医疗保健信息管理的相关规定。

提供互联网医疗保健信息服务的网站应当对发布的全部信息包括所链接的信息负全部责任。

不得发布含有封建迷信、淫秽内容的信息;不得发布虚假信息;不得发布未经审批的医疗广告;不得从事网上诊断和治疗活动。

非医疗机构不得在互联网上储存和处理电子病历和健康档案信息。

第十三条 发布医疗广告,必须符合《医疗广告管理办法》的有关规定。应当注明医疗广告审查证明文号,并按照核准的广告成品样件内容登载。

不得夸大宣传,严禁刊登违法广告。

第十四条 开展性知识宣传,必须提供信息内容的来源,并在明显位置标明。信息内容要由医疗卫生专业人员审核把关,确保其科学、准确。

不得转载、摘编非法出版物的内容;不得以宣传性知识为名渲染性心理、性伦理、性医学、性治疗等性科学研究的内容;严禁传播淫秽内容。

第十五条 开展性科学研究的医疗保健网站,只能向从事相关临床和科研工作的专业人员开放。

严禁以开展性科学研究为名传播淫秽内容。综合性网站的预防保健类频道不得开展性科学研究内容服务。

第十六条 提供医疗保健信息服务的网站登载的新闻信息,应当符合《互联网新闻信息服务管理办法》的相关规定;登载的药品信息应当符合《互联网药品信息服务管理办法》的相关规定。

第十七条 提供互联网医疗保健信息服务,应当在其网站主页底部的显著位置标明卫生行政部门、中医药管理部门《互联网医疗保健信息服务审核同意书》或者《互联网医疗保健信息服务复核同意书》的编号。

第四章 监督管理

第十八条 卫生部、国家中医药管理局对各省、自治区、直辖市人民政府卫生行政部门、中医药管理部门的审核和日常监管工作进行指导和管理。

省、自治区、直辖市人民政府卫生行政部门、中医药管理部门依法负责对本行政区域内主办单位提供的医疗保健信息服务开展审核工作,对本行政区域的互联网医疗保健信息服务活动进行监督管理。

第十九条　各级卫生行政部门、中医药管理部门对下列内容进行日常监管:

(一)开办医疗机构类网站的,其医疗机构的真实性和合法性;

(二)提供性知识宣传和普通医疗保健信息服务的,是否取得互联网医疗保健信息服务资格,是否超范围提供服务;

(三)提供性科学研究信息服务的,其主办单位是否具备相应资质,是否违规向非专业人士开放;

(四)是否利用性知识宣传和性科学研究的名义传播淫秽内容,是否刊载违法广告和禁载广告。

第二十条　卫生行政部门、中医药管理部门设立投诉举报电话和电子信箱,接受上网用户对互联网医疗保健信息服务的投诉举报。

第二十一条　卫生行政部门、中医药管理部门对上网用户投诉举报和日常监督管理中发现的问题,要及时通知互联网医疗保健信息服务提供者予以改正;对超范围提供互联网医疗保健信息服务的,应责令其停止提供。

第二十二条　互联网医疗保健信息服务审核和监督管理情况应当向社会公告。

第五章　法律责任

第二十三条　未经过卫生行政部门、中医药管理部门审核同意从事互联网医疗保健信息服务的,由省级以上人民政府卫生行政部门、中医药管理部门通报同级通信管理部门,依法予以查处;情节严重的,依照有关法律法规给予处罚。

第二十四条　已通过卫生行政部门、中医药管理部门审核或者复核同意从事互联网医疗保健信息服务的,违反本办法,有下列情形之一的,由省、自治区、直辖市人民政府卫生行政部门、中医药管理部门给予警告,责令其限期改正;情节严重的,对非经营性互联网医疗保健信息服务提供者处以 3000 元以上 1 万元以下罚款,对经营性互联网医疗保健信息服务提供者处以 1 万元以上 3 万元以下罚款;拒不改正的,提出监管处理意见,并移交通信管理部门依法处理;构成犯罪的,移交司法部门追究刑事责任:

(一)超出审核同意范围提供互联网医疗保健信息服务的;

(二)超出有效期使用《互联网医疗保健信息服务审核同意书》的;

(三)未在网站主页规定位置标明卫生行政部门、中医药管理部门审核或者复核同意书编号的;

(四)提供不科学、不准确医疗保健信息服务,并造成不良社会影响的;

(五)借开展性知识宣传和性科学研究为名传播淫秽内容的。

第二十五条　省、自治区、直辖市人民政府卫生行政部门、中医药管理部门违规对互联网医疗保健信息服务申请作出审核意见的,原审核机关应当撤销原批准的《互联网医疗保健信息服务审核同意书》;对主管人员和其他直接责任人员,由其所在单位上级机关依法给予处分。

第六章　附　则

第二十六条　本办法自 2009 年 7 月 1 日起施行。2001 年 1 月 3 日卫生部发布的《卫生部关于印发〈互联网医疗卫生信息服务办法〉的通知》(卫办发〔2001〕3 号)同时废止。

第五节 电　话

口腔诊所中接受过正规培训的从业人员应完成电话交流的三大目标——传达信息、关心病人和树立形象。在口腔诊所运作中,电话被认为是最重要的工具,对其重要性怎么估计也不会过分。电话交流对于吸引新病人和联系现有病人都是非常重要的,同时它给接电话护士提供一个机会来向病人展示口腔诊所服务质量的优良。

一个简单的实验就可以说明以一种专业的方式与病人进行电话交流所带来的影响。例如,在多家不同的口腔诊所中,一周与病人的电话交流尽量做得友好、热情些,下一周却故意表现得冷漠一些。然后对在这些时间内预约的病人在其就诊时进行问卷调查来研究他们对治疗进行的满意程度。结果证明"电话效应"的确存在:尽管除了电话服务其他方面的服务是相同的,来自"遭冷遇组"的调查结果要比另一组坏得多。直到今天,良好的电话交流对口腔诊所的作用还在很大程度上被低估。专业化设计并实施的电话交流是成功的开业口腔诊所的一个显著特点。

一、电话类型

1. 咨询电话

第一位接听电话的口腔护士就是病人与诊所接触的第一个人,每个打电话给口腔诊所的人都有可能成为诊所的病人。新的病人,其最初就是通过电话与口腔诊所接触的,他可以通过接电话者的言语(友好度、传达信息的深度等)来确定口腔诊所的服务质量究竟如何。最初的电话接触是诊所了解对方的需求,争取病人的第一个机会(图10-4)。

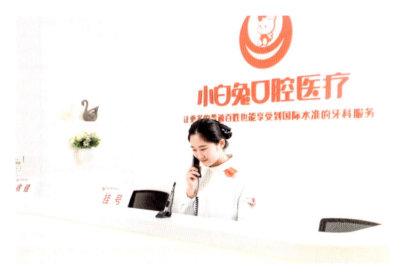

图10-4　电话沟通(来源:西安小白兔口腔医院)

2. 约诊电话

在病人打电话咨询或预约时，口腔诊所每一个接听电话的人都应热情服务，全神贯注、耐心仔细地倾听对方的诉求，清楚而又准确地回答打电话的人提出的问题。倾听，是沟通、理解、建立信任关系的第一步，是最重要的环节。接听电话的人必须知道，自己代表的是整个口腔诊所，在电话中留给对方的印象是口腔诊所的整体形象。接听电话的工作人员应该设法在30秒之内把必要的信息传递给对方，用自己的热情和负责的态度感动对方，有效地排除障碍，克服对方的抗拒心理，使对方产生"到诊所去"的欲望和决心。专家指出，如果没有良好和娴熟的电话沟通技巧，对方就不会接受口腔诊所的建议，做出就诊的预约安排，弄得不好还会取消已经做出的安排。

3. 回访电话

实施电话回访，为病人提供咨询、帮助、指导等服务。电话回访增加了医患双方的互动性，融洽了医患关系，增加病人对医务人员的信任和尊重，对医院具有广泛的经济效益和社会效益。

治疗结束后2周和4周由护士进行电话回访，了解病人治疗后的病情变化，同时对病人提出的问题做认真解答，向病人及其家属解释可随时打电话与科室联系。回访完毕及时详细填写回访记录，并将信息反馈给就诊医生。对治疗结束的病人进行复查，就诊医生对其治疗前后的口腔卫生状况进行评估。回访过程中，护士不仅要有高度的责任心和良好的职业道德，同时必须掌握丰富的口腔健康教育、护理学、心理学、社会公共关系学等知识，提高专业理论知识水平。

回访时先由护士主动询问病情，了解病人就诊后的感受、病情恢复情况、正确刷牙方法、正确使用牙线和间隙刷的情况，嘱咐病人按时定期复查牙周状况，调查病人对就诊医生诊治和服务的满意度及对医院的满意度、意见和建议等。每次回访时都对病人加强口腔健康教育，提供咨询、帮助、指导等，对病人咨询的问题，要求给予详细的答复，对不能及时解答的问题做详细记录，及时向就诊医生反馈，将反馈信息及时向病人回复。对做治疗后情绪紧张的病人给予心理疏导。最后将回访情况做好详细的记录，为回访留下依据。

例如，2021年1月至2022年12月，西安联邦口腔医院建立规范的接受口腔治疗后的病人回访登记本，将病人姓名、联系电话、就诊医生、回访时间、回访方式和回访内容均做详细记录。电话回访延伸口腔健康教育，增强病人自我口腔维护能力，使病人对口腔治疗的目的、过程、并发症具有一定的了解，并进行心理护理，促进医患之间的沟通，调动病人主动、积极地进行口腔检查和治疗，以促进口腔疾病的防治，深受病人欢迎。

通过对病人的回访，了解病人诊疗后的真实感受，告诉病人牙周病治疗后可能出现的并发症，指导病人在恢复期应注意的事项，鼓励病人须养成良好的自我口腔卫生习惯，并定期进行牙周检查和牙周维护治疗，提高了病人的复诊率。

二、电话技巧

接电话的人能给病人留下或好或坏的第一印象。因而，前台接待护士应掌握正确的接电话方式，应礼貌谦恭，对病人有帮助。成功的电话交流的秘诀在于不是将电话交流当作一个附加的活动，而是把它当作是一个名副其实的工作站。只有在这个前提下，通过培训来提高效率才能起作用，这是因为接电话者的交流技巧需要一定的基础。办公电话必须有最低的技术保障，基本的工作站连接三个号码，这样打进和打出的电话互不干扰。办公电话必须是一个自治的工作站，有一定的使用原则，即在工作时间禁止因为个人事情打电话；作为口腔诊室日常运转的一个组成部分，传递信息和需求，回复病人电话等。负责接听电话的护士必须具备一定的素质，这种素质表现在具有适当的处理电话的本领和良好的沟通技巧。此外，接电话护士的权利与职责必须明确规定何种信息可被传达、什么情况下电话可被转接等。

1. 重要的第一声

当病人打电话给口腔诊所，若一接通，就能听到医务人员亲切、优美的招呼声，心里一定会很愉快，使双方对话能顺利展开，对口腔诊所有了较好的印象。医务人员在电话中只要稍微注意一下自己的语言表达方式就会给对方留下完全不同的印象。同样说"您好，这里是雅博口腔诊所"，但声音清晰、悦耳、吐字清脆就会给对方留下好的印象，对方对口腔诊所也会有好印象。因此要记住，接电话时，应有"我代表口腔诊所形象"的意识。

2. 要有喜悦的心情

打电话时我们要保持良好的心情，这样即使对方看不见你，但是从欢快的语调中也会被你感染，给对方留下极佳的印象，由于面部表情会影响声音的变化，所以即使在电话中，也要抱着"对方看着我"的心态去应对。在接听病人咨询电话时，要面带微笑，虽说对方看不到你，但是病人会感觉到你在微笑。

3. 端正的姿态与清晰明朗的声音

打电话过程中绝对不能吸烟、喝茶、吃零食，即使是懒散的姿势对方也能够"听"得出来。如果你打电话的时候，弯着腰躺在椅子上，对方听你的声音就是懒散的，无精打采的；若坐姿端正，身体挺直，所发出的声音也会亲切悦耳，充满活力。因此打电话时，即使看不见对方，也要当作对方就在眼前，尽可能注意自己的姿势。

声音要温雅有礼，以恳切之话语表达。口与话筒间应保持适当距离，适度控制音量，以免听不清楚、滋生误会，或因声音粗大，让人误解为盛气凌人。

4. 迅速准确地接听

口腔诊所业务繁忙，前台往往会有两三部电话，听到电话铃声，应准确迅速地拿起听筒，接听电话，以长途电话为优先，最好在3声之内接听。电话铃声响一声大约3秒，若长时间无人接电话，或让对方久等是很不礼貌的，对方在等待时心里会十分急躁，会给对方留下不好的印象。即便电话离自己很远，听到电话铃声后，附近没有其他人，我们应该用最快的速度拿起听筒，这样的态度是每个人都应该拥有的，这样的习惯是每个办公室工作人员都应该养成的。如果电话铃响了5声才拿起话筒，应该先向对方道歉，若电话响了许久，接起电话只是"喂"了一声，对方会十分不满，会给对方留下恶劣的印象。

5. 认真清楚地记录

我们首先应确认对方身份、了解对方来电的目的，如自己无法处理，也应认真记录下来，委婉地探求对方来电目的，就可不误事而且赢得对方的好感。

随时牢记5W1H技巧，所谓5W1H是指：①When 何时；②Who 何人；③Where 何地；④What 何事；⑤Why 为什么；⑥How 如何进行。在工作中这些资料都是十分重要的。对打电话、接电话具有相同的重要性。电话记录既要简洁又要完备，有赖于5W1H技巧。

口腔护士可以询问病人以下问题："您来电有什么期望？""您现在有什么问题？"借此发掘病人的需要。对病人提出的问题应耐心倾听；表示意见时，应让病人能适度地畅所欲言，除非不得已，否则不要打断病人的陈述。其间可以通过提问来探究病人的需求与问题。注重倾听与理解、抱有同理心、建立亲和力是有效电话沟通的关键。

6. 挂电话前的礼貌

要结束电话交谈时，一般应当由打电话的一方提出，然后彼此客气地道别，应有明确的结束语，说一声"谢谢""再见"，再轻轻挂上电话，不可只管自己讲完就挂断电话。永远比病人迟放下电话，接电话护士工作压力大，时间也很宝贵，尤其在与较熟悉的病人电话交谈时，很容易犯这个毛病。与病人叽里呱啦没说几句，没等对方挂电话，"啪"就先挂上了，病人心里肯定不愉快。永远比病人迟放下电话这也体现了对病人的尊重。也有些接电话护士有好的习惯会说："张总，没什么事我先挂了。"

7. 有效电话沟通

上班时间打来的电话几乎都与工作有关，口腔诊所的每个电话都十分重要，不可敷衍，即使对方要找的人不在，切忌粗率答复"他不在"即将电话挂断。接电话时也要尽可能问清事由，避免误事。对方查询本单位其他部门电话号码时，应迅即查告，不能说不知道。接到责难或批评性的电话时，应委婉解说，并向其表示歉意或谢意，不可与致电人争辩。

电话交谈事项，应注意正确性，将事项完整地交代清楚，以增加对方认同，不可敷衍了事。如遇需要查询数据或另行联系告知的查催案件，应先估计可能耗用时间的长短，若查阅或查催时间较长，最好不让对方久候，应改用另行回复的方式，并尽早回复。以电话索取书表时，应即录案把握时效，尽快地寄达。即使与病人初次在电话中接触，口腔诊所护士都可开始询问病人一些问题，促使病人考虑接受终身的牙齿护理。

一位新病人打电话来，多是想"洗牙和检查牙齿"。第一次与病人接触时，除了尽量记住病人的名字，在电话交谈时经常以名字称呼对方，以示亲切和与病人建立交情之外，要问一些让病人自由发挥的问题，让病人开始想一下自己心目中希望牙齿的模样。透过提问，会发现病人其他生活的琐事，例如将要接受新职位面试、下星期结婚，或者将赴一个校友的聚会，因此想将前牙的污渍清除，也可能会发现时间或金钱对病人是重要因素。如果我们知道病人心目中的需要，便能够充分达成他们的期望。

第六节 折 页

介绍口腔诊所资讯的小册子既可以增加口腔诊所的专业气氛，还可以在小册子里加上其他资讯，例如口腔诊所的交通路线资讯，关于如何取消和改变预约的方法，提醒病人留下服药情况的记录等。一本传达基本信息和口腔诊所服务理念的小册子对新病人总是很有用（图10-5）。一本成功的小手册浓缩了口腔诊所的发展历程和发展方向，向公众展现诊所文化、推广口腔医生形象，给读者以栩栩如生、身临其境的感受，将人的视觉感受提升至更高境界。用流畅的线条、和谐的图片，配以优美的文字，组合成一本富有创意，又具有可读性、可赏性的精美画册，全方位立体展示口腔诊所的风貌、理念，宣传品牌形象。

广告设计专家吴水仙认为常规诊所宣传册的内容应包括以下三部分结构：

第一部分，我们是谁，即诊所介绍。通常包括诊所简介、诊所理念、诊所结构、诊所文化等。这也可以分几部分分开介绍。

第二部分，我们能做什么，即业务范围介绍。通常包括诊所服务范围、服务项目细分、服务优势等。有实力的诊所通常会把优势服务单独介绍。

第三部分，我们做过什么，即案例介绍。为增加宣传效果，案例通常最有说服力，这一块往往非常关键，如果是新开业诊所，在没有大量成功案例时，这一块最好干脆不提，突出其他方面的实力。当然最好的办法是拿同行诊所或者竞争对手的宣传册做参考，这样知己知彼，考虑更加全面，但避实就虚，突显自己实力和特色最重要。

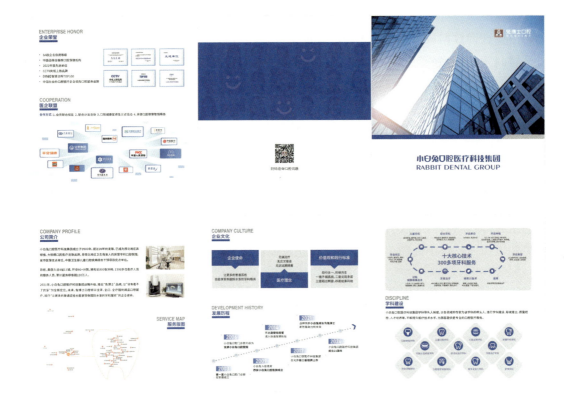

图10-5　牙科手册广告（来源：西安小白兔口腔医院）

第七节　科普推广

科普意为科学普及，是指利用各种传媒以浅显的、通俗易懂的方式让公众接受自然科学和社会科学知识，推广科学技术的应用、倡导科学方法、传播科学思想、弘扬科学精神的活动。从本质上说，口腔科学普及是一种社会教育，其基本特点是：社会性、群众性和持续性。现代口腔医学是一个极其庞大而复杂的立体结构体系，具有丰富的内涵和多种社会职能。中国的大型科普活动包括国家科技周、大型科普展览、科技下乡等。口腔医学相关的大型科普活动有3·15世界口腔卫生日、9·20全国爱牙日、5·15世界正畸日等。

一、软文宣传

一篇优质科普软文，不仅可以让网站获得大量的流量，还可以树立口腔医生在病人或竞争对手心目中的形象。前提是，软文必须要有"杀伤力"，才能够不断地吸引他人来阅读。因为"优质"，还常会被其他网站编辑转载，这样就能起到更佳的效果了。

二、网络视频

以往病人大都是通过文字、图片等来获取口腔医生信息,而网络视频传达方式则更直接、更形象、更容易为病人所接受。

三、微博宣传

口腔医生开微博来科普口腔健康理念和推广口腔医疗技术,已经不是什么新鲜事。微博这种新型的推广方式,已经得到社会大众的认可。

四、公益活动

口腔医生努力践行社会责任,积极参与社会公益志愿活动,为建设美好社会,服务人民群众,奉献自己的绵薄之力。以社区、公司、学校、幼儿园为依托,积极投身于公益活动,探索更多公益活动形式,助力口腔疾病防治工作,为共筑全民口腔健康之路贡献自己的力量(图10-6)。

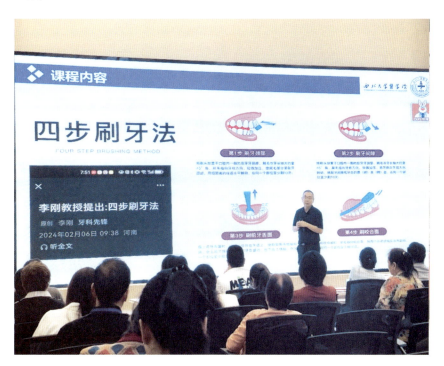

图10-6 李刚教授参加关爱小乳牙公益讲座(西北大学幼儿园,2024-09-20)

五、论坛推广

以BBS为主的网络社区或论坛,目前国内星罗棋布、不计其数。要在医学科普BBS

上取得较好的营销效果,还是有一定难度的,但效果也未必不好。

六、招贴宣传

使用招贴方式传播口腔健康信息费用不必很多,却能收到非常突出的效果。例如:我国每年爱牙日活动都制作了很有吸引力的彩色单张招贴来推广爱牙日活动主题,这种单张彩色爱牙日活动主题招贴贴满了公共场所、图书馆、学校等的广告板,使爱牙日活动影响力远远超出了传播预想。现代的招贴设计不但具有传播实用的价值,还具有极高的艺术欣赏性和收藏性。

七、友情链接

交换友情链接,要与大型、知名科普网站做友情链接,才会获得更多的关注,赢得更多的点击量。交换友情链接还应当找 Google – PR(page rank)值较高的网站。PR 值高的网站,较容易得到搜索引擎的青睐,更容易让网站的各个页面被搜索引擎所收录。收录多了,从搜索引擎过来的流量才会变得更多。

小结

在信息技术高速发展的今天,新媒体作为新兴的媒介方式已经渗透到社会生活的方方面面,为口腔医疗信息的快速获取带来便利的同时,也为医患关系的和谐发展带来了新的挑战。通过本章学习,应该熟悉 APP 平台,了解短信、微信、抖音、网站、电话、折页的特点,特别应对科普推广有深入理解。融媒的发展促进了人类教育模式向个体化获取信息方式的转变,这是因为网络技术已成为一个近乎无限增长的信息资源库。融媒的应用也将使口腔医生品牌传播由极为有限变成几乎无限。

参考文献

[1] NEGROPONTE N. Being Digital[M]. United States:Alfred A. Knopf,Inc. ,1995.

[2] 唐绪军. 中国新媒体发展报告[M]. 北京:社会科学文献出版社,2013.

[3] 刘怀军. 数码医学论[M]. 北京:中国科学技术出版社,2006.

[4] VAN'TRIET J,CRUTZEN R,DE VRIES H. Investigating predictors of visiting,using,and revisiting an online health – communication program:a longitudinal study[J]. J Med Internet Res,2010,12(3):e37.

[5] 于秦曦. 口腔医疗保健服务的市场拓展[J]. 现代口腔医学杂志,2003,17(5):474 – 475.

[6] 黄楚新. 新媒体:移动传播发展现状与趋势[M]. 北京:人民日报出版社,2022.

[7] 郭义祥,李寒佳.新媒体营销[M].北京:北京理工大学出版社,2021.

[8] 刘伟,陶思怡,郝艳华,等.新媒体对医患关系的影响及改善策略探讨[J].中国医学伦理学,2020,33(12):1501-1504.

[9] 李孟怡,赵文颉.分析医院如何利用新媒体构建和谐医患关系[J].中国高新区,2018,12:264.

[10] 靳晓方.新媒体时代医院创新宣传工作实践及探讨[J].中国社会医学杂志,2020,37(1):16-18.

思考题

1. 口腔诊所开业营销应注意使用哪些新媒体方法?
2. 如何确定口腔诊所新媒体营销策略?
3. 短信和微信推广有什么特点和方法?
4. 为什么要进行科普推广?

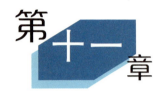

第十一章 口腔医疗社区服务

近年来,全球卫生领域日益重视社区卫生保健。无论是发达国家还是发展中国家,都十分重视在现有卫生资源的基础上,优先开展社区口腔卫生保健项目,提高社区居民的口腔健康水平。在没有社区口腔医疗机构的社区,口腔医疗机构应努力争取承担政府和卫生行政部门赋予社区的口腔医疗、预防、保健任务。在社区范围内广泛宣传口腔健康完美与卓越的概念。口腔医生是否认识每一个在口腔医疗机构方圆一公里内的社区负责人?口腔医生是否随时准备着给所在社区里的居民做一次"口腔健康"主题演讲呢?这将会使自己从社区中脱颖而出。

第一节 社区口腔卫生服务

增加口腔医疗机构的知名度开始于执业口腔医生的行动和远见。增加社区居民对"口腔健康"价值的认同起始于口腔医疗机构。当口腔医疗机构在某个社区开展口腔卫生保健工作时,应遵守下列原则:①尽可能为大多数居民提供基本的口腔卫生保健知识和信息;②促使社区居民接受正确的刷牙方法并推荐使用氟化物牙膏以及合理的非致龋性饮食;③建议拟订一个符合特定社区情况的口腔卫生保健服务发展规划;④必须认识到,当经济资源有限时,应选择消费低的适宜途径。

1. 社区口腔卫生服务内容

社区口腔卫生服务内容包括:①口腔健康教育推广;②口腔定期检查及咨询;③社区口腔保健活动推行;④氟化物使用(如含氟牙膏、含氟漱口水等);⑤托儿所及幼儿园口腔保健;⑥饮食及营养推广计划;⑦洁牙活动;⑧奶瓶性龋齿预防计划、孕前和孕期口腔保健、老年人口腔保健计划、残障人士口腔保健计划等。

社区口腔卫生服务任务包括:①社区口腔保健计划制订、策略、推动及评估;②与社区负责人建立良好的人际关系;③提供专业咨询与服务;④口腔健康教育规划与推动;⑤对社区中预防性策略的建议及参与;⑥社区口腔流行病学调查、分析及报告。

2. 社区口腔卫生服务实施

口腔医疗机构外的社区口腔卫生服务必须在政府卫生部门领导下实施,也可配合社区举办的"三下乡"活动、学雷锋日、助残日、科技活动周等进行社区口腔卫生服务推广活动。让社区居民感动的方法有:按照社区居民期望的那样去做,想办法超越社区居民的期望;要特别在乎社区居民的感受和要求,提前满足社区居民的潜在需求,把少数居民的要求变成服务的基本要求;使社区居民所花的每一分钱都能发挥最大的效益;使前来就诊的居民马上得到服务;做社区居民的知心朋友和口腔健康代理人,用实际行动或事例打动他们;把社区居民看成主人,反客为主,让他们参与决策、监督和管理,把口腔医疗机构办成社区居民自己的机构;尽可能减少质量风险,保持投诉途径的畅通,高度重视病人的投诉,做好"售后服务";关心服务的每一个方面和每一个过程;坚持把实惠让到家,把服务送到家,把口腔健康保到家。

第二节 学校口腔卫生保健

要提高社区口腔健康水平,必须把社区学龄前儿童以及青少年作为口腔保健的主要对象,这是因为:①这个年龄段龋齿发病率高;②年轻可塑性强,容易接受教育;③从小养成良好的卫生习惯,将受益终身;④很多牙病在儿童时期不及时治疗,将失去机会。因此,实施"人人享有口腔卫生保健"的规划,应以建立中小学校及幼儿园牙科服务体系为战略重点。这样既体现了"预防为主"的方针,治疗时又不耽误学生的学习,还减轻了学生的经济负担,使学生、学校、家长"三满意"。

根据服务人群年龄差异,编写程度不同的科普宣传材料,对学生进行系统的口腔卫生知识教育,纠正其不良的生活习惯,提高自我保健能力,教学时间由各学校统一安排,以班级为单位,每两个月一次,每次一课时,同时利用学校墙报、幻灯片、录像、游艺活动等形式宣传口腔保健知识。由口腔医疗机构统一制作调查表格,每年对社区学生进行一次口腔健康调查,并系统记载,建立口腔保健档案,其目的是:①及早发现及早治疗;②掌握学生口腔卫生状况和口腔疾病的消长趋势。调查内容包括:①龋齿;②牙周情况;③刷牙情况;④口腔卫生知识知晓情况;⑤错𬌗情况。调查方式通常采取联合调查和单独调查两种,最后将调查资料进行整理、统计、建档。对社区患有牙病的学生进行治疗,包括窝沟封闭、龋齿充填、乳牙拔除、洁治及封药转诊。具体做法是:对需要治疗的学生采取预约办法,由口腔医疗机构发放"治疗通知书"及"家长信"让学生带回交给家长,由家长带学生到口腔医疗机构治疗,或者由本班老师带学生就诊,当场交费,对需做牙髓治疗或需正畸的学生转诊到口腔医疗机构治疗。

口腔医疗机构每月或每个季度安排一次义务为儿童检查牙齿的活动,打电话询问家长是否愿意带儿童看牙,预约就诊。例如:瑞尔齿科诊所从诊所建立之初就按国外做法,接待幼儿园的儿童来诊所参观。其实,这样做有益于消除儿童对口腔医疗机构的恐惧感。我国儿童乳牙龋齿患病率高,充填率低的原因,主要是家长误认为乳牙反正要掉,等到换牙以后再看,还有就是觉得儿童年龄太小,恐惧看牙,会不配合。至于儿童惧怕去医院或诊所见口腔医生的问题,则可以让儿童提前熟悉那里的环境,消除他们的恐惧感。在儿童诊室内,儿童可以坐在牙科治疗椅上升上去、降下来地玩一会儿,再看看喷枪和钻头,医生和护士做示范。

第三节 社区爱牙日活动

1989年7月14日,由卫生部、全国爱卫会、国家教委、文化部、广电部、全国总工会、共青团中央、全国妇联和全国老龄委等九个部委联合下发文件,确定每年9月20日为全国爱牙日。全国爱牙日的宗旨是通过爱牙日活动,广泛动员社会的力量,在群众中进行牙病防治知识的普及教育,增强口腔健康观念和自我口腔保健意识,建立口腔保健行为,从而提高全民族的口腔健康水平。

形式多样、内容丰富的社会咨询是爱牙日的主要活动,每年9月20日口腔医疗机构要组织口腔医学专业人员参加爱牙日活动宣传队,进行爱牙日社会咨询活动,携带宣传板、标语、小旗和各种宣传材料,在城镇人口流动最为密集的地区举办活动。口腔医疗机构还可组织牙防小分队,携带简易牙科设备,深入社区、学校开展口腔健康教育和牙病的防治工作。重视群众性的爱牙日宣传教育。在社区开展普查普治工作,在小学推广使用窝沟封闭剂、氟化泡沫防龋等项目。口腔医疗机构也可编辑出版爱牙日专刊,还可针对不同对象,编绘出版不同形式的爱牙日活动宣传材料,举办爱牙知识讲座和开展爱牙知识竞赛,使群众接受口腔健康教育。在报刊上开辟"爱牙园地",刊登爱牙知识小文章,提高社会大众参与口腔健康教育的兴趣。在爱牙日期间,口腔医疗机构口腔医学专业人员可以深入学校开展多种形式的爱牙日活动,举办"爱牙日讲座""爱牙日竞赛""刷牙比赛"和"爱牙文艺"活动。把口腔卫生知识传授给人们,帮助人们掌握各种合理的防治措施,了解口腔预防保健的重要性,使人们养成良好的口腔卫生习惯,维护口腔健康。

总之,口腔医疗机构从事社区口腔卫生服务推广工作,是一项艰巨、复杂且长期性的公共卫生事业和口腔医疗市场拓展工作。口腔医疗机构要运用管理经营的方式,结合社区资源,每月或每个季度安排一次义务为社区贫困人口服务的活动,向他们提供同样优良的服务。

小结

社区服务在口腔医疗中具有不可替代的重要性,其作用体现在口腔疾病预防和早期干预层面,以及全民口腔健康公平的实现。本章介绍了社区口腔卫生服务、学校口腔卫生保健、社区爱牙日活动,口腔医生是口腔医疗社区服务的主力军。

参考文献

[1] 于秦曦.口腔医疗保健服务的市场拓展[J].现代口腔医学杂志,2003,17(5):474-475.

[2] 李存荣,沈霖德.上海牙防服务管理模式的演变与思考[J].广东牙病防治,2003,11(1):27-29.

[3] 安宁,毕菲,郭维华.我国社区口腔卫生服务发展历程与现状分析[J].中国实用口腔科杂志,2024,17(4):463-468.

[4] 刘壮,吴静,殷召雪.社区口腔卫生研究进展[J].全科口腔医学电子杂志,2018,5(29):8-9.

思考题

1. 社区口腔卫生服务有哪些内容?
2. 如何开展学校口腔卫生保健?
3. 如何开展社区爱牙日活动?

第十二章 病人满意度的评估

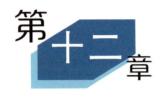

病人满意度(consumer satisfactional research)是指人们基于在健康、疾病、生命质量等方面的要求而对医疗保健服务产生某种期望,对所经历的医疗保健服务情况进行的一种评价,病人满意度是基于客户满意度原理的应用。客户满意度是对服务性行业的顾客满意度调查系统的简称,是客户期望值与客户体验的匹配程度,就是客户通过对一种产品可感知的效果与其期望值相比较后得出的指数。口腔医生接诊病人的基础靠什么?有人说要有高尚的医德,但是离开技术孤立地说医德也不行。因为如果没有技术,医德只是一种愿望,很难发挥实际作用。成功接诊的基础应该是口腔医生品德和知识、技术、能力、经验等各种积累的高度浓缩结果,所谓"厚积薄发"。很难对不同风格的接诊评定优劣对错,关键在于病人对它的感受和满意度。口腔医疗服务质量是口腔医生职业发展的生命线,与人民群众的口腔健康和切身利益直接相关,高水平的口腔医疗服务质量是口腔医生在当今激烈的医疗市场竞争中的核心竞争力。通常采用病人满意度作为衡量口腔医生提供医疗服务质量的主要评价要素。

随着人们生活水平的提高,医学模式的转变,人们对口腔医疗服务的需求也越来越高。病人满意度的调查为评价口腔医生治疗结果和口腔医疗服务质量的重要指标,病人满意度越来越受到口腔诊所管理人员和口腔医务人员的重视。口腔医生应尽力满足和超越病人对口腔医疗服务的期望,提高病人满意度。口腔医疗服务是否符合要求,该要求是否全面反映了病人的期望,符合要求的服务是否能令病人满意。病人满意度也是口腔医疗机构管理的重要手段,口腔医疗机构能够参照病人满意度对所属口腔医生进行内部考核。

2012年在中华医学会和健康报社等主办的卫生系统核心价值观与医院文化建设研讨会上,北京大学中国社会与发展研究中心主任邱泽奇教授认为当前的医患冲突是发生在医方和患方两个群体之间,而非医生和病人个人之间。病人满意的是人(医生),不满意的是钱(医疗费用)。

口腔医生对自身的评价与病人对口腔医生的评价经常不能一致,这反映了口腔医疗服务较难度量的特点。所以,口腔医生要特别注重病人意见获取方式和信息利用方法的可信性,使自身和病人对服务评价保持一致,最终达到病人满意。例如,北京大学口腔医院门诊部多年来把病人满意与不满意作为衡量医院工作优良劣差的根本标准。坚持在院内开展"双优"服务活动,即口腔医生对病人实行优质服务,行政、后勤职能科室对临床一线科室实行优质服务,双向问卷调查,以此在院内形成互动的良性运行机制,用制度规范口腔医疗服务行为。

对于口腔医疗行业来说,内部严格的质量管理,并不能代表可以生产出完全合格的产品——疾病的治疗效果。作为服务产业,其客户——病人——对治疗效果的评价是衡量治疗质量的最终标准。在严格的治疗过程管理之外,还专门设立病人服务中心,对于正在治疗中和治疗结束的病人进行电话调查或面对面沟通,了解他们对口腔医疗服务的评价,发扬优势,整改存在的问题,不断提高服务水平。

第一节 病人满意度

一、满意度

病人满意的水平,也就是通常所说的满意度,可以划分为三个层次,即不满意、满意、很满意。研究表明,病人的满意度来自实际感受和期望值之间的比较。通俗地讲,就是我们实际为病人所提供的服务和病人在接受服务之前所期望得到的效果之间的比值。当实际感受效果小于期望值,病人的评价是不满意;当实际感受效果等于期望值,病人的评价是满意;而当实际感受效果大于期望值时,病人则感到很满意。任何病人都带有一定的期望值,即期望解决的口腔健康问题,期望得到的服务和接待,等等。病人的期望值来源于过去的经历,来源于家庭、朋友、同事等各种社会关系的意见和介绍,也来源于我们所做的宣传和承诺。

根据三角定律,客户满意度=客户体验-客户期望值。如图12-1所示,若结果为正数,即客户体验超过客户期望,是满意的,这个正数数值越大,客户满意度越高。相反,当差值为负数时,即客户体验低于客户期望,这个负数数值越大,客户满意度越低。

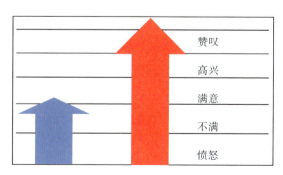

图12-1 三角定律

在口腔诊所经营中,如果能有效地管理好病人的期望值,对于提高病人的满意度将起到积极的作用。满意度是一个比较复杂的心理变数,病人满意度既是我们工作的目标,同时也是改进管理和服务的工具。只有掌握了满意度的变化方向,才能调整和改进工作方式和方法,从而赢得病人的信任和赢得市场。增加病人所获得的价值是提高病人满意度的有效方法。在口腔诊所的经营活动中,减少病人的货币和非货币成本,增加病人所获得的价值,对提高满意度将起到极大的促进作用。

当病人评价医生时,他们往往不会关注价格是否合适,病人最关心的是是否值得花时间,得到让人放心的治疗。通常"我的医生没有伤到我"就说明了器械的先进,好的态度和技术的优秀,并使得病人舒适。

目前,做病人满意度调查的主体有3个:口腔诊所、卫生行政部门、"第三方"社会专职调查机构。调查主体不同,调查的目的、方式和特点也就不同。病人满意度调查如果让"第三方"调查机构完成,取得的结果无疑会更客观、公正、真实、准确和全面。

二、美国顾客满意度指数模型

美国顾客满意度指数(American Customer Satisfaction Index,ACSI)模型是一种衡量经济产出质量的宏观指标,是以产品和服务消费的过程为基础,对顾客满意度水平的综合评价指数,由国家整体满意度指数、部门满意度指数、行业满意度指数和企业满意度指数4个层次构成,是目前体系最完整、应用效果最好的一个国家顾客满意度理论模型(图12-2)。

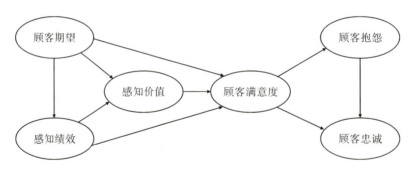

图12-2 美国顾客满意度指数模型(ACSI)

ACSI模型共有6个结构变量,顾客满意度是最终所求的目标变量,顾客期望、感知绩效和感知价值是顾客满意度的原因变量,顾客抱怨和顾客忠诚则是顾客满意度的结果变量。上述模型科学地利用了顾客的消费认知过程,将总体满意度置于一个相互影响、相互关联的因果互动系统中。该模型可解释消费经过与整体满意度之间的关系,并能指示满意度高低将带来的后果,从而赋予了整体满意度前向预期的特性。

对顾客满意的相关研究表明,警察、邮政、电话、保险等行业的垄断程度较高,顾客从一家公司转换到另一家公司的成本相对较高,因此顾客满意弹性较低,即顾客满意对顾客忠诚的影响不大;而对于汽车、食品、计算机等行业,顾客从一家公司转换到另一家公司的成本较低,顾客满意弹性较高,顾客忠诚在很大程度上受顾客满意的影响。

三、满足客户期望比超出期望更重要

在体验经济时代,客户期望值越来越高,对口腔医生的挑战也越来越大,因为一个行业的客户期望是由行业中最优秀企业来定义的,超出客户期望谈何容易。根据美国商业调研与分析公司的研究结果,超出客户期望的代价比满足客户期望要高10%～20%,企业很难承受这么高的额外成本,同时与满足客户期望相比,超出客户期望对忠诚度的提升比较小(图12-3),而且,本次超出客户期望的服务行为,就会成为下次服务互动中客户的期望,口腔医生要做到持续地提供超出客户期望的体验十分困难,满足客户期望比超出客户期望更重要。

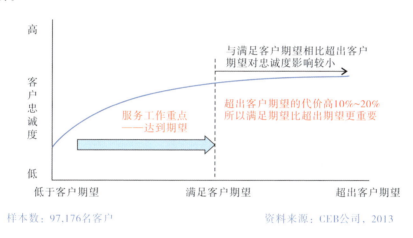

图 12-3 满足客户期望比超出期望更重要

第二节 调查目的

口腔医生病人满意度调查目的就是查明就诊病人的真实意见,了解周边社区居民对口腔医生医疗服务的满意度及其需求意愿,以便为更好地有针对性地开展口腔医疗服务工作提供依据。病人满意度调查是口腔医生进行口腔医疗质量和服务质量控制与管理的一种测量与反馈的手段。影响病人满意度的因素有很多,主要是技术水平、服务态度、医疗费用、就诊环境、诊疗便捷程度以及治疗效果等。病人最终的满意度是病人就诊各个阶段的满意度的综合。管理学家彼得·德鲁克指出,营销的目的在于充分认识了解顾客,以使产品或服务能适合顾客需要。核心就在于追求顾客(病人)的满意。

一、了解病人评价服务质量的意愿

服务营销学家认为,顾客的期望服务水平往往并不完全与公司认为的理想服务水平相同。在口腔医疗服务领域,由于信息不对称,这种现象更为突出。

以往研究发现,大多数口腔医生认为,病人来口腔诊所的主要目的是就医,所以只要保证了较高的治疗水平,也就是保证了较高的服务水平。他们非常关注病人的口腔疾病,而忽视了病人的社会、心理需求。其实,病人对口腔医疗服务不满意,主要不是因为治疗水平,而是表现在口腔医生对病人的解释不够、对病人的隐私保护不够等方面。

二、提高口腔诊所的医疗服务水平

服务营销学家认为,符合顾客期望的服务才是最佳的服务;同时,既往认可的经历是顾客选择服务时的重要评价条件。例如,在经历一次失败的服务后如果能得到及时有效的补救,那么将近67%的顾客会再次选择这一服务。

对病人期望值以及满意度的调查,为口腔医疗服务质量管理提供基础,而调查后的改进,则会直接起到提高口腔医疗服务质量的作用。

三、评价改进以后的服务质量水平

在感知病人的期望以后,怎样提供最满意的口腔医疗服务是口腔医生医疗质量管理的重要课题。通过前后两次病人满意度调查,了解服务质量改进的效果以及评价口腔医疗服务水平的改进程度。

开展满意度调查是一项长期的工作,要落实到位,不能流于形式,随时掌握病人的需求变化,加强薄弱环节,改进工作,及时消除病人的不满意因素,避免产生负面影响。

第三节 调查方式

病人满意度调查的关键:①调查表设计要合理科学,符合口腔诊所的实际情况;②调查对象的选择要符合统计学要求;③调查的时间和形式要注意实事求是;④调查结果的统计分析要符合统计学要求。提升病人的实际感受,应切断调查主体和被调查单位之间的利益关系。

一、调查设计

居民调查涉及居民的一般常项、就诊意愿、居民对口腔医疗服务的利用和满意情况,以及对口腔医疗服务的需求等,并就居民对口腔医疗服务的满意度、口腔医疗服务的需求及其影响因素进行统计分析。

病人满意度调查涉及就医的方便性方面(口腔医疗机构的就医流程、口腔医生的病人饱和情况、病人就医等待时间长短)、口腔医疗机构环境方面，医务人员服务态度方面，医疗收费方面，口腔健康指导方面。调查表分病人的基本情况，病人对口腔医生、牙科护士的态度和对口腔医疗服务质量的满意度及对口腔医疗机构服务改进的意见。

为了更好地了解病人对口腔医生、牙科护士的看法，调查表可以设有开放式题目。分别了解病人对口腔医生的服务态度、服务质量和对牙科护士的服务态度、服务质量的具体看法。

二、调查方法

在病人满意度调查中，选取一个较规范社区的居民为调查对象，在辖区内随机抽取200人进行问卷调查。在口腔医疗机构调查中，选取一个时段的就诊病人为调查对象，随机抽取200人进行问卷调查。

对居民和病人的意见都逐字逐句地记录。调查分两部分进行，即定量和定性调查，前者采用问卷的形式(表12-1，图12-4)，分为《病人对口腔诊所的满意度调查表》和《门诊病人调查问卷》；后者则采取与病人及其家属访谈、暗访等方法调查。

三、满意度评分方法

$$满意率 = \left[\frac{很满意数}{调查数} + \frac{满意数}{调查数} + \frac{一般满意数}{调查数}\right] \times 100\%$$

表 12-1　病人对口腔诊所的满意度调查表

项目	很满意	满意	一般	不满意	很不满意
医生态度					
医疗质量					
护士态度					
护理质量					
环境感觉					

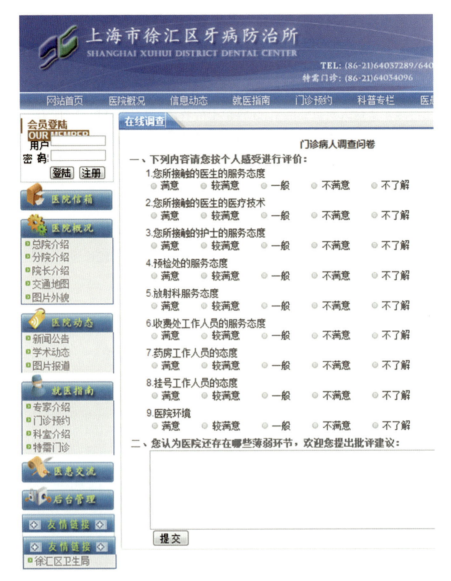

图 12-4　网站调查（来源：上海市徐汇区牙病防治所）

[附录]口腔医疗机构病人满意度调查表（来源：西安联邦口腔医院）

尊敬的同志：您好！

感谢您选择我院就诊，为了解我院口腔医疗服务情况，使我们的工作不断改进，更能贴近您的需求，麻烦您将医务人员的服务情况如实告知我们（请您在同意的项目前□上打√）。本问卷将由专人办理，且对回答内容予以保密，照顾您的医务人员或其他工作人员且不会看到您的作答，敬请安心，谢谢您的合作与支持。敬祝早日康复。

一、病人一般情况

姓名　　　　性别

二、满意情况

1. 您初入口腔诊所时，是否得到了医护人员的热情接待？
   □ 是　　　　　□ 一般　　　　　□ 否

2. 挂号收费处工作人员的服务态度如何？
   □ 满意　　　　□ 一般　　　　　□ 不满意　　　　□ 未接触

3. 您认为口腔诊所是否整洁、规范？
   □ 是　　　　　□ 一般　　　　　□ 否

4. 医务人员是否在就诊时详细向您介绍有关口腔诊所的注意事项？
   □ 详细介绍　　□ 一般　　　　　□ 没有介绍

5. 护理人员的服务态度如何？
   □ 和蔼亲切　　□ 一般　　　　　□ 态度生硬

6. 您对牙科护士的技术操作（如静脉穿刺等）是否满意？
   □ 满意　　　　□ 有时满意　　　□ 不满意

7. 您对口腔医生的诊疗措施是否满意、放心？
   □ 满意放心　　□ 有时满意　　　□ 不满意放心

8. 您的口腔医生服务态度如何？
   □ 亲切负责　　□ 一般　　　　　□ 冷淡不负责

9. 您的口腔医生诊疗时是否认真、仔细？
   □ 认真仔细　　□ 一般　　　　　□ 不认真

10. 您的口腔医生能否耐心解答您提出的诊断、治疗方面的问题？
    □ 耐心　　　　□ 一般　　　　　□ 不耐心

11. 您有何建议和意见，请文字简述（如写不下，请写反面）。

第四节　改进提高

开展提高病人满意度的培训，进行口腔医生服务流程全程录像录音，协助口腔医生提高服务质量。口腔诊所制定《口腔医生服务质量规范手册》《口腔医生服务质量管理及评价手册》。口腔医疗机构在完成内部自查自纠工作后，可开展"监督服务"活动，借助社会力量督促口腔医生的服务意识和服务行为再上一个新台阶。口腔医疗机构进行第二次病人满意度调查，并与第一次调研的结果进行比较，以考察培训成效、服务质量以及顾客满意度的提高程度。

美国著名营销学家 R.L. Oliver 提出的"期望与实绩"模式是应用最广泛的一种病人满意度模式。根据这个模式，如果病人感觉到的服务质量超过对服务质量的期望，就会感到满意；否则就会不满意。按照病人满意度来评估服务质量，口腔医生不仅应重视服务过程和服务结果，更应分析、掌握病人的看法及服务过程中影响口腔医生和病人相互交往的心理、社会和环境因素。

一、尽量降低病人的预先期望

病人的期望值大部分缘于外部条件,或者来自病人曾经的就诊经历,以及所获知的各类信息。多种影响因素导致病人期望值出现多样性、不稳定的特点。如部分病人只追求治疗效果,但部分病人在追求治疗效果的基础上,还对医院就医条件、服务、设施提出更高要求。想要降低病人的期望,离不开口腔医生与病人的沟通,及早掌握病人的各种期望,并在帮助病人治疗的过程中,通过帮助病人对各种期望进行分析与排序,哪些是排在首位的,哪些相对而言是次要的,哪些是可控和不可控的,及时对次要的、可控因素进行干预,助力病人建立合理的期望值。

二、尽量提升病人的实际感受

影响病人实际感受的因素众多,需要将满意度调查作为一种管理工具或方法,公开、公平、公正地为医院科学管理提供依据,并以此作为对症下药、提高管理水平的契机。从了解病人需求出发,调查、审视影响口腔医疗质量的问题,通过全面、客观地了解病人在就诊期间的真实感受,查找口腔医生在医疗服务中存在的缺陷,对发现的问题进行分析原因并对照整改,通过持续改进,实现"以查促改,以查促升"的效果,提升病人满意度,实现口腔医疗服务质量、医疗安全的持续改进。

常常发现病人对口腔医生提供的服务不满意,而口腔医生感到自己已经尽力,对病人的不理解感到委屈。因此,应着重研究口腔医生、病人对服务质量理解的差异性,以便为病人提供更能满足其需要的服务。应该针对病人、口腔医生对服务质量认识的差异性,制定相应的管理制度,调整口腔诊所的服务重点和服务措施,提供能够满足病人需求的服务。

提高病人满意度不是靠几次突击调查就能解决问题,而是需要口腔医生针对各个阶段的病人满意度关键因素制定策略,规范服务工作的各个细节问题,将这些细节问题处理得当,工作中的错误和病人的抱怨就会减少,病人的满意度也就不断提升,从而提高整体的病人满意度。

[附录]口腔门诊就诊病人满意度调查与分析[来源:王伊,李刚,高宝迪,等.某口腔医院门诊病人满意度调查与分析.广东牙病防治,2010,18(5):243-244.]

现在很多医疗机构都以"实现病人满意"作为工作的重心,越来越重视病人在评价和监督医疗服务中的重要作用,并为此千方百计地变换着新方法来提升和改进服务质量,但是不论通过什么样的工作,最后医疗机构都普遍感觉到,这些方式起到的效果并非总是那么明显。于是,测评病人满意度成为口腔医疗机构一个新的热点话题。国内外越来越多的科研工作者正逐渐开始进行基于病人满意度的调查和研究。就诊病人满意度调查是被认为能够获得病人对医疗服务评价的最直接的方法。通过调查能够有效地诊断口腔医疗机构潜在的问题,了解口腔医疗服务方法对就诊病人的影响,保证口腔医疗机构工作效率和最佳经济效益。为了解就诊病人对口腔医疗服务的满意程度,我们于 2009 年 7 月 22 日—29 日,对某口腔医院门诊就诊病人的医疗服务满意度进行了调查,现将结果报道如下。

1. 对象和方法

1.1 问卷设计:根据社会调查学中调查问卷设计的原则,对应上级卫生部门满意度测评指标,自行设计门诊病人满意度调查问卷中的问题,采用的是结构型问卷形式,口腔医疗就诊病人满意度问卷内容包括诊疗环境、辅助人员服务态度、接诊口腔医生服务态度、接诊口腔医生医疗质量、口腔医疗费用、口腔医疗设备、口腔医疗服务内容等,并针对每个问题给出满意、较满意、一般、不满意和很不满意 5 种态度供病人选择。问卷内容经预调查检验具有较高的信度,其中总表的信度系数为 0.96。

1.2 调查对象:对 2009 年 7 月 22 日—29 日在我院门诊就诊的病人,以各科室为单位按挂号人数 1:4 抽查。

1.3 调查方法:本调查为流行病学横断面调查。对抽取口腔医疗就诊病人采用整群调查。组织调查员(在校五年级口腔医学专业见习学生)进行统一的培训,掌握调查标准和方法,采用非行政化调查,现场采用一对一的调查方式对口腔医疗就诊病人进行问卷调查,严格执行当面收回。问卷由病人逐项填写或由病人口述家属填写。

1.4 统计学处理:利用 FoxPro6.0 软件建立数据库,SPSS15.0 软件进行统计描述分析(a 值均为 0.05)。$P<0.05$ 为差异有显著性。计数资料用 χ^2 检验。各单项指标满意率为各单项指标选择满意、较满意、一般的人数之和与全部调查人数的比值。

2. 结果

2009 年 7 月 22 日—29 日在某口腔医院门诊就诊的病人总数为 8077 人,共调查对象为 1922 人,完成调查表 1875 份,问卷应答率为 97.55%,经对调查表初步审查,填写合格调查表为 1809 份,问卷调查表合格率为 96.48%。口腔门诊就诊病人满意度调查结果(表 1~表 4)。不同性别和不同文化水平就诊病人满意度无明显差异,不同收入水平和初复诊口腔医疗就诊病人对医疗价格的满意度有明显区别。

表 1 不同性别口腔医疗就诊病人满意度调查结果

项目	男 n=766		女 n=1043		合计 n=1809	
	满意人数	%	满意人数	%	满意人数	%
诊疗环境	711	92.8	979	93.9	1690	93.4
辅助人员服务态度	753	98.3	1018	97.6	1771	97.9
口腔医生服务态度	761	99.3	1031	98.8	1792	99.1
口腔医生医疗质量	754	98.4	1029	98.7	1783	98.6
口腔医疗费用	178	23.2	204	19.6	382	21.1
口腔医疗设备	648	84.6	876	84.0	1524	84.2
口腔医疗服务内容	653	85.2	883	84.7	1536	84.9

表2　不同收入水平口腔医疗就诊病人满意度调查结果

项目	高收入 n=460 家庭月收入 >4000元		中收入 n=712 家庭月收入 =2000~4000元		低收入 n=637 家庭月收入 <1000元	
	满意人数	%	满意人数	%	满意人数	%
诊疗环境	428	93.0	664	93.3	599	94.0
辅助人员服务态度	452	98.3	692	97.2	627	98.4
口腔医生服务态度	457	99.3	703	98.7	632	99.2
口腔医生医疗质量	455	98.9	699	98.2	629	98.7
口腔医疗费用	119	25.9	130	18.3	133	20.9
口腔医疗设备	394	85.7	598	84.0	532	83.5
口腔医疗服务内容	408	88.7	602	84.6	526	82.6

表3　不同文化水平口腔医疗就诊病人满意度调查结果

项目	大专以下 n=782		大专以上 n=1027		合计 n=1809	
	满意人数	%	满意人数	%	满意人数	%
诊疗环境	733	93.7	958	93.3	1691	93.5
辅助人员服务态度	771	98.6	1000	97.4	1771	97.9
口腔医生服务态度	776	99.2	1016	98.9	1792	99.1
口腔医生医疗质量	774	99.0	1009	98.2	1783	98.6
口腔医疗费用	177	22.6	205	20.0	382	21.1
口腔医疗设备	661	84.5	863	84.0	1524	84.2
口腔医疗服务内容	674	86.2	862	83.9	1536	84.9

表4　初复诊口腔医疗就诊病人满意度调查结果

项目	初诊 n=1042		复诊 n=767		合计 n=1809	
	满意人数	%	满意人数	%	满意人数	%
诊疗环境	977	93.8	714	93.1	1691	93.5
辅助人员服务态度	1017	97.6	754	98.3	1771	97.9
口腔医生服务态度	1030	98.8	762	99.3	1792	99.1
口腔医生医疗质量	1025	98.4	758	98.8	1783	98.6

续表

项目	初诊 n=1042		复诊 n=767		合计 n=1809	
	满意人数	%	满意人数	%	满意人数	%
口腔医疗费用	191	18.3	191	24.9	382	21.1
口腔医疗设备	873	83.8	651	84.9	1524	84.2
口腔医疗服务内容	880	84.5	656	85.5	1536	84.9

3. 讨论

顾客满意(customer satisfaction,CS)是当今国际管理界和服务界最具活力的词语,顾客满意经营理念被广泛地引入医疗服务行业中来,并被视为增强医院竞争力的有效手段。随着医学模式的转变和市场经济的发展,病人对医疗服务的要求越来越高。在第12届国际医疗质量保证大会上,将病人满意度的测量方法及相关理论作为会议讨论的重要内容之一,认为病人满意度可以作为评价医疗质量的有效手段,并明确地提出将病人满意度作为改进工作的重要标准。病人对医疗服务满意度的评价不仅来源于服务态度、医疗质量、医疗费用、医疗设备及医疗服务的内容,同时来源于病人本身,即病人自身的特点,如性别、文化及经济状况等,这些因素都影响病人对满意度的评价。就诊病人满意度是人们由于健康、疾病、生命质量等诸方面的要求而对口腔医疗保健服务产生某种期望,对所经历的医疗保健服务情况进行的评价。2005年,卫生部发布的《医院管理评价指南》规定:社会对医疗服务满意度≥90%。针对这一要求,我院坚持定期进行病人满意度调查,并随着人们就医观念的变化,不断改进、完善调查问卷内容。同时采取一系列措施,转变医护人员服务理念,增加服务项目,提高病人满意度。梁云霞等调查结果表明口腔科门诊做得好和很好方面总体平均是92.15%,说明病人对本院口腔科门诊的整体水平是认可的,对各项工作较为满意,而满意度依次是环境、技术、消毒、服务和设备。同时针对病人在诊疗时的需求及对工作的不满之处,可以认识到目前还存在的差距和不足。

本次结果调查表明我院整体评价就诊病人满意度达到90%以上的分别是接诊口腔医生服务态度、接诊口腔医生医疗质量、辅助人员服务态度、诊疗环境。接诊口腔医生服务态度和医疗质量满意度高,主要是因为近年来我院实行精品战略,高度注重高精尖人才的培养、管理及综合素质的提高,树立了良好的医院品牌形象。由于门诊服务随机性大,流动性强,而且由于该院的品牌口碑效应,周边县市的病人慕名而来,门诊就诊病人数量的逐年大幅度增长。长期以来,我院始终把社会效益放在首位,坚持让病人愿意来看病,看得起病,看好病的服务原则,坚持以病人为中心,从而全面改善服务态度和服务质量,要使就诊病人在门诊就诊期间的医疗服务工作有一个良好的结局。但得分最低的是口腔医疗费用满意度,仅为21.1%,随着医疗的改革,医疗收费显然成为人们极为关注的问题,其中复诊病人和高收入病人要比初诊病人和低收入病人对口腔医疗费用满意度有明显区别。

提示我们要针对就诊病人对医疗费用的评估,加强医疗费用管理,要求收费工作做到准确、迅速、周到、热情,顾客需求永无止境,提高就诊病人对价格的满意度也不是一味采用降低价格的办法,在不影响系统稳定的前提下,可降低就诊病人对价格的期望值,减少就诊病人不合理超前的需求和评价。加强收费工作宣传力度,让病人准确了解我院的收费项目及标准。加强收费工作技术力量,增加收费室技术设备及人员,增设收费的窗口,加强业务技术培训。随着医疗模式及消费观念的转变,医院已经成为服务性行业。病人成为消费者后与医院的关系也发生了微小的变化。病人有权查阅医疗费用的详细清单及询问医疗服务的价目,坚持从病情出发,严格控制公费医疗开支,做到医疗检查项目、材料、药品明码标价,加强民主监督,增加收费透明度,最大限度地减轻病人和社会负担。如果医疗费用透明度不高,常常造成病人误解并产生纠纷。加强收费综合管理,有利于全面提高病人的满意率,在医疗卫生改革的浪潮冲击下,它不仅能给医院带来良好的社会效益,同时也能争取到更多的就诊病人,给医院带来良好的经济效益。

以病人满意度作为医院管理决策的依据,特别是在绩效管理中更是将病人满意作为核心指标,各医院之所以这样做是因为许多管理专家们认为对于管理者和决策者来说,顾客的满意度是企业未来成败与收益的晴雨表,然而近来西方管理咨询公司研究发现,顾客满意度这个工具所得到的结果并不能代表公司的发展前景,如凯马特,濒临破产时,其满意度得分还在提高,而它的销售额却在急剧下降。一个口腔医疗机构可以通过市场调查、问卷、电话咨询、意见箱、座谈会、举报、随访等多种方式调查顾客的需求。这里要指出的是这些方式应配合使用,单一的调查方式是绝对不够的,会严重影响调查结果的真实性和有效性。

小结

口腔医生接诊成功的基础应该是品德和知识、技术、能力、经验等各种积累的高度浓缩结果,所谓"厚积薄发"。很难对不同风格的接诊评定优劣对错,关键在于病人对它的感受和满意度。通过本章学习,应该熟悉病人满意度,了解调查目的、调查方式的特点,特别应对改进提高有深入理解。

参考文献

[1] BERG A,HOREV T,ZUSMAN S P. Patient satisfaction,quality indicators and utilization of dental services in Israel[J]. Harefuah,2001,140(12):1151 - 1155,1230.

[2] 张波,闫双银,苍盛. 病人服务满意度调查的实践和体会[J]. 中国医药导报,2007,4(13):121 - 122.

[3] 梁云霞,杨朝霞,蔡素玲,等. 口腔门诊患者满意度与就医需求调查研究[J]. 医学临床研究,2007,24(10):1764 - 1765.

[4] 李穗华,池逊. 门诊病人就医满意度调查[J]. 中医药管理杂志,2000,10(2):57 - 58.

[5] 陈维政,刘云. 工作满意度与工作绩效的相关性[J]. 中国劳动,2003,21(6):28 - 31.

[6] LEVIN R. Measuring patient satisfaction[J]. J Am Dent Assoc,2005,136(3):362 - 363.

[7] 蔡湛宇,陈平雁. 病人满意度的概念及测量[J]. 中国医院统计,2002,9(4):236 - 238.

[8] 姬军生. 病人满意度调查是医疗质量考评的重要内容[J]. 中华医院管理杂志,2004,20(1):49 - 50.

[9] 卿尚兰,宋锦璘,季平,等.589例重庆市口腔门诊患者医疗服务满意度的调查研究[J].重庆医学,2012,41(26):2722-2724.

[10] 李刚.口腔诊所病人管理[M].2版.北京:人民卫生出版社,2013.

[11] LEVIN R P. Moving beyond customer service[J]. J Am Dent Assoc,2008,139(4):488-489.

[12] 唐成芳,朱勇,方远鹏,等.陕西省社区居民口腔医疗认知需求满意度调查[J].现代医药卫生,2011,27(3):464-465.

[13] [美]威廉·科恩.跟德鲁克学营销[M].蒋宗强,译.北京:中信出版社,2013.

[14] 王伊,李刚,高宝迪,等.某大学口腔医院门诊患者满意度调查与分析[J].广东牙病防治,2010,18(5):243-246.

[15] 吴清华,杨舒捷,李刚,等.某口腔诊所就诊患者医疗服务满意度调查与分析[J].中国实用口腔科杂志,2014,7(7):426-428.

思考题

1. 病人满意度是什么?
2. 进行病人满意度评估的方法有哪些?
3. 如何持续提高病人满意度?

第三部分 建立安全医疗环境

建立安全医疗环境,是提高医疗质量的基本保障。在口腔医生执业的初期,很多口腔医生都不清楚如何建立安全医疗环境,尤其是刚刚从学校毕业、走出校门的口腔医生。我们应针对口腔医疗服务与人民群众日益增长的高品质、个性化需求差距,做好口腔医生执业准备,树立口腔医疗职业道德,推进口腔医疗团队建设,坚决预防和遏制各类医疗纠纷的发生,注意口腔医疗职业防护,拓展职业继续教育途径,设法建立安全医疗环境,努力构建安全、优质、和谐、高效的就医环境。

如何建立安全医疗环境?这个问题对一些口腔医生来说最感困惑,但有些口腔医生则毫不担心,差别何在?有些口腔医生不断建立安全医疗环境,原因何在?这些成功的口腔医生是如何执业的?是如何建立安全医疗环境的?

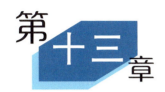

第十三章 口腔医师资格准备

刚刚从学校毕业、走出校门的口腔医生，第一件重要的事情就是参加口腔执业医师资格考试，获得医师资格。口腔执业医师资格考试的性质是行业准入考试，是评价申请口腔医师资格者是否具备从事口腔医疗工作所必须的专业知识与技能的考试。口腔执业医师资格考试分实践技能考试和医学综合笔试两部分。实践技能考试由国家医学考试中心统一命题，省级医师资格考试领导小组负责组织实施；医学综合笔试全部采用选择题并实行全国统一考试，由国家医学考试中心承担国家一级的具体考试业务工作。

医师是指取得执业医师资格或者执业助理医师资格，经注册在医疗、预防、保健机构（包括计划生育技术服务机构）中执业的专业医务人员。1998年6月26日经全国人大常委会通过，1999年5月1日实施的《中华人民共和国执业医师法》（以下简称《执业医师法》）对执业（助理）医师的考试、医师资格认定、执业注册做了明确的法律规定，未经许可批准，不得从事医师职业。与《执业医师法》相配套的文件有：《医师资格报名考试暂行办法》（1999年）、《医师执业注册暂行办法》（1999年）、《关于医师执业注册中执业范围的暂行规定》（2001年）、《医师资格考试报名资格暂行规定》（2001年）等。2021年8月20日，第十三届全国人大常委会第三十次会议表决通过了《中华人民共和国医师法》（以下简称《医师法》），自2022年3月1日起施行的这部法律对中国医师的队伍建设、管理制度、执业规则等产生重大影响。《医师法》对医师的学历条件、执业准入、培训考核、执业管理等方面做了具体明确规定，全方位促进提升医师队伍的能力素质，体现了医师队伍高质量发展的时代要求。这是基于我国医学教育水平和医师队伍整体素质不断提高所做出的修改。此外，《医师法》突破了既有的管理模式，明确了医师经相关专业培训和考核合格，可以根据自己的兴趣意愿申请增加执业范围。这将进一步拓展医师的执业空间，符合临床医学学科融合发展的趋势。

我国医师分为四类两级。四类包括：临床、口腔、公共卫生、中医。其中每个类别的医师又分为执业医师和执业助理医师两个级别。开业时必须要有口腔执业医师和口腔执业助理医师的行医资格。我国每年都要进行口腔执业医师和口腔执业助理医师资格的全国统一考试，只有考试合格，才能有对病人进行诊治的专业资格。

《卫生部关于2000年医师资格考试报名资格认定及有关规定》中指出,对通过医学自学考试和广播电视大学获得医学专业学历,报名参加医师资格考试的,除符合《执业医师法》及有关文件的规定外,还应遵守下列规定:1998年6月30日以前,报名参加医学自学考试,其后取得医学专业学历的人员,其学历可以作为医师资格考试报名的学历依据。1998年7月1日以后,非在职卫生技术人员报名参加医学自学考试,其后取得的医学专业学历不作为医师资格考试报名的学历依据。2000年1月1日以后入学的非在职卫生技术人员,取得的广播电视大学医学专业学历,不作为医师资格考试报名的学历依据。2003年12月31日以前,广播电视大学毕业并取得医学专业学历的人员,其学历可以作为医师资格考试报名的学历依据。2004年1月1日以后,广播电视大学毕业并取得医学专业学历的非在职卫生技术人员,其学历不作为医师资格考试报名的学历依据。在职卫生技术人员,经自学考试或广播电视大学毕业取得的医学专业学历,可以作为医师资格考试报名的学历依据。2021年8月20日,《医师法》将参加医师资格考试人员的最低学历条件由中专提高到大专,提高了医师准入门槛,有助于提高医师学历层次,提升医师整体专业技术水平,进一步保障人民群众的健康权益。

第一节 资格考试

　　口腔执业医师资格考试的性质是行业准入考试,是评价申请医师资格者是否具备从事医师工作所必须的专业知识与技能的考试。执业资格是专业技术人员依法独立工作或开业所必需的,由国家认可和授予的个人学识、技术和能力的资质证明。执业资格考试是国家实行职业准入制度的前提。我国实施口腔执业医师资格考试制度,每年举行一次考试。口腔执业医师资格只有通过国家口腔执业医师资格考试方可取得。口腔执业医师资格考试也是世界各国普遍采用的口腔执业医师资格认可形式。口腔执业医师资格考试是测试和评价从事口腔医疗工作的人员是否具备必须的基本知识、基本理论和基本技能的要求,是一个执业资格和行业准入性质的考试,是具有执法性质的考试,是口腔医生执业注册的先决条件之一,也是卫生行政部门依法管理口腔医疗行业的重要措施。口腔医疗行业准入制度的实施可分为五个环节,即报名资格审定、实践技能考试、医学综合笔试、口腔医师资格认定和执业注册。其中前三个环节的目的是获取口腔执业(助理)医师资格,当持有执业(助理)医师资格证书者被合法的医疗机构拟聘用,并经卫生行政部门注册后方可在规定范围内开展口腔医疗活动或其他口腔卫生服务。

　　医师资格考试分医学综合笔试和实践技能考试两部分。医学综合笔试部分采取标准化考试方式并实行全国统一考试,由国家医学考试中心和国家中医药管理局中医师资格认证中心承担国家一级的具体考试业务工作。实践技能考试由省级医师资格考试领导小组组织实施。报名网站:国家医学考试网(http://www.nmec.org.cn)(图13-1)。

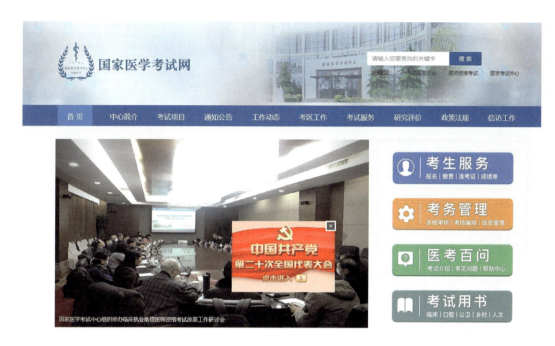

图 13-1　国家医学考试网(http://www.nmec.org.cn)

由国家医学考试中心修订的《医师资格考试大纲》是医师资格考试命题和考生备考的依据。新考试大纲摒弃了以学科为基础的模式，采用按系统、疾病为基础的模式，注重学科之间的整合，更加强调能力的考查，使医师资格考试更加接近考试目标。这些变化对考试和备考产生了重大的影响。

为了帮助考生更好地理解考试大纲的变化及进行良好的复习备考，国家医学考试中心依据新大纲，每年编写医师资格考试备考系列用书，医师资格考试备考用书具有全专业（临床、口腔、公共卫生）、全层次（执业医师、执业助理医师）、全品种（考试大纲、医学综合笔试应试指南、实践技能考试应试指南、模拟试题解析）的优势和特点，可供不同需求的考生选择使用。国家医学考试中心推荐用书，由人民卫生出版社独家出版。

一、口腔医学综合笔试考试方案及内容

口腔执业医师资格考试医学综合笔试大纲包括基础综合、专业综合和实践综合三部分。

口腔执业医师资格考试医学综合笔试内容、考试形式以医师资格考试委员会审定颁布的《医师资格考试大纲》（口腔执业医师、口腔执业助理医师）医学综合笔试大纲为依据。医学综合笔试口腔执业医师和口腔执业助理医师考试内容见表 13-1、表 13-2。

表 13-1　医学综合笔试口腔执业医师考试内容

科目类别	考试内容
基础综合科目	口腔组织病理学、口腔解剖生理学、生物化学、医学微生物学、医学免疫学、药理学、医学心理学、医学伦理学、预防医学、卫生法规、内科学、外科学
专业综合科目	牙体牙髓病学、牙周病学、儿童口腔医学、口腔黏膜病学、口腔颌面外科学、口腔修复学、口腔预防医学
实践综合科目	口腔临床、社区（口腔预防）

表 13-2　医学综合笔试口腔执业助理医师考试内容

科目类别	考试内容
基础综合科目	口腔组织病理学、口腔解剖生理学、生物化学、药理学、心理学、医学伦理学、预防医学、卫生法规
专业综合科目	牙体牙髓病学、牙周病学、儿童口腔医学、口腔黏膜病学、口腔颌面外科学、口腔修复学、口腔预防医学
实践综合科目	口腔临床、社区（口腔预防）

二、实践技能考试实施方案及内容

医师资格考试实践技能考试的具体组织形式和内容分别以医师资格考试委员会审定颁布的《医师资格考试大纲》（口腔执业医师、口腔执业助理医师）实践技能考试大纲为依据。实践技能考试是国家执业医师资格考试两种方式（实践技能考试和医学综合笔试）之一，评价申请医师、助理医师资格者，是否具备执业所必须的基本技能。基本技能包括实践操作和思维能力。

实践技能考试采用多站测试的方式，考点（考区根据实际需要）设有（设置）实践技能考试基地，考试基地根据考试内容设置若干考站，考生依次通过各考站接受实践技能的测试。每位考生必须在同一考试基地内完成全部测试的考站进行测试。

考生持《准考证》应考，并根据《准考证》上所注携带必需物品（如身份证明、工作服、口罩、帽子以及口腔类所需的离体牙等）。考试基地设候考厅，考生在候考厅等待测试，等待考试过程中不得外出，不得使用任何通讯工具。考试基地设考试引导员，负责引导考生进入每个考站。

实践技能考试内容与方式如下。

1. 第一考站

(1) 病历采集：由考官指定 2 名考生互相进行口腔病史采集，并完成病历书写。

(2)无菌操作和口腔检查:主要考查考生在诊疗过程中的无菌观念、口腔检查的顺序和手法。

2.第二考站

(1)基本操作技术:离体磨牙复面洞制备术、开髓术、龈上洁治术、牙拔除术(含麻醉)、牙列印模制取、后牙铸造全冠的牙体预备、BASS刷牙法、窝沟封闭术。

(2)基本急救技术:测量血压、吸氧术、人工呼吸、胸外心脏按压。

3.第三考站

(1)辅助检查结果判读:包括医德医风、牙髓活力测试、X线片和实验室检验。采用计算机多媒体考试方式。

(2)病例分析:由考生随机抽取两份不同病种的病例提出诊断、鉴别诊断及治疗原则。考试方法主要采取口试。

[附录一]2024年版口腔执业医师资格考试大纲(来源:国家卫生健康委员会医师资格考试委员会,发布日期2023-11)

前 言

《中华人民共和国医师法》规定,国家实行医师资格考试制度。医师资格考试成绩合格,取得执业医师资格或者执业助理医师资格。获得医师资格者,方可申请注册并在医疗卫生机构中按照注册的执业地点、执业类别、执业范围执业,从事相应的医疗卫生服务。医师应当坚持人民至上、生命至上,发扬人道主义精神,弘扬敬佑生命、救死扶伤、甘于奉献、大爱无疆的职业精神,恪守职业道德,遵守执业规范,提高执业水平,履行防病治病、保护人民健康的神圣职责。根据上述规定,口腔执业医师应符合以下具体要求:

一、专业、学历及工作经历

符合《中华人民共和国医师法》《医师资格考试暂行办法》及国家规定的专业、学历和医学专业工作实践经历。

二、基本素质

(一)具有正确的世界观、人生观和价值观,热爱祖国,忠于人民,愿为祖国卫生事业的发展和人民健康服务终生。

(二)珍视生命,关爱患者,能将预防疾病、驱除病痛、维护人民的健康利益作为自己的职业责任。

(三)具有终身学习观念,能认识到持续自我完善的重要性,不断追求卓越。

(四)具有与患者及其家属进行交流的意识,使他们充分理解治疗计划并积极配合治疗。

(五)在执业活动中重视医疗的伦理问题,尊重患者、保护隐私。

(六)尊重患者个人信仰,理解他人的人文背景及价值观。

(七)实事求是,对于自己不能胜任和安全处理的医疗问题,能主动寻求其他医师的帮助。

(八)尊重同事和其他医疗卫生保健专业人员,具有集体主义观念和团队合作精神。

(九)具有依法行医的法律意识,掌握常用的卫生法律、法规、规章、诊疗规范,能依法维护患者权益。

(十)具备职业健康和职业防护的意识。

(十一)能考虑到患者及其家属的利益,并注意发挥可用卫生资源的最大效益。

(十二)具有科学态度、创新和分析批判精神。

三、基本理论和基本知识

(一)掌握与口腔医学相关的科学基础知识和医学基础知识,掌握口腔医学专业基础知识,并能用于指导学习和医疗实践。

(二)掌握口腔常见病和多发病的病因、发病机制、临床表现、检查方法、诊断与鉴别诊断、治疗原则和常用诊治技术的理论、知识与方法。

(三)掌握口腔常见病预防、口腔健康教育和口腔流行病学的知识与方法,了解医学统计学的有关知识和方法。

(四)掌握医院感染的预防与控制的原则和方法。

(五)掌握口腔临床合理用药原则。

(六)熟悉常见传染病的发生、发展以及传播的基本规律和防治原则。

(七)了解与口腔疾病相关联的全身健康状况及系统性疾病。

四、基本技能

(一)具备全面、系统、正确采集病史的能力。

(二)具备系统和规范的口腔检查的能力。

(三)具备规范的口腔基本操作技能。

(四)具备清晰的临床思维和良好的表达能力。

(五)具备口腔常见病、多发病的正确诊治与综合思辨能力。

(六)具备规范、正确书写病历、处方等医疗文书的能力。

(七)具备口腔常见病的预防和口腔健康教育的能力。

(八)具备基本的急救能力和口腔急症的诊治能力。

(九)具备根据具体情况选择合理诊治手段的能力。

(十)具备在自身能力范围内行医、必要时寻求上级医师指导并有效执行或进行转诊的能力。

(十一)具备与患者及其家属进行有效沟通的能力。

(十二)具备与其他医疗卫生保健人员沟通与协作的能力。

(十三)具备职业防护能力。

(十四)具备自主学习、终身学习和基本临床科研的能力。

根据以上要求,制定口腔执业医师资格考试大纲,作为考试依据。

本大纲自2024年起使用。

[附录二]医师资格考试暂行办法(来源:国家卫生健康委员会,发布日期2022-01-10)

(1999年7月16日卫生部令第4号发布自发布之日起施行 根据2002年2月5日《卫生部关于修改〈医师资格考试暂行办法〉第十七条的通知》(卫医发〔2002〕37号)第一次修订 根据2003年4月18日《卫生部关于修改〈医师资格考试暂行办法〉第十六条和第三十四条的通知》(卫医发〔2003〕95号)第二次

修订 根据2008年6月6日《卫生部关于修订〈医师资格考试暂行办法〉第三十四条的通知》(卫医发〔2008〕32号)第三次修订 根据2009年7月20日《卫生部关于明确〈医师资格考试暂行办法〉中参与有组织作弊情形的通知》(卫医政发〔2009〕74号)第四次修订 根据2018年6月7日《国家卫生健康委员会关于宣布失效第三批委文件的决定》(国卫办发〔2018〕15号)第三次修订和第四次修订废止)

第一章 总 则

第一条 根据《中华人民共和国执业医师法》(以下简称《执业医师法》)第八条的规定,制定本办法。

第二条 医师资格考试是评价申请医师资格者是否具备执业所必须的专业知识与技能的考试。

第三条 医师资格考试分为执业医师资格考试和执业助理医师资格考试。考试类别分为临床、中医(包括中医、民族医、中西医结合)、口腔、公共卫生四类。考试方式分为实践技能考试和医学综合笔试。医师资格考试方式的具体内容和方案由卫生部医师资格考试委员会制定。

第四条 医师资格考试实行国家统一考试,每年举行一次。考试时间由卫生部医师资格考试委员会确定,提前3个月向社会公告。

第二章 组织管理

第五条 卫生部医师资格考试委员会,负责全国医师资格考试工作。委员会下设办公室和专门委员会。各省、自治区、直辖市卫生行政部门牵头成立医师资格考试领导小组,负责本辖区的医师资格考试工作。领导小组组长由省级卫生行政部门的主要领导兼任。

第六条 医师资格考试考务管理实行国家医学考试中心、考区、考点三级分别责任制。

第七条 国家医学考试中心在卫生部和卫生部医师资格考试委员会领导下,具体负责医师资格考试的技术性工作,其职责是:

(一)组织拟定考试大纲和命题组卷的有关具体工作;

(二)组织制订考务管理规定;

(三)承担考生报名信息处理、制卷、发送试卷、回收答题卡等考务工作;

(四)组织评定考试成绩,提供考生成绩单;

(五)提交考试结果统计分析报告;

(六)向卫生部和卫生部医师资格考试委员会报告考试工作;

(七)指导考区办公室和考点办公室的业务工作;

(八)承担命题专家的培训工作;

(九)其他。

第八条 各省、自治区、直辖市为考区,考区主任由省级卫生行政部门主管领导兼任。考区的基本情况和人员组成报卫生部医师资格考试委员会备案。考区设办公室,其职责是:

(一)制定本地区医师考试考务管理具体措施;

(二)负责本地区的医师资格考试考务管理;

(三)指导各考点办公室的工作;

(四)接收或转发报名信息、试卷、答题卡、成绩单等考试资料;向国家医学考试中心寄送报名信息、答题卡等考试资料;

(五)复核考生报名资格;

(六)处理、上报考试期间本考区发生的重大问题;

（七）其他。

第九条　考区根据考生情况设置考点，报卫生部医师资格考试委员会备案。考点应设在地或设区的市。考点设主考一人，由地或设区的市级卫生行政部门主管领导兼任。考点设置应符合考点设置标准。考点设办公室，其职责是：

（一）负责本地区医师资格考试考务工作；

（二）受理考生报名，核实考生提供的报名材料，审核考生报名资格；

（三）指导考生填写报名信息表，按统一要求处理考生信息；

（四）收取考试费；

（五）核发《准考证》；

（六）安排考场，组织培训监考人员；

（七）负责接收本考点的试卷、答题卡，负责考试前的机要存放；

（八）组织实施考试；

（九）考试结束后清点试卷、答题卡，寄送答题卡并销毁试卷；

（十）分发成绩单并受理成绩查询；

（十一）处理、上报考虑期间本考点发生的问题；

（十二）其他。

第十条　各级考试管理部门和机构要有计划地逐级培训考务工作人员。

第三章　报考程序

第十一条　凡符合《执业医师法》第九条所列条件的，可以申请参加执业医师资格考试。

在1998年6月26日前获得医士专业职务任职资格，后又取得执业助理医师资格的，医士从业时间和取得执业助理医师执业证书后执业时间累计满五年的，可以申请参加执业医师资格考试。高等学校医学专业本科以上学历是指国务院教育行政部门认可的各类高等学校医学专业本科以上的学历。

第十二条　凡符合《执业医师法》第十条所列条件的，可以申请参加执业助理医师资格考试。高等学校医学专科学历是指省级以上教育行政部门认可的各类高等学校医学专业专科学历；中等专业学校医学专业学历是指经省级以上教育行政部门认可的各类中等专业学校医学专业中专学历。

第十三条　申请参加医师资格考试的人员，应当在公告规定期限内，到户籍所在地的考点办公室报名，并提交下列材料：

（一）二寸免冠正面半身照片两张；

（二）本人身份证明；

（三）毕业证书复印件；

（四）试用机构出具的证明期满一年并考核合格的证明；

（五）执业助理医师申报执业医师资格考试的，还应当提交《医师资格证书》复印件、《医师执业证书》复印件、执业时间和考核合格证明；

（六）报考所需的其他材料。

试用机构与户籍所在地跨省分离的，由试用机构推荐，可在试用机构所在地报名参加考试。

第十四条　经审查，符合报考条件，由考点发放《准考证》。

第十五条　考生报名后不参加考试的，取消本次考试资格。

第四章　实践技能考试

第十六条　在卫生部医师资格考试委员会的领导下,国家医学考试中心和国家中医管理局中医师资格认证中心依据实践技能考试大纲,统一命制实践技能考试试题,向考区提供试卷、计算机化考试软件、考生评分册等考试材料。省级医师资格考试领导小组负责组织实施实践技能考试。

第十七条　已经取得执业助理医师执业证书,报考执业医师资格的,应报名参加相应类别执业医师资格考试的实践技能考试。

第十八条　经省级医师资格考试领导小组批准的,符合《医疗机构基本标准》二级以上医院(中医、民族医、中西医结合医院除外)、妇幼保健院,急救中心标准的机构,承担对本机构聘用的申请报考临床类别人员的实践技能考试。

除前款规定的人员外,其他人员应根据考点办公室的统一安排,到省级医师资格考试领导小组指定的地或设区的市级以上医疗、预防、保健机构或组织参加实践技能考试。该机构或组织应当在考生医学综合笔试考点所在地。

第十九条　承担实践技能考试的考官应具备下列条件:

(一)取得主治医师以上专业技术职务任职资格满三年;

(二)具有一年以上培训医师或指导医学专业学生实习的工作经历;

(三)经省级医师资格考试领导小组进行考试相关业务知识的培训,考试成绩合格,并由省级医师资格考试领导小组颁发实践技能考试考官聘任证书。

实践技能考试考官的聘用任期为二年。

第二十条　承担实践技能考试的机构或组织内设若干考试小组。每个考试小组由三人以上单数考官组成。其中一名为主考官。主考官应具有副主任医师以上专业技术职务任职资格,并经承担实践技能考试机构或组织的主要负责人推荐,报考点办公室审核,由考点主考批准。

第二十一条　考官有下列情形之一的,必须自行回避;应试者也有权以口头或者书面方式申请回避:

(一)是应试者的近亲属;

(二)与应试者有利害关系;

(三)与应试者有其他关系,可能影响考试公正的。

前款规定适用于组织考试的工作人员。

第二十二条　实践技能考试机构或组织应对应试者所提交的试用期一年的实践材料进行认真审核。

第二十三条　考试小组进行评议时,如果意见分歧,应当少数服从多数,并由主考官签署考试结果。但是少数人的意见应当写入笔录。评议笔录由考试小组的全体考官签名。

第二十四条　省级医师资格考试领导小组要加强对承担实践技能考试工作的机构或组织的检查、指导、监督和评价。

第二十五条　本办法第十八条第一款规定的机构,应当将考生考试结果及有关资料报考点办公室审核。考点办公室应在医学综合笔试考试日期15日前将考生实践技能考试结果通知考生,并对考试合格的,发给由主考签发的实践技能考试合格证明。

本办法第十八条第二款规定的机构或组织应于考试结束后将考生考试结果及有关资料报考点办公室审核,由考点办公室将考试结果通知考生,对考试合格的,发给由主考签发的实践技能考试合格证明。具体上报和通知考生时间由省级卫生行政部门规定。

实践技能考试合格者方可参加医学综合笔试。

第五章 医学综合笔试

第二十六条 实践技能考试合格的考生应持实践技能考试合格证明参加医学综合笔试。

第二十七条 医师资格考试试卷(包括备用卷)和标准答案,启用前应当严格保密;使用后的试卷应予销毁。

第二十八条 国家医学考试中心向考区提供医学综合笔试试卷和答题卡、各考区成绩册、考生成绩单及考试统计分析结果。考点在考区的领导监督下组织实施考试。

第二十九条 考试中心、考区、考点工作人员及命题人员,如有直系亲属参加当年医师资格考试的,应实行回避。

第三十条 医师资格考试结束后,考区应当立即将考试情况报告卫生部医师资格考试委员会。

第三十一条 医师资格考试的合格线由卫生部医师资格考试委员会确定,并向社会公告。

第三十二条 考生成绩单由考点发给考生。考生成绩在未正式公布前,应当严格保密。

第三十三条 考试成绩合格的,授予执业医师资格或执业助理医师资格,由省级卫生行政部门颁发卫生部统一印制的《医师资格证书》。《医师资格证书》是执业医师资格或执业助理医师资格的证明文件。

第六章 处 罚

第三十四条 违反本办法,考生有下列情形之一的,县级以上卫生行政部门视情节,给予警告、通报批评、终止考试、取消单元考试资格、取消当年考试资格和考试成绩并取消自下一年度起两年内参加医师资格考试资格的处罚或行政处分;构成犯罪的,依法追究刑事责任:

(一)违反考场纪律、影响考场秩序;

(二)传抄、夹带、偷换试卷;

(三)假报姓名、年龄、学历、工龄、民族、身份证明、学籍等;

(四)伪造有关资料,弄虚作假;

(五)其他严重舞弊行为。

考生由他人代考,取消当年考试资格和考试成绩并取消自下一年度起两年内参加医师资格考试的资格。代他人参加医师资格考试的经执业注册的医师,应认定为医师定期考核不合格,按《执业医师法》第三十一条处理;代他人参加医师资格考试的其他人员,移交相关部门处理。

对以各种欺骗手段取得《医师资格证书》者,应收回其《医师资格证书》,自下一年度起两年内不予受理其报名参加医师资格考试的申请。

第三十五条 考试工作人员违反本办法,有下列情形之一的,由县级以上卫生行政部门给予警告或取消考试工作人员资格,考试工作人员所在单位可以给予记过、记大过、降级、降职、撤职、开除等处分;构成犯罪的,依法追究刑事责任:

(一)监考中不履行职责;

(二)在阅卷评分中错评、漏评、差错较多,经指出仍不改正的;

(三)泄漏阅卷评分工作情况;

(四)利用工作之便,为考生舞弊提供条件或者谋取私利;

(五)其他严重违纪行为。

第三十六条 考点有下列情况之一,造成较大影响的,取消考点资格,并追究考点负责人的责任:

（一）考点考务工作管理混乱，出现严重差错的；

（二）所属考场秩序混乱、出现大面积舞弊、抄袭现象的；

（三）发生试卷泄密、损毁、丢失的；

（四）其他影响考试的行为。

考场、考点发生考试纪律混乱、有组织的舞弊，相应范围内考试无效。

第三十七条　卫生行政部门工作人员违反本办法有关规定，在考试中弄虚作假、玩忽职守、滥用职权、徇私舞弊，尚不构成犯罪的，依法给予行政处分；构成犯罪的，依法追究刑事责任。

第三十八条　为申请参加实践技能考试的考生出具伪证的，依法追究直接责任者的法律责任。执业医师出具伪证的，注销注册，吊销其《医师执业证书》。对出具伪证的机构主要负责人视情节予以降职、撤职等处分；构成犯罪的，依法追究刑事责任。省级医师资格考试领导小组对违反有关规定的承担实践技能考试机构或组织责令限期整改；情节严重的，取消承担实践技能考试机构或组织的资格，五年内不得再次申请承担实践技能考试指定机构或组织。

第七章　附　则

第三十九条　省级卫生行政部门可根据本办法制定具体规定，并报卫生部备案。

第四十条　国家和省级中医药主管部门分别在卫生部医师资格考试委员会和省级医师资格考试领导小组统一安排下，参与组织中医（包括中医、民族医、中西医结合）医师资格考试中的有关技术性工作、考生资格审核、实践技能考试等。

第四十一条　本办法所称医疗机构是指符合《医疗机构管理条例》第二条和《医疗机构管理条例实施细则》第二条和第三条规定的机构；社区卫生服务机构和采供血机构适用《医疗机构管理条例实施细则》第三条第十二项的规定；预防机构是指《传染病防治法实施办法》第七十三条规定的机构。

第四十二条　计划生育技术服务机构中的人员适用本办法的规定。

第四十三条　本办法由卫生部解释。

第四十四条　本办法自颁布之日起施行。

[附录三]考生须知（2022年）（来源：国家医学考试中心）

1. 考生在考前25分钟（第一单元：考前30分钟）凭《准考证》和有效身份证件进入考室，并在《考生签到表》上签到，入座后将《准考证》和有效身份证件放在课桌右上角，以便核验。

2. 参加计算机化考试的考生，除准考证和有效身份证外，其他任何物品不得带入考室。开考前15分钟，考生可按准考证号和有效身份证件号登录考试系统（证件输入应注意括号和大小写），核对并确认个人信息无误后，进入考试规则和考生承诺界面，仔细阅读相关文件并确认后，等待考试开始。

3. 开考30分钟后考生不得进入考室。

4. 考试期间考生不得离开考场。在考试规定时间前完成答题或要求提前结束考试的考生，须在考务人员的监管下，在警戒线区域内指定地点等待，等待期间不得使用通讯工具，考试结束后方能离开。

5. 考生在考场内必须保持安静，不准交头接耳、左顾右盼；不准偷窥；不准吸烟。

6. 考生不得要求监考员解释试题，如遇问题，可举手询问。外籍或台湾、香港、澳门考生进入考场后，必须使用普通话。

7. 考生应自觉服从监考员管理，不得以任何理由妨碍监考员监考工作。对违法违规的考生，将依据

《医师资格考试违纪违规处理规定》及有关法律法规进行处理。

注:参加计算机化考试的考生请注意,计算机化考试跨题型不可回看。

[附录四]考试规则(2022年)(来源:国家医学考试中心)

1. 考生在考前25分钟(第一单元:考前30分钟)凭《准考证》和有效身份证件进入考室,并在《考生签到表》上签到,入座后将《准考证》和有效身份证件放在课桌右上角,以便核验。

2. 参加计算机化考试的考生,除准考证和有效身份证外,其他任何书籍、纸张、计算器、手表、手机、手环等各种无线通讯工具以及一切与考试无关但有作弊嫌疑的物品均不得带入考室。

3. 开考前15分钟,考生可按准考证号和有效身份证件号登录考试系统(证件号输入应注意括号和大小写),核对并确认个人信息无误后,进入考试规则和考生承诺界面,仔细阅读相关文件并确认后,等待考试开始。

4. 考试开始后,考生应关注考试界面左侧的时间窗口,掌控考试时间。

5. 开考30分钟后考生不得进入考室。

6. 考试期间考生不得离开考室。考试规定时间前完成答题或要求提前结束考试的考生,须在考务人员的监管下,在警戒线区域内指定地点等待,等待期间不得使用通讯工具,考试结束后方能离开。

7. 完成答题信息后,应关注考试界面左侧的答题信息提示,确认没有未答题,方可提交答题信息。若考生未提交答题信息的,待考试结束后系统将自动提交答题信息。

8. 考生不得要求监考员解释试题,如遇计算机系统问题,可举手询问。外籍或台湾、香港、澳门考生进入考场后,必须使用普通话。

9. 考生在考场内必须保持安静,不准交头接耳、左顾右盼;不准偷窥;不准吸烟。

10. 监考员离场指令发出后,考生方可离场。

11. 考生应自觉服从监考员管理,不得以任何理由妨碍监考员监考工作。对违法违规的考生,将依据《医师资格考试违纪违规处理规定》及有关法律法规进行处理。

注:参加计算机化考试的考生请注意,计算机化考试跨题型不可回看。

[附录五]国家医学考试中心组织专家每年修订国家医师资格考试系列指导用书(来源:国家医学考试网,发布日期2021-12-30)

为帮助考生有效掌握其执业所必须具备的基础理论、基本知识和基本技能,安全有效地从事医疗、预防和保健工作,依据2019年版《医师资格考试大纲》,国家医学考试中心组织专家修订了2022年版国家医师资格考试系列指导用书,由人民卫生出版社独家出版。

一、修订指导思想

在总结医师资格考试工作改革经验的基础上,国家医学考试中心坚持以习近平新时代中国特色社会主义思想为指导,紧密结合我国医药卫生体制改革总体部署和《健康中国行动(2019—2030年)》具体要求,继续坚持以岗位胜任力为导向的原则,努力践行从"以治病为中心"向"以健康为中心"转变的发展理念,在不断深入总结医师资格考试工作改革取得的成果和经验基础上,对2022年版国家医师资格考试系列指导用书进行了修订完善。

二、图书修订重点

1. 以医师准入基本要求为依据,紧扣《医师资格考试大纲》,覆盖全部考点。
2. 紧密结合医师资格考试改革方向和人民卫生出版社出版的临床医学、口腔医学、公共卫生最新国家规划教材修订,修订内容涉及各学科。
3. 适应我国人群疾病谱变化及临床诊疗技术发展与服务要求,把握医学教育特点与改革方向。
4. 依据国家卫生健康委医师资格考试委员会发布的《关于修订〈医师资格考试大纲(医学综合考试)〉中卫生法规部分内容的通知》,从2021年起,医师资格考试卫生法规部分启用修订版大纲。2022年部分法规的内容进行了更新。

三、指导用书特点

1. 权威性高 以医师准入基本要求为依据,紧扣《医师资格考试大纲》,由国家医学考试中心组织权威专家编写并推荐使用。
2. 指导性强 紧密结合医师资格考试改革方向和人民卫生出版社最新国家规划教材的修订内容。
3. 内容全面 以考试大纲为基准并对大纲细化、扩展,覆盖全部考点。
4. 重点突出 结合各类别医师胜任力特点和准入基本要求,更加突出各自考核要点。
5. 品种齐全 涵盖临床、口腔、公共卫生的执业医师和执业助理医师以及乡村全科执业助理医师的考试。
6. 实用高效 结合国家规划教材的编修原则,重点突出,逻辑清晰,方便考生全面复习,有效提高专业能力。

四、指导用书种类

指导用书包括临床、口腔、公共卫生执业医师和执业助理医师两级三类的《实践技能指导用书》《医学综合指导用书》《模拟试题解析》,以及《医学人文概要》《乡村全科执业助理医师资格考试指导用书》等,共20种。

第二节 执业注册

依据《医师法》《医师执业注册管理办法》,在区卫生行政部门执业登记的医疗、保健机构及同级预防机构中执业的有口腔执业医师或口腔执业助理医师资格的人员,取得口腔执业医师或口腔执业助理医师资格的人员在执业前必须向所在地县级以上地方人民政府卫生健康主管部门申请注册。医疗卫生机构可以为本机构中的申请人集体办理注册手续。除有本法规定不予注册的情形外,卫生健康主管部门应当自受理申请之日起20个工作日内准予注册,将注册信息录入国家信息平台,并发给医师执业证书。医师经注册后,可以在医疗卫生机构中按照注册的执业地点、执业类别、执业范围执业,从事相应的医疗卫生服务。医师在两个以上医疗卫生机构定期执业的,应当以一个医疗卫生机构为主,并按照国家有关规定办理相关手续。国家鼓励医师定期定点到县级以下医疗卫生机构,包括乡镇卫生院、村卫生室、社区卫生服务中心等,提供医疗卫生服务,主执业机构应当支持并提供便利。

医师执业注册需提供资料:①医师执业注册申请审核表;②二寸免冠正面半身照片2张;③《医师资格证书》及复印件;④申请人6个月以内的健康体检表;⑤申请人身份证及复印件;⑥医疗、预防、保健机构的拟聘用证明;⑦重新申请注册还需区卫生行政部门指定培训机构出具的业务水平考核结果证明;⑧获得执业医师或助理医师资格后2年内未注册者,还应提交区卫生行政部门指定培训机构内培训3～6个月并经考核合格的证明;⑨其他省级以上卫生行政部门规定的材料。

[附录一]中华人民共和国医师法(2021年8月20日第十三届全国人民代表大会常务委员会第三十次会议通过)(来源:中国人大网,发布日期2021－08－20)

第一章 总 则

第一条 为了保障医师合法权益,规范医师执业行为,加强医师队伍建设,保护人民健康,推进健康中国建设,制定本法。

第二条 本法所称医师,是指依法取得医师资格,经注册在医疗卫生机构中执业的专业医务人员,包括执业医师和执业助理医师。

第三条 医师应当坚持人民至上、生命至上,发扬人道主义精神,弘扬敬佑生命、救死扶伤、甘于奉献、大爱无疆的崇高职业精神,恪守职业道德,遵守执业规范,提高执业水平,履行防病治病、保护人民健康的神圣职责。

医师依法执业,受法律保护。医师的人格尊严、人身安全不受侵犯。

第四条 国务院卫生健康主管部门负责全国的医师管理工作。国务院教育、人力资源社会保障、中医药等有关部门在各自职责范围内负责有关的医师管理工作。

县级以上地方人民政府卫生健康主管部门负责本行政区域内的医师管理工作。县级以上地方人民政府教育、人力资源社会保障、中医药等有关部门在各自职责范围内负责有关的医师管理工作。

第五条 每年8月19日为中国医师节。

对在医疗卫生服务工作中作出突出贡献的医师,按照国家有关规定给予表彰、奖励。

全社会应当尊重医师。各级人民政府应当关心爱护医师,弘扬先进事迹,加强业务培训,支持开拓创新,帮助解决困难,推动在全社会广泛形成尊医重卫的良好氛围。

第六条 国家建立健全医师医学专业技术职称设置、评定和岗位聘任制度,将职业道德、专业实践能力和工作业绩作为重要条件,科学设置有关评定、聘任标准。

第七条 医师可以依法组织和参加医师协会等有关行业组织、专业学术团体。

医师协会等有关行业组织应当加强行业自律和医师执业规范,维护医师合法权益,协助卫生健康主管部门和其他有关部门开展相关工作。

第二章 考试和注册

第八条 国家实行医师资格考试制度。

医师资格考试分为执业医师资格考试和执业助理医师资格考试。医师资格考试由省级以上人民政府卫生健康主管部门组织实施。

医师资格考试的类别和具体办法,由国务院卫生健康主管部门制定。

第九条 具有下列条件之一的,可以参加执业医师资格考试:

(一)具有高等学校相关医学专业本科以上学历,在执业医师指导下,在医疗卫生机构中参加医学专业工作实践满一年;

(二)具有高等学校相关医学专业专科学历,取得执业助理医师执业证书后,在医疗卫生机构中执业满二年。

第十条 具有高等学校相关医学专业专科以上学历,在执业医师指导下,在医疗卫生机构中参加医学专业工作实践满一年的,可以参加执业助理医师资格考试。

第十一条 以师承方式学习中医满三年,或者经多年实践医术确有专长的,经县级以上人民政府卫生健康主管部门委托的中医药专业组织或者医疗卫生机构考核合格并推荐,可以参加中医医师资格考试。

以师承方式学习中医或者经多年实践,医术确有专长的,由至少二名中医医师推荐,经省级人民政府中医药主管部门组织实践技能和效果考核合格后,即可取得中医医师资格及相应的资格证书。

本条规定的相关考试、考核办法,由国务院中医药主管部门拟订,报国务院卫生健康主管部门审核、发布。

第十二条 医师资格考试成绩合格,取得执业医师资格或者执业助理医师资格,发给医师资格证书。

第十三条 国家实行医师执业注册制度。

取得医师资格的,可以向所在地县级以上地方人民政府卫生健康主管部门申请注册。医疗卫生机构可以为本机构中的申请人集体办理注册手续。

除有本法规定不予注册的情形外,卫生健康主管部门应当自受理申请之日起二十个工作日内准予注册,将注册信息录入国家信息平台,并发给医师执业证书。

未注册取得医师执业证书,不得从事医师执业活动。

医师执业注册管理的具体办法,由国务院卫生健康主管部门制定。

第十四条 医师经注册后,可以在医疗卫生机构中按照注册的执业地点、执业类别、执业范围执业,从事相应的医疗卫生服务。

中医、中西医结合医师可以在医疗机构中的中医科、中西医结合科或者其他临床科室按照注册的执业类别、执业范围执业。

医师经相关专业培训和考核合格,可以增加执业范围。法律、行政法规对医师从事特定范围执业活动的资质条件有规定的,从其规定。

经考试取得医师资格的中医医师按照国家有关规定,经培训和考核合格,在执业活动中可以采用与其专业相关的西医药技术方法。西医医师按照国家有关规定,经培训和考核合格,在执业活动中可以采用与其专业相关的中医药技术方法。

第十五条 医师在二个以上医疗卫生机构定期执业的,应当以一个医疗卫生机构为主,并按照国家有关规定办理相关手续。国家鼓励医师定期定点到县级以下医疗卫生机构,包括乡镇卫生院、村卫生室、社区卫生服务中心等,提供医疗卫生服务,主执业机构应当支持并提供便利。

卫生健康主管部门、医疗卫生机构应当加强对有关医师的监督管理,规范其执业行为,保证医疗卫生服务质量。

第十六条 有下列情形之一的,不予注册:

(一)无民事行为能力或者限制民事行为能力;

(二)受刑事处罚,刑罚执行完毕不满二年或者被依法禁止从事医师职业的期限未满;

(三)被吊销医师执业证书不满二年;

(四)因医师定期考核不合格被注销注册不满一年;

(五)法律、行政法规规定不得从事医疗卫生服务的其他情形。

受理申请的卫生健康主管部门对不予注册的,应当自受理申请之日起二十个工作日内书面通知申请人和其所在医疗卫生机构,并说明理由。

第十七条　医师注册后有下列情形之一的,注销注册,废止医师执业证书:

(一)死亡;

(二)受刑事处罚;

(三)被吊销医师执业证书;

(四)医师定期考核不合格,暂停执业活动期满,再次考核仍不合格;

(五)中止医师执业活动满二年;

(六)法律、行政法规规定不得从事医疗卫生服务或者应当办理注销手续的其他情形。

有前款规定情形的,医师所在医疗卫生机构应当在三十日内报告准予注册的卫生健康主管部门;卫生健康主管部门依职权发现医师有前款规定情形的,应当及时通报准予注册的卫生健康主管部门。准予注册的卫生健康主管部门应当及时注销注册,废止医师执业证书。

第十八条　医师变更执业地点、执业类别、执业范围等注册事项的,应当依照本法规定到准予注册的卫生健康主管部门办理变更注册手续。

医师从事下列活动的,可以不办理相关变更注册手续:

(一)参加规范化培训、进修、对口支援、会诊、突发事件医疗救援、慈善或者其他公益性医疗、义诊等;

(二)承担国家任务或者参加政府组织的重要活动等;

(三)在医疗联合体内的医疗机构中执业。

第十九条　中止医师执业活动二年以上或者本法规定不予注册的情形消失,申请重新执业的,应当由县级以上人民政府卫生健康主管部门或者其委托的医疗卫生机构、行业组织考核合格,并依照本法规定重新注册。

第二十条　医师个体行医应当依法办理审批或者备案手续。

执业医师个体行医,须经注册后在医疗卫生机构中执业满五年;但是,依照本法第十一条第二款规定取得中医医师资格的人员,按照考核内容进行执业注册后,即可在注册的执业范围内个体行医。

县级以上地方人民政府卫生健康主管部门对个体行医的医师,应当按照国家有关规定实施监督检查,发现有本法规定注销注册的情形的,应当及时注销注册,废止医师执业证书。

第二十一条　县级以上地方人民政府卫生健康主管部门应当将准予注册和注销注册的人员名单及时予以公告,由省级人民政府卫生健康主管部门汇总,报国务院卫生健康主管部门备案,并按照规定通过网站提供医师注册信息查询服务。

第三章　执业规则

第二十二条　医师在执业活动中享有下列权利:

(一)在注册的执业范围内,按照有关规范进行医学诊查、疾病调查、医学处置、出具相应的医学证明

文件,选择合理的医疗、预防、保健方案;

(二)获取劳动报酬,享受国家规定的福利待遇,按照规定参加社会保险并享受相应待遇;

(三)获得符合国家规定标准的执业基本条件和职业防护装备;

(四)从事医学教育、研究、学术交流;

(五)参加专业培训,接受继续医学教育;

(六)对所在医疗卫生机构和卫生健康主管部门的工作提出意见和建议,依法参与所在机构的民主管理;

(七)法律、法规规定的其他权利。

第二十三条　医师在执业活动中履行下列义务:

(一)树立敬业精神,恪守职业道德,履行医师职责,尽职尽责救治病人,执行疫情防控等公共卫生措施;

(二)遵循临床诊疗指南,遵守临床技术操作规范和医学伦理规范等;

(三)尊重、关心、爱护病人,依法保护病人隐私和个人信息;

(四)努力钻研业务,更新知识,提高医学专业技术能力和水平,提升医疗卫生服务质量;

(五)宣传推广与岗位相适应的健康科普知识,对病人及公众进行健康教育和健康指导;

(六)法律、法规规定的其他义务。

第二十四条　医师实施医疗、预防、保健措施,签署有关医学证明文件,必须亲自诊查、调查,并按照规定及时填写病历等医学文书,不得隐匿、伪造、篡改或者擅自销毁病历等医学文书及有关资料。

医师不得出具虚假医学证明文件以及与自己执业范围无关或者与执业类别不相符的医学证明文件。

第二十五条　医师在诊疗活动中应当向病人说明病情、医疗措施和其他需要告知的事项。需要实施手术、特殊检查、特殊治疗的,医师应当及时向病人具体说明医疗风险、替代医疗方案等情况,并取得其明确同意;不能或者不宜向病人说明的,应当向病人的近亲属说明,并取得其明确同意。

第二十六条　医师开展药物、医疗器械临床试验和其他医学临床研究应当符合国家有关规定,遵守医学伦理规范,依法通过伦理审查,取得书面知情同意。

第二十七条　对需要紧急救治的病人,医师应当采取紧急措施进行诊治,不得拒绝急救处置。

因抢救生命垂危的病人等紧急情况,不能取得病人或者其近亲属意见的,经医疗机构负责人或者授权的负责人批准,可以立即实施相应的医疗措施。

国家鼓励医师积极参与公共交通工具等公共场所急救服务;医师因自愿实施急救造成受助人损害的,不承担民事责任。

第二十八条　医师应当使用经依法批准或者备案的药品、消毒药剂、医疗器械,采用合法、合规、科学的诊疗方法。

除按照规范用于诊断治疗外,不得使用麻醉药品、医疗用毒性药品、精神药品、放射性药品等。

第二十九条　医师应当坚持安全有效、经济合理的用药原则,遵循药品临床应用指导原则、临床诊疗指南和药品说明书等合理用药。

在尚无有效或者更好治疗手段等特殊情况下,医师取得病人明确知情同意后,可以采用药品说明书中未明确但具有循证医学证据的药品用法实施治疗。医疗机构应当建立管理制度,对医师处方、用药医嘱的适宜性进行审核,严格规范医师用药行为。

第三十条　执业医师按照国家有关规定,经所在医疗卫生机构同意,可以通过互联网等信息技术提供部分常见病、慢性病复诊等适宜的医疗卫生服务。国家支持医疗卫生机构之间利用互联网等信息技术开展远程医疗合作。

第三十一条　医师不得利用职务之便,索要、非法收受财物或者牟取其他不正当利益;不得对病人实施不必要的检查、治疗。

第三十二条　遇有自然灾害、事故灾难、公共卫生事件和社会安全事件等严重威胁人民生命健康的突发事件时,县级以上人民政府卫生健康主管部门根据需要组织医师参与卫生应急处置和医疗救治,医师应当服从调遣。

第三十三条　在执业活动中有下列情形之一的,医师应当按照有关规定及时向所在医疗卫生机构或者有关部门、机构报告:

(一)发现传染病、突发不明原因疾病或者异常健康事件;

(二)发生或者发现医疗事故;

(三)发现可能与药品、医疗器械有关的不良反应或者不良事件;

(四)发现假药或者劣药;

(五)发现病人涉嫌伤害事件或者非正常死亡;

(六)法律、法规规定的其他情形。

第三十四条　执业助理医师应当在执业医师的指导下,在医疗卫生机构中按照注册的执业类别、执业范围执业。

在乡、民族乡、镇和村医疗卫生机构以及艰苦边远地区县级医疗卫生机构中执业的执业助理医师,可以根据医疗卫生服务情况和本人实践经验,独立从事一般的执业活动。

第三十五条　参加临床教学实践的医学生和尚未取得医师执业证书、在医疗卫生机构中参加医学专业工作实践的医学毕业生,应当在执业医师监督、指导下参与临床诊疗活动。医疗卫生机构应当为有关医学生、医学毕业生参与临床诊疗活动提供必要的条件。

第三十六条　有关行业组织、医疗卫生机构、医学院校应当加强对医师的医德医风教育。

医疗卫生机构应当建立健全医师岗位责任、内部监督、投诉处理等制度,加强对医师的管理。

第四章　培训和考核

第三十七条　国家制定医师培养规划,建立适应行业特点和社会需求的医师培养和供需平衡机制,统筹各类医学人才需求,加强全科、儿科、精神科、老年医学等紧缺专业人才培养。

国家采取措施,加强医教协同,完善医学院校教育、毕业后教育和继续教育体系。

国家通过多种途径,加强以全科医生为重点的基层医疗卫生人才培养和配备。

国家采取措施,完善中医西医相互学习的教育制度,培养高层次中西医结合人才和能够提供中西医结合服务的全科医生。

第三十八条　国家建立健全住院医师规范化培训制度,健全临床带教激励机制,保障住院医师培训期间待遇,严格培训过程管理和结业考核。

国家建立健全专科医师规范化培训制度,不断提高临床医师专科诊疗水平。

第三十九条　县级以上人民政府卫生健康主管部门和其他有关部门应当制定医师培训计划,采取多种形式对医师进行分级分类培训,为医师接受继续医学教育提供条件。

县级以上人民政府应当采取有力措施,优先保障基层、欠发达地区和民族地区的医疗卫生人员接受继续医学教育。

第四十条　医疗卫生机构应当合理调配人力资源,按照规定和计划保证本机构医师接受继续医学教育。

县级以上人民政府卫生健康主管部门应当有计划地组织协调县级以上医疗卫生机构对乡镇卫生院、村卫生室、社区卫生服务中心等基层医疗卫生机构中的医疗卫生人员开展培训,提高其医学专业技术能力和水平。

有关行业组织应当为医师接受继续医学教育提供服务和创造条件,加强继续医学教育的组织、管理。

第四十一条　国家在每年的医学专业招生计划和教育培训计划中,核定一定比例用于定向培养、委托培养,加强基层和艰苦边远地区医师队伍建设。

有关部门、医疗卫生机构与接受定向培养、委托培训的人员签订协议,约定相关待遇、服务年限、违约责任等事项,有关人员应当履行协议约定的义务。县级以上人民政府有关部门应当采取措施,加强履约管理。协议各方违反约定的,应当承担违约责任。

第四十二条　国家实行医师定期考核制度。

县级以上人民政府卫生健康主管部门或者其委托的医疗卫生机构、行业组织应当按照医师执业标准,对医师的业务水平、工作业绩和职业道德状况进行考核,考核周期为三年。对具有较长年限执业经历、无不良行为记录的医师,可以简化考核程序。

受委托的机构或者组织应当将医师考核结果报准予注册的卫生健康主管部门备案。

对考核不合格的医师,县级以上人民政府卫生健康主管部门应当责令其暂停执业活动三个月至六个月,并接受相关专业培训。暂停执业活动期满,再次进行考核,对考核合格的,允许其继续执业。

第四十三条　省级以上人民政府卫生健康主管部门负责指导、检查和监督医师考核工作。

第五章　保障措施

第四十四条　国家建立健全体现医师职业特点和技术劳动价值的人事、薪酬、职称、奖励制度。

对从事传染病防治、放射医学和精神卫生工作以及其他特殊岗位工作的医师,应当按照国家有关规定给予适当的津贴。津贴标准应当定期调整。

在基层和艰苦边远地区工作的医师,按国家有关规定享受津贴、补贴政策,并在职称评定、职业发展、教育培训和表彰奖励等方面享受优惠待遇。

第四十五条　国家加强疾病预防控制人才队伍建设,建立适应现代化疾病预防控制体系的医师培养和使用机制。

疾病预防控制机构、二级以上医疗机构以及乡镇卫生院、社区卫生服务中心等基层医疗卫生机构应当配备一定数量的公共卫生医师,从事人群疾病及危害因素监测、风险评估研判、监测预警、流行病学调查、免疫规划管理、职业健康管理等公共卫生工作。医疗机构应当建立健全管理制度,严格执行院内感染防控措施。

国家建立公共卫生与临床医学相结合的人才培养机制,通过多种途径对临床医师进行疾病预防控制、突发公共卫生事件应对等方面业务培训,对公共卫生医师进行临床医学业务培训,完善医防结合和中西医协同防治的体制机制。

第四十六条　国家采取措施,统筹城乡资源,加强基层医疗卫生队伍和服务能力建设,对乡村医疗卫生人员建立县乡村上下贯通的职业发展机制,通过县管乡用、乡聘村用等方式,将乡村医疗卫生人员纳入县域医疗卫生人员管理。

执业医师晋升为副高级技术职称的,应当有累计一年以上在县级以下或者对口支援的医疗卫生机构提供医疗卫生服务的经历;晋升副高级技术职称后,在县级以下或者对口支援的医疗卫生机构提供医疗卫生服务,累计一年以上的,同等条件下优先晋升正高级技术职称。

国家采取措施,鼓励取得执业医师资格或者执业助理医师资格的人员依法开办村医疗卫生机构,或者在村医疗卫生机构提供医疗卫生服务。

第四十七条　国家鼓励在村医疗卫生机构中向村民提供预防、保健和一般医疗服务的乡村医生通过医学教育取得医学专业学历;鼓励符合条件的乡村医生参加医师资格考试,依法取得医师资格。

国家采取措施,通过信息化、智能化手段帮助乡村医生提高医学技术能力和水平,进一步完善对乡村医生的服务收入多渠道补助机制和养老等政策。

乡村医生的具体管理办法,由国务院制定。

第四十八条　医师有下列情形之一的,按照国家有关规定给予表彰、奖励:

(一)在执业活动中,医德高尚,事迹突出;

(二)在医学研究、教育中开拓创新,对医学专业技术有重大突破,作出显著贡献;

(三)遇有突发事件时,在预防预警、救死扶伤等工作中表现突出;

(四)长期在艰苦边远地区的县级以下医疗卫生机构努力工作;

(五)在疾病预防控制、健康促进工作中作出突出贡献;

(六)法律、法规规定的其他情形。

第四十九条　县级以上人民政府及其有关部门应当将医疗纠纷预防和处理工作纳入社会治安综合治理体系,加强医疗卫生机构及周边治安综合治理,维护医疗卫生机构良好的执业环境,有效防范和依法打击涉医违法犯罪行为,保护医患双方合法权益。

医疗卫生机构应当完善安全保卫措施,维护良好的医疗秩序,及时主动化解医疗纠纷,保障医师执业安全。

禁止任何组织或者个人阻碍医师依法执业,干扰医师正常工作、生活;禁止通过侮辱、诽谤、威胁、殴打等方式,侵犯医师的人格尊严、人身安全。

第五十条　医疗卫生机构应当为医师提供职业安全和卫生防护用品,并采取有效的卫生防护和医疗保健措施。

医师受到事故伤害或者在职业活动中因接触有毒、有害因素而引起疾病、死亡的,依照有关法律、行政法规的规定享受工伤保险待遇。

第五十一条　医疗卫生机构应当为医师合理安排工作时间,落实带薪休假制度,定期开展健康检查。

第五十二条　国家建立完善医疗风险分担机制。医疗机构应当参加医疗责任保险或者建立、参加医疗风险基金。鼓励病人参加医疗意外保险。

第五十三条　新闻媒体应当开展医疗卫生法律、法规和医疗卫生知识的公益宣传,弘扬医师先进事迹,引导公众尊重医师、理性对待医疗卫生风险。

第六章　法律责任

第五十四条　在医师资格考试中有违反考试纪律等行为,情节严重的,一年至三年内禁止参加医师资格考试。

以不正当手段取得医师资格证书或者医师执业证书的,由发给证书的卫生健康主管部门予以撤销,三年内不受理其相应申请。

伪造、变造、买卖、出租、出借医师执业证书的,由县级以上人民政府卫生健康主管部门责令改正,没收违法所得,并处违法所得二倍以上五倍以下的罚款,违法所得不足一万元的,按一万元计算;情节严重的,吊销医师执业证书。

第五十五条 违反本法规定,医师在执业活动中有下列行为之一的,由县级以上人民政府卫生健康主管部门责令改正,给予警告;情节严重的,责令暂停六个月以上一年以下执业活动直至吊销医师执业证书:

(一)在提供医疗卫生服务或者开展医学临床研究中,未按照规定履行告知义务或者取得知情同意;

(二)对需要紧急救治的病人,拒绝急救处置,或者由于不负责任延误诊治;

(三)遇有自然灾害、事故灾难、公共卫生事件和社会安全事件等严重威胁人民生命健康的突发事件时,不服从卫生健康主管部门调遣;

(四)未按照规定报告有关情形;

(五)违反法律、法规、规章或者执业规范,造成医疗事故或者其他严重后果。

第五十六条 违反本法规定,医师在执业活动中有下列行为之一的,由县级以上人民政府卫生健康主管部门责令改正,给予警告,没收违法所得,并处一万元以上三万元以下的罚款;情节严重的,责令暂停六个月以上一年以下执业活动直至吊销医师执业证书:

(一)泄露病人隐私或者个人信息;

(二)出具虚假医学证明文件,或者未经亲自诊查、调查,签署诊断、治疗、流行病学等证明文件或者有关出生、死亡等证明文件;

(三)隐匿、伪造、篡改或者擅自销毁病历等医学文书及有关资料;

(四)未按照规定使用麻醉药品、医疗用毒性药品、精神药品、放射性药品等;

(五)利用职务之便,索要、非法收受财物或者牟取其他不正当利益,或者违反诊疗规范,对病人实施不必要的检查、治疗造成不良后果;

(六)开展禁止类医疗技术临床应用。

第五十七条 违反本法规定,医师未按照注册的执业地点、执业类别、执业范围执业的,由县级以上人民政府卫生健康主管部门或者中医药主管部门责令改正,给予警告,没收违法所得,并处一万元以上三万元以下的罚款;情节严重的,责令暂停六个月以上一年以下执业活动直至吊销医师执业证书。

第五十八条 严重违反医师职业道德、医学伦理规范,造成恶劣社会影响的,由省级以上人民政府卫生健康主管部门吊销医师执业证书或者责令停止非法执业活动,五年直至终身禁止从事医疗卫生服务或者医学临床研究。

第五十九条 违反本法规定,非医师行医的,由县级以上人民政府卫生健康主管部门责令停止非法执业活动,没收违法所得和药品、医疗器械,并处违法所得二倍以上十倍以下的罚款,违法所得不足一万元的,按一万元计算。

第六十条 违反本法规定,阻碍医师依法执业,干扰医师正常工作、生活,或者通过侮辱、诽谤、威胁、殴打等方式,侵犯医师人格尊严、人身安全,构成违反治安管理行为的,依法给予治安管理处罚。

第六十一条 违反本法规定,医疗卫生机构未履行报告职责,造成严重后果的,由县级以上人民政府卫生健康主管部门给予警告,对直接负责的主管人员和其他直接责任人员依法给予处分。

第六十二条　违反本法规定,卫生健康主管部门和其他有关部门工作人员或者医疗卫生机构工作人员弄虚作假、滥用职权、玩忽职守、徇私舞弊的,依法给予处分。

第六十三条　违反本法规定,构成犯罪的,依法追究刑事责任;造成人身、财产损害的,依法承担民事责任。

第七章　附　则

第六十四条　国家采取措施,鼓励具有中等专业学校医学专业学历的人员通过参加更高层次学历教育等方式,提高医学技术能力和水平。

在本法施行前以及在本法施行后一定期限内取得中等专业学校相关医学专业学历的人员,可以参加医师资格考试。具体办法由国务院卫生健康主管部门会同国务院教育、中医药等有关部门制定。

第六十五条　中国人民解放军和中国人民武装警察部队执行本法的具体办法,由国务院、中央军事委员会依据本法制定。

第六十六条　境外人员参加医师资格考试、申请注册、执业或者从事临床示教、临床研究、临床学术交流等活动的具体管理办法,由国务院卫生健康主管部门制定。

第六十七条　本法自2022年3月1日起施行。《中华人民共和国执业医师法》同时废止。

[附录二]医师执业注册管理办法(来源:中华人民共和国国家卫生和计划生育委员会令第13号,发布日期2017-02-28)

第一章　总　则

第一条　为了规范医师执业活动,加强医师队伍管理,根据《中华人民共和国执业医师法》,制定本办法。

第二条　医师执业应当经注册取得《医师执业证书》。

未经注册取得《医师执业证书》者,不得从事医疗、预防、保健活动。

第三条　国家卫生计生委负责全国医师执业注册监督管理工作。

县级以上地方卫生计生行政部门是医师执业注册的主管部门,负责本行政区域内的医师执业注册监督管理工作。

第四条　国家建立医师管理信息系统,实行医师电子注册管理。

第二章　注册条件和内容

第五条　凡取得医师资格的,均可申请医师执业注册。

第六条　有下列情形之一的,不予注册:

(一)不具有完全民事行为能力的;

(二)因受刑事处罚,自刑罚执行完毕之日起至申请注册之日止不满2年的;

(三)受吊销《医师执业证书》行政处罚,自处罚决定之日起至申请注册之日止不满2年的;

(四)甲类、乙类传染病传染期、精神疾病发病期以及身体残疾等健康状况不适宜或者不能胜任医疗、预防、保健业务工作的;

(五)重新申请注册,经考核不合格的;

(六)在医师资格考试中参与有组织作弊的;

(七)被查实曾使用伪造医师资格或者冒名使用他人医师资格进行注册的;

(八)国家卫生计生委规定不宜从事医疗、预防、保健业务的其他情形的。

第七条 医师执业注册内容包括:执业地点、执业类别、执业范围。

执业地点是指执业医师执业的医疗、预防、保健机构所在地的省级行政区划和执业助理医师执业的医疗、预防、保健机构所在地的县级行政区划。

执业类别是指临床、中医(包括中医、民族医和中西医结合)、口腔、公共卫生。

执业范围是指医师在医疗、预防、保健活动中从事的与其执业能力相适应的专业。

第八条 医师取得《医师执业证书》后,应当按照注册的执业地点、执业类别、执业范围,从事相应的医疗、预防、保健活动。

第三章 注册程序

第九条 拟在医疗、保健机构中执业的人员,应当向批准该机构执业的卫生计生行政部门申请注册;拟在预防机构中执业的人员,应当向该机构的同级卫生计生行政部门申请注册。

第十条 在同一执业地点多个机构执业的医师,应当确定一个机构作为其主要执业机构,并向批准该机构执业的卫生计生行政部门申请注册;对于拟执业的其他机构,应当向批准该机构执业的卫生计生行政部门分别申请备案,注明所在执业机构的名称。

医师只有一个执业机构的,视为其主要执业机构。

第十一条 医师的主要执业机构以及批准该机构执业的卫生计生行政部门应当在医师管理信息系统及时更新医师定期考核结果。

第十二条 申请医师执业注册,应当提交下列材料:

(一)医师执业注册申请审核表;

(二)近6个月2寸白底免冠正面半身照片;

(三)医疗、预防、保健机构的聘用证明;

(四)省级以上卫生计生行政部门规定的其他材料。

获得医师资格后2年内未注册者、中止医师执业活动2年以上或者本办法第六条规定不予注册的情形消失的医师申请注册时,还应当提交在省级以上卫生计生行政部门指定的机构接受连续6个月以上的培训,并经考核合格的证明。

第十三条 注册主管部门应当自收到注册申请之日起20个工作日内,对申请人提交的申请材料进行审核。审核合格的,予以注册并发放《医师执业证书》。

第十四条 对不符合注册条件不予注册的,注册主管部门应当自收到注册申请之日起20个工作日内书面通知聘用单位和申请人,并说明理由。申请人如有异议的,可以依法申请行政复议或者向人民法院提起行政诉讼。

第十五条 执业助理医师取得执业医师资格后,继续在医疗、预防、保健机构中执业的,应当按本办法规定,申请执业医师注册。

第十六条 《医师执业证书》应当由本人妥善保管,不得出借、出租、抵押、转让、涂改和毁损。如发生损坏或者遗失的,当事人应当及时向原发证部门申请补发。

第十七条 医师跨执业地点增加执业机构,应当向批准该机构执业的卫生计生行政部门申请增加注册。

执业助理医师只能注册一个执业地点。

第四章　注册变更

第十八条　医师注册后有下列情形之一的，医师个人或者其所在的医疗、预防、保健机构，应当自知道或者应当知道之日起 30 日内报告注册主管部门，办理注销注册：

（一）死亡或者被宣告失踪的；

（二）受刑事处罚的；

（三）受吊销《医师执业证书》行政处罚的；

（四）医师定期考核不合格，并经培训后再次考核仍不合格的；

（五）连续 2 个考核周期未参加医师定期考核的；

（六）中止医师执业活动满 2 年的；

（七）身体健康状况不适宜继续执业的；

（八）出借、出租、抵押、转让、涂改《医师执业证书》的；

（九）在医师资格考试中参与有组织作弊的；

（十）本人主动申请的；

（十一）国家卫生计生委规定不宜从事医疗、预防、保健业务的其他情形的。

第十九条　医师注册后有下列情况之一的，其所在的医疗、预防、保健机构应当自办理相关手续之日起 30 日内报注册主管部门，办理备案：

（一）调离、退休、退职；

（二）被辞退、开除；

（三）省级以上卫生计生行政部门规定的其他情形。

上述备案满 2 年且未继续执业的予以注销。

第二十条　医师变更执业地点、执业类别、执业范围等注册事项的，应当通过国家医师管理信息系统提交医师变更执业注册申请及省级以上卫生计生行政部门规定的其他材料。

医师因参加培训需要注册或者变更注册的，应当按照本办法规定办理相关手续。

医师变更主要执业机构的，应当按本办法第十二条的规定重新办理注册。

医师承担经主要执业机构批准的卫生支援、会诊、进修、学术交流、政府交办事项等任务和参加卫生计生行政部门批准的义诊，以及在签订帮扶或者托管协议医疗机构内执业等，不需办理执业地点变更和执业机构备案手续。

第二十一条　注册主管部门应当自收到变更注册申请之日起 20 个工作日内办理变更注册手续。对因不符合变更注册条件不予变更的，应当自收到变更注册申请之日起 20 个工作日内书面通知申请人，并说明理由。

第二十二条　国家实行医师注册内容公开制度和查询制度。

地方各级卫生计生行政部门应当按照规定提供医师注册信息查询服务，并对注销注册的人员名单予以公告。

第二十三条　医疗、预防、保健机构未按照本办法第十八条规定履行报告职责，导致严重后果的，由县级以上卫生计生行政部门依据《执业医师法》第四十一条规定进行处理。

医疗、预防、保健机构未按照本办法第十九条规定履行报告职责，导致严重后果的，由县级以上地方卫生计生行政部门对该机构给予警告，并对其主要负责人、相关责任人依法给予处分。

第五章 附 则

第二十四条 中医（包括中医、民族医、中西医结合）医师执业注册管理由中医（药）主管部门负责。

第二十五条 港澳台人员申请在内地（大陆）注册执业的，按照国家有关规定办理。

外籍人员申请在中国境内注册执业的，按照国家有关规定办理。

第二十六条 本办法自 2017 年 4 月 1 日起施行。1999 年 7 月 16 日原卫生部公布的《医师执业注册暂行办法》同时废止。

第三节 住院医师规范化培训

住院医师规范化培训是深化医疗卫生体制改革和医学教育改革的重大举措，是医学毕业生成长为合格临床医师的必经之路。住院医师规范化培训是毕业后医学教育的重要组成部分，目的是为各级医疗机构培养具有良好的职业道德、扎实的医学理论知识和临床技能，能独立、规范地承担本专业常见多发疾病诊疗工作的临床医师，对于培训临床高层次医师，提高医疗质量极为重要，占据了医学终身教育的承前启后的重要地位。住院医师规范化培训对象为拟从事临床医疗工作的高等院校医学类相应专业（指临床医学类、口腔医学类、中医学类和中西医结合类，下同）本科及以上学历毕业生。通过规范化培训，完成由一个医学院的毕业生到一个基本合格医生的转变，今后他们到任何地点，都能对常见病和多发病，正确地独立地进行诊断治疗和预防（图 13-2）。2009 年发布的《住院医师规范化培训标准（试行）》明确说明规范化培训时间一般为 3 年。2013 年 12 月 31 日，国家卫生计生委等七部门联合出台了《关于建立住院医师规范化培训制度的指导意见》，要求到 2015 年，各省（区、市）须全面启动住院医师规范化培训工作；到 2020 年，基本建立住院医师规范化培训制度，所有新进医疗岗位的本科及以上学历临床医师，全部接受住院医师规范化培训。为巩固完善住院医师规范化培训制度，进一步提升培训质量，中国医师协会在总结实践经验的基础上，组织专家对《住院医师规范化培训内容与标准（试行）》和《住院医师规范化培训基地认定标准（试行）》进行修订，形成《住院医师规范化培训内容与标准（2022 年版）》《住院医师规范化培训基地标准（2022 年版）》。经国家卫生健康委同意，自 2022 年 9 月 1 日起印发执行。我国自 2014 年实施住院医师规范化培训制度以来，到 2022 年，已累计规范化培训住院医师近 95 万人。住院医师规范化培训基地原则上设在三级甲等医院。截至目前，全国共遴选培训基地 1118 家，拥有近 40 万名带教老师，培训规模居世界首位。

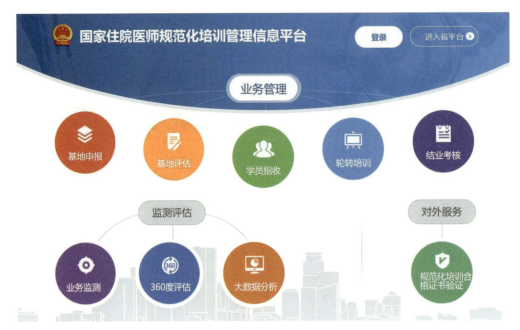

图 13-2　国家住院医师规范化培训管理信息平台

一、培训目标

全面落实立德树人根本任务,培养具有良好职业素养与专业能力,思想、业务、作风三过硬,能独立、规范地承担本专业常见病、多发病诊疗工作的临床医师。其核心胜任力主要体现在以下六个方面:

1.职业素养

热爱祖国,热爱医学事业,恪守敬佑生命、救死扶伤、甘于奉献、大爱无疆的职业精神,秉承人道主义的职业原则;遵守法律与行业规范,自律自爱,诚实守信。富有同情心、责任感与利他主义精神,履行"以病人为中心"的行医理念,尊重和维护病人权益,保护病人隐私;熟悉医疗体制及相关的政策、规范及流程,善于发现其中不完善之处,并提出改进意见。

2.专业能力

具备基础医学、临床医学、预防医学及人文、法律等相关知识,并能运用于医疗卫生工作实践;了解国家医疗卫生服务体系、医疗保障体系和医学教育体系;了解医药卫生体制改革的基本情况和最新进展;规范、有效收集病人的病情信息,并将各类信息整合与归纳,提出综合分析依据;掌握诊断方法,提出科学临床判断;培养循证医学思维,按照专业指南,遵循最佳证据,并结合临床经验及病人需求,权衡、选择及实施合理诊疗决策;通过完成一定数量的常见病和多发病的诊治与操作训练,掌握本专业要求的临床技能,具备本专业独立行医的能力。

3. 病人管理

以保障病人医疗安全为核心,运用专业能力,细致观察病人病情变化,合理安排病情处置的优先次序,制订个体化诊疗方案,提供有效适宜的医疗保健服务。

4. 沟通合作

具备富有人文情怀的临床沟通能力,运用医患沟通的原则与方法,展示恰当的同理心,建立互信和谐的医患关系;有效获取病人的病情信息或向病人(家属)传达病情信息;尊重病人(家属)的个体需求,通过充分沟通实现医患共同决策;与医疗团队保持及时有效的沟通与合作;协调和利用各种可及的医疗资源,解决临床实际问题。

5. 教学能力

具有教学意识,了解常用的临床教学方法,参与指导医学生、低年资住院医师及其他医务人员,共同提升职业素养、医学知识与专业技能;围绕临床工作,逐步培养临床教学能力;具有健康促进的意识,运用科普知识和技能,对病人和公众进行健康行为指导。

6. 学习提升

具有自主学习和终身学习的理念,主动运用各类学术资源,不断自我反思与改进;持续追踪医学进展,更新医学知识和理念;结合临床问题与需求开展或参与科学研究工作;制订职业发展规划,不断自我完善,不断提高专业能力。

二、培训内容

住院医师规范化培训以提高规范的临床诊疗能力为重点,分专业实施。以住院医师为中心,聚焦六大核心胜任力,在上级医师的指导下,在临床实践中学习并掌握如下内容:

1. 通识内容(含公共课程)

掌握思政教育内容并融入价值塑造与能力培养之中;掌握《中华人民共和国基本医疗卫生与健康促进法》《中华人民共和国医师法》等卫生法律法规和规章制度;了解我国基本医疗卫生服务体系、医药卫生体制改革相关政策与进展;熟悉医疗保障、医学教育相关政策;掌握公共卫生相关理论知识和实践原则,具备大卫生、大健康及全民健康理念;熟悉重点和区域性传染病防控与诊疗、院内感染控制等相关基本知识和技能。掌握医学人文、医学伦理、人际沟通等基本理论和常用技巧;掌握临床接诊、病历书写、临床思维与决策、临床合理用血及合理用药等知识与技能；熟悉循证医学理念、临床教学和临床科研方法，加强医学专业外语的学习，提升个人综合能力，为终身学习和职业发展奠定扎实的基础。

2. 专业内容（含专业课程）

专业内容学习应以临床需求为导向，以本专业及相关专业的临床医学知识和技能为重点，并能融会贯通于临床实践培训的全过程。专业知识包括本专业及相关专业的常见病和多发病的病因、发病机制、临床表现、诊断与鉴别诊断、处理方法和临床路径等。专业技能包括本专业相关的基本技能和本专业常见危重症的评估与紧急抢救的技能。

三、培训年限与方式

1. 培训年限

住院医师规范化培训年限一般为 3 年（即 36 个月）。全日制临床医学、口腔医学硕士专业学位研究生按照住院医师规范化培训有关要求进行临床实践能力培养的，其临床实践能力训练实际时间应不少于 33 个月。培训时间的减免、延长或退出培训等情况，按照国家相关规定执行。

2. 培训方式

住院医师在住院医师规范化培训基地完成培训任务。培训主要采取在本专业和相关专业科室轮转的方式进行。住院医师应及时、翔实、准确地记录临床培训过程中实际完成的培训内容，认真如实填写《住院医师规范化培训登记手册》。围绕六大核心胜任力要求，按"分年度或分阶段递进"的原则，进行临床实践、理论学习和教学活动等，切实保证住院医师在本专业和相关专业科室按照本专业培训细则要求循序渐进完成轮转并达到培训要求。临床实践应以床旁管理病人和（或）门诊实践为主；理论学习可以采取集中面授、远程教学和有计划地自学等方式进行；教学活动可采用教学查房、门诊教学、临床小讲课、教学病例讨论及模拟教学等多种形式进行。

四、培训考核

培训考核包括过程考核和结业考核。过程考核主要包括日常考核、出科考核、年度考核和年度业务水平测试。考核内容应涵盖医德医风、职业素养、出勤情况、理论知识、临床实践能力、培训内容完成情况、参与教学和业务学习等，注重全面系统评价住院医师的核心胜任力。考核形式可采取适合培训基地开展的理论考核和临床实践能力考核等形式进行。过程考核合格并通过国家医师资格考试的，方可参加住院医师规范化培训结业考核。结业考核包含理论考核和临床实践能力考核，两者均合格者方可获得国家卫生健康委员会监制的《住院医师规范化培训合格证书》。

[附录一]住院医师规范化培训管理办法(试行)(来源:国家卫生计生委,国卫科教发〔2014〕49号,发布日期2014-08-25)

第一章 总 则

第一条 为贯彻《关于建立住院医师规范化培训制度的指导意见》,规范住院医师规范化培训实施工作,培养一支高素质的临床医师队伍,制定本办法。

第二条 住院医师规范化培训是毕业后医学教育的重要组成部分,目的是为各级医疗机构培养具有良好的职业道德、扎实的医学理论知识和临床技能,能独立、规范地承担本专业常见多发疾病诊疗工作的临床医师。

第三条 住院医师规范化培训对象为:

(一)拟从事临床医疗工作的高等院校医学类相应专业(指临床医学类、口腔医学类、中医学类和中西医结合类,下同)本科及以上学历毕业生;

(二)已从事临床医疗工作并获得执业医师资格,需要接受培训的人员;

(三)其他需要接受培训的人员。

第二章 组织管理

第四条 卫生计生行政部门(含中医药管理部门,下同)对住院医师规范化培训实行全行业管理、分级负责,充分发挥相关行业协会、专业学会和有关单位的优势和作用。

第五条 国务院卫生计生行政部门负责全国住院医师规范化培训的统筹管理,健全协调机制,制订培训政策,编制培训规划,指导监督各地培训工作。

第六条 国务院卫生计生行政部门根据需要组建专家委员会或指定有关行业组织、单位负责全国住院医师规范化培训的具体业务技术建设和日常管理工作,其职责是:

(一)研究提出培训专业设置建议;

(二)研究提出培训内容与标准、培训基地认定标准和管理办法的方案建议;

(三)对培训基地和专业基地建设、认定和管理工作进行检查指导;

(四)建立住院医师规范化培训招收匹配机制,对培训招收工作进行区域间统筹协调;

(五)对培训实施情况进行指导监督,对培训效果进行评价;

(六)制定考核标准和要求,检查指导考核工作;

(七)承担国务院卫生计生行政部门委托的其他相关工作。

第七条 省级卫生计生行政部门负责本地住院医师规范化培训的组织实施和管理监督。按照国家政策规定,制订本地实施方案和措施,编制落实培训规划和年度培训计划;按照国家规划与标准,建设、认定和管理培训基地、专业基地,并报告国务院卫生计生行政部门予以公布;根据需要组建专家委员会或指定有关行业组织、单位负责本地住院医师规范化培训的具体业务技术建设和日常管理工作。

省级以下卫生计生行政部门根据各自职责,配合做好当地住院医师规范化培训有关工作。

第八条 培训基地接受上级卫生计生行政部门监督指导,具体做好培训招收、实施和考核及培训对象的管理工作。

第三章 培训基地

第九条 培训基地是承担住院医师规范化培训的医疗卫生机构。国务院卫生计生行政部门根据培训需求及各地的培训能力,统筹规划各地培训基地数量。培训基地应当具备以下基本条件:

(一)为三级甲等医院;

(二)达到《住院医师规范化培训基地认定标准(试行)》要求;

(三)经所在地省级卫生计生行政部门组建的专家委员会或其指定的行业组织、单位认定合格。

根据培训内容需要,可将符合专业培训条件的其他三级医院、妇幼保健院和二级甲等医院及基层医疗卫生机构、专业公共卫生机构等作为协同单位,发挥其优势特色科室作用,形成培训基地网络。

第十条 培训基地由符合条件的专业基地组成。专业基地由本专业科室牵头,会同相关科室制订和落实本专业培训对象的具体培训计划,实施轮转培训,并对培训全过程进行严格质量管理。

第十一条 对培训基地及专业基地实行动态管理。培训基地、专业基地应当定期向所在地省级卫生计生行政部门或其指定的行业组织、单位报告培训工作情况,接受检查指导。根据工作需要遴选建设部分示范性的培训基地、专业基地,发挥引领作用。对达不到培训基地认定标准要求或培训质量难以保证的培训基地及专业基地,取消其基地资格,并视情况削减所在省(区、市)培训基地分配名额。

第十二条 培训基地必须高度重视并加强对住院医师规范化培训工作的领导,建立健全住院医师规范化培训协调领导机制,制订并落实确保培训质量的管理制度和各项具体措施,切实使住院医师规范化培训工作落到实处。培训基地主要行政负责人作为培训工作的第一责任人全面负责基地的培训工作,分管院领导具体负责住院医师规范化培训工作;教育培训管理职能部门作为协调领导机制办公室,具体负责培训工作的日常管理与监督。承担培训任务的科室实行科室主任负责制,健全组织管理机制,切实履行对培训对象的带教和管理职能。

第十三条 培训基地应当落实培训对象必要的学习、生活条件和有关人事薪酬待遇,做好对培训对象的管理工作;专业基地应当具备满足本专业和相关专业培训要求的师资队伍、诊疗规模、病种病例、病床规模、模拟教学设施等培训条件。

第十四条 培训基地应当选拔职业道德高尚、临床经验丰富、具有带教能力和经验的临床医师作为带教师资,其数量应当满足培训要求。带教师资应当严格按照住院医师规范化培训内容与标准的要求实施培训工作,认真负责地指导和教育培训对象。培训基地要将带教情况作为医师绩效考核的重要指标,对带教医师给予补贴。

第十五条 培训基地应当按照国家统一制定的《住院医师规范化培训内容与标准(试行)》,结合本单位具体情况,制订科学、严谨的培训方案,建立严格的培训管理制度并规范地实施,强化全过程监管与培训效果激励,确保培训质量。

第十六条 培训基地应当依照《执业医师法》相关规定,组织符合条件的培训对象参加医师资格考试,协助其办理执业注册和变更手续。

第四章 培训招收

第十七条 探索建立国家住院医师规范化培训招收匹配机制,逐步推进区域间招收统筹协调。

第十八条 省级卫生计生行政部门会同相关部门依据本地医疗卫生工作对临床医师的培养需求和住院医师规范化培训能力,制订年度培训计划,向培训基地下达培训任务,并在培训名额分配方面向全科以及儿科、精神科等紧缺专业以及县级及以下基层医疗卫生机构倾斜。

第十九条　省级卫生计生行政部门或其指定的行业组织、单位应当及时将培训基地基本情况、招收计划、报名条件、招收程序、招收结果等信息通过网络或其他适宜形式予以公布，向申请培训人员提供信息，接受社会监督。有关情况同时报告国务院卫生计生行政部门或其指定的有关行业组织、单位。

第二十条　单位委派的培训对象由培训基地、委派单位和培训对象三方签订委托培训协议；面向社会招收的培训对象与培训基地签订培训协议。培训基地要做好培训档案资料的管理工作。申请培训人员根据省级卫生计生行政部门或其指定的行业组织、单位公布的招收信息，选择培训基地及其专业基地，填报培训志愿，并按要求提交申请材料。单位委派培训对象填报培训志愿，应当取得委派单位同意。

第二十一条　培训基地对申请培训人员的申请材料进行审核，对审核合格者组织招收考核，依照公开公平、择优录取、双向选择的原则确定培训对象。

第二十二条　培训基地要及时向当地省级卫生计生行政部门或其指定的行业组织、单位报送招收录取信息，各省（区、市）可在招收计划剩余名额内对未被录取的申请培训人员进行调剂招收，重点补充有名额空缺的全科以及儿科、精神科等紧缺专业。

第二十三条　国家统筹协调发达地区省（市）支援欠发达地区省（区、市）的住院医师规范化培训工作。各有关省级卫生计生行政部门之间应当签定对口支援协议，发达地区的培训基地及专业基地，每年应当面向欠发达地区招收一定数量的培训对象，培训招收重点向边远地区、民族地区、集中连片特殊困难地区及其地市级以下医疗卫生机构倾斜。在起步阶段，年招收数量原则上不低于发达地区培训招收数的10%，随着培训工作的推进，适当增加招收规模。招收对象培训期满后依协议回原派出地区工作。

第五章　培训实施

第二十四条　培训对象是培训基地住院医师队伍的一部分，在培训基地接受以提高职业素养及临床规范诊疗能力为主的系统性、规范化培训。

第二十五条　培训年限一般为3年。已具有医学类相应专业学位研究生学历的人员和已从事临床医疗工作的医师参加培训，由培训基地根据其临床经历和诊疗能力确定接受培训的具体时间及内容。在规定时间内未按照要求完成培训或考核不合格者，培训时间可顺延，顺延时间一般不超过3年。顺延期间费用由个人承担。

第二十六条　住院医师规范化培训以培育岗位胜任能力为核心，依据住院医师规范化培训内容与标准分专业实施。培训内容包括医德医风、政策法规、临床实践能力、专业理论知识、人际沟通交流等，重点提高临床规范诊疗能力，适当兼顾临床教学和科研素养。

第二十七条　实行培训信息登记管理制度。国家建立住院医师规范化培训信息管理系统，逐步实现住院医师培训招收、培训实施、监测评估、培训考核等全过程的信息化管理。培训基地和培训对象应当及时、准确、详实地将培训过程和培训内容记录在住院医师规范化培训登记和考核手册并妥善保存，同时将有关信息及时录入信息管理系统，作为培训考核的重要依据。

第六章　培训考核

第二十八条　住院医师规范化培训考核包括过程考核和结业考核，以过程考核为重点。过程考核合格和通过医师资格考试是参加结业考核的必备条件。培训对象申请参加结业考核，须经培训基地初审合格并报省级卫生计生行政部门或其指定的行业组织、单位核准。

第二十九条　过程考核是对住院医师轮转培训过程的动态综合评价。过程考核一般安排在完成某专业科室轮转培训后进行，内容包括医德医风、出勤情况、临床实践能力、培训指标完成情况和参加业务学习情况等方面。过程考核由培训基地依照各专业规范化培训内容和标准,严格组织实施。

第三十条　结业考核包括理论考核和临床实践能力考核。国务院卫生计生行政部门或其指定的有关行业组织、单位制订结业考核要求,建立理论考核题库,制订临床实践能力考核标准,提供考核指导;各省级卫生计生行政部门或其指定的行业组织、单位负责组织实施结业考核,从国家建立的理论考核题库抽取年度理论考核试题组织理论考核,安排实施临床实践能力考核。

第三十一条　对通过住院医师规范化培训结业考核的培训对象,颁发统一制式的《住院医师规范化培训合格证书》(样式附后)。

第七章　附　则

第三十二条　中医类别住院医师规范化培训实施办法由国家中医药管理局另行制订。

第三十三条　本办法自印发之日起施行。

第三十四条　本办法由国务院卫生计生行政部门负责解释。

[附录二]口腔全科培训细则[来源:住院医师规范化培训内容与标准(2022年版),中国医师协会医协函〔2022〕557号,发布日期2022-08-05]

口腔医学是研究和防治口腔软硬组织及颌面颈部各类疾病的一门分类复杂、覆盖面广又相互密切联系的临床与基础并相并重的一级学科,是现代医学科学的重要组成部分。口腔全科培训包括牙体牙髓病专业、牙周病专业、儿童口腔病专业、口腔黏膜病专业、口腔颌面外专业、口腔修复专业、口腔正畸专业、口腔急诊专业、口腔预防专业和口腔颌面影像专业等亚专业。

一、培训目标

遵循总则的要求,以六大核心胜任力为导向,通过3年的规范化培训,培养具有良好的职业素养、专业能力、病人管理、沟通合作、教学能力和学习能力,使住院医师打下扎实的口腔全科临床工作基础,能够掌握正确的口腔全科诊疗的临床工作方法,准确采集病史、规范体格检查、正确书写病历,能够认识口腔全科的各类常见疾病,掌握口腔全科常见疾病的诊治原则和操作技能,掌握口腔全科感染控制的理论知识和操作技能;熟悉口腔全科诊疗常规和临床路径。培训结束时,成为能独立、规范地承担本专业常见病多发病诊疗工作的口腔医生。

为实现上述培训目标,口腔全科住院医师规范化培训采取分阶段递进的形式进行,具体要求如下:

第一阶段:第1年口腔通科培训10个月。培训总体目标:初步掌握口腔全科常见病的问诊、检查、诊断、病历书写规范和简单操作规范,具备初步诊治口腔全科常见病的能力。

第二阶段:第2、3年专业培训26个月。培训总体目标:掌握口腔全科常见病的诊疗流程、诊断与鉴别诊断、综合治疗设计、常规处理的操作规范,具备熟练诊治口腔全科常见病的综合能力。

二、培训方法

口腔全科医师的培训,采取在口腔全科范围内各个亚专业轮转和全科接诊综合诊疗相结合的形式进行,总培训时间为36个月,其中含3个月为机动。分两个阶段轮转,第一阶段10个月,以口腔通科轮转为主,具体安排见表1。第二阶段26个月,以口腔全科及其相关专业轮转为主,具体安排见表2。通过参与门诊工作、管理病人和各种教学活动,完成口腔全科规定的病种和基本技能操作数量,并认真填写《住院医师规范化培训登记手册》。理论知识以自学和讨论为主,有部分科内专业小讲课。实践技能通过临床科室轮转进行培养,在有明确专业划分的培训基地,应分科轮转。

表1　第一阶段口腔通科轮转专业及时间安排

轮转专业	时间(月)	轮转专业	时间(月)
口腔颌面外科门诊	2	牙周病专业	2
牙体牙髓病专业	2	口腔修复专业	2
口腔颌面影像专业	1	口腔预防专业	1
合计		10	

表2　第二阶段口腔全科及其相关专业轮转及时间安排

轮转专业	时间(月)	轮转专业	时间(月)
牙体牙髓病专业	3	牙周病专业	3
儿童口腔病专业	3	口腔黏膜病专业	1
口腔颌面外科专业	3	口腔修复专业	3
口腔正畸专业	1	累计参加口腔急诊	2
口腔全科	4	机动	3
合计		26	

三、培训内容与要求

第一阶段(第1年)口腔通科轮转培训

(一)口腔颌面外科门诊(第1年,其中口腔颌面外科普通门诊6周,专家门诊见习2周,共计2个月)

1.轮转目的

掌握:口腔颌面外科门诊各项诊疗常规和技术操作,包括口腔颌面外科门诊病历的书写、常见疾病的诊疗规范、牙拔除术和牙槽外科手术规范。

熟悉:口腔颌面部感染、肿瘤和创伤性疾病的诊疗常规。

了解:口腔颌面外科门诊各类新技术的发展和临床应用情况。

2.基本要求

(1)病种及例数要求,见表3。

表3　接诊或见习病种及例数要求

病种	最低例数
口腔颌面部创伤	40
口腔颌面部良性肿瘤	
口腔颌面部恶性肿瘤	
口腔颌面部感染	
口腔颌面部畸形	

(2)基本技能要求,见表4。

表4 手术或操作技术种类及例数要求

在上级医师指导下完成下列操作			
手术或操作技术名称	最低例数	手术或操作技术名称	最低例数
冠周冲洗*	10	上牙槽后神经阻滞麻醉	20
口内伤口缝合	20	下牙槽神经阻滞麻醉	20
拆线	20	脓肿切开引流术*	5
各类牙拔除术	20	颞下颌关节复位等	2
参与以下操作			
阻生牙拔除术	10	牙槽和外科门诊手术	10
颌面部外伤清创术*	3	活检术	2

注:*可包括在急诊值班时完成的例数。

(3)门诊病历及其他要求:完成口腔颌面外科门诊完整病历20份,其中至少包括牙拔除术5份,口腔颌面部肿瘤2份;完成病例报告至少1例;阅读口腔颌面外科专业文献并撰写不少于800字的读书笔记3篇,其中至少1篇外文文献。

(二)牙体牙髓病(第1年,2个月)

1.轮转目的

掌握:牙体牙髓病专业常见疾病的诊断、鉴别诊断及治疗方法;牙体牙髓病专业病历及医疗申请单的正确书写方法及橡皮障的使用。

熟悉:牙体牙髓病专业常见治疗并发症的预防和处理方法。

了解:牙体牙髓病专业各种材料和制剂的性质、用途、成分及注意事项。

2.基本要求

(1)病种及例数要求,见表5。

表5 病种及例数要求

病种	最低例数	病种	最低例数
浅龋	6	慢性牙髓炎	15
中龋	15	急性根尖周炎	5
深龋	6	慢性根尖周炎	30
急性牙髓炎	5	非龋性疾病	6

(2)基本技能要求,见表6。

表6 基本技能要求

临床操作技术名称	最低例数	临床操作技术名称	最低例数
前牙充填(活髓)	12	根管治疗	20
后牙充填(活髓)	15	前牙美学树脂修复	2

(3)门诊病历及其他要求:完成12例门诊完整病历的收集,其中复合树脂充填(活髓牙)3例,慢性牙髓炎3例,急、慢性根尖周炎6例。

(三)牙周病专业(2个月)

1.轮转目的

掌握:口腔卫生和菌斑控制方法及指导、与病人交流的方法;牙周病的系统检查方法、病史采集方法、病历书写及医疗申请单的正确书写;牙周病常见病的诊断、鉴别诊断、牙周炎X线片诊断、种植体周围疾病的诊断、牙周洁治术和刮治术、牙周脓肿切开术。

熟悉:针对不同病人的个性化系统治疗设计,牙周病危险因素评估,阅读曲面体层片、口腔颌锥形束CT(CBCT),选磨调𬌗,伴全身疾病的牙周病病人的治疗原则,化验室血细胞和生化指标的检测分析。

了解:全身疾病在牙周的表现,牙周松动牙固定的基本方法,简单牙周手术,正畸与修复治疗中的牙周维护。

2.基本要求

(1)病种及例数要求,见表7。

表7 病种及例数要求

病种	最低例数	病种	最低例数
菌斑性龈炎	3	慢性牙周炎	20
侵袭性牙周炎	1	伴全身疾病的牙周炎	2

(2)基本技能要求,见表8。

表8 基本技能要求

临床操作技术名称	最低例数
菌斑控制的指导(包括对正畸、修复患者)	20
牙周检查、诊断及综合治疗设计	20
全口龈上洁治(手工洁治)	40(10)
全口龈下刮治和根面平整	15

(3)门诊病历及其他要求:完成8份门诊完整病历的收集,其中菌斑性龈炎1例、慢性牙周炎系统治疗5例,侵袭性牙周炎1例、伴全身疾病的牙周炎1例。

(四)口腔修复专业(第1年,2个月)

1. 轮转目的

掌握:口腔修复学的理论知识,常见修复体的适应证、设计原则及牙体制备、印模制取基本要求。

熟悉:常用修复材料的性能和修复体的制作工序;各类修复体戴入及调𬌗等常见问题的处理原则。

了解:经典著作及相关文献,或参加必修课或选修课的学习;义齿的工艺制作要求。

2. 基本要求

(1)病种及例数要求,见表9。

表9 病种及例数要求

病种	最低例数	病种	最低例数
牙体缺损	20	牙列缺失	1
牙列缺损	20		

(2)基本技能要求,见表10。

表10 基本技能要求

临床操作技术名称	最低例数	临床操作技术名称	最低例数
可摘局部义齿修复	2	各类桩核的修复	2
冠桥的修复(单位)	2	口腔修复系统设计	9

(五)口腔颌面影像专业(第1年,1个月)

1. 轮转目的

掌握:口腔颌面影像学的理论知识;常见口内X线片、口外X线片应用范围;口腔颌面部正常及病变X线表现。

熟悉:曲面体层、鼻颏位、下颌骨侧位、颧弓轴位等正常影像和解剖标志;常见口腔疾病的CT表现。

了解:放射诊断报告书的书写要求;唾液腺造影及唾液腺内镜和颞下颌关节内镜技术;B超诊断技术。

2. 基本要求

(1)读片病种及例数要求,见表11。

表11 读片病种及例数要求

病种	最低例数	病种	最低例数
牙体、牙周组织疾病	50	颌骨囊肿、肿瘤及瘤样病变	5
颌面骨组织炎症	2	颞下颌关节疾病	5
外伤	5	唾液腺疾病	5

(2)基本技能要求,见表12。

表 12　基本技能要求

临床操作技术名称	最低例数	临床操作技术名称	最低例数
牙片投照	25	其他口腔X线片、CT片判读	30

(六)口腔预防专业(第1年,1个月)

1. 轮转目的

掌握:常用龋病预防药物和预防保健措施;常用的医学统计方法。

了解:牙防组织机构、历史发展及现状;口腔公共卫生服务的主要内容,牙防工作的组织和实施方法;口腔卫生保健的调研方法(包括设计、资料汇集和分析总结)。

2. 基本要求

(1)基本技能要求,见表13。

表 13　基本技能要求

临床操作技术名称(术者)	最低例数	临床操作技术名称(助手)	最低例(次)数
预防性充填	5	龋病牙周病流行病学调查设计	1
局部用氟化物防龋	5	调查资料收集整理	1
窝沟封闭	5	牙防工作的组织和实施	1
口腔健康教育	3	社区口腔调研或宣教	1

(2)社区牙防要求:参加社区口腔调研或基层牙防工作;完成1篇流行病调查设计,或撰写1篇健康教育科普文章。

第二阶段(第2、3年)口腔全科专业轮转培训

通过住院医师口腔全科接诊、综合诊治的教学方式,培养住院医师的口腔全科诊疗理念,提高住院医师的口腔综合诊治能力,并通过本阶段的培训进一步提高住院医师在口腔相关亚专业的理论水平和临床操作能力。

(七)牙体牙髓病专业(第2、3年,共计3个月)

1. 轮转目的

掌握:牙体牙髓疾病的诊断和治疗方法及橡皮障的使用;牙体充填修复和根管治疗并发症的预防和处理方法。

熟悉:显微根管再治疗技术。

了解:根尖外科手术和牙体牙髓病治疗新技术。

2. 基本要求

(1)病种及例数要求,见表14。

表 14　病种及例数要求

病种	最低例数	病种	最低例数
浅龋	10	慢性牙髓炎	30
中龋	30	急性根尖周炎	10
深龋	10	慢性根尖周炎	40
急性牙髓炎	10	非龋性疾病	10

(2)基本技能要求,见表15。

表 15　基本技能要求

临床操作技术名称	最低例数	临床操作技术名称	最低例数
前牙充填(活髓)	20	前牙美学树脂修复	5
后牙充填(活髓)	30	根尖外科手术(见习)	2
根管治疗(其中根管再治疗不少于10例)	60(10)		

(3)门诊病历及其他要求:完成12例门诊完整病历的收集,其中活髓充填治疗3例,慢性牙髓炎3例,急、慢性根尖周炎6例(根管再治疗应不少于2例)。

(八)牙周病专业(第2、3年,共计3个月)

1.轮转目的

掌握:牙周病常见病的诊断、鉴别诊断及危险因素评估及个性化系统治疗设计,牙周辅助检查方法,选磨调𬌗。

熟悉:全身疾病在牙周的表现,牙周松动牙固定的基本方法,简单牙周手术,正畸与修复治疗中的牙周维护。

了解:复杂牙周手术,牙周病的多学科联合治疗。

2.基本要求

(1)病种及例数要求,见表16。

表 16　病种及例数要求

病种	最低例数	病种	最低例数
菌斑性龈炎	20	慢性牙周炎	40
侵袭性牙周炎	5	伴全身疾病的牙周炎	5

(2)基本技能要求,见表17。

表 17　基本技能要求

临床操作技术名称	最低例数
菌斑控制的指导（包括对正畸、修复患者）	40
牙周检查、诊断及综合治疗设计（系统治疗病例）	40
全口龈上洁治	60
全口龈下刮治和根面平整	20
牙龈切除术（助手）	2
牙龈翻瓣术/牙冠延长术（助手）	2

（3）门诊病历及其他要求：完成 12 份门诊完整病历的收集，其中菌斑性龈炎 2 例、慢性牙周炎系统治疗 5 例，侵袭性牙周炎 2 例、伴全身疾病的牙周炎 1 例、简单牙周手术 2 例。

（九）儿童口腔病专业（第 2、3 年，共计 3 个月）

1.轮转目的

掌握：接诊儿童病人的方法及病史采集、口腔检查、病历书写方法；建立儿童口腔健康管理的理念；儿童乳牙、年轻恒牙龋病、牙髓病和根尖周病的诊治特点和常规治疗操作；乳恒牙替换特点及乳牙拔除适应证。

熟悉：儿童前牙外伤的诊断、治疗原则及应急处理方法。

了解：儿童咬合诱导的临床意义和基本方法。

2.基本要求

（1）基本技能（独立完成）要求，见表 18。

表 18　独立完成基本技能要求

临床操作技术名称	最低例数	临床操作技术名称	最低例数
龋齿药物治疗	2	乳牙拔除	20
乳恒牙龋齿充填术（含安抚和盖髓后充填）	50	间接牙髓治疗术	2
乳牙牙髓摘除术（含根管充填术）	10	儿童橡皮障隔湿术	5

（2）门诊病历及其他要求：完成 10 份门诊完整病历的收集，其中要求龋病 4 例，急慢性牙髓炎、根尖周炎 5 例、儿童牙外伤 1 例。

3.较高要求

独立或参与完成技能及例数要求，见表 19。

表 19 独立或参与完成技能要求

临床操作技术名称	最低例数	临床操作技术名称	最低例数
年轻恒牙牙髓治疗(含活髓切断术、根尖诱导成形术、牙髓血管再生术或牙根形成术)	2	乳牙牙髓切断术	2
儿童牙外伤处理	2	间隙保持器	2

(十)口腔黏膜病专业(第2、3年,共计1个月)

1. 轮转目的

掌握:口腔黏膜病的病史采集、检查方法和病历书写;口腔黏膜常见病、多发病的病因、发病机制、临床表现、与系统疾病的关系、诊断与鉴别诊断、治疗原则和处理方法。

熟悉:口腔黏膜病常用药物的适应证、禁忌证及不良反应;口腔黏膜病组织病理活检的适应证及临床操作规范。

了解:某些全身疾病(如艾滋病、梅毒等)在口腔的表现。

2. 基本要求

(1)病种及例数要求,见表20。

表 20 病种及例数要求

病种	最低例数	病种	最低例数
复发性口腔溃疡	12	唇舌疾病	3
扁平苔藓	8	白斑等癌前病变或癌前状态	2
单纯疱疹	2	其他	9
口腔白念珠菌感染	3		

(2)基本技能要求,见表21。

表 21 基本技能要求

临床操作技术名称(助手)	最低例数	临床操作技术名称(助手)	最低例数
复发性口腔溃疡的治疗	12	唇舌疾病的治疗	3
扁平苔藓的治疗	8	大疱类疾病的治疗	1
单纯疱疹的治疗	1	其他口腔黏膜病的治疗	9
口腔白念珠菌感染的治疗	3	组织病理活检	1

3. 较高要求

在基本要求的基础上还应学习以下疾病和技能:学习全身疾病在口腔的表现;了解某些全身疾病(艾滋病、梅毒等)的口腔表现;通过专题讲座、病例讨论等,加强对罕见病的认识,提高鉴别诊断能力;对临床中接诊的疑难或罕见病例,查阅相关文献,归纳总结,进行病例汇报(1~2例)。

(十一)口腔颌面外科专业(第2、3年,其中口腔颌面外科普通门诊8周,口腔颌面外科门诊手术室2周,专家门诊见习2周,共计3个月)

1.轮转目的

掌握:口腔颌面外科各种牙齿的拔除,口腔颌面外科常见病与多发病病人的检查,脓肿切开引流,活组织检查、止血、包扎等技术,常见疾病诊治方案的制订。

熟悉:口腔颌面外科复杂疑难病人的检查与诊治方案的制订,在上级医师指导下参与诊治过程。

了解:新技术、新疗法在口腔颌面外科的临床应用。

2.基本要求

(1)病种及例数要求,见表22。

表22　病种及例数要求

病种	最低例数
口腔颌面部创伤	4
口腔颌面部良性肿瘤	10
口腔颌面部恶性肿瘤	8
口腔颌面部感染	10
口腔颌面部畸形	3

(2)基本技能要求,见表23。

表23　手术或操作技术种类及例数要求

手术或操作技术名称	最低例数	手术或操作技术名称	最低例数
普通牙拔除	60	牙槽外科手术	5
困难牙拔除 (死髓牙、残根或残冠)	20	囊肿刮治术(含开窗术)	5
阻生牙、埋伏牙拔除	20	软组织肿物切除术	5
间隙感染切开引流术	3	清创缝合术	10

(十二)口腔修复专业(第2、3年,共计3个月)

1.轮转目的

掌握:口腔修复学的理论知识,正确的临床工作方法,准确采集病史、规范检查、正确书写病历;常见修复体的适应证、设计原则及牙体制备的基本要求,口腔修复专业常见疾病的诊治原则和操作技能;常用修复材料的性能和修复体的制作工序;印模制取、各类修复体戴入及调𬌗等常见问题的处理原则。

熟悉:口腔修复学经典著作及相关文献。

了解:口腔修复疑难病例的诊治原则和操作流程。

2.基本要求

(1)接诊或见习病种及例数要求,见表24。

表 24　病种及例数要求

病种	最低例数	病种	最低例数
牙体缺损	25	牙列缺失	2
牙列缺损	25		

(2)基本技能要求,见表25。

表 25　基本技能要求

临床操作技术名称	最低例数	临床操作技术名称	最低例数
可摘局部义齿修复	3	复杂病例的修复(助手)(如咬合重建、固定－活动联合修复或多专业合作的美学修复等)	1
贴面、嵌体、冠、桥修复(单位)	5		
各类桩核的修复	3		
总义齿(含单颌)的修复	1	口腔修复系统设计	12

(十三)口腔正畸科(第2、3年,共计1个月)

1.轮转目的

巩固所学口腔正畸学的理论知识,了解错𬌗畸形的原因、分类、诊断和矫治原则;了解各类矫治器的设计原则及应用;学习与本学科相关错𬌗畸形的正畸治疗方法。

2.基本要求

(1)选修正畸住院医师培训的部分相关课程;了解错𬌗畸形的病因、分类、诊断和矫治原则;熟悉与本学科相关错𬌗畸形的正畸治疗方法。

(2)临床见习:观摩活动矫正器的制作、固定矫治器临床简单操作(包括粘带环、结扎、粘托槽等),学会托槽、颊管脱落后的临时处理方法。

(十四)口腔急诊科(第2、3年,共计2个月)

1.轮转目的

掌握:口腔急症的各类常见疾病诊治原则、操作技能及急救技术。

熟悉:口腔颌面部创伤的应急或初步处理。

了解:颅脑损伤及全身情况的处理原则。

2.基本要求

基本技能要求,见表26。

表 26　基本技能要求

临床操作技术名称	最低例数	临床操作技术名称	最低例数
牙痛的鉴别诊断及处置	10	口腔颌面部急性炎症的处置	3
牙外伤的鉴别诊断及处置	5	口腔急性出血的处置	3
牙周脓肿的鉴别诊断及处置	3	口腔颌面部软硬组织外伤的处置	5

(十五)口腔全科轮转(原则上累计达到4个月)

1. 培训目标

掌握口腔综合诊疗理念;具备良好的医患沟通能力和管理能力;能够独立接诊口腔科初诊病人;完成综合治疗计划;能够规范、熟练地独立完成各专业常规诊疗,并具备与口腔专科医师协作的能力,保证病人治疗计划的顺利执行。

2. 培训要求

(1)熟练掌握口腔全科病例资料的收集方法及资料要求。

(2)完成10例口腔全科综合病例的资料收集和治疗计划制订(其中6例涉及3个口腔亚专业,4例涉及4个及以上口腔亚专业)。

(3)完成4例完整的口腔全科综合病例(涉及3个或3个以上口腔亚专业),其中1例涉及口腔全科向口腔专科的转诊。

(十六)其他要求

3年培训期间,参加多专业间病例讨论10次;撰写国内外有关文献综述或读书报告1篇;参与临床教学指导工作累计不超过2周;在有条件的基地参与临床科研数据采集等科研活动。在有条件的情况下,完成病例报告和翻译口腔专业英文文献各1篇。加强心理学、伦理学、法律学理论知识和医德医风的培养,培养医患沟通能力。

[附录三]2020年武汉大学口腔医院住院医师规范化培训招录通知[来源:湖北省住院医师规范化培训公众服务平台(http://hb.ezhupei.com)]

2020年武汉大学口腔医院住院医师规范化培训基地招录报名工作已经启动,现将招录及相关注意事项通知如下:

一、招录原则

湖北省住院医师规范化培训(以下简称"住培")实行全行业管理,招录工作按照"公开公平、双向选择,择优录取、统筹调配"的原则进行,拟参加本年度住院医师规范化培训的人员通过湖北省住院医师规范化培训公众服务平台(http://hb.ezhupei.com)注册报名。

二、招录对象

申请参加我院住院医师规范化培训人员应热爱医疗卫生事业,思想品德良好,遵纪守法,身体健康,并具备以下条件:

(一)具有中华人民共和国国籍(包括港澳台);

(二)身体条件能够保障正常完成临床培训工作;

(三)符合口腔医学类别医师资格考试报考条件规定专业范围的应届全日制本科及以上学历医学毕业生、往届硕士及以上学历医学毕业生,或已取得《执业医师资格证书》(口腔类别)的应、往届全日制本科及以上学历医学毕业生;

(四)委培单位人(指各级各类医疗机构从事临床医疗工作的在编在岗人员,如其从事专业属于培训专业范围,尚未参加住院医师规范化培训,且尚未晋升中级技术职称者)参加住院医师规范化培训采取单位派遣制,须由所在工作单位与已签订定向委托培训协议书的国家级培训基地统一联系派遣,不接收个人报考；

（五）2020年录取的我院及协同基地口腔医学专业学位的全日制研究生，不需要网上报名，由各相关培训基地与医学高等院校协同管理，以"四证合一"（或专硕并轨）学员类型录入并进行注册；未被我院及协同基地录取的，需要网上报名并参加考试。

备注：

1. 以上要求起点学历为全日制统招本科，本科阶段不含"中起本"、"专升本"、成人本科（脱产、业余、函授）、网络教育（远程教育）、开放教育（电大）、自考学历（专套本）。

2. 委培单位人（本、外单位委培人）参加住院医师规范化培训须征得委派单位同意才能予以申报，填报的培训专业、培训基地医院等信息须与单位盖章的介绍信保持一致，并需要网上报名并参加招录考试。委培单位应提前与我院联系并签署委培协议。

3. 已纳入国家住院医师规范化培训管理平台的学员，不得重复申报。

三、招录程序

(一)网上注册报名时间

申请参加本年度住院医师规范化培训的考生（含工作单位统一派遣的委培单位人）于4月18日0时至4月24日24时在湖北省住院医师规范化培训公众服务平台（http://hb.ezhupei.com）完成网上报名注册，同时上传身份证、毕业证等报名相关资料供住培基地资格审核。"四证合一"学员不需要注册。

(二)志愿填报

已完成网上注册的考生根据住培基地招生简章的要求并结合自身情况，于4月25日0时至5月10日24时在湖北省住院医师规范化培训公众服务平台进行第一批次志愿填报，只能选择填报一个专业基地，其中委培单位人按照单位提供的基地和专业（专业必须与从事专业相符）填报。我院无第二批次及第三批次招录。

(三)考试安排

1. 培训基地于5月11日至6月21日组织完成考生资格审核、面试和专业考试，并确定第一批录取名单。理论考试、专业考试和面试的具体安排请关注我院发布的第二轮招录通知。

2. 培训基地将于6月30日前将录取学员名单在单位网上进行公示，同时考生和培训基地均需完成第一批录取网上确认。6月30日24时之前未完成确认的考生视为第一批志愿录取信息无效。

四、录取程序

我院根据参加考核学员总成绩（理论考核40%＋技能考核40%＋面试20%）排序，从高分到低分确定录取名单。

(一)院内录取流程

①先在专业内按成绩排序进行录取→②报名专业内未录取者，如有其他专业未录满可在院内进行专业调剂，同样按成绩进行排序录取→③分数过低或不服从专业调剂者，则不予录取。

院外调剂：院内未录取者，可关注其他培训基地的第二批及第三批招录（7月1日至31日）。

(二)资料录入

招录工作完成后，各培训基地对录取考生资料进行汇总，将登记表和统计表等相关资料按要求报送至省卫健委。省卫健委经审核后，下发录取通知。各培训基地根据录取通知建立住培学员的培训档案。

（三）注册报到

住培学员应按培训基地统一安排，尽早进入培训基地接受培训，无故逾期2周不报到参加培训者，取消培训资格，视为恶意退培。所有住培学员均需与培训基地签订培训协议。以"行业人"身份入培的学员一经正式注册，其人事档案交省卫生人才交流中心保存。党员的党组织关系需转入中共武汉大学口腔医学院委员会。

五、培训时间及内容

（一）培训时间

住院医师规范化培训时间为三年，其中专业学位硕士和博士研究生毕业生可根据考评情况适当缩减。

（二）培训内容

按照国家卫生与计划生育委员会的《住院医师规范化培训内容与标准（试行）》（2014年版）执行，在培训基地所在科室及相关科室轮转培训。

六、我院培训基地及所含科室

口腔全科：院外各门诊、综合科、特诊科。

口腔内科：牙体一科、牙体二科、牙周科、儿童口腔科、预防科、黏膜科。

口腔修复科：修复科、种植科、技工所。

口腔正畸：正畸一科、正畸二科。

口腔颌面外科：口外门诊、头颈肿瘤外科、正颌与唇腭裂整形外科、创伤与颞下颌关节外科、麻醉科。

口腔医学影像科：口腔放射科。

口腔病理科：口腔病理科。

七、相关待遇

（一）薪酬待遇

1. 基本工资＋助学金＋津补贴（约3500～5000元/月）；
2. 社会招录学员按规定购买社会保险（含五险）。

（二）其他福利

1. 武汉大学口腔医院图书馆对住培学员开放；
2. 定期开展针对住培学员的病例讨论及培训课程；
3. 免费参加开展的各类学术讲座或活动；
4. 我院给予住宿津贴，不提供住宿。

八、同等学历申请

我院录取的住培学员，将有机会申请在职攻读武汉大学同等学历硕士研究生，完成相关学习内容并达到同等学历专业硕士学位授予条件者，可获得临床医学专业硕士学位，具体要求按武汉大学相关规定执行。

九、注意事项

1. 如已经确定继续攻读全日制研究生（不含本院招收2021级专硕）或明确需要中途退培者请勿报名！以免浪费招录指标和影响自己的诚信与发展。

2. 如遇不可抗力的因素,时间节点调整另行通知。
3. 联系咨询
办公室电话:027-87686228(毕业后教育办公室)
联系人电话:15071495696(潘老师)

武汉大学口腔医院毕业后教育办公室
2020 年 4 月 6 日

第四节　专科医师资格认证

中华口腔医学会现已成立了中华口腔医学会专科医师会员资格认证委员会,由学会总会领导及国家医学考试中心有关负责人参加的、以专业委员会主要领导成员组成的中华口腔医学会口腔颌面外科专科医师会员资格认证委员会及中华口腔医学会口腔正畸专科医师会员资格认证委员会,并制定了《中华口腔医学会口腔颌面外科专科医师资格认证试点方案》及《中华口腔医学会口腔正畸专科医师资格认证试点方案》。

一、口腔正畸专科医师资格认证

根据中华口腔医学会关于专科医师资格认证工作的具体要求,口腔正畸专科医师资格认证委员会在 2006 年 7 月启动专科医师的申请和认证工作。按照 2006 年 4 月 1 日在北京召开的中华口腔医学会专科医师资格认证委员会工作会议精神和《中华口腔医学会口腔正畸专科医师资格认证试点方案(试行)》的要求,对口腔正畸时任正高、副高和主治三种职称医师采取不同的认证方案。正高职称采用申请+认证的方法;副高职称采用申请+书面考核+认证的方法;主治医师职称采用申请+考试+认证的方法。具体认证工作分阶段进行。

目前,中华口腔医学会首先进行具有正高职称、从事正畸工作的医师申请口腔正畸专科医师资格的认证工作。具体要求和步骤如下:

1. 申请资格及条件

(1)已获得执业医师资格。
(2)已获得中华口腔医学会会员资格。
(3)已获得中华口腔医学会正畸专业委员会专科会员资格。
(4)已具有正高职称。
(5)全职或主要从事口腔正畸临床诊治工作。

2. 申请范围

(1)各医学院校口腔医学院或口腔医学系或附属口腔医院口腔正畸科具有正高职称

的医师。

(2) 各口腔专科医院口腔正畸科具有正高职称的医师。

(3) 各综合医院口腔科全职或主要从事口腔正畸临床诊治工作并具有正高职称的医师。

(4) 各民营医院或个体口腔诊所等全职或主要从事口腔正畸临床诊治工作并具有正高职称的医师。

3. 申请步骤及认证办法

(1) 申请者须本人自愿申请,填写申请表,随表附交最后学历证书、执业医师证书、医师资格证书、主要论著、中华口腔医学会口腔正畸专科会员证明或证书的复印件。

(2) 凡符合上述(1)全部申请资格条件者,支付申请费,经过中华口腔医学会口腔正畸专科医师资格认证委员会认定,并上报中华口腔医学会专科医师资格认证委员会批准后,即可成为口腔正畸专科医师。

(3) 资格认证后由中华口腔医学会颁发统一印制的、加盖中华口腔医学会印章的口腔正畸专科医师证书,并收取成本费。

(4) 中华口腔医学会口腔正畸专科医师资格认证委员会统一向各单位和个人发放专科医师资格认证申请表格,资格认证申请费用暂定为人民币 100 元。

4. 联系人及联系地址

专科医师资格认证申请表可从中华口腔医学网(http://www.cndent.com)下载,或向中华口腔医学会口腔正畸专业委员会秘书处(E-mail:jxlin@pku.edu.cn 或 yhzhou_99@yahoo.com)索取。

联系人及地址:北京市海淀区中关村南大街 22 号,北京大学口腔医学院口腔正畸科 贾玲玲　周彦恒(邮政编码:100081)。

二、口腔颌面外科专科医师资格认证

根据中华口腔医学会关于口腔颌面外科专科医师(以下简称专科医师)资格认证工作的具体要求,口腔颌面外科专科医师资格认证委员会在 2006 年 6 月—7 月启动专科医师的申请和认证工作。根据 2006 年 6 月 1 日在浙江省杭州市召开的专科医师工作会议的精神,按照《中华口腔医学会口腔颌面外科专科医师资格认证试点方案》的要求对口腔颌面外科时任正高、副高和主治三种职称医师采取不同的认证方案。正高职称采用申请+认证的方法;副高职称采用申请+书面考核+认证的方法;主治医师职称采用申请+考试+认证的方法。具体申请认证的条件和申请步骤如下:

1. 资格认定申请条件

在已获得中华口腔医学会口腔颌面外科专业委员会会员并取得执业医师资格证书的基础上,具有下列条件之一者,均可申请参加中华口腔医学会口腔颌面外科专科医师认证。

(1)在有口腔颌面外科建制的医院从事口腔颌面外科临床工作,具有正高级技术职称,并在统计源杂志上发表本专业论文2篇以上者(含2篇)。

(2)在有口腔颌面外科建制的医院从事口腔颌面外科临床工作,具有副高级技术职称,并在统计源杂志上发表本专业论文2篇以上者(含2篇)。

(3)在有口腔颌面外科建制的医院从事口腔颌面外科专业临床工作5年以上,获得主治医师技术职称,并在统计源杂志上发表本专业论文2篇以上者(含2篇)。

(4)在无口腔颌面外科建制的医院或医疗机构从事口腔颌面外科专业临床工作8年以上,获得主治医师以上技术职称,能独立完成口腔颌面外科专业诊治工作,或参加过至少半年口腔颌面外科专科培训,并在统计源杂志上发表本专业论文2篇以上者(含2篇)。

(5)口腔医学专业本科毕业,通过国家执业医师考试,取得执业资格证书者,并经过5年口腔颌面外科专业住院医师规范化培训并考核合格者;或经过国家认证的口腔颌面外科专科医师培训基地的培训并考核合格者。

(6)具有研究生学历并获得口腔医学临床硕士学位(口腔颌面外科专业)后从事2年口腔颌面外科临床工作;七年制学硕连读毕业后从事3年口腔颌面外科临床工作,并在统计源杂志上发表本专业论文2篇以上者(含2篇)。

(7)具有研究生学历并获得口腔医学临床博士学位(口腔颌面外科专业);八年制学博连读毕业后从事2年口腔颌面外科临床工作,并在统计源杂志上发表本专业论文2篇以上者(含2篇)。

(8)具有研究生学历并获得科研型医学硕士学位(口腔颌面外科专业)后从事4年口腔颌面外科临床工作;或具有研究生学历并获得科研型医学博士学位(口腔颌面外科)后从事2年口腔颌面外科临床工作,并在统计源杂志上发表本专业论文2篇以上者(含2篇)。

(9)从事5年或5年以上(包括研究生培养期)口腔颌面外科临床工作并获得在职口腔医学硕士或博士学位(口腔颌面外科专业)(无研究生学历),以及在统计源杂志上发表本专业论文2篇以上者(含2篇)。

2. 申请步骤及认证方法

(1)申请者须本人自愿申请,填写申请表,随表附交最后学历证书、执业医师证书、医师资格证书、主要论著、参加口腔颌面外科专科培训的证明或参加中华口腔医学会口腔颌面外科专科医师会员资格认证委员会认定的口腔颌面外科专科培训证明或证书的复印件。

(2)凡符合资格认定条件(1)者,支付申请费,申请并经过中华口腔医学会口腔颌面外科专科医师资格认证委员会认定,并上报中华口腔医学会专科医师资格认证委员会批准后,即可成为口腔颌面外科专科医师。

(3)凡符合资格认定条件(2)者,支付申请费,申请并经过2名口腔颌面外科专科医师介绍,经过中华口腔医学会口腔颌面外科专科医师资格认证委员会考核、认定,并上报中华口腔医学会专科医师资格认证委员会批准后,即可成为口腔颌面外科专科医师。

(4)凡符合资格认定条件(3)、(4)、(5)、(6)、(7)、(8)、(9)者,支付申请费,申请并经过2名口腔颌面外科专科医师介绍,参加国家医学考试中心组织的资格认证考试,考试合格,经过中华口腔医学会口腔颌面外科专科医师资格认证委员会认定,并上报中华口腔医学会专科医师资格认证委员会批准后,即可成为口腔颌面外科专科医师。

(5)资格认证后由中华口腔医学会颁发统一印制的、加盖中华口腔医学会、国家医学考试中心两枚印章的口腔颌面外科专科医师证书,并收取成本费,有效期为4年。

中华口腔医学会口腔颌面外科专科医师资格认证委员会统一向各单位和个人发放专科医师资格认证申请表格,资格认证申请费用暂定为人民币100元。考核和考试费用另定。

3. 联系人及联系地址

专科医师资格认证申请表格也可从中国口腔颌面外科网(http://www.omschina.org.cn)下载,或向中华口腔医学会口腔颌面外科专业委员会秘书组(E-mail:csoms@sina.com)索取。

联系人及联系地址:申请表及所有申报资料邮寄至指定地址(上海市制造局路639号,上海交通大学口腔医学院,中华口腔医学会口腔颌面外科专业委员会,何悦、王琪收,邮政编码200011)。

第五节 职称认定

职称认定是国家教委承认的正规大、中专院校毕业(含研究生)从事口腔医学专业技术工作的人员,见习期满以后,由其人事档案关系所在单位职改部门,根据其见习期间的表现情况而给予其专业技术资格确认的过程。根据拟聘专业技术岗位的职责要求,对其政治表现和从事该岗位专业技术工作的能力、水平、工作成绩等,进行全面的考核。见习期满并考核合格,可按规定聘任相应的专业技术职务,不需再进行评审,只针对国家未开始组织统一考试的系列。例如,本科学历口腔医学专业的学生,毕业见习期满以后则可由其单位职改部门考核通过后,认定口腔医生专业技术资格,而中专毕业则相应认定为技术员等。

职称认定提供材料:①全日制统招毕业生专业技术职务任职资格认定表一份;②申报人学历证、学位证、身份证(申请教师职称还需提供相应级别的教师资格证书)等相关证件原件及复印件各一份;③业务工作总结一份;④两寸近期红色背景免冠证件照三张(认定表上各贴一张,另交一张);⑤存档证明或委托函一份(档案在人才交流服务中心代理的人员提供存档证明,档案不在人才交流服务中心代理的人员提供档案所在地出具的委托函一份)。

第六节 职称考试

卫生专业技术资格考试实行全国统一考试制度,人力资源社会保障部、国家卫生健康委、国家中医药局负责制定《卫生专业技术人员职称评价基本标准》。国家卫生健康委人才交流服务中心负责报名、资格审核等全部考务工作。考试原则上每年进行一次。

专业技术职务评聘工作转入经常化以来,包括外语考试在内的各种职称考试作为对专业技术人员的一种评价方法,得到越来越广泛的应用,促进了经常化工作的顺利开展。特别是全国统一组织的专业技术资格考试,作为深化职称改革的一项重要措施,受到了社会各方面,尤其是专业技术人员的拥护和支持。

卫生系列医、药、护、技各专业的中初级专业技术资格逐步实行以考代评和与执业准入制度并轨的考试制度,考试实行"五统一":全国统一组织、统一考试时间、统一考试大纲、统一考试命题、统一合格标准。具体的学习方法,因人而异,但良好的学习环境与学习氛围有助于提高学习效率,如图书馆、阅览室等。备考时,第一阶段采用各个击破法,第二阶段采用全面推进法。无论哪种学习方法,有两点非常有效:①反复,温故而知新;②做好笔记,使各知识点脉络清晰。在优势科目上多下功夫,力争取得好成绩,也不要忽视自己的弱项。一定要合理分配时间和精力,保证各科分数均达到国家标准,总分上一个新台阶。

卫生专业技术资格考试报名分两个阶段进行,第一阶段为网上报名,第二阶段为现场确认。全国卫生专业技术资格考试时间一般在每年的4—5月。根据人力资源社会保障部通知,自2022年度起,卫生专业技术资格考试实行相对固定合格标准,各科目合格标准为试卷满分的60%。卫生专业技术资格考试各科目满分为100分,分数线相对固定,为60分。卫生专业技术资格考试相关专业科目成绩实行2年为1个周期的滚动管理办法,在连续两个考试年度内通过同一专业 4 个科目的考试,可取得该专业资格证书。

全国职称外语等级考试划分为 A、B、C 三个等级,各等级(技术的高级、中级分别指高级专业技术职务、中级专业技术职务)的适用人员不同。A 级:申报高级专业技术职务;B 级:申报中级专业技术职务或在县及县以下所属单位工作的人员申报高级专业技术职务;C 级:在县及县以下所属单位工作的人员申报中级专业技术职务。

口腔主治医师考试适用人员范围:经国家或有关部门批准的医疗卫生机构内,从事口腔医学专业工作的人员。考试科目设置:考试共分"基础知识""相关专业知识""专业知识""专业实践能力"4 个科目,均采用人机对话的方式进行考试。参加口腔主治医师资格考试并成绩合格者,由各地人社局颁发,人力资源社会保障部统一印制,人力资源社会保障部、国家卫生健康委用印的专业技术资格证书。该证书在全国范围内有效。

复习过程中,针对不同学科的特点,相应采取不同的复习方法(表 13-3)。例如,一些基础科目考试,对基础和应用的熟练性要求很高,如果一段时间不复习,其成绩下降就非常明显。建议每天都分配给这两门课程一些时间,多做练习题,在做题过程中,加深对所学知识的理解,以保持最佳的应试状态,而记忆分析类科目的复习则可集中在最后 2 个月进行。专业课可在仔细研究往届考题的基础上有针对性地进行复习。在掌握基本原理和知识的基础上,深入思考和分析现实问题,这样才能取得令人满意的成绩。

表 13-3 2022 年卫生专业技术资格考试专业目录

专业	专业代码	专业名称	考试方式
初级(士)考试专业	103	口腔医学技术	人机对话
初级(师)考试专业	205	口腔医学技术	人机对话
中级(师)考试专业	353	口腔医学	人机对话
	354	口腔内科学	人机对话
	355	口腔颌面外科学	人机对话
	356	口腔修复学	人机对话
	357	口腔正畸学	人机对话
	375	口腔医学技术	人机对话

[附录一]临床医学、预防医学、全科医学、药学、护理、其他卫生技术等专业技术资格考试实施办法(来源:卫生部、人事部关于印发《预防医学、全科医学、药学、护理、其他卫生技术等专业技术资格考试暂行规定》及《临床医学、预防医学、全科医学、药学、护理、其他卫生技术等专业技术资格考试实施办法》的通知,卫人发〔2001〕164号,发布日期2001-06-11)

第一条 根据卫生部、人事部《临床医学专业技术资格考试暂行规定》和《预防医学、全科医学、药学、护理、其他卫生技术等专业技术资格考试暂行规定》(以下均简称"暂行规定"),制定本办法。

第二条 临床医学、预防医学、全科医学、药学、护理、其他卫生技术(以下简称"技术")专业技术资格考试在卫生部、人事部的统一领导下进行。根据《暂行规定》的要求,两部门成立"卫生专业技术资格考试专家委员会"(委员会分设临床医学、预防医学、全科医学、药学、护理和技术等专业组)和"卫生专业技术资格考试办公室",办公室设在卫生部人事司。具体考务工作委托卫生部人才交流服务中心实施。

各地考试工作由省级人事和卫生行政部门按照职能分工组织实施。

第三条 临床医学、预防医学、全科医学专业中级资格和药学、护理、技术专业初、中级资格考试原则上每年举行1次,考试日期定于每年10月。首次考试拟定于2001年10月20日—21日。

第四条 临床医学、预防医学、全科医学专业中级资格和药学、护理、技术专业初、中级资格考试均分4个半天进行,各级别考试均设置了"基础知识""相关专业知识""专业知识""专业实践能力"等4个考试科目。考试原则上采用人机对话的方式。参加相应专业考试的人员,必须在一个考试年度内通过全部科目的考试,方可获得专业技术资格证书。

第五条 参加考试的人员,必须符合《暂行规定》中与报名有关的各项条件。由本人提出申请,经所在单位审核同意,按规定携带有关证明材料到当地考试机构报名,经考试管理机构审核合格后,领取准考证,凭准考证在指定的时间、地点参加考试。

中央和国务院各部门及其直属单位的人员参加考试,实行属地化管理原则。

第六条 报名条件中有关学历的要求,是指经国家教育、卫生行政主管部门认可的正规全日制院校毕业的学历;有关工作年限的要求,是指取得正规学历前后从事本专业工作时间的总和。工作年限计算的截止日期为考试报名年度当年年底。

第七条 考场原则上设在省辖市以上的中心城市或行政专员公署所在地,具有计算机教学设备的高考定点学校或高等院校。

第八条 卫生部负责组织或授权组织编写培训教材和有关参考资料。严禁任何单位和个人盗用卫生部名义,编写、发行考试用书和举办各种与考试有关的考前培训,使考生利益受到损害。

第九条 为保证培训工作的顺利进行,卫生部制定资格考试培训管理办法,各地要按规定认真作好培训工作。培训单位必须具备场地、师资、教材等条件,由当地卫生部门会同人事(职改)部门审核批准,报卫生部、人事部备案。

第十条 培训必须坚持与考试分开的原则,参与培训的工作人员,不得参加考试命题及考试组织管理工作。应考人员参加培训坚持自愿原则。

第十一条 考试和培训等项目的收费标准,须经当地价格主管部门核准。

第十二条 考试考务管理工作要严格执行有关规章和纪律,切实作好试卷的命制、印刷、发送和保管过程中的保密工作。严格遵守保密制度,严防泄密。

第十三条 考试工作人员要认真执行考试回避制度,严肃考场纪律,对违反考试纪律和有关规定者,要严肃处理,并追究领导责任。

第十四条 为促进卫生专业技术资格考试工作顺利实施,保证各地卫生专业技术职务聘任工作的平稳有序进行,在 2005 年底前,各省、自治区、直辖市人事厅(局)按国家公布的考试合格标准为考试合格人员颁发全国统一的专业技术资格证书的同时,还可根据当地实际情况,会同卫生厅(局)确定本地区考试合格标准,作为本地区范围内聘任卫生系列相应专业技术职务的条件。各地确定的地区考试合格标准,报人事部、卫生部备案。

[附录二]关于全国专业技术人员计算机应用能力考试的通知(来源:中华人民共和国人力资源和社会保障部,人发〔2001〕124 号,发布日期 2001 - 12 - 12)

各省、自治区、直辖市、新疆生产建设兵团人事厅(局),国务院各部委、各直属机构人事(干部)部门:

为贯彻党的十五届五中全会提出的"要在全社会广泛应用信息技术,提高计算机和网络的普及应用程度,加强信息资源的开发和利用"的精神,落实国家加快信息化建设的要求,引导专业技术人员学习掌握计算机知识,提高计算机的应用能力,人事部在总结近两年来在计算机应用能力考试试点经验的基础上,决定从 2002 年开始,推行全国专业技术人员计算机应用能力考试。现就有关问题通知如下:

一、专业技术人员计算机应用能力考试坚持"实事求是,区别对待,逐步提高"的原则,实行全国统一大纲、建立题库,制定考试标准,由各地自行确定考试时间和年度考试次数的考试组织办法。考试内容主要是测试参考人员在计算机与网络方面的基本应用能力,考试成绩作为评聘专业技术职务的条件之一。

二、人事部负责制定考试大纲,确定考试科目,建立考试题库和考试信息管理系统,确定合格标准,具体考务管理工作由我部人事考试中心负责。自 2002 年 4 月 1 日起,我部人事考试中心即向全国提供计算机应用能力考试的服务工作。

三、专业技术人员计算机应用能力考试采取科目模块化设计,每一科目(模块)单独考试,考试科目(模块)暂定为 13 类(见附件)。

专业技术人员计算机应用能力考试采用上机操作的方式。每个科目(模块)考试合格的人员,可获得人事部统一印制的全国专业技术人员计算机应用能力考试科目(模块)合格证。

四、各省、自治区、直辖市人事厅(局)和国务院有关部门干部(人事)部门可结合本地区、本部门的实际情况,确定本地区、本部门评聘专业技术职务应参加计算机应用能力考试的职务系列范围、职务级别(包括高、中、初三级)和相应级别应考科目(模块)数量,对不同专业、不同地域和不同年龄结构的专业技术人员,要区别对待,并应有切合实际的能力要求。

为加快培养和提高应试者的计算机应用能力水平,考试者可不受学历和资历的限制。同时为社会其他人员提供考试服务。

五、各省、自治区、直辖市人事厅(局)负责本地区专业技术人员计算机应用能力考试组织和管理工作。国务院有关部门所属单位的专业技术人员原则上按属地参加所在地组织的全国专业技术人员计算机应用能力考试。

考前培训工作由各地人事部门负责组织。应试人员根据自愿原则参加培训。

六、专业技术人员计算机应用能力考试是提高专业技术人员队伍整体素质的一项重要措施，同时由于此项考试采用完全计算机化考试方式，考试组织工作难度大，采用信息管理系统复杂，对硬件、软件和管理人员的要求高，因此，各地要加强领导，制订切实有效的实施办法，精心组织，保证考试工作的顺利实施。

各地职称管理部门和考试中心在实施过程中有何情况、意见和建议，请及时与我部专业技术人员管理司和人事考试中心联系。

附件：全国专业技术人员计算机应用能力考试科目（模块）类别

1. 中文 Windows 98 操作系统；
2. Word 97 中文字处理；
3. Excel 97 中文电子表格；
4. PowerPoint 97 中文演示文稿；
5. 计算机网络应用基础；
6. Visual FoxPro 5.0 数据库管理系统；
7. CAD 制图软件；
8. Photoshop 6.0 图像处理；
9. WPS Office 办公组合中文字处理；
10. Access 2000 数据库管理系统；
11. Project 2000 项目管理；
12. FrontPage 2000 网页制作；
13. 用友财务软件。

第七节　职称评审

口腔医生是我国卫生专业技术人才队伍的重要组成部分，是健康中国建设的中坚力量。职称是口腔医生学术技术水平和专业能力的主要标志。职称评审是指已经经过初次职称认定的专业技术人员，在经过一定工作年限后，在任职期内完成相应的继续教育学时，申报中级职称以上的人员须在专业期刊发表论文并且经过一些基本技能考试（如：职称外语等级考试、计算机应用能力考试等），向本专业的评审委员会评委提交评审材料，经过本专业的专业评委来确定其是否具备高一级职称资格。职称评审是按照评审标准和程序，对专业技术人才品德、能力、水平、业绩的评议和认定。职称评审结果是专业技术人才聘用、考核、晋升的重要依据。职称评审按照申报、审核推荐、逐级审查、审核受理、专家评审、结果公示、复核确认、结果备案等程序组织实施。职称的重要性受到越来越多的口腔医生关注,不少口腔医生也开始为职称申报尽早做准备。

社会化职称评审放宽了职称申报人员范围:凡是与单位确立了人事、劳动关系的专业技术人员,不论户籍、档案、身份和单位性质,不受单位职务数额和结构比例限制,只要符合申报条件,均可自主参加社会化职称评审。

[附录]陕西省卫生专业技术人员职称评价基本标准(来源:陕西省人力资源社会保障厅、陕西省卫生健康委员会、陕西省中医药管理局《关于深化卫生专业技术人员职称制度改革的通知》,陕人社发〔2022〕29号,发布日期2022-09-30)

一、遵守国家宪法和法律,贯彻新时代卫生与健康工作方针,自觉践行"敬佑生命、救死扶伤、甘于奉献、大爱无疆"的职业精神,具备良好的政治素质、协作精神、敬业精神和医德医风。

二、身心健康,心理素质良好,能全面履行岗位职责。

三、卫生专业技术人员申报医疗类、护理类职称,应取得相应职业资格,并按规定进行注册,取得相应的执业证书。

四、近5年个人年度考核均为合格以上等次。

五、完成卫生专业技术人员继续教育要求。

六、申报各层级职称,除必须达到上述基本条件外,还应分别具备以下条件。

(一)初级职称

医士(师):按照《中华人民共和国执业医师法》参加医师资格考试,取得执业助理医师资格,可视同取得医士职称;取得执业医师资格,可视同取得医师职称。按照《中医药法》参加中医医师确有专长人员医师资格考核,取得中医(专长)医师资格,可视同取得医师职称。

护士(师):按照《护士条例》参加护士执业资格考试,取得护士执业资格,可视同取得护士职称;大学本科及以上学历或学士及以上学位,从事护士执业活动满一年,可直接聘任护师职称。大专学历,从事护士执业活动满3年;中专学历,从事护士执业活动满5年,可参加护师资格考试。

药(技)士:具有相应专业中专、大专学历,可参加药(技)士资格考试。

药(技)师:具有相应专业硕士学位;或具有相应专业大学本科学历或学士学位,从事本专业工作满1年;或具有相应专业大专学历,从事本专业工作满3年;或具有相应专业中专学历,取得药(技)士职称后,从事本专业工作满5年,可参加药(技)师资格考试。

(二)中级职称

卫生专业技术人员中级职称实行全国统一考试制度。具有相应专业学历,并符合以下条件的,可报名参加考试:

临床、口腔、中医类别主治医师:博士学位,并取得住院医师规范化培训合格证书;硕士学位,取得住院医师规范化培训合格证书后从事医疗执业活动满2年;大学本科学历或学士学位,取得住院医师规范化培训合格证书后从事医疗执业活动满2年;大学本科学历或学士学位,经执业医师注册后从事医疗执业活动满4年;大专学历,经执业医师注册后从事医疗执业活动满6年;中专学历,经执业医师注册后从事医疗执业活动满7年。

公共卫生类别主管医师：博士学位并经执业医师注册后从事公共卫生执业活动；硕士学位，经执业医师注册后从事公共卫生执业活动满 2 年；大学本科学历或学士学位，经执业医师注册后从事公共卫生执业活动满 4 年；大专学历，经执业医师注册后从事公共卫生执业活动满 6 年；中专学历，经执业医师注册后从事公共卫生执业活动满 7 年。

主管护师：博士学位并注册从事护理执业活动；硕士学位经注册后从事护理执业活动满 2 年；大学本科学历或学士学位，经注册并取得护师职称后，从事护理执业活动满 4 年；大专学历，经注册并取得护师职称后，从事护理执业活动满 6 年；中专学历，经注册并取得护师职称后，从事护理执业活动满 7 年。

主管药(技)师：博士学位；硕士学位，取得药(技)师职称后，从事本专业工作满 2 年；大学本科学历或学士学位，取得药(技)师职称后，从事本专业工作满 4 年；大专学历，取得药(技)师职称后，从事本专业工作满 6 年；中专学历，取得药(技)师职称后，从事本专业工作满 7 年。

(三)副高级职称

1. 副主任医师

(1)申报条件

①第一学历为大学本科及以上学历或学士及以上学位，受聘担任主治(主管)医师职务满 5 年。在职期间取得大学本科学历或学士学位，从事本专业技术工作满 15 年，受聘担任主治(主管)医师职务满 5 年。第一学历为大专学历，在县域内基层医疗卫生机构工作，从事本专业技术工作满 20 年，受聘担任主治(主管)医师职务满 7 年。在职期间取得大专学历，在县域内基层医疗卫生机构工作，从事本专业技术工作满 25 年，受聘担任主治(主管)医师职务满 7 年。

②通过专业能力考试，并且考试成绩在有效期内。

③完成规定的工作数量要求。

④完成规定的支援基层医疗工作任务。

(2)评审条件

临床、口腔、中医类别：熟练掌握本专业基础理论和专业知识，熟悉本专业国内外现状及发展趋势，不断吸取新理论、新知识、新技术并用于医疗实践，熟悉本专业相关的法律、法规、标准与技术规范。具有较丰富的本专业工作经验，能熟练正确地救治危重病人，具有指导本专业下级医师的能力。强化病案作为评价载体，采取随机抽取与个人提供相结合的方式，提供 5~10 份申报人主治或者主持的、能够反映其专业技术水平的抢救、死亡或疑难病案，加强对临床医生执业能力的评价。

基于病案首页数据，重点从技术能力、质量安全、资源利用、病人管理四个维度，利用诊治病种范围和例数、手术级别和例数、术后并发症发生率、单病种平均住院日、单病种次均费用等指标，科学准确评价医生的执业能力和水平。其中，中医专业还应基于中医病案首页数据，重点围绕以中医为主治疗的出院病人比例、中药饮片处方比、中医治疗疑难危重病病人数量、中医非药物疗法使用率等中医药特色指标，评价中医医师的中医药诊疗能力和水平。

公共卫生类别：熟练掌握本专业基础理论和专业知识，熟悉本专业国内外现状及发展趋势，不断吸取新理论、新知识、新技术并推广应用，熟悉与本专业相关的法律、法规、标准与技术规范。具有较丰富的本专业工作经验，能独立解决复杂或重大技术问题，具有指导本专业下级医师的能力。

基于参与的业务工作内容,重点考核公共卫生现场能力、计划方案制定能力、技术规范和标准指南制定能力、业务管理技术报告撰写能力、健康教育和科普能力、循证决策能力、专业技术成果产出、科研教学能力、完成基本公共卫生服务项目的能力等方面,包含现场流行病学调查报告、疾病与健康危害因素监测(分析预警)报告、制定公共卫生应急处置预案和风险评估报告、业务工作计划、技术指导方案制定等内容。

2.副主任护师(省略)

3.副主任药师(省略)

4.副主任技师(省略)

(四)正高级职称

1.主任医师

(1)申报条件

①大学本科及以上学历或学士及以上学位,受聘担任副主任医师职务满5年。

②通过专业能力考试,并且考试成绩在有效期内。

③完成规定的工作数量要求(表1)。

④完成规定的支援基层医疗工作任务。

表1 口腔医师晋升工作量要求

专业类别	评价项目	单位	晋升副主任医师	晋升主任医师
无病房科室	门诊工作量	单元	800	800
	诊疗人次	人次	3000	4000
有病房科室	门诊工作量	单元	400	500
	出院人数(参与或作为治疗组组长)	人次	350	500
	出院患者手术/操作人次数	人次	300	400

注:1.工作量指标是中级晋升副高、副高晋升正高期间的完成工作量,均从聘任时间开始计算。半天(4小时)接诊不少于15位为1个有效单元。非急诊科医生在5年期间如轮转急诊科,工作期间按照4小时为一个门诊单元数计算。

2.出院患者手术/操作人次晋升副主任医师以主刀或一助计算;晋升主任医师以主刀计算。

(2)评审条件

临床、口腔、中医类别:在具备所规定的副主任医师水平的基础上,系统掌握本专业某一领域的基础理论知识与技术,并有所专长。深入了解本专业国内外现状及发展趋势,不断吸取新理论、新知识、新技术并用于医疗实践。具有丰富的本专业工作经验,能独立解决复杂或重大技术问题,具有指导本专业下级医师的能力。强化病案作为评价载体,采取随机抽取与个人提供相结合的方式,提供5~10份申报人主治或者主持的、能够反映其专业技术水平的抢救、死亡或疑难病案,加强对临床医生执业能力的评价。

基于病案首页数据,重点从技术能力、质量安全、资源利用、病人管理四个维度,利用诊治病种范围和例数、手术级别和例数、术后并发症发生率、单病种平均住院日、单病种次均费用等指标,科学准确评价医生的执业能力和水平。其中,中医专业还应基于中医病案首页数据,重点围绕以中医为主治疗的出院病人比例、中药饮片处方比、中医治疗疑难危重病病人数量、中医非药物疗法使用率等中医药特色指标,评价中医医师的中医药诊疗能力和水平。具体指标见表2。

公共卫生类别:在具备所规定的副主任医师水平的基础上,系统掌握本专业某一领域的基础理论知识与技术,并有所专长。深入了解本专业国内外现状及发展趋势,不断吸取新理论、新知识、新技术并用于实践。具有丰富的本专业工作经验,能独立解决复杂或重大技术问题,具有指导本专业下级医师的能力。

基于参与的业务工作内容,重点考核公共卫生现场能力、计划方案制定能力、技术规范和标准指南制定能力、业务管理技术报告撰写能力、健康教育和科普能力、循证决策能力、专业技术成果产出、科研教学能力、完成基本公共卫生服务项目的能力等方面,包含现场流行病学调查报告、疾病与健康危害因素监测(分析预警)报告、制定公共卫生应急处置预案和风险评估报告、业务工作计划、技术指导方案制定等内容。

2.主任护师(省略)

3.主任药师(省略)

4.主任技师(省略)

七、工作业绩要求。

以下业绩成果可作为代表作:

(一)解决本专业复杂问题形成的临床病案、手术视频、护理案例、应急处置情况报告、流行病学调查报告等。

(二)吸取新理论、新知识、新技术形成的与本专业相关的技术专利。

(三)结合本专业实践开展科研工作形成的论文等成果。

(四)向大众普及本专业科学知识形成的科普作品。

(五)参与研究并形成的技术规范或卫生标准。

(六)人才培养工作成效(包括带教本专业领域的下级专业技术人员的数量和质量,以及所承担教学课题和所获成果等)。

(七)其他可以代表本人专业技术能力和水平的标志性工作业绩。

八、作出突出贡献的人才和省外引进的高层次人才职称评审按突出贡献人才和引进高层次人才高级职称考核认定政策规定执行。

表 2　口腔专业高级职称评价指标

评价维度	二级指标	三级指标	指标定义	计算方法
技术能力	出院患者病种范围和例数	基本病种覆盖率	考核期内医师诊治的本专业所有出院患者中覆盖基本病种的比例	考核期内医师诊治的本专业出院患者覆盖基本病种数/本专业基本病种数之和×100%
技术能力		基本病种诊疗人数	考核期内医师诊治的本专业所有基本病种的出院人数	考核期内医师诊治的符合本专业基本病种纳入条件的出院患者数之和
技术能力		疑难病种覆盖率	考核期内医师诊治的本专业所有出院患者中覆盖疑难病种的比例	考核期内医师诊治的本专业出院患者覆盖疑难病种数/本专业疑难病种数之和×100%
技术能力		疑难病种诊疗人数	考核期内医师诊治的本专业所有疑难病种的出院人数	考核期内医师诊治的符合本专业疑难病种纳入条件的出院患者数之和
技术能力	出院患者手术难度和例数	基本手术覆盖率	考核期内医师施行的本专业基本手术(或操作)种类数占所有基本手术(或操作)的比例	考核期内出院患者中医师施行的本专业基本手术(或操作)种类总数/本专业基本手术(或操作)种类总数×100%
技术能力		基本手术人次数	考核期内医师施行的本专业基本手术(或操作)的人次数	考核期内医师施行的符合本专业基本手术(或操作)纳入条件的手术人次数之和
技术能力		疑难手术覆盖率	考核期内医师施行的本专业疑难手术(含操作)种类数占所有疑难手术(或操作)的比例	考核期内出院患者中医师施行的本专业疑难手术/本专业疑难手术种类总数×100%
技术能力		疑难手术人次数	考核期内医师施行的本专业疑难手术(或操作)的人次数	考核期内医师施行的符合本专业疑难手术(或操作)纳入条件的手术人次数之和
质量安全	并发症发生率	出院患者并发症发生率	考核期内医师诊治的出院患者在住院期间因治疗或操作而发生并发症的出院人数的比例	考核期内手术种种操作患者在住院期间因治疗或操作所发生并发症的患者人数/同期医师诊治的出院人数×100%
资源利用	平均住院日		考核期内医师诊治的某病种出院患者占用总住院时间	考核期内医师诊治的某病种出院患者占用总住院日数/同期该医师诊治的同病种出院患者人数
患者管理	次均费用	住院患者次均费用	考核期内医师诊治的某病种出院患者平均住院费用	考核期内医师诊治的某病种出院患者总住院费用/同期该医师诊治的同病种出院患者人数

注：1. 某专业基本病种、疑难病种、基本手术、疑难手术由专家共识和大数据统计结果形成。

2. 手术人次计算：患者在1次住院期间施行多次手术，按实际手术次数统计；在1次手术中涉及多个部位手术的按1次统计。

第八节 医师定期考核

医师定期考核是指受县级以上地方人民政府卫生行政部门委托的机构或组织按照医师执业标准对医师的业务水平、工作成绩和职业道德进行的考核。医师定期考核分为执业医师考核和执业助理医师考核。考核类别分为临床、中医(包括中医、民族医、中西医结合)、口腔和公共卫生。医师定期考核每三年为一个周期。根据《医师法》《医师执业注册管理办法》等授权,《医师定期考核管理办法》规定医师定期考核每两年为一考核周期,卫生计生行政部门以业务水平测评、工作成绩和职业道德评定来考核医师在考核周期内的执业情况,并将考核结果纳入医师执业注册管理中。所有医疗、预防、保健机构内的注册医师,除当年新注册的新医师外,无论职称高低,无论年龄大小,无论是执业医师还是执业助理医师全都要参加考核。《医师执业注册管理办法》规定,连续两个考核周期未参加医师定期考核的,医师个人或其所在的医疗、预防、保健机构应当自知道或应当知道之日起30日内报告注册主管部门,办理注销注册。

一、考核方式

医师定期考核包括业务水平测评、工作成绩和职业道德评定。业务水平测评由考核机构负责;工作成绩、职业道德评定由医师所在医疗、预防、保健机构负责,考核机构复核(图13-3)。各级各类医疗、预防、保健机构应当按要求对执业注册地点在本机构的医师进行工作成绩、职业道德评定,在《医师定期考核表》上签署评定意见,并于业务水平测评日前30日将评定意见报考核机构。

医疗、预防、保健机构对本机构医师进行工作成绩、职业道德评定应当与医师年度考核情况相衔接。应当按规定建立健全医德考评制度,作为对本机构医师进行职业道德评定的依据。应当先对报送的评定意见进行复核,然后根据本办法的规定对参加定期考核的医师进行业务水平测评,并在《医师定期考核表》上签署意见。业务水平测评可以采用以下一种或几种形式:①个人述职;②有关法律、法规、专业知识的考核或考试以及技术操作的考核或考试;③对其本人书写的医学文书的检查;④病人评价和同行评议;⑤省级卫生行政部门规定的其他形式。

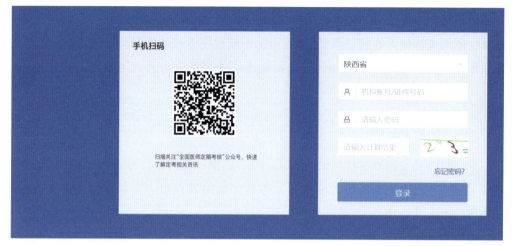

图 13-3 医师定期考核信息登记管理系统

二、执业记录

国家实行医师行为记录制度。医师行为记录分为良好行为记录和不良行为记录。良好行为记录应当包括医师在执业过程中受到的奖励、表彰、完成政府指令性任务、取得的技术成果等；不良行为记录应当包括因违反医疗卫生管理法规和诊疗规范常规受到的行政处罚、处分，以及发生的医疗事故等。

三、考核程序

医师行为记录作为医师考核的依据之一。医师定期考核程序分为一般程序与简宜程序。一般程序为按照《医师定期考核管理办法》第三章规定进行的考核。简宜程序为本人书写述职报告，执业注册所在机构签署意见，报考核机构审核。符合下列条件的医师定期考核执行简宜程序：①具有 5 年以上执业经历，考核周期内有良好行为记录的；②具有 12 年以上执业经历，在考核周期内无不良行为记录的；③省级以上卫生行政部门规定的其他情形。其他医师定期考核按照一般程序进行。

四、考试纪律

为维护考核纪律,在测评答题过程中进行随机抓拍监控。医师答题期间,摆正手机,让摄像头正对面部。测评过程中切勿佩戴任何遮挡面部的饰物,如墨镜、面膜,防止出现误判。请不要遮挡摄像头,保持光线充足,防止出现误判。请不要围观答题、多人答题。请不要找他人或替他人答题。重要提醒:参加一般程序考核的医师,如果医学人文考核认定为作弊,不允许参加业务水平测评,直接按违纪处理认定为首次考核不合格,进入补考名单。

五、考核注意事项

1. 考核时务必使用版本较高的 4G/5G 手机,确保环境网络信号通畅,以免监考过程定考系统无照片或交卷失败影响考核结果。考核中如果发现以上问题引起的考核异常,及时反馈给技术人员处理。

2. 应珍惜考核机会,考核医师一旦进入考核页面即为本次考核倒计时开始,考核期间不允许退出试卷,任何情况的中断考核,影响考核结果。

3. 医师严格按照考核时间安排完成考核,不能及时完成测评的医师默认为缺考不合格。

六、考核结果

考核结果分为合格和不合格。工作成绩、职业道德和业务水平中任何一项不能通过评定或测评的,即为不合格。

医师在考核周期内按规定通过住院医师规范化培训或通过晋升上一级专业技术职务考试,可视为业务水平测评合格,考核时仅考核工作成绩和职业道德。

被考核医师对考核结果有异议的,可以在收到考核结果之日起 30 日内,向考核机构提出复核申请。考核机构应当在接到复核申请之日起 30 日内对医师考核结果进行复核,并将复核意见书面通知医师本人。

卫生行政部门应当将考核结果记入《医师执业证书》的"执业记录"栏,并录入医师执业注册信息库。

对考核不合格的医师,卫生行政部门可以责令其暂停执业活动 3~6 个月,并接受培训和继续医学教育;暂停执业活动期满,由考核机构再次进行考核。对考核合格者,允许其继续执业,但该医师在本考核周期内不得评优和晋升;对考核不合格的,由卫生行政部门注销注册,收回医师执业证书。

医师在考核周期内有下列情形之一的,考核机构应当认定为考核不合格。

(1)在发生的医疗事故中负有完全或主要责任的;

(2)未经所在机构或者卫生行政部门批准,擅自在注册地点以外的医疗、预防、保健机构进行执业活动的;

(3)跨执业类别进行执业活动的;

(4)代他人参加医师资格考试的;

(5)在医疗卫生服务活动中索要病人及其亲友财物或者牟取其他不正当利益的;

(6)索要或者收受医疗器械、药品、试剂等生产、销售企业或其工作人员给予的回扣、提成或者谋取其他不正当利益的;

(7)通过介绍病人到其他单位检查、治疗或者购买药品、医疗器械等收取回扣或者提成的;

(8)出具虚假医学证明文件,参与虚假医疗广告宣传和药品医疗器械促销的;

(9)未按照规定执行医院感染控制任务,未有效实施消毒或者无害化处置,造成疾病传播、流行的;

(10)故意泄漏传染病人、病原携带者、疑似传染病病人、密切接触者涉及个人隐私的有关信息、资料的;

(11)疾病预防控制机构的医师未依法履行传染病监测、报告、调查、处理职责,造成严重后果的;

(12)考核周期内,有1次以上医德考评结果为医德较差的;

(13)无正当理由不参加考核,或者扰乱考核秩序的;

(14)违反《医师法》有关规定,被行政处罚的。

[附录一]医师定期考核管理办法(来源:中华人民共和国卫生部关于印发《医师定期考核管理办法》的通知,卫医发〔2007〕66号,发布日期 2007-02-09)

第一章 总 则

第一条 为了加强医师执业管理,提高医师素质,保证医疗质量和医疗安全,根据《中华人民共和国执业医师法》及相关规定,制定本办法。

第二条 本办法所称医师定期考核是指受县级以上地方人民政府卫生行政部门委托的机构或组织按照医师执业标准对医师的业务水平、工作成绩和职业道德进行的考核。

第三条 依法取得医师资格,经注册在医疗、预防、保健机构中执业的医师,其定期考核适用本办法。

第四条 定期考核应当坚持客观、科学、公平、公正、公开原则。

第五条 医师定期考核分为执业医师考核和执业助理医师考核。考核类别分为临床、中医(包括中医、民族医、中西医结合)、口腔和公共卫生。

医师定期考核每两年为一个周期。

第六条 卫生部主管全国医师定期考核管理工作。

县级以上地方人民政府卫生行政部门主管其负责注册的医师定期考核管理工作。

第二章　考核机构

第七条　县级以上地方人民政府卫生行政部门可以委托符合下列条件之一的医疗、预防、保健机构或者医疗卫生行业、学术组织(以下统称考核机构)承担医师定期考核工作：

(一)设有100张以上床位的医疗机构；

(二)医师人数在50人以上的预防、保健机构；

(三)具有健全组织机构的医疗卫生行业、学术组织。

县级以上地方人民政府卫生行政部门应当公布受委托的考核机构名单，并逐级上报至卫生部备案。

第八条　考核机构负责医师定期考核的组织、实施和考核结果评定，并向委托其承担考核任务的卫生行政部门报告考核工作情况及医师考核结果。

第九条　考核机构应当成立专门的考核委员会，负责拟定医师考核工作制度，对医师定期考核工作进行检查、指导，保证考核工作规范进行。考核委员会应当由具有中级以上专业技术职务的医学专业技术人员和有关医疗卫生管理人员组成。

第十条　卫生行政部门应当对委托的考核机构的医师定期考核工作进行监督，并可以对考核机构的考核结果进行抽查核实。

第三章　考核方式及管理

第十一条　医师定期考核包括业务水平测评、工作成绩和职业道德评定。

业务水平测评由考核机构负责；工作成绩、职业道德评定由医师所在医疗、预防、保健机构负责，考核机构复核。

第十二条　考核机构应当于定期考核日前60日通知需要接受定期考核的医师。

考核机构可以委托医疗、预防、保健机构通知本机构的医师。

第十三条　各级各类医疗、预防、保健机构应当按要求对执业注册地点在本机构的医师进行工作成绩、职业道德评定，在《医师定期考核表》上签署评定意见，并于业务水平测评日前30日将评定意见报考核机构。

医疗、预防、保健机构对本机构医师进行工作成绩、职业道德评定应当与医师年度考核情况相衔接。

医疗、预防、保健机构应当按规定建立健全医德考评制度，作为对本机构医师进行职业道德评定的依据。

第十四条　考核机构应当先对报送的评定意见进行复核，然后根据本办法的规定对参加定期考核的医师进行业务水平测评，并在《医师定期考核表》上签署意见。业务水平测评可以采用以下一种或几种形式：

(一)个人述职；

(二)有关法律、法规、专业知识的考核或考试以及技术操作的考核或考试；

(三)对其本人书写的医学文书的检查；

(四)病人评价和同行评议；

(五)省级卫生行政部门规定的其他形式。

第十五条　考核机构综合医疗、预防、保健机构的评定意见及业务水平测评结果对医师作出考核结论，在《医师定期考核表》上签署意见，并于定期考核工作结束后30日内将医师考核结果报委托其考核的卫生行政部门备案,同时书面通知被考核医师及其所在机构。

第十六条　医师认为考核机构的考核人员与其有利害关系,可能影响考核客观公正的,可以在考核前向考核机构申请回避。理由正当的,考核机构应当予以同意。

考核机构的考核人员与接受考核的医师有利害关系的,应当主动回避。

第十七条　卫生行政部门应当向考核机构提供参加考核医师考核周期内的行政处罚情况。

第十八条　在考核周期内,拟变更执业地点的或者有执业医师法第三十七条所列情形之一但未被吊销执业证书的医师,应当提前进行考核。

需提前进行考核的医师,由其执业注册所在机构向考核机构报告。

第四章　考核程序

第十九条　国家实行医师行为记录制度。医师行为记录分为良好行为记录和不良行为记录。

良好行为记录应当包括医师在执业过程中受到的奖励、表彰、完成政府指令性任务、取得的技术成果等;不良行为记录应当包括因违反医疗卫生管理法规和诊疗规范常规受到的行政处罚、处分,以及发生的医疗事故等。

医师行为记录作为医师考核的依据之一。

第二十条　医师定期考核程序分为一般程序与简宜程序。一般程序为按照本办法第三章规定进行的考核。简宜程序为本人书写述职报告,执业注册所在机构签署意见,报考核机构审核。

第二十一条　符合下列条件的医师定期考核执行简宜程序:

(一)具有5年以上执业经历,考核周期内有良好行为记录的;

(二)具有12年以上执业经历,在考核周期内无不良行为记录的;

(三)省级以上卫生行政部门规定的其他情形。

其他医师定期考核按照一般程序进行。

第五章　考核结果

第二十二条　考核结果分为合格和不合格。工作成绩、职业道德和业务水平中任何一项不能通过评定或测评的,即为不合格。

第二十三条　医师在考核周期内按规定通过住院医师规范化培训或通过晋升上一级专业技术职务考试,可视为业务水平测评合格,考核时仅考核工作成绩和职业道德。

第二十四条　被考核医师对考核结果有异议的,可以在收到考核结果之日起30日内,向考核机构提出复核申请。考核机构应当在接到复核申请之日起30日内对医师考核结果进行复核,并将复核意见书面通知医师本人。

第二十五条　卫生行政部门应当将考核结果记入《医师执业证书》的"执业记录"栏,并录入医师执业注册信息库。

第二十六条　对考核不合格的医师,卫生行政部门可以责令其暂停执业活动3个月至6个月,并接受培训和继续医学教育;暂停执业活动期满,由考核机构再次进行考核。对考核合格者,允许其继续执业,但该医师在本考核周期内不得评优和晋升;对考核不合格的,由卫生行政部门注销注册,收回医师执业证书。

第二十七条　医师在考核周期内有下列情形之一的,考核机构应当认定为考核不合格:

(一)在发生的医疗事故中负有完全或主要责任的;

(二)未经所在机构或者卫生行政部门批准,擅自在注册地点以外的医疗、预防、保健机构进行执业活动的;

(三)跨执业类别进行执业活动的;

(四)代他人参加医师资格考试的;

(五)在医疗卫生服务活动中索要病人及其亲友财物或者牟取其他不正当利益的;

(六)索要或者收受医疗器械、药品、试剂等生产、销售企业或其工作人员给予的回扣、提成或者谋取其他不正当利益的;

(七)通过介绍病人到其他单位检查、治疗或者购买药品、医疗器械等收取回扣或者提成的;

(八)出具虚假医学证明文件,参与虚假医疗广告宣传和药品医疗器械促销的;

(九)未按照规定执行医院感染控制任务,未有效实施消毒或者无害化处置,造成疾病传播、流行的;

(十)故意泄漏传染病人、病原携带者、疑似传染病病人、密切接触者涉及个人隐私的有关信息、资料的;

(十一)疾病预防控制机构的医师未依法履行传染病监测、报告、调查、处理职责,造成严重后果的;

(十二)考核周期内,有一次以上医德考评结果为医德较差的;

(十三)无正当理由不参加考核,或者扰乱考核秩序的;

(十四)违反《执业医师法》有关规定,被行政处罚的。

第六章 监督管理

第二十八条 医疗、预防、保健机构不按照本办法对执业注册地点在本机构的医师进行工作成绩、职业道德评定或者弄虚作假,以及不配合医师定期考核的,卫生行政部门应当责令改正,经责令仍不改正的,对该机构及其主要责任人和有关责任人予以通报批评。

第二十九条 考核机构有下列情形之一的,卫生行政部门应当责令改正;情节严重的,取消其两个考核周期以上的考核机构资格。

(一)不履行考核职责或者未按规定履行职责的;

(二)在考核工作中有弄虚作假、徇私舞弊行为的;

(三)在考核过程中显失公平的;

(四)考核人员索要或者收受被考核医师及其所在机构财物的;

(五)拒绝接受卫生行政部门监督或者抽查核实的;

(六)省级以上卫生行政部门规定的其他情形。

第三十条 考核机构工作人员违反有关规定,弄虚作假、玩忽职守、滥用职权、徇私舞弊,按《执业医师法》第四十二条处理。

第三十一条 医师以贿赂或欺骗手段取得考核结果的,应当取消其考核结果,并判定为该考核周期考核不合格。

第七章 附 则

第三十二条 中医、民族医、中西医结合医疗机构中医师的考核工作由核准该医疗机构执业的卫生或中医药行政部门委托符合条件的考核机构按照本办法组织实施。

第三十三条 本办法所称业务水平包括医师掌握医疗卫生管理相关法律、法规、部门规章和应用本专业的基本理论、基础知识、基本技能解决实际问题的能力以及学习和掌握新理论、新知识、新技术和新方法的能力。

本办法所称工作成绩包括医师执业过程中,遵守有关规定和要求,一定阶段完成工作的数量、质量和政府指令性工作的情况。

本办法所称职业道德包括医师执业中坚持救死扶伤,以病人为中心,以及医德医风、医患关系、团结协作、依法执业状况等。

第三十四条　对从事母婴保健工作医师的考核还应包括《中华人民共和国母婴保健法》及其实施办法规定的考核内容。

第三十五条　省、自治区、直辖市卫生行政部门可以根据本办法制定实施细则。

第三十六条　本办法由卫生部负责解释。

第三十七条　本办法自 2007 年 5 月 1 日起施行。

[附录二]医师定期考核管理办法实施细则(试行)(来源:中国医师协会,发布日期 2022-10-27)

《医师定期考核管理办法实施细则(试行)》是根据《医师定期考核管理办法》和《关于建立医务人员医德考评制度的指导意见(试行)》的有关规定制定。共计八章三十七条。

第一章　总　则

第一条　根据《医师定期考核管理办法》和《关于建立医务人员医德考评制度的指导意见(试行)》的有关规定,制定本细则。

第二条　卫生部负责全国医师定期考核工作的监督管理,县级以上地方政府卫生行政部门负责本行政区域内医师定期考核工作的监督管理,指导各地考核机构开展医师定期考核工作。

中国医师协会受卫生部委托,负责开展全国医师定期考核的日常工作。

第三条　依法取得医师资格,经注册在医疗、预防、保健机构中执业的医师均应参加医师定期考核。

第四条　医师定期考核每两年为一个周期。

医疗、预防、保健机构的新进医师自进入该机构始满两年后接受考核。

第二章　考核机构

第五条　县级以上地方政府卫生行政部门可委托符合条件的医疗、预防、保健机构或医疗卫生行业组织、学术团体(以下统称考核机构)承担医师定期考核工作。

符合以下条件的医疗、预防、保健机构或医疗卫生行业组织、学术团体可向辖区主管卫生行政部门提出申请,经批准后承担相应范围的医师定期考核工作:

(一)设有 100 张以上床位的医疗机构;

(二)三级专科医疗机构;

(三)医师人数在 50 人以上的预防、保健机构;

(四)符合(一)、(二)项条件的医疗、预防、保健机构必须连续提供医疗预防保健服务 10 年以上;

(五)具有健全组织机构的医疗卫生行业组织、学术团体。

第六条　考核机构要成立专门的考核委员会,负责拟定医师定期考核工作制度,对考核工作进行检查、指导和考核结果的评定,保证考核工作规范进行。

考核委员会要由具有中级以上专业技术职务的医学专业技术人员和有关医疗卫生管理人员组成。

考核委员会下设办公室,负责医师定期考核的组织和实施。

第七条　申请承担医师定期考核任务的医疗、预防、保健机构,要向辖区主管卫生行政部门提出申请,并提交以下材料:

(一)《医师定期考核机构申请表》;

(二)《医疗机构执业许可证》副本复印件(医疗、保健机构)或《中华人民共和国组织机构代码证》副本复印件(预防机构);

(三)设立医师定期考核委员会的证明文件;

(四)已制定的医师定期考核工作制度和具体实施方案;

(五)上级主管部门同意申报的证明材料;

(六)其他相关材料。

申请承担医师定期考核任务的医疗卫生行业组织、学术团体,要向辖区主管卫生行政部门提出申请,并提交以下材料:

(一)《医师定期考核机构申请表》;

(二)《社会团体法人登记证书》副本复印件;

(三)设立医师定期考核委员会的证明文件;

(四)已制定的医师定期考核工作制度和具体实施方案;

(五)有满足集中考试和实践技能操作的场地和必要设备;

(六)其他相关材料。

第八条　县级以上地方政府卫生行政部门自收到上述材料后,应当于15个工作日内作出是否同意其承担医师定期考核工作的答复,并书面通知申请机构。

县级以上地方政府卫生行政部门应当在当地主流媒体公布被批准的考核机构名单,并逐级上报至卫生部备案。

第九条　符合上述条件但没有向辖区主管卫生行政部门提出申请或申请未被批准的医疗、预防、保健机构,其机构的医师定期考核由辖区主管卫生行政部门委托其他考核机构组织实施。

第十条　床位在100张以下的医疗机构,一级和二级专科医疗机构,医师人数在50人以下的医疗、预防、保健机构,其医师定期考核工作由辖区主管卫生行政部门指定考核机构组织实施。

第三章　考核内容

第十一条　医师定期考核包括业务水平测评、工作成绩和职业道德的评定。

业务水平测评考核内容可根据医师执业类别、专业技术水平等,参照卫生部《医疗机构诊疗科目名录》分类分级至二级诊疗科目进行测评。

工作成绩、职业道德评定考核应当坚持实事求是、客观公正的原则,坚持定性考评与量化考核相结合,与医师年度考核、医务人员医德考评相衔接。

第十二条　业务水平测评的基本内容应包括:医疗卫生管理相关法律、法规、部门规章制度等,专业基础理论、基本知识、基本技能和相应的技术操作能力,参加继续医学教育情况及其他省级以上卫生行政部门规定的内容。

业务水平测评应逐步过渡到以省为单位,统一命题,统一考试。国家建立统一定期考核题库,各省参照执行。

本考核周期内，被考核医师已参加了职称晋升考试、住院医师规范化培训考核、专科医师规范化培训考核、省级以上卫生行政部门组织的上岗培训考试或经省级以上卫生行政部门认可的相关考试，并考核合格的，可视为业务水平测试合格，不需再参加业务水平测评。

第十三条 工作成绩评定的基本内容应包括：履行有关法律法规规定职责的情况；坚持日常工作，完成相应的工作量情况；主要业务工作情况，病人投诉情况等；根据卫生行政部门的调遣和所在医疗机构的安排，完成城乡医院对口支援、抢险救灾任务、突发公共卫生事件处置等情况；其他省级以上卫生行政部门规定的内容。

第十四条 职业道德评定的基本内容应包括：医师恪守职业道德、遵守医德规范的情况，医师的工作作风、医患关系、团结协作情况等。评定以医务人员医德考评结果为依据。

第四章 考核方式

第十五条 医师定期考核分为一般程序考核和简易程序考核。一般程序按《医师定期考核管理办法》第三章规定进行考核。简易程序考核涉及的考核内容为工作成绩、职业道德和参加继续医学教育情况。

医师定期考核的重点对象为取得医师执业资格或执业助理医师资格2年以内和2年以内受过卫生行政处罚或有过考核不合格记录的医师。

第十六条 符合下列条件且至少经过一次一般程序考核合格者，定期考核可执行简易程序：

（一）具有5年以上执业经历，考核周期内有良好行为记录的；

（二）具有12年以上执业经历，考核周期内无不良行为记录的；

（三）医师离退休后由本单位返聘，在考核周期内无不良行为记录的；

（四）采取一般程序考核，连续三次合格者；

（五）省级以上卫生行政部门规定的其他情形。

第十七条 医师考核执行简易程序应由医师执业注册所在医疗、预防、保健机构在考核年度的第1个季度内向卫生行政部门指定的考核机构提出申请，考核机构自收到之日起30日内审核完毕并书面通知申请人和被考核人。

第五章 医师执业记录

第十八条 医师执业注册主管部门应建立医师执业记录制度，将医师执业注册系统同医师定期考核管理系统有机衔接，实现联网管理，完善医师执业档案数据库管理。

第十九条 医师执业档案应包括医师行为记录、医德医风记录、医师定期考核等内容。

第二十条 医疗、预防、保健机构负责建立医师行为记录，应及时将有关信息录入医师执业档案数据库。医师行为记录分为良好行为记录和不良行为记录。

良好行为记录应当包括医师在执业过程中受到的奖励、表彰、完成政府对口支援等指令性任务、取得的技术成果等。

不良行为记录应当包括因违反医疗卫生管理法规和诊疗规范、常规受到的行政处罚、处分，以及发生的医疗事故等。

第二十一条 医疗、预防、保健机构应按照有关规定每年都要对医务人员进行医德考评，并为每位医务人员建立医德档案，医德考评结果要记入医德档案，考核机构应将其作为对医师进行职业道德评定的重要依据。

第二十二条 考核机构负责将医师定期考核情况录入医师执业档案数据库。

第六章 考核程序

第二十三条 参加定期考核的医师应填写《医师定期考核表》。

第二十四条 医疗、预防、保健机构应当按要求对本机构内医师进行工作成绩、职业道德评定,在《医师定期考核表》上签署评定意见,并于业务水平测评前30日将评定意见报考核机构。

第二十五条 参加城乡医院对口支援工作的医师,由受援机构提出考核意见,由支援医院纳入其个人档案,同时录入医师执业档案数据库。

第二十六条 考核机构应对医疗、预防、保健机构报送的评定意见进行复核,复核方式为按报送数额比率进行抽查。

第七章 考核结果

第二十七条 考核结果分为合格和不合格。工作成绩、职业道德和业务水平中任何一项不能通过评定或测评的,均认定为考核不合格。

卫生行政部门、卫生行业组织、学术团体及医疗、预防、保健机构可根据考核结果对医师进行表彰和奖励,将考核结果与评优评先、职称晋升、绩效工资等挂钩。

第二十八条 考核机构应当在考核工作结束后15个工作日内将考核结果报辖区主管卫生行政部门,并书面通知被考核医师及所在单位。

卫生行政部门应及时将考核结果记录,并依法对考核不合格医师作出相应处理。

被考核医师对考核结果有异议的,可以在收到考核结果之日起30日内,向辖区主管卫生行政部门提出复核申请。卫生行政部门应当在接到复核申请之日起30日内对医师考核结果进行复核,并将复核意见书面通知医师本人及所在单位。

第二十九条 医师在考核周期内有下列情形之一的,应当认定为工作成绩、职业道德考核不合格:

(一)因严重不负责任而造成的医疗事故,且负有完全或主要责任的;

(二)未经所在机构或者卫生行政部门批准,擅自在注册地点以外的医疗、预防、保健机构进行执业活动,情节严重的;

(三)跨执业类别进行执业活动的;

(四)代他人参加医师资格考试的;

(五)服务态度恶劣,造成恶劣影响或者严重后果的;

(六)索要或者收受病人及其亲友财物或者牟取其他不正当利益的;

(七)违反医疗服务和药品价格政策,多记费、多收费或者私自收取费用,情节严重的;

(八)索要或者收受医疗器械、药品、试剂等生产、销售企业或其工作人员给予的回扣、提成或者谋取其他不正当利益的;

(九)通过介绍病人到其他单位检查、治疗或者购买药品、医疗器械等收取回扣或者提成的;

(十)出具虚假医学证明文件,参与虚假违法医疗广告宣传和药品医疗器械促销的;

(十一)隐匿、伪造或擅自销毁医学文书及有关资料的;

(十二)未按照规定做好医院感染预防控制工作,未有效实施消毒或者无害化处置,造成疾病传播、流行的;

(十三)故意泄漏传染病人、病原携带者、疑似传染病病人、密切接触者涉及个人隐私的有关信息、资料的；

（十四）未依法履行传染病监测、报告、调查、处理职责，造成严重后果的；

（十五）考核周期内，有1次以上（含1次）医德考评结果为较差的；

（十六）其他严重违反职业道德和医学伦理道德的情形；

（十七）无正当理由不参加考核，或者扰乱考核秩序的；

（十八）违反《中华人民共和国执业医师法》有关规定，被处以"暂停执业"以上行政处罚的；

（十九）无正当理由未完成城乡医院对口支援等政府指令性任务的。

第三十条　卫生行政部门应当将考核结果记入《医师执业证书》的"执业记录"栏，加盖合格或不合格印章，并录入医师执业注册信息库。《医师定期考核表》一份装入医师个人人事档案，一份由考核机构存入《医师定期考核档案》存档。

第三十一条　未按规定参加医师定期考核的，认定为考核不合格；因不可抗拒因素在定期考核周期内未完成考核的医师，由其所在单位开具证明文件向考核机构申请，原定考核结束半年内应完成考核。

第三十二条　医师定期考核不合格的医师，卫生行政部门可以责令其暂停执业活动3个月至6个月接受培训；培训期满，再次考核合格者，允许其继续执业，但该医师在本考核周期内不得评优和晋升；对接受培训后，考核仍不合格的医师，由卫生行政部门注销注册，收回《医师执业证书》。

考核不合格医师的培训和继续医学教育由考核机构组织实施。

第八章　监督管理

第三十三条　医疗、预防、保健机构弄虚作假，不配合医师定期考核的，卫生行政部门应当责令改正，经责令仍不改正的，对该机构及其主要责任人和有关责任人予以通报批评。

第三十四条　考核机构有下列情形之一的，卫生行政部门应当责令改正；情节严重的，取消其两个考核周期以上的考核机构资格。

（一）不履行考核职责或者未按规定履行职责的；

（二）在考核工作中有弄虚作假、徇私舞弊行为的；

（三）在考核过程中显失公平的；

（四）考核人员索要或者收受被考核者或其所在机构财物的；

（五）拒绝接受卫生行政部门监督或者抽查审核的；

（六）经卫生行政部门监督抽查，考核程序和考核结果评定等存在问题，责令整改后检查仍不合格的；

（七）省级以上卫生行政部门规定的其他情形。

第三十五条　卫生行政部门工作人员、考核机构工作人员和医疗、预防、保健机构工作人员违反《医师定期考核管理办法》或本细则有关规定，弄虚作假、玩忽职守、滥用职权、徇私舞弊，尚不构成犯罪的，依法给予行政处分；构成犯罪的，依法追究刑事责任。

第三十六条　被考核人以欺骗等不正当手段取得合格考核结果的，该考核周期为不合格，并延长采取一般考核程序的定期考核三个周期。

第三十七条　本细则自公布之日实施，由卫生部负责解释。

小结

口腔执业医师资格考试是我国口腔医学专业工作者进入卫生行业的重要准入标准。职称是我国口腔医生专业技术等级评定的一种形式,是国家行政部门或者专业协会对具备口腔医学专业技能人才的经验、能力和技术等级的人为评判和认可。通过本章学习,应该熟悉口腔执业医师资格考试、执业注册,了解住院医师规范化培训、专科医师资格认证,特别应对职称认定、职称考试、职称评审、医师定期考核有深入理解。

参考文献

[1] 李刚.口腔医学职业规划和就业指导[M].北京:人民卫生出版社,2009.

[2] 孙东涛,薛云川,刘瑞,等.从我校口腔执业医师资格考试相关数据分析探讨教学改革[J].内蒙古医科大学学报,2018,40(S1):387-391.

[3] 卢燕,张颖,何佳,等.我国医师资格考试10年改革回顾与展望[J].中国医疗管理科学,2022,12(5):1-6.

[4] 常世民,李菁,张方明.北京地区口腔住院医师培训现状及思考[J].北京口腔医学,2016,24(6):347-348.

[5] 雷建亮.中国民营口腔医师职称评定和晋升体系的现状、问题和思考[J].决策探索(下半月),2017;8:16-18.

思考题

1. 什么是口腔执业医师资格考试?
2. 口腔执业医师资格考试分哪两部分,都包括什么内容?
3. 什么是专科医师资格认证?
4. 怎样参加医师定期考核?

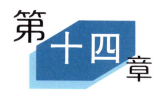

第十四章 口腔医疗职业道德

　　道德是人类追求自由的极致。道德伦理观包括家庭婚姻道德观、社会公德观、职业道德观等三个方面。由于职业活动是人类最基本的实践活动,所以职业道德也是道德体系三大分支中的一个重要分支。一个人对社会的贡献,主要是通过他所从事的职业来实现的,职业生活是人们社会生活最重要的组成部分,职业道德可以说是道德的主体部分或基本部分。因此,职业道德常常影响和决定着该职业对社会的作用,影响着从事这一职业的人的道德、理想、兴趣、爱好和职业的发展方向,也影响和促进着整个社会道德的进步。职业道德是促进人们自我完善的必要条件。

　　关于医德,古今中外的哲人圣医都有垂训,如《希波克拉底誓言》《医学生誓言》,我国广为流传的"仁心仁术""良医良相",革命战争时期的"救死扶伤,实行革命的人道主义"等,无不以病人的利益至上。我国历代和当今的医生遵循这些教导,为人民防治疾病及维护健康作出不朽奉献,使伟大祖国和中华民族有了辉煌的今天,功莫大焉。近年,市场经济的运作,带来巨大商机。然而其核心思想"无情竞争,利润至上",在世界范围渗透到各行各业,我国口腔医学界,同样受到市场经济的冲击。一部分口腔医生淡忘了为病人服务的宗旨,以钱利为本,过度诊断,过度治疗,对病人缺乏关爱和热情,造成医德下降,医患矛盾上升。引发这些问题的因素是多方面的,例如,政府对医药卫生的投入不足,医护辛勤劳动的报酬还不够高等。不能否认,有些口腔医生缺乏对利益诱惑的免疫力,所以要从思想教育、制度的健全、法律的制定等方面入手,方能得到纠正。口腔医疗职业伦理行为是促进口腔健康服务与提高口腔职业意识的重要因素。

　　口腔医疗职业道德感来自哪里?口腔医生存在的目的又是什么?如何使口腔医生长期利益与公众利益相一致,塑造具有道德感的口腔医生?具有强烈的敬业精神、崇高的职业道德和专业素质、高度的责任心,与不同口腔医疗对象沟通交流过程中所体现出的极其人性化的关怀和爱心,是口腔医疗职业道德的组成部分。一个具有道德感和良好信誉的口腔医生,更容易获得公众的信任。

　　口腔医疗职业道德在国家社会诚信道德体系建设中也具有自身独特的领域。在伦理道德的约束下,社会不期望任何职业在公共政策执行领域最大化地扩张其职业特权,反之，职业化发展也越来越强调其成员要高度依附其执业规范标准和执业行为的伦理准则。

口腔医疗工作的独特性要求口腔医生在无人监管的状态下，对无菌的规范操作，对病人的医疗，对医嘱的下达都要做到一丝不苟、精益求精、全力以赴。口腔医疗行业风气和医德医风的建设，直接关系到人民的生命安全与身心健康，关系到人民及社会对口腔医疗卫生行业甚至政府的满意程度，关系到整个社会的和谐。北京大学口腔医院王兴教授强调，医生要在良好医德医风的基础上提升自己的本事。

中国工程院赵铱民院士侧重于以病人为中心、以人文关怀为主要管理手段，倡导口腔"三无治疗"新理念，即无痛、无交叉感染、无近远期碍害。"三无治疗"理念不仅激发了员工的人文道德关爱，形成了良好的理解人、尊重人、满足人的人文服务环境，也深深影响着全国同行业，成为全国口腔医疗行业的伦理规范。

天下诸业，可以济世，可以养生者，唯医学为最。医疗工作直接与人民的健康及生命相联系。口腔医生的使命就是发展口腔医学事业，保障人民口腔健康。作为一名口腔医生，就要与病人建立唇齿相依的关系，因为口腔医生和病人之间本来就相互依存，没有病人就无所谓口腔医生职业，没有口腔医生就没有病人口腔疾病的治疗。口腔医生在为病人服务过程中，全心全意，做到服务周到、技术高、质量好、收费合理。这样的医德伦理标准造就了口腔医生良好的形象，病人必然要选择口腔医生。口腔医生永远保持最高的道德伦理标准，向社会大众提供最高质量的口腔医疗和保健服务。

第一节 医学道德基本概念

医学道德是医务人员的职业道德，它是口腔诊所开业管理的重要组成部分。医德水平的高低，反映着口腔诊所开业管理的水平，直接关系到病人的健康和诊所的发展，所以必须重视和加强医德建设。医德与医疗质量有密切关系。高尚的医德和精湛的技术同样是提高医疗质量的基本条件。健康所系，性命相托。具有高尚医德的人，能做到对技术精益求精，对病人优质服务，可改善病人心态，提高治疗效果。

一、医德的基本原则

社会主义医德基本原则是：救死扶伤，防病治病，实行社会主义的人道主义，全心全意为人民服务。"全心全意为人民服务"，这是社会主义医德的指导思想和根本宗旨。要求医务人员树立正确的人生观，处理好个人与集体的关系。医务人员在医疗实践中，要做到以病人的健康利益为重，以社会集体利益为重，不能因医务人员个人利益而损害病人利益，或因病人利益而损害人民大众利益。"救死扶伤，防病治病"，反映了医疗卫生工作的任务和特点。医务人员的工作态度最终表现在防病治病上。在工作中要具有严格的科学性，在业务上要做到刻苦钻研，锲而不舍。"实行社会主义的人道主义"，即全心全意为病人服务、尊重病人和关心病人，平等待人，将其融合到防病治病、保障人民健康的整体中去。

二、医德的基本规范

自古以来历代名医都十分重视职业道德。《希波克拉底誓言》中描述："我一定尽我的能力和思虑，来医治和扶助病人，而决不损害他们。"我国唐代名医孙思邈说："若有疾厄来求救者，不得问其贵贱贫富，长幼妍媸，怨亲善友，华夷愚智，普同一等，皆如至亲之想。"

医德规范是在医德基本原则指导下制定的具体行为准则。社会主义医德规范包括以下几点。

1. 医心赤诚，尽职尽责

一切从病人利益出发，具有为医学事业献身的精神。对工作极端负责，对病人竭诚相待，时刻想到病人的痛苦与安危。

2. 平等待人，一视同仁

尊重病人人格、权利，满腔热忱地为病人服务。不论病人职位高低、恩怨亲疏，都应一视同仁。

3. 刻苦钻研，医术精湛

技术上精益求精，不断学习新理论、新技术。培养实事求是的精神和严谨的科学态度。

4. 作风正派，廉洁奉公

做到不徇私情，不谋私利，奉公守法，坚持原则。不收受病人的礼品，更不能用处方权、手术刀谋取财物，化公为私。

5. 尊重同行，团结互助

医务人员之间应相互尊重，相互支持，做到谦虚谨慎，诚实正直。

6. 慎言守密，尊重病人

严格为病人保守躯体或内心秘密。对危重病人注意保护性医疗，稳定病人的情绪，增强其战胜疾病的信心。

7. 医行庄重，语言亲切

做到文明行医、礼貌待人、仪表端庄、温文尔雅，并创造安静舒适的病区环境。

三、医德的基本范畴

医德范畴是反映医德关系和行为普遍本质的基本概念，是调节医务人员与病人、医务人员之间以及医务人员与集体、国家之间的关系行为规范总和，它对提高医疗质量、改进科学管理、发展医学、培养人才都有积极的影响。

1. 义务

医务人员的道德义务是无条件地解除病人痛苦，并以此作为一种"道德命令"，而逐渐将其转化为道德习惯。

2. 良心

医疗行为正确与否，病人难以监督。要求医务人员任何时候都应忠实于病人健康，自觉改正错误行为，否则将受到自我谴责。

3. 情感

医务人员应培养同情、关怀、体贴病人的良好情感和献身于医学事业的坚定意志。

4. 审慎

对各个医疗环节都应认真负责，一丝不苟。尽量避免因疏忽而造成的差错事故。

5. 幸福

树立正确的幸福观，发扬艰苦奋斗精神，把幸福建立在崇高的生活目的与理想追求上，做到以病人利益为重。

第二节 病人的权利与义务

现代医学模式赋予健康与疾病新的概念，健康已由单纯的生物概念扩展为社会概念，疾病的发生发展与人类的生活方式、心理状态及环境因素密切相关。因此，当一个人感到出现某种症状或不适要求检查治疗时，也应同时享有就医过程中的病人权利，例如，得到科学诊治的权利；得到平等医疗的权利；由某种诊治过失造成不良后果时有要求赔偿的权利；有了解疾病严重程度、诊治措施及疾病转归的权利；有要求对病情保密及受到人格尊重的权利等。

每一位病人都是一位社会人,就医本身也是一种社会行为,因而病人在就医过程中也有履行社会责任的义务。例如,向医务人员正确叙述病情;执行医嘱,接受诊治;文明求医,尊重医务人员;遵守院规和公共秩序;注意个人道德行为,不提不合理要求等。

一、病人的义务

病人应有的义务:诚实提供病史;在医生指导下对自己的治疗作出负责任的决定;遵循医嘱;避免成为一个病人;尊重医务人员的劳动及人格尊严等。

1. 诚实提供病情和病史

病人有义务诚实说出他为什么找医务人员帮助,尽可能地提供病情和病史,告诉医生治疗后的情况(包括药物的副作用),不说谎话,不要隐瞒有关信息,否则会影响疾病的治疗。这一方面的义务不仅有利于病人自身恢复健康,也有利于医务人员履行职责。病人履行了这些义务,医务人员才能针对病情进行有效的诊断治疗。这是病人对医务人员的义务。因为好的医务人员真正关心病人的健康,不断研究和复查疾病和治疗过程,为此花费了许多的精力和时间。病人对于医务人员的牺牲精神应该有所回报。

2. 在医生指导下对自己的治疗作出负责任的决定

在疾病的性质明确以后,病人有义务在医生指导下对自己的治疗作出负责任的决定,有义务积极关心自己的病对自己以及他人的影响。

3. 不影响他人治疗,不将疾病传染给他人

患传染病的病人有特殊的义务:了解传播的途径和可能,采取行动防止进一步的传播;不影响他人治疗,不将疾病传染给他人。

4. 遵循医嘱

病人有配合医疗机构和医务人员进行一切检查治疗的义务,病人在同意治疗后有义务遵循医嘱。不能遵医嘱应该有理由,但不能遵医嘱的理由并不是都能成立。例如嫌麻烦就不能成为不遵医嘱的理由。这种不遵医嘱就是对医务人员的不尊重。医务人员治疗好病人,需要病人的积极合作。但病人没有义务遵循不必要的或有害的治疗,这一义务是在治疗中病人积极参与的重要条件。没有病人的积极参与,医务人员就会事倍功半。如果病人同意医务人员的意见,必须戒烟,才能有利于控制病人的牙周病,那么病人就有义务以适当的方式戒烟。这是有利于病人的义务,也是病人对医务人员应尽的义务。因为医务人员对病人健康的关心,已经超越了个人的兴趣,病人应该用合作来报答。

5. 避免成为一个病人

病人有义务避免成为一个病人。病人在概念上与"动因"(agent,动作者)相对,"动因"是对他的行动负有责任的人。病人不是一个负有责任的动因,而是他人行动的对象,这是医学家长主义的基础,也是现代病人观的失误。在现代社会,病人有义务改变不安全的、不健康的、危险的行为(例如吸烟、贪食、不锻炼、无保护的性行为等),使他们不再成为病人,尤其是不成为"不治之症"的病人。

6. 尊重医务人员的劳动及人格尊严

病人有尊重医务人员以及尊重他们劳动的义务。疾病是病人和医务人员的共同敌人,医务人员和病人有着战胜疾病的共同目标。医务人员掌握诊治疾病、护理病人的专业知识,他们之中的许多人为了解除他人疾苦,辛勤劳动,不辞辛苦,甚至牺牲自己的利益。在我国,医务人员的报酬比较低,他们之中许多人安于清贫,仍然献身于崇高的医疗卫生事业。他们既要诊治病人,又要培养学生,从事研究,往往废寝忘食。我们全社会,包括病人及其家属对医务人员的劳动及人格表示应有的尊重,是完全应该的。

7. 支付医疗费用及其他服务费用的义务

8. 遵守医疗机构规章制度的义务

9. 接受强制性治疗的义务

急危重症、传染病、精神病等病人有接受强制性治疗的义务。

二、病人的权利

权利是法学的一个基本概念,是指人们在法规和道德允许的范围内应该享受的利益。权利是一个人合法、合理的要求,所谓合法、合理是指合乎法律、合乎伦理道德的;所谓要求是指某种利益和对某种产物和行为的拥有。世界卫生组织在《欧洲病人权利准则》中给病人的定义是:"凡接受保健机构服务者,不论有无疾病都是病人。"一旦某个人患病了,他或者她会变得更加脆弱,更加需要基本保障。从世界范围来说,病人权利问题是在民权运动、女权运动和消费者权益运动中提出的。病人的权利是随着权利意识的觉醒被提出来的。病人可以作为一种特殊意义上的消费者。谁都可能患病,而一旦生病,就应该有医疗的权利,病人有权得到被尊重的、公正的口腔医疗服务;病人有权获得与病情相关的重要信息。我国法律规定,病人具有医疗权、自主权、知情同意权、隐私权和保密权、投诉权和赔偿权等权利。

权利具有如下特点：①权利总是存在于一定的社会关系之中，尤其是权力涉及控制和被控制的主客体双方；②权利是有强烈的理由拥有或得到对人的生命和生存具有重要意义的东西；③正当的权利总是受到人类道义的保护，其中有相当一部分还受到法律的保护；④权利的实施包括权利主体（谁来实施权利）、直接客体（要求什么）、间接客体（向谁要求）三个部分。在一定的条件下，社会个体拥有很多权利，这些权利根据它对权利主体和客体的意义大小，可以分为不同层次，其中人的生存权和生命权是最基本的权利，是人行使其他权利的基础。

消费者协会的调查显示，病人需要了解接受口腔医疗服务的途径，自由选择服务的权利，了解关于口腔医疗服务的资讯，口腔医疗服务的安全情况和出现问题后的赔偿问题，当然还需要好的口腔医疗服务质量和合适的服务价格。调查还显示影响病人对口腔诊所执业者信任程度最重要的因素是服务水准和是否满足病人的要求以及口腔医疗服务质量。病人权利是不断变化的，我们应该经常审视这些条款，以保证我们能够适应形势的变化和需求的变化。病人的权利是指病人在患病期间具有的权利和必须保证的利益，尊重和维护病人的权利是医务人员的责任和义务。

1. 生命权

生命权即一个人在心跳、呼吸、脑电波暂停情况下的再生存权。病人的再生存权使医生在病人心跳、呼吸暂停的情况下，也不能放弃对病人的抢救，应尽一切可能救治。

2. 医疗权

《中华人民共和国宪法》规定，公民患有疾病或损伤时，享有从医疗保健机构获取医疗保健服务的权利。公民首先享有健康权与生命权，医疗权是公民健康权的延伸。病人进入医患关系后，有权获得治病所必需的、尊重人的、公正的医疗服务；有权要求清洁、安静的医疗环境，并有权知道经管医生及护士的姓名；有权获得节省费用的口腔医疗服务；有权了解有关诊断、治疗、处置及病情预后等确切内容和结果，并有权要求对此作出通俗易懂的解释。公民患有疾病或受到其他损伤时，享有从口腔医疗机构获得口腔医疗服务的权利。根据我国的具体国情，公民的医疗保健权并非完全是无偿获取医疗保健的权利。病人在患病后可以根据疾病的性质、病情发展的进程等，要求免除或部分免除其在患病前的社会角色所承担的社会责任。

《中华人民共和国宪法》有关条款对社会公民尤其是病人的医疗权以法律的形式加以确认和保护。第四十五条第一款规定："中华人民共和国公民在年老、疾病或者丧失劳动能力的情况下，有从国家和社会获得物质帮助的权利。"这为保护病人的医疗权提供了法律依据，也可以说，医疗权是公民生命健康权的延续或重要组成部分。获得医疗权不是无限制的。要求不分种族、肤色、阶级、男女、老幼、政治与经济地位、智力状况，平等地获得医疗权。美国医学会宣言：享有适宜的医疗保健是每个公民的基本权利。WHO提出到2000年人人享有基本医疗保健。享有卫生保健服务和医疗照顾是最基本的病人权利，即病人的医疗权及实现和维护这一权利的现实基础。没有这一条，就谈不上被尊重、知情同意、自主等病人权利。

医疗保障权是公民生命健康权的特殊社会表现形式，是人类对生命处在特定状况下的一种自我保护。传统意义上的医疗保障权是指病人就医和得到医疗照顾的权利，而现代意义的医疗保障权则有着更为丰富的内涵。从宏观上讲，医疗保障权包含社会成员的生命与健康有权得到社会的必要保障，政府为此应当制定相关的政策、法规，通过社会建立基本的医疗保障体制和有效的运行机制，以保证每一个社会成员都能享有卫生保健。社会和政府之所以要承担更多的责任和义务，这与社会发展中的生活节奏过于紧张、环境污染等非个人（社会）致病因素增多有关。从微观上讲，医疗保障权主要指个人有权在医疗机构进行健康检查，患病时有权得到医疗部门的检查、诊断、治疗等卫生服务。医疗保障权的两个方面是互相联系、相辅相成的。

医疗保障权的提出和发展是社会进步的产物，它对于保护人们的健康、改善人的生存状态有着极为重要的意义。然而，从理论上讲，随着社会的发展，社会成员拥有这些权利是合情、合理的，并应当有相关法律规范的保护。但是在实践中，要真正使每一个人都享有医疗保障权却并不容易。由于受到社会政治、经济、制度、卫生保健体制等因素的影响，人们享有医疗保障权是有条件的、相对的。

一般认为，医疗行业属于提供"公共召唤"服务的行业，除特殊情况外（如条件不具备），医院不得拒绝病人的求医，并应提供与医院等级相适应的医疗服务。在条件不具备时，医院应依病人病情的紧急程度，对病人提供评估、紧急医疗措施及转院。只要医疗上允许，病人在被转送到另一医疗机构前，必须先得到有关转送的原因及其可能的其他选择的详细说明。病人将转去的医疗机构必须已先同意接受病人的转院。病人有权利获得连续性的医疗服务。医生应告诉病人有关其出院后或治疗结束后的保健注意事项，如有需要也应告诉病人复诊、复查的时间。

3. 自主权

自主权即病人就有关自己的问题作出决定的权利。完全行为能力人应以本人意愿为准，当父母、配偶同病人意见不一致时，应尊重病人本人意愿。病人的自主权不得干预医生的独立处置权。在口腔医疗决策的个人价值方面，口腔医生并不比病人懂得更多。例如，临终病人是否愿意用带来极大痛苦的手术换取延长几天甚至几周的生命，只有病人才知道，包括生命权和健康权。公民的生命非经司法程序，任何人不得随意剥夺，公民有权维护自己身体组织的完整和器官的正常机能。在一定条件下有拒绝治疗的权利，但应承担所作决定可能引起的后果。

如口腔医生在治疗中未将所有治疗方法给病人做详细介绍,让病人真正做到自主选择,就可能产生医患矛盾。就拿当前纠纷较多的烤瓷牙修复体来说,因为瓷牙种类繁多,价格相差几倍甚至上十倍。病人往往缺乏相关知识,从而因为同是一颗烤瓷牙冠而价格相差甚远,认为医务人员有意欺骗,导致医疗纠纷。而不管这些治疗是否要求牙科艺术与技术的极致以达到最大限度的舒适和美观,还是简单地做一个好的暂时性修补直至病人要求进一步的治疗。部分口腔医疗项目,如修复治疗、种植牙、正畸治疗、洁治等,原来都是自费的医疗项目。很多医疗项目涉及美容性质,甚至有些修复治疗选用金钯合金等贵金属,消耗成本高,非一般医疗保险计划所能够全部涵盖的。同时也造成口腔医疗是有选择性的,在国外,牙医保险常常作为医疗保险以外的一个特殊保险。

4. 知情同意权

病人知情同意权,是指病人有权知晓自己的病情,并可以对医务人员所采取的防治医疗措施决定取舍。知情同意的实质是病人方在实施病人自主权的基础上,向医疗方进行医疗服务授权委托的行为。美国医院协会提出病人有权从医生那里得到有关自己的诊断治疗和预后的最新信息。《中华人民共和国民法典》第一千二百一十九条规定,医务人员在诊疗活动中应当向病人说明病情和医疗措施。需要实施手术、特殊检查、特殊治疗的,医务人员应当及时向病人具体说明医疗风险、替代医疗方案等情况,并取得其明确同意;不能或者不宜向病人说明的,应当向病人的近亲属说明,并取得其明确同意。我国《医疗事故处理条例》规定,病人有权知道自己的病情、诊断、治疗情况;有权知道医师拟定给自己实施的手术、特殊检查、特殊治疗的适应证、禁忌证、并发症、疗效、危险性、可能发生的其他情况;有权同意或者拒绝进行医师拟定的检查、治疗方案;在有多种治疗器械或多个治疗方案时,有选择权。同时有权知道医院诊疗秩序和规章制度;知道看病时应尊重医务人员诊治权;知道自己进行特殊检查和手术应该履行的签字手续;知道发生医疗纠纷应当依法解决的相关程序。

口腔医生有义务把诊断和治疗的各种可供选择的办法的利弊,包括不利的后果,告诉病人,从病人那里获得对口腔医生选择的治疗方案的同意,包括了解权、被告知权、选择权、拒绝权和同意权等。病人对自己的病情、医疗费用、医师诊断、即将接受的口腔医疗及其效果有权知道,也有权表达是否同意口腔医生提出的治疗计划、特殊检查和其他特殊治疗方案。关于手术知情同意书的法律性质,《中华人民共和国民法典》第五百零六条规定,合同中有关人身伤害侵权责任的免责条款无效,禁止免责条款违反法律和社会公德。因此,手术知情同意书不具有免除医疗机构过失责任的法律效力。

接受治疗本身是病人的一种承诺,口腔医生无须事事征求病人意见。只有在接受对人体有重大伤害的治疗措施(如拔牙、补牙、修复)或采用有重大危险的治疗措施(如封失活剂、用麻醉药)、危险性大的检查措施(如脓肿穿刺、关节造影等)及接受试验性治疗时,才需特别约定。

但是,医生在对病人履行告知义务的时候,也要适度,要注意避免不利后果。《医疗事故处理条例》规定,在医疗过程中,医疗机构及其医务人员应当将病人的病情、医疗措施、医疗风险等如实告知病人,及时解答咨询;但是,应当避免对病人产生不利后果。这包含两层含义:首先,医院必须确保病人的知情权;其次,医院确保病人知情权应当注意方式,避免不利后果发生。在某些特殊情况下,医务人员可选择适当的时机或方式,以避免对病人的疾病治疗和康复产生不良的影响,或向其近亲属介绍病情,视为对病人知情权保护的延伸。

5. 隐私权和保密权

隐私权即私生活秘密权,包括一切与公共利益无关的个人信息,如公民个人的身体健康状况、生理缺陷、恋爱婚姻家庭状况、个人日记、信札。病人具有不公开自己病情、家庭史、接触史、身体隐蔽部位、异常生理特征等个人生活秘密的权利,口腔诊所工作人员不得非法泄露。隐私资料的公开将严重地侵犯病人的名誉权、人格权,给病人的政治生命、工作、家庭生活、爱情等方面造成经济上和精神上的损害。隐私权包括未经本人同意不得透露有关他的信息以及不得透露不准确或歪曲的信息。信息的持有人,如掌握口腔医疗记录的人,未获得信息主体——病人的同意,不得透露出去,更不得做歪曲的透露。更不能将可能暴露病人身份或特征的医学摄影资料作为艺术摄影作品对外公开。临床手术直播、病例介绍或论文图片必须征得病人和其亲属的同意及授权书,并应坚持尽量避免暴露病人身份或隐蔽部位的原则。

保密有一定的范围,保密权并不是绝对的不可剥夺的权利。在医患关系中病人的病情以及与此有关的个人信息应当保密。但如果保密对家庭和社会造成的危害大于解密对病人造成的危害,则应该解密。病人自主将个人信息传递给口腔医生时,事实上也意味着病人已经失去了部分隐私权。但是隐私权依然包含着将信息透露给谁的权力。所以,当病人已经把个人信息透露给口腔医生时并不意味着他失去了是否愿意将信息传递给其他人的权力。因而,口腔医生不可以在没有征得病人同意的情况下将病人个人信息透露给其他人。例如,不可对外宣称病人曾接受过牙列正畸手术,或病人患有性病,或病人精神不正常等。但是如用于医学上的讨论、教学、论文、科研和经验总结等方面,在不暴露病人真实身份的前提下,不受此限。只有当病人要求(同意)或其他道德允许场合下,才可以解除信息的保密性,这包括紧急救护、保护第三方、法律要求公开(性传播性疾病或虐待儿童、老人)、精神病病人的委托者请求,以及无自主行为能力病人监护者请求。

所谓紧急救护,例如,在口腔医疗过程中病人突然感到胸痛,口腔医生立即叫救护车,口腔医生记得病人曾经告诉过他滥用可卡因来减轻牙痛,也记录在病史中。当救护人员到达现场时,口腔医生可以将此信息告诉救护人员,因为过量可卡因会导致潜在致命性心脏病。正常情况下,则需要病人签名同意后才能把病史信息告知其他人。

所谓保护第三方,例如,病人牙齿磨耗很严重,他告诉口腔医生是因为他自从与妻子离婚后始终非常生气,常常咬牙切齿,并告诉口腔医生他总有一天要杀了他前妻以报仇。此时,口腔医生有责任联系他的前妻或警察,因为存在第三方的潜在危险因素。

正因为医生有权接触病人身体和健康方面的任何秘密,所以才存在需保护病人隐私权的问题,不等于只要接触到病人的隐私就是侵犯隐私权。

6. 投诉权和赔偿权

病人有对医疗机构的批评建议权。病人有权利对医疗机构的医疗、护理、管理、后勤、医德医风等方面进行监督,有权向医院有关部门投诉、反映意见,并得到及时的调查和回复。口腔诊所及其工作人员过失行为导致的医疗差错、事故,且造成身体损害后果的,病人及其家属有获得赔偿的权利。医疗事故造成的损害,病人及其家属有获得赔偿的权利,包括请求鉴定权、请求调解权、诉权。

7. 人格受到尊重的权利

病人在接受口腔医疗服务时,不得因年龄、病种、社会地位、经济状况等因素受到歧视或不公正待遇,病人享有人格受到尊重的权利,不得歧视、遗弃、侮辱等。尤其是对严重缺陷或残疾者、性病病人、艾滋病(AIDS)病人,更应当注意其人格权的保护。

8. 拒绝治疗权

病人有权利在法律允许的范围内拒绝任何检查、检验或治疗方法,并获知所作决定可能引起的后果。病人的意愿应受到尊重,但是医生必须向病人详细告知拒绝行为的危险或损害。由于病人的拒绝可能会产生不良后果,因此病人需要在相应文件上签字后方可行使此项拒绝的权利。拒绝治疗权在西方是受限制的,在我国无限制性规定,往往造成其家属侵犯病人的健康权。

9. 获得社会资助的权利

社会资助指社会个人与团体的善举、施舍,例如捐助、馈赠等活动。

10. 免除一定社会责任的权利

免除一定社会责任的权利是指病人在获得医疗机构证明后,可免除一定社会责任,同时有权利得到各种福利保障,如精神病病人对自身的行为是不需要负责的;生病时要求医生出具诊断证明;因病不能从事某种工作,要给予证明。

[案例]病人拒绝合理治疗怎么办？（来源：何培扬. 医学伦理案例评析. 成都：四川教育出版社，1996:47-48.）

[案情简介]病人某男，主诉"舌异常感"，被确诊为舌癌。医生未告诉病人病名，但说服病人入了院。癌症病灶尚未转移，早期切除是最佳选择。医生将这一情况向病人妻子及女儿做了解释，并希望她们向病人说明"病灶是溃疡，因是恶性，所以必须切除舌的1/3"。虽经家属劝说，病人却坚决反对手术。为了挽救病人的生命，医生在违反病人意愿的情况下做了手术。术后病人上告，要求医生承担责任。

[案情分析]对于舌癌行早期切除，从医学的角度看没有不妥之处。但是本案例的困难在于：(1)病人拒绝手术是因为他不知道疾病的严重性，这时，医生是应该告诉病人实情还是坚持医疗保密？(2)当病人反对手术的时候，医生是尊重病人的自主权而放弃手术，任其死于癌症还是以病人的生命为主，行使医疗自主权而强行手术？(3)病人家属可否代替病人作出决定？

第一个问题是道德冲突问题，即无论医生选择何种行为，都将符合某些道德准则而同时违背另一些道德准则。此时，就应该建立道德价值的等级次序，价值小的准则服从价值大的准则。"医疗保密"与"保护病人生命"相比较，只能处于较低的等级，因为保密的目的正是为了保护病人的生命与健康。因此，在不告知病情就不可能取得病人合作的时候，在心理损伤小于病理损伤的时候，医生不应该死守保密的教条，而应以适当的方式告诉病人。

医生违背病人意愿而做手术也不妥当。在病人权利与医疗自主权之间，前者是主要的，后者只能以前者为基础，不能超越其上。病人的医疗权有两层含义：一是积极的权利，即要求医疗，满足健康需求的权利；二是消极权利，即未经同意，心身免受他人随意改变的权利。医生只能在病人权利的基础上，从科学原理和客观条件出发，自主决定满足病人需求的方式和程度，而无权代替病人作出医疗的最终决策。同时，医务人员必须通过自己的工作和细致的解说使病人作出正确的决定。

至于病人家属可否作为病人代理人的问题，必须根据具体条件和具体病人而定。对于不能辨认自己行为的精神病病人，有严重神经精神症状的重危病人，昏迷病人及婴幼儿等，可参照我国《民法通则》第十三条、第十七条，确定其配偶或父母在医疗活动中的代理人地位。但是，对于神志清楚，能够辨认自己行为的病人，不应当寻求代理人。

第三节 医师的权利与义务

中国工程院钟南山院士在出席广东省医师协会人文医学工作委员会举办的"做人文医师，促和谐医患"人文医学论坛上表示，在现有体制下，面对目前紧张的医患关系，医生做好自己才是根本，要有爱心、责任心与进取心。医师作为公民，享有法律和法规规定的一切公民权利，负有相应的法律义务。当公民依法取得执业医师资格，并经卫生行政部门注册准予从事医疗、预防、保健工作时，他（她）在执业活动中的权利与义务，也就是公民作为执业医师职业化的权利和义务。弄清楚这一问题是对医师执业进行法制管理的前提和基础。

一、医师的权利

任何人要获得我国医师的权利,必须具备两个基本条件:①经过系统的医学教育,经执业医师资格考试,获得执业医师或执业助理医师资格证书;②获得执业医师或执业助理医师资格后,必须经过所在地卫生行政部门的执业注册许可,取得由国务院卫生行政部门统一印制的医师执业证书。

医师的权利法理上称之为医师执业权,是指法律赋予医师从事医疗、预防和保健业务活动时所享有的职业性权利,包括医师的职业特权和相关权利。该类职业特权始于行政机关的行政许可(医师执业注册),只有获得医师执业证书才可享有。医师的职业特权在法律上可分为行医权和证明权。行医权包括诊断权、治疗权、疾病调查权和医学处置权。诊断权又可细分为询问病史权、特殊治疗权。治疗权包括处方权、手术治疗权、特殊治疗权。疾病调查权包括个案调查和群体调查(权),是流行病学方法的应用。医学处置权,是指根据医疗、预防和保健的需要,而采取留观、检疫消毒、隔离、强制治疗等医学措施的权利。

卫生法律、法规、规章就医师如何行使上述权利,设定了许多规则,立法上称之为"执业规则",例如,医生必须亲自诊查、调查,医生不得出具与自己执业范围无关或者执业类别不相符的医学证明文件。

在医患关系中,医师的职业特权是以义务的形态存在的,包括应为与应不为两个方面,即在业已确立的医患关系中,医师必须对病人履行诊断、治疗和开具医学证明文件的义务。此时医师的权利仅仅是基于职业特权而产生的相关权利,如执业自主权、执业条件保障权、专业研习权、获得尊重权、获得报酬权、参与民主管理权等。

我国医师的权利主要包括以下几点:

1. 执业自主权

在注册的执业范围内,在遵守法律、法规和医疗卫生规章制度的前提下,医师有权根据病人的情况进行必要的医学诊断检查,自主地选择恰当的医疗方案、预防措施、保健方法帮助病人恢复健康;医师有权依据病情、疫情的需要进行疾病调查或流行病学调查,采取预防措施和必要的医学处置措施;同时,医师有权根据病情的需要和医疗结果出具相应的医学证明文件。

2. 执业条件保障权

根据国务院颁布的《医疗机构管理条例》的有关标准,医师在各类医疗卫生机构执业,有权获得与其执业活动相当的医疗设备基本条件,医疗卫生机构应当提供相应的基本条件(法律义务)并逐步改善提高(道德义务),保证医师执业技能和水平的充分发挥。

3. 专业研习权

医师有权参加专业学术团体,从事医学研究、学术交流,参加专业培训,接受医学继续教育。

4. 获得尊重权

医师工作是防病治病、救死扶伤的神圣劳动,医师的执业活动和工作秩序受法律保护。医师在执业活动中,人格尊严、人身安全和人身自由不受侵犯,以维护医师的荣誉和尊严。

5. 获取报酬权

医师依法、依约和依据相关政策享有的获得劳动报酬的权利受法律保护,并享有国家规定的和合同约定的福利待遇。

6. 参与民主管理权

医师有权对所在机构的医疗、预防、保健工作和卫生行政部门的工作提出意见和建议,并依法参与所在机构的民主管理。

二、医师的义务

医师的义务是指医师执业依法履行的职务性义务,即在执业活动中应当为一定行为或不为一定行为的范围和限度。在医患关系中,医师的义务对应于病人的权利。鉴于医师处于行业垄断地位,病人对医师服务通常只能被动接受,如何检查、诊断、治疗和进行医学处置,悉听医师决定,处于弱者和不利地位。为了平衡医患关系,实现社会公平正义,各国医师法一般着重规定甚至专门规定医师的义务,而关于医师的权利则少有规定或者不规定。例如:日本《医师法》关于医师的权利仅规定了业务垄断权(第十七条)和名称垄断权(第十八条)两条,而关于医师的义务却规定了五条,包括应诊、出诊和交付诊断书的义务(第十九条),亲自诊察的义务(第二十条),报告异常死亡的义务(第二十一条),交付处方笺的义务(第二十二条),进行保健指导的义务和病志记载及保存的义务(第二十四条)。

我国医师在执业活动中有如下法定义务:

1. 依法执业的义务

医师作为公民除应当遵守国家法律以外,还必须遵守有关卫生法律、法规和规章,遵守有关卫生标准和医疗卫生技术操作规范。1982年4月7日,卫生部颁布的《医院工作人员职责》规定,各级医师和其他医务人员均应认真执行各项规章制度和技术操作常规,亲自操作或指导护士进行各种重要的检查和治疗。

2. 恪守医德的义务

医师在执业活动中,应当树立全心全意为人民服务的意识,坚持和发扬救死扶伤的人道主义原则,遵守职业道德,尽职尽责为病人服务。1994年8月29日,卫生部颁布的《医疗机构管理条例实施细则》规定,医疗机构应当组织医务人员学习医德规范和有关教材,督促医务人员恪守职业道德。医师应在重视人的生命和尊重人格的情况下,维护病人的健康,减轻病人的痛苦。出于利益驱使或者行业监管不力等种种原因,超限治疗在口腔修复这个领域并不少见。常常发生的一种情况是,有些医生为了追求短期的效果,会扩大医疗的范围,例如有时通过正畸治疗就能达到的效果,却进行了烤瓷牙等这种短期见效的手法,牺牲客户牙齿的质量来达到一定治疗效果。出于利益驱使或者行业监管不力等种种原因,超限治疗在美容修复这个领域并不少见。

3. 依诚信原则所生附随义务

医师在执业活动中,有关心、爱护病人的义务和保护病人隐私的义务。《医疗机构管理条例实施细则》规定,医疗机构应当尊重病人对自己的病情、诊断、治疗的知情权利。在实施手术、特殊检查、特殊治疗时,应当向病人做必要的解释。因实施保护性医疗措施不宜向病人说明情况的,应当将有关情况通知病人家属。该细则还规定医疗机构在诊疗活动中,应当对病人实行保护性医疗措施,并取得病人家属和有关人员的配合。同时,由于医疗活动的特点,病人主动或被动地向医生介绍自己的病史、症状、体征、家族史以及个人的习惯、嗜好等隐私和秘密,这些个人的隐私和秘密应当受到保护。而且越来越多的人认为病人的病情、治疗方案也属于当事人的隐私,也应当受到保护。因此,在医疗实践中,病人的权利就是医务人员必须履行的义务。口腔医学属于有别于临床医学的专业性很强的一级学科,由于病人对口腔医学知识的匮乏,许多情况下无法对口腔医生所提出的治疗方案作出自己合乎理性的抉择,除非对治疗效果、治疗花费、治疗成功概率和可能出现的治疗风险等有比较详尽的了解。这就要求医师从病人最大利益的角度出发给予病人充分的医疗信息,这是病人自主权的前提。当然,病人可以放弃获知信息或不想痛苦抉择的权利。

4. 勤勉义务

医师在执业活动中,要保证高质量的医疗服务水平,不仅要有良好的服务态度,还要具备扎实的业务知识和熟练的技能。这就要求医师在实践中不断接受医学继续教育,努力钻研业务,更新知识,提高专业技术水平。医师参加专业培训,接受医学继续教育,既是医师的权利,又是医师的义务。县级以上行政部门应当制定医师培训计划和提供继续教育的条件,同时采取有力措施对农村和少数民族地区的医务人员实施培训。医疗、预防、保健机构应当按计划保证本机构医师的培训和继续医学教育,县级以上卫生行政部门委托的承担医师考核的医疗卫生机构应当提供和创造培训和接受医学继续教育的条件。

5. 卫生宣传义务

医师在执业活动中有向病人宣传卫生保健知识、进行健康教育的义务。随着社会发展和科技进步,人类对危害自身健康因素的认识逐渐加深,卫生事业的内涵也不断丰富扩大。影响人类健康的因素很多,其中生活环境、公共卫生,以及吸烟、酗酒等不良习惯对人体健康的影响,已经引起社会的广泛关注。对这些因素的控制和改善,单靠卫生部门的工作是不够的。要树立"大卫生"的观念,动员全社会、各部门、各方面都关心卫生与健康问题,在群众中广泛开展健康教育活动,通过普及医学卫生知识,教育和引导群众养成良好的卫生习惯,倡导文明健康的生活方式,提高健康意识和自我保健能力,这是医师义不容辞的义务和责任。

第四节　口腔医疗医德要求

随着市场经济的发展和口腔医疗市场的逐步活跃和开放,我们从业人员的道德素质需要更进一步的提高。我们是否在一些利益面前放弃道德,我们是否曾经怨天尤人、随波逐流,我们是否总认为不是我们不好而是环境不好,而我们有没有想到环境是我们大家创造的呢? 中国文化在传统上的伦理决策是基于义务而不是基于权利的。这种根深蒂固的传统,肯定的是社会或者整体的利益,容易忽视的是个人应该享有的权利。当然,这样的传统不一定意味着是践踏病人个人的权利。但在更多的情况下,它意味着一种对病人个人的自主决定权利的忽视和缺乏尊重,意味着个人的权利可以靠医生或者科学家的良知来保障。

口腔医学是应用生物学、医学、理工学及其他自然科学的理论和技术,研究和防治口腔及颌面部疾病为主要内容的科学。根据 2003 年开展的一次全国家庭口腔健康询问调查,我国家庭成员患龋率为 52.05%,龋齿均数为 1.76,牙龈炎患病率为 16.05%,牙结石检出率为 39.35%,早期牙周病患病率为 4.43%,晚期牙周病患病率为 1.73%,需修复上颌人数为 8.28%,下颌人数为 9.95%,不需要正畸人数为 88.9%,说明口腔疾病是我国居民的常见病、多发病。实际上,几乎很少有人终身不患口腔疾病。口腔疾病的医疗与预防和系统性疾病有所不同,绝大多数口腔疾病为慢性疾病,口腔医疗往往要反复多次,口腔疾病对治疗的操作要求超过了对诊断的要求,口腔诊所常规检查、诊断和治疗为一体,其诊疗方法大多为单人局部操作,极少全身用药,与临床医学有明显不同,医德与伦理必然有其特殊性。因此,对从事口腔医疗工作的医务人员来说,如何以高尚的医德作用于病人是十分重要的问题。

一、建立新型医患关系

医患关系是医务人员与病人在医疗过程中产生的特定医治关系,是医疗人际关系中的关键。著名医史学家西格里斯说:"每一个医学行动始终涉及两类当事人——医生和病人,或者更广泛地说,医学团体的社会,医学无非是这两群人之间多方面的关系。"这段话精辟地阐明了整个医学最本质的东西是医师与病人的关系。现代医学的高度发展更加扩充了这一概念,"医"已由单纯医学团体扩展为参与医疗活动的医院全体职工;"患"也由单纯求医者扩展为与其相关的每一种社会关系。只有这样,我们才会怀着热心、耐心、细心、真心、诚心为病人提供治疗,病人才会感觉到我们的情意,一切问题都可以迎刃而解。

社会主义的医患关系,是服务与被服务的关系。医务人员应体现防病治病、救死扶伤的宗旨,做到病人至上,生命第一。医务人员应树立正确的医学观,既要考虑生物性致病因素,又要重视心理社会的因素,做到优质服务。在现代医疗仪器广泛应用的形势下,应注意医患关系被物化的倾向,强调医务人员的责任感。社会主义医患关系是有可靠的法律做保障的,在处理涉及触犯法律的医疗纠纷时,就要按法律程序处理,既保护病人的就医权益,也同样保护医务人员的从业权利。

医患关系在医疗活动中由技术性关系和非技术性关系两大部分组成。非技术性关系是指求医过程中医务人员与病人的社会、心理等方面的关系,在医疗过程中对医疗效果有着无形的作用。技术性医患关系有3种基本模式:①主动被动型,医师完全主动,病人完全被动,医师的权威性不受任何怀疑,病人不会提出任何异议;②引导合作型,医师和病人都具有主动性,医师的意见受到尊重,但病人可有疑问和寻求解释;③共同参与型,医师与病人的主动性等同,共同参与医疗的决定与实施。医师此时的意见常常涉及病人的生活习惯、方式及人际关系调整,病人的配合和自行完成治疗显得尤为重要。技术性医患关系在医疗过程中以病人的诊治利益为准则,对医疗效果起着重要的作用。

建立新型医患关系,也要求病人养成良好的就医道德,尊重医务人员的职业、劳动及人格,不允许对医务人员刁难、指责,甚至无理取闹。

二、口腔医疗医德要求

实践证明,一个人具有对本职工作的荣誉感和责任心,热爱本职工作和对自己所从事的事业的执着追求,并把为社会尽义务、做贡献与个人的前途命运联系起来就可能具备良好的职业素质,成为一个有所作为的人。

口腔医疗工作的特点,对口腔医务人员的道德提出更为严格的要求。

1. 勇于实践、不畏艰辛

询问病史应态度和蔼，平易近人，耐心倾听，正确诱导。认真负责，按正规顺序检查，并根据病情需要，有计划、有目的地进行辅助检查。医学科学具有很强的实践性，口腔医疗工作特点决定了它对实践的要求更高，口腔医生的专业技能和一双精巧的手，要在长期的医疗实践中才能培养出来。口腔医学的脑力与体力紧密结合的程度高，口腔医生严格按照操作程序要求，集中精力专心致志并就着病人的体位而变换自己的姿势，连续几个小时，时而侧身，时而转身，付出了艰辛的劳动，若遇到老年人和儿童更增添了难度，口腔医生的学术水平和技能正是在艰辛的体力与脑力劳动中获得不断提高的。

勇于实践、不畏艰辛既是口腔医生的成才之路，也是对口腔医生的道德要求之一。例如：青年口腔医生宋海超把常用口腔材料尝了个遍，发现问题还真不少，盐水比想象中的咸多了，下次冲洗动作要快点了，赶紧给吸掉让病人漱口，双氧水是苦的，嘴里那么多泡沫的感觉很不爽，以后得马上冲干净了，用双氧水冲洗遇到有创伤的地方特别疼，但效果很好，氧化锌是辣的，碘甘油特别甜。这样的口腔医生一定会成为一位优秀的口腔医生。

2. 勤奋钻研、不断创新

口腔医学属于知识技术密集型劳动。从横向上讲，完成口腔医疗服务必须掌握多方面知识和技巧，离不开无机化学、材料学、制剂学、药理学、口腔微生物学等的配合与支持。从纵向上讲，在实施每一项口腔疾病诊治中，每一个环节都有特定的技术规程和严格要求。严格掌握适应证，注意疗程及个体差异。重视心理治疗，解除病人心理障碍，注意保护性医疗制度，防止医源性疾病。特别是随着科技迅猛发展和知识更新速度加快，新知识、新技术、新材料大量出现以及医疗高新技术在临床的应用，都需要口腔医生勤奋钻研，努力掌握新知识、新技能，及时了解并掌握国际口腔医学新动态，引进发达国家先进知识和技术并加以创新，推动我国口腔医学的发展。

为此，口腔医生要拓宽知识面，了解相关学科的知识，如口腔内科对病人进行充填，就必须了解各种充填材料的性能、化学成分，对人体是否有影响，还要考虑病人需求，从诸多材料中选择以求最佳疗效；在正畸治疗中选择金属材料更符合治疗最优化原则，必须学习掌握金属材料学并在医疗实践中正确加以运用。因此，口腔医生要勤奋学习，刻苦钻研，努力掌握新知识、新技术，做到知识广博，医术精湛，这是时代对口腔医生的道德要求。

3. 安全美观、精雕细刻

口腔内科的龋病、牙周病病人占绝大多数，在治疗中多数需要牙钻等器械，并会出现酸痛、震动和机器响声，病人存在一定恐惧感和不安全感，口腔医生应该耐心解释，消除病人紧张情绪，在治疗中要严格坚持消毒制度和操作常规，避免任何差错事故的发生。

口腔颌面是人体最明显的部位,人的仪表、举止、风度很多与面容有关,面貌的美观与颌面的协调密切相关。因此,口腔颌面外科医师除解除病痛外,还须考虑病人的美观要求,做到精雕细刻,在颌面部脓肿切开时就应考虑选择一个既能使脓液得到引流,又能使病人在脓肿消退后,颌面部切口愈合不留下明显的瘢痕,以免二次手术。从道德上要求,不仅解除病痛、恢复功能,还要满足病人审美的心理要求,这是口腔医务人员的双重任务,他们既是口腔医务人员又是美容师,这也是他们应尽的道德责任。

三、口腔医疗诚实守信

"人无信不立,业无信不存,国无信不兴"。诚信是一种准则,能辅助法律来规范社会秩序;诚信是一种责任,要求所有人为自己的承诺付出努力;诚信是一种资源,给讲诚信的人带来双赢的回报;诚信是一种基本竞争力,是口腔诊所生存发展的基本条件。经济学告诉我们,市场经济在某种程度上就是信用经济,与其关联着的是交易成本。信用与交易成本成反比,信用度低就意味着交易成本高,意味着每个人成本都要高;信用度高就意味着交易成本低,每个人都要受益。口腔诊所讲诚信是促进口腔诊所生存发展的必然要求。

口腔诊所讲诚信是口腔诊所在医疗市场中应完成的使命及所应担当的职责的内在要求。口腔诊所担负的责任是发扬人道主义精神,救死扶伤。一切医疗机构(无论是营利还是非营利、公立还是民营)都不应偏离医疗机构的这个基本天职;与此产生相关联的医疗活动,都应在此前提下进行,否则,就会背弃医疗行业的基本宗旨和医生职责信仰,诋毁医生职业圣洁、医疗行业高雅的形象。认识到了口腔诊所的基本任务和职责的口腔诊所就具备了讲诚信的条件。因为完成口腔诊所神圣职责的基本前提就是必须讲诚信,关系到人的身心健康、生命安危,岂能不讲诚信?这是口腔诊所自身任务和职责所决定的。

树立口腔诊所神圣、高雅的美好形象,明确口腔诊所提供合格公共卫生产品和救死扶伤的神圣职责。从思想上真正确立"救死扶伤、无上光荣"的理念,增强其作为医疗机构天使般的荣誉感和道义感,消除有些口腔诊所"为赚钱而看病"的错误观念,从而树立"以病人为本,平等、诚信、尊重的医患关系,为看病而获取合理回报"的观念,形成一个讲道义、讲诚信、讲良心、讲职责的良好氛围。认识到口腔诊所从事的是一项崇高的医疗事业,而不是一个完全为之赚钱的行业,之所以有了这么一个群体来做这项事业,是因为历史机遇赋予我们的职责,是应当在这个历史时期完成这样一个使命,而不是成为获取各种利益的载体。

在现代口腔医疗中,诚信服务理念的引入将给口腔医学带来诱人的活力。诚信服务既能够带来巨大的经济效益,又能避免医疗纠纷的发生,这已被众多的民营口腔诊所证实。多年来人们一直认为提高医疗服务质量只是弥补技术的不足,而医学社会学则认为,在医疗工作中,不仅科技是生产力,诚信服务同样也是生产力。前者需要大量资金的投入,而后者只是服务理念的转变和优化。随着现代医疗模式的不断完善和医患双方地位的转变(从病人求医问药转变到医患双方地位平等),将诚信服务的理念引入到口腔医疗中,必将为现代医学的发展注入新鲜血液。

四、不同工作内容的医德要求

不同的工作内容对医德有不同的要求,从口腔医疗工作、儿童口腔医疗工作、口腔美容工作、口腔预防工作等几个方面讨论医德与伦理问题。

1. 口腔医疗工作

口腔治疗唯一的目的是重建口腔结构与功能,唯一的依据是病情需要,而不是别的什么理由,更不该以哪个人需要做这种治疗来确定。就是说应从病人利益出发,对于急症手术,难度大的治疗,如老年病人拔牙,复杂阻生齿拔除,要有敢于为病人承担风险而不计较个人得失的医德观念。

病人及其家属在手术知情同意书上签字,无论是对医生或病人家庭来讲,都是字重千金。倘若医务人员怀着"有言在先"的态度,为以后的手术和治疗意外与事故差错推卸责任,那就违背了医德原则。

口腔治疗是否做得彻底,是否损伤了不该损伤的组织,多数病人无法察觉,治疗后也常难发现,只有术者或助手心里明白。这就要求医务人员必须有高尚的医德,严于慎独,坚持自己的医德信念,用医德原则支配自己的行为。一个口腔医生不应让病人花太多的钱去做无谓的治疗,这一点很重要。口腔医生当然不是圣人,也要养家糊口,但是口腔医生挣钱要"君子爱财,取之有道"。

2. 儿童口腔医疗工作

儿童口腔医生的医德应突出两点:一是医疗技术完美无瑕,二是接诊儿童时的心理要求。后一点包括两项基本原则,即医生的语言和行为要美,以及诊治中要积极运用心理预防和心理治疗的作用,以免儿童发生不必要的精神创伤和过度的情绪紧张。个别儿童害怕就医,不愿张口接受检查,切忌采用精神压力,甚至采用"强迫"治疗。

要有一颗慈母般的心。关怀儿童、爱护儿童是社会道德风尚的重要内容之一。作为直接为儿童口腔健康服务的医务人员,就更应该百倍关怀和体贴儿童,随便糊弄、对付都是不道德的。对已懂事的儿童,要帮助他们克服困难,取得信任;对学龄儿童,组织他们讲故事、做游戏,并在游戏时加强照料。

要为儿童健康负责。儿童口腔医务人员对保护儿童健康,不只是一种职业责任,也负有一定的社会责任。由于儿童口腔疾病有其自身的临床特点,为防止误诊误治,医务人员观察病情应不厌其烦，不可存丝毫侥幸心理。施行任何诊疗措施，都要考虑远期后果，也就是说，对儿童终身口腔健康负责乃是儿童口腔医务人员职业道德责任所要求的。

要耐心地工作。儿童不会或不能完整准确地自诉病情，一般都由家长代述。因此医务人员要耐心倾听家长陈述，在向儿童询问时做到循循善诱，同时要特别注意认真检查、仔细观察。对拒不合作的儿童要有耐心，善于转移其注意力，及时鼓励和表扬。对儿童的检查可不拘泥于正常体位中常规的检查顺序，动作要轻快、准确。

儿童对医务人员的工作缺乏监督评价能力，对其言行善于模仿。因此，要求儿童口腔医务人员从道德出发，以高尚的道德标准要求自己，尽量减轻儿童痛苦，防止工作中粗枝大叶、草率从事，特别是对拒不合作的儿童，不能借操作发泄自己的怨恨或进行惩罚。

3. 口腔美容工作

口腔美容医生在医德方面的责任更加重大。颜面和舌部手术、拔牙尤其是拔切牙均易造成病人精神情绪的重大变化，担心自己的健康、伤病、疼痛以及美容效果。口腔医生的责任是向病人说明手术的必要性和预期的疗效，向病人展示既往类似病人术前术后情况的照片，也可安排面谈。这样做的效果很好，病人不仅同意手术，还在心理上树立了信心，疗效好坏往往与护理质量和病人情绪好坏密切相关。

（1）**手术设计的医德要求** 口腔美容手术不仅能够使病人改善生理功能，更重要的是能使病人实现对美的追求，因此要求术者在设计时要有较高的医德。首先要分析病人的客观生理条件，结合病人心理情况，拟订出具体的、合理的、符合美学要求的治疗方案。其次，口腔美容的设计要特别注意应基本符合病人的主观愿望和要求。术者医德水平如何，常常成为病人评价口腔美容手术质量的重要因素。

（2）**手术操作的医德要求** 要达到完美的口腔美容手术的效果，手术医师必须掌握具体的创造美的手段，特别是手术操作技巧极为重要。不具备美容手术技巧而盲目进行手术操作，是医德水平低下的表现。失败的口腔美容手术，常常会造成病人的终身痛苦。

4. 口腔预防工作

"预防为主"的方针是我国医药卫生事业发展的根本方针。实践证明，要贯彻执行这一方针，必须遵循正确的医德原则。口腔预防医学和口腔临床医学虽然根本目的是一致的，但是口腔预防工作有很大的特殊性，口腔预防工作必然会遇到临床治疗工作中未曾遇到过的医德问题。

对全社会负责是口腔预防工作医德的中心。这是由口腔预防工作医德要调整和处理的主要关系决定的，例如预防医务人员与受保护的群体关系、与环境的关系、与被监督单位和个人的关系等。这些关系的最基本的医德原则是以社会利益为重，为社会负责是口腔预防工作医德的核心和根本。

口腔医务人员要热爱自己的事业，要全心全意为人民的健康而奋斗，不图名利，不怕艰苦劳累，不怕牺牲，愿为预防事业而献身，有崇高的献身精神。

5. 口腔修复工作

口腔修复包括牙体缺损或畸形的修复、牙列缺损或畸形的修复、牙列缺失的修复、颌面缺损的修复等。口腔修复体的类型有固定修复体、活动修复体、活动和固定联合修复体、颌面赝复体、牙周夹板、咬合病矫治器、各种治疗及诊断用的暂时过渡性修复体等。随着新材料、生物技术、制造技术的发展，许多新技术、新项目，如种植义齿、烤瓷技术等在口腔修复中的应用，口腔医生只有牢固地掌握有关的基础知识和相关技术，具备相应的临床技术操作能力，才能对各类牙畸形和牙缺损作出正确的诊断，制作出符合病人生理功能要求的口腔修复体或矫治器。

口腔医生在决定治疗之前，尤其是在使用新技术、新材料之前，必须仔细检查病人的口腔局部及全身健康情况，根据具体情况向病人推荐合适的治疗方法，并解释说明原因及费用等情况，征得病人同意后方可进行治疗。同时，正确对待病人的要求，严格掌握适应证，合理地制订治疗方案。虽然口腔修复过程较复杂，需要的步骤较多、时间较长，但在治疗过程中要严格按操作规程进行，切忌操之过急、随意省略操作步骤或减少时间间隔。例如，对于局部炎症，必须先治疗，等炎症消除后方可进行修复工作。对于牙种植体，必须种植牙根足够时间并经检查合格后，才能进行牙冠修复，为病人提供良好的修复。

[附录一]北京口腔医院医务人员医德考评实施方案(来源:北京口腔医院办公室,发布日期2022-01-03)

按照《关于建立医务人员医德考评制度的指导意见(试行)》(卫办发〔2007〕296号)文件，国家卫生计生委、国家中医药管理局《加强医疗卫生行风建设"九不准"》的要求，结合医院实际，制定《北京口腔医院医务人员医德考评实施方案》，进一步加强行业作风建设，提高医务人员职业道德素质和医疗服务水平，具体方案如下。

一、指导思想

以邓小平理论和"三个代表"重要思想为指导，贯彻落实科学发展观和习近平新时代中国特色社会主义思想，以加强医德医风建设、提高医务人员职业道德素质为目标，以考核记录医务人员的医德医风状况为内容，以规范医疗服务行为、提高医疗服务质量、改善医疗服务态度、优化医疗环境为重点，强化教育，完善制度，加强监督，严肃纪律，树立行业新风，构建和谐医患关系，更好地为广大人民群众的健康服务。

二、考评范围

全院编制内和派遣的医师、护士及其他卫生专业技术人员(以下统称医务人员)。包括非临床部门兼职从事临床工作的医务人员。考评年度12月31日前调离或者执业地点迁出我院的人员不参加医德考评。

三、考评的工作指标和考评标准

考评标准所列各项为优秀标准,根据医务人员实际情况综合评定考评等次。

(一)指标 1:救死扶伤,全心全意为人民服务

标准:

1. 加强政治理论和职业道德学习,树立救死扶伤、以病人为中心、全心全意为人民服务的宗旨意识和服务意识,大力弘扬白求恩精神。

2. 增强工作责任心,热爱本职工作,坚守岗位,尽职尽责。

(二)指标 2:尊重病人的权利,为病人保守医疗秘密

标准:

1. 对病人不分民族、性别、职业、地位、贫富都平等对待,不得歧视。

2. 维护病人的合法权益,尊重病人的知情权、选择权和隐私权,为病人保守医疗秘密。

3. 在开展临床药物或医疗器械试验、应用新技术和有创诊疗活动中,遵守医学伦理道德,尊重病人的知情同意权。

(三)指标 3:文明礼貌,优质服务,构建和谐医患关系

标准:

1. 关心、体贴病人,做到热心、耐心、爱心、细心。

2. 着装整齐,举止端庄,服务用语文明规范,服务态度好,无"生、冷、硬、顶、推、拖"现象。

3. 认真践行医疗服务承诺,加强与病人的交流和沟通,自觉接受监督,构建和谐医患关系。

(四)指标 4:遵纪守法,廉洁行医

标准:

1. 严格遵守卫生法律法规、卫生行政规章制度和医学伦理道德,严格执行各项医疗护理工作制度,坚持依法执业,廉洁行医,保证医疗质量和安全。

2. 在医疗服务活动中,不收受、不索要病人及其亲友的财物。

3. 不利用工作之便谋取私利,不收受药品、医用设备、医用耗材等生产、经营企业或经销人员给予的财物、回扣以及其他不正当利益。不以介绍病人到其他单位检查、治疗和购买药品、医疗器械等为由,从中牟取不正当利益。

4. 不违规私自采购使用医药产品。

5. 不参与推销活动和违规发布医疗广告。

6. 不违规接受社会捐赠资助。

7. 不开具虚假医学证明,不参与虚假医疗广告宣传和药品医疗器械促销,不隐匿、伪造或违反规定涂改、销毁医学文书及有关资料。

8. 不违反规定外出行医。

(五)指标 5:因病施治,规范医疗服务行为

标准:

1. 严格执行诊疗规范和用药指南,坚持合理检查、合理治疗、合理用药。

2. 认真落实有关控制医药费用的制度和措施。

3. 严格执行医疗服务和药品价格政策,不乱收和私自收取费用。

(六)指标6:顾全大局,团结协作,和谐共事

标准:

1. 积极参加上级安排的指令性医疗任务和社会公益性的扶贫、义诊、助残、支农、援外等医疗活动。

2. 正确处理同行、同事间的关系,互相尊重,互相配合,取长补短,共同进步。

(七)指标7:严谨求实,努力提高专业技术水平

标准:

1. 积极参加在职培训,刻苦钻研业务技术,努力学习新知识、新技术,提高专业技术水平。

2. 增强责任意识,防范医疗差错、医疗事故的发生。

四、考评的主要方法

医德考评要坚持实事求是、客观公正的原则,与医务人员的年度考核相结合,纳入医院管理体系,每年进行一次,医院为每位医务人员建立医德档案,考评结果要记入医务人员医德档案。

(一)成立医院医德考评领导小组

(二)考评工作分工

医德考评领导小组负责每年度的医德考评工作。医德考评领导小组办公室设在医务处,具体落实医、技人员考评工作。护理部具体落实护理人员考评工作。党办、纪检监察办公室、院办、绩效办、医务处、门诊部、采购中心等职能处室和管理部门根据病人、病人家属、员工投诉举报、表扬情况和日常检查发现的医德医风问题进行汇总,于每年度考评工作开展前报送医德考评领导小组。

考评时由个人、科室、医院考评领导小组经认真评价后,分别填写《北京口腔医院医务人员医德考评登记表》中各级考评意见。

(三)考评步骤

1. 个人自评:医务人员各自根据医德考评的内容和标准,结合自己的实际工作表现,实事求是地进行自我评价。

2. 科室考评:在医务人员自我评价的基础上,以科室为单位,由科室考评小组根据每个人日常的医德行为进行评价。正式任命的中层干部(含正副职及试用期干部)的《医德考评登记表》"科室考评小组意见"一栏不填,由考评小组统一交院领导评定。

3. 医院总评:医德考评领导小组,根据自我评价和科室评价的结果,将日常检查、问卷调查、病人反映、投诉举报、表扬奖励等记录反映出来的具体情况作为重要参考依据,对每个医务人员进行评价,作出医德考评结论。

五、医德考评结果及其应用

医德考评结果分为四个等级:优秀、良好、一般、较差。

医德考评要严格坚持标准,被确定为优秀等次的人数,一般占科室考评总人数的百分之十,最多不超过百分之十五。

医务人员在考评周期内有下列情形之一的,医德考评结果应当认定为较差:

(一)在医疗服务活动中索要病人及其亲友财物或者牟取其他不正当利益的;

(二)在临床诊疗活动中,收受药品、医用设备、医用耗材等生产、经营企业或经销人员以各种名义给

予的财物或提成的；

（三）违反医疗服务和药品价格政策，乱收费或者私自收取费用，情节严重的；

（四）违规私自采购使用医药产品；

（五）隐匿、伪造或擅自销毁医学文书及有关资料的；

（六）不认真履行职责，导致发生医疗事故或严重医疗差错；

（七）出具虚假医学证明文件或参与虚假医疗广告宣传和药品医疗器械促销的；

（八）医疗服务态度恶劣，造成恶劣影响或者严重后果的；

（九）其他严重违反职业道德和医学伦理道德的情形。

考评结果与医务人员的晋职晋级、岗位聘用、评先评优、绩效工资、定期考核等直接挂钩。

对医务人员进行年度考核时，职业道德考评应作为一项重要内容，医德考评结果为优秀或良好的，年度考核有资格评选优秀；医德考评结果为较差的，年度考核为不称职或不合格。

[附录二]西安联邦口腔医院医护人员医德医风行为规范(来源：西安联邦口腔医院,发布日期2016-07-07)

医德医风是医护人员的思想品德和职业道德在医疗活动中的行为表现，是医护人员医疗工作中必须遵守的行为准则。为进一步加强我院医德医风建设，根据卫生部医务人员医德规范相关规定，结合我院实际，特制定本院职工医德医风行为规范。

1. 坚持以医疗为核心，以病人为中心，全心全意完成各项医疗任务。
2. 热心接待病人，耐心回答询问，虚心听取意见，全程微笑服务。
3. 对来院病人实行首诊负责制，合理安排，科学分诊，尽量缩短候诊时间。
4. 科学合理检查，与病人共同确定治疗方案，精心治疗。
5. 遇有难题及时请示上级医师，必要时请专家会诊。
6. 防范医疗差错，杜绝医疗事故，遇到问题及时上报。
7. 积极参加义诊、扶贫、助残等社会公益性医疗活动。
8. 尊重病人，关心病人，视病人为亲人。
9. 等对待病人，优待军人，照顾老人和情况特殊的病人。
10. 保守病人秘密，不泄露病人隐私。
11. 临床工作期间不谈论医疗以外的事情。
12. 诊室内做到四轻：操作轻、说话轻、走路轻、关门轻。
13. 认真做好回访，关注病人疗效和后期需要。
14. 热爱口腔医学事业，不断提高诊疗技术。
15. 经常总结经验教训，不断更新医学新知识。
16. 积极开展新技术、新业务，积极参加业务培训和学术活动。
17. 认真规范书写病历，严格执行病人签订知情同意书制度。
18. 互相尊重，互相关心，互相学习，共同提高，取长补短，和谐共事。
19. 争做关心医院发展和爱护医院声誉的联邦人。
20. 党建工作落实到医疗一线，机关管理、后勤保障全力为临床服务。

[附录三]牙科医学伦理的国际原则(1972年第十五次世界牙科医学会议通过,并得到国际牙科联盟总会的承认)

牙科医学道德的国际原则应作为每位牙科医师的指南,可是原则本身不能——囊括当地或民族传统的习惯。因而,原则的条文必须是牙科医师品行的指导,而牙科医师除了恪守原则中已阐明的条文外,还有许多责任。可用一格言"按你应做的去做",概括该原则的精髓。牙科医师有责任通过病人、社会、职业来为齿科学的发展而不断地工作。

1. 病人

(1)牙科医师的首要任务为保护病人的健康,不考虑病人的民族、性别、种族、信仰、政治观念和社会及经济地位。

(2)牙科医师应记住作出有利于病人及有助于另一有资格的牙科医师或医务同行的一切可能的治疗。

(3)除了所在国有别的法令外,职业的秘密是绝对的。

(4)在委托做手术或非手术的助手时,牙科医师将在临床或手术时负完全的责任。

2. 社会

(1)牙科医师应促进改善公众可接受的牙科卫生的措施。

(2)牙科医师应参与健康教育,尤其是通过促进改善个人及社会两者都可接受的措施,来进行公众的口腔健康教育。

(3)牙科医师只有通过为病人的社会服务,方可能提高齿科业务水平。

(4)牙科医师对病人的生命应负有责任。

3. 职业

(1)牙科医师应维护事业荣誉、道德和诚实,同时避免做任何在公众眼里可能是轻率的举动。

(2)牙科医师应通过继续教育,保持自己的知识和技术。

(3)牙科医师在业务上有帮助他人的责任。

(4)当与病人的另一牙科医师会诊时,牙科医师应考虑可产生的任何危急情况,同时指定病人回到他或她的牙科保健医师处去,并告知该牙科医师已发现和治疗好的病情。

(5)牙科医师不应在病人面前毁谤、指责另一位牙科医师。

(6)牙科医师有责任通过科学的和专门的组织来支持牙科医学的发展,并遵守牙科道德的规则。

(7)牙科医师有责任做有利于所有能保护或促进公众健康的发现及劳动成果。

[附录四]我国口腔医生的职业道德规范[来源:李刚. 中国口腔医学信息,2005,14(5):106.]

第一条 制定目标:为提高口腔医生的职业道德素质,改善和提高口腔医疗服务质量,全心全意为人民服务,特制定我国口腔医生的职业道德规范。

第二条 职业道德和职业道德规范:口腔医生职业道德,是口腔医生应具备的思想品质,是口腔医生与病人、社会以及口腔医务人员之间关系的总和。职业道德规范是指导口腔医生进行口腔医疗活动的思想和行为的准则。

第三条 口腔医生职业道德规范如下:

1. 尊重病人：口腔医生对病人要充满同情爱护之心，举止端庄、语言文明、态度和蔼、百问不烦、体贴入微、满腔热忱，对病人极端负责。尊重病人的人格与知情权利，对待病人，不分民族、性别、职业、地位、财产状况，都应一视同仁。对病人实行保护性医疗，不泄露病人隐私与秘密。

2. 努力工作：救死扶伤，实行社会主义的人道主义。口腔医生对本职工作要严格认真、细微周到，严格按操作规程办事。时刻为病人着想，提供对病人最佳医疗方案，千方百计为病人解除病痛。在业务上有帮助他人的责任。

3. 刻苦钻研：严谨求实，奋发进取，钻研医术，精益求精。口腔医学技术发展愈快，知识更新周期愈短，就需要在知识上不断更新，通过继续教育，主动吸收新理论、新技术，不断更新知识，提高技术水平，更好地为保障人民口腔健康作出贡献。

4. 团结协作：发扬集体主义精神，这是口腔医疗活动的集体协作性所规定的，互学互尊，团结协作。正确处理同行同事间的关系，不应在病人面前毁谤、指责另一位口腔医生。

5. 廉洁行医：诚实面对自己工作中的失误、差错和事故，要如实报告，坚决及时纠正，不能隐瞒，绝不允许将不合格的修复体应用于病人，防止交叉感染，不危害病人健康。一定做到自觉遵纪守法，不以医谋私。

第四条　医德教育：为使本规范切实得到贯彻落实，必须坚持进行医德教育，加强医德医风建设，认真进行医德考核与评价，理论联系实际，注重实效，长期坚持不懈。各医疗单位都必须把医德教育和医德医风建设作为目标管理的重要内容，作为衡量和评价一个单位工作好坏的重要标准。要实行口腔医生的上岗前教育，使之形成制度。未经上岗前培训不得上岗。

第五条　医德考核：各医疗单位都应建立医德考核与评价制度，制定医德考核标准及考核办法，定期或者随时进行考核，并建立医德考核档案。医德考核与评价方法可分为自我评价、社会评价、科室考核和上级考核。特别要注重社会评价，经常听取病人和社会各界的意见，接受社会大众的监督。口腔医生医德考核结果，要作为应聘、提薪、晋升的首要条件。

第六条　奖优罚劣：对严格遵守医德规范、医德高尚的口腔医生，应予表彰和奖励。对于不认真遵守医德规范者，应进行批评教育。对于严重违反医德规范，经教育不改者，应分情况给予处分。

第七条　适用范围：本规范适用于全国各级各类口腔医院、口腔诊所、口腔门诊部，各级各类综合医院口腔科、城镇门诊部和乡镇卫生院牙科、社区卫生服务中心牙科的口腔医生、牙科护士、牙科技士、管理人员和工勤人员也要参照本规范的精神执行。

第八条　本规范自(有关部门)发布之日起实行。各省、自治区、直辖市卫生厅局和各医疗单位可遵照本规范精神和要求，制定医德规范实施细则及具体办法。

[附录五]医疗机构从业人员行为规范(来源：卫生部、国家食品药品监督管理局、国家中医药管理局，发布日期 2012-07-18)

第一章　总　则

第一条　为规范医疗机构从业人员行为，根据医疗卫生有关法律法规、规章制度，结合医疗机构实际，制定本规范。

第二条　本规范适用于各级各类医疗机构内所有从业人员，包括：

(一)管理人员。指在医疗机构及其内设各部门、科室从事计划、组织、协调、控制、决策等管理工作的人员。

(二)医师。指依法取得执业医师、执业助理医师资格,经注册在医疗机构从事医疗、预防、保健等工作的人员。

(三)护士。指经执业注册取得护士执业证书,依法在医疗机构从事护理工作的人员。

(四)药学技术人员。指依法经过资格认定,在医疗机构从事药学工作的药师及技术人员。

(五)医技人员。指医疗机构内除医师、护士、药学技术人员之外从事其他技术服务的卫生专业技术人员。

(六)其他人员。指除以上五类人员外,在医疗机构从业的其他人员,主要包括物资、总务、设备、科研、教学、信息、统计、财务、基本建设、后勤等部门工作人员。

第三条 医疗机构从业人员,既要遵守本文件所列基本行为规范,又要遵守与职业相对应的分类行为规范。

第二章 医疗机构从业人员基本行为规范

第四条 以人为本,践行宗旨。坚持救死扶伤、防病治病的宗旨,发扬大医精诚理念和人道主义精神,以病人为中心,全心全意为人民健康服务。

第五条 遵纪守法,依法执业。自觉遵守国家法律法规,遵守医疗卫生行业规章和纪律,严格执行所在医疗机构各项制度规定。

第六条 尊重病人,关爱生命。遵守医学伦理道德,尊重病人的知情同意权和隐私权,为病人保守医疗秘密和健康隐私,维护病人合法权益;尊重病人被救治的权利,不因种族、宗教、地域、贫富、地位、残疾、疾病等歧视病人。

第七条 优质服务,医患和谐。言语文明,举止端庄,认真践行医疗服务承诺,加强与病人的交流与沟通,积极带头控烟,自觉维护行业形象。

第八条 廉洁自律,恪守医德。弘扬高尚医德,严格自律,不索取和非法收受病人财物,不利用执业之便谋取不正当利益;不收受医疗器械、药品、试剂等生产、经营企业或人员以各种名义、形式给予的回扣、提成,不参加其安排、组织或支付费用的营业性娱乐活动;不骗取、套取基本医疗保障资金或为他人骗取、套取提供便利;不违规参与医疗广告宣传和药品医疗器械促销,不倒卖号源。

第九条 严谨求实,精益求精。热爱学习,钻研业务,努力提高专业素养,诚实守信,抵制学术不端行为。

第十条 爱岗敬业,团结协作。忠诚职业,尽职尽责,正确处理同行同事间关系,互相尊重,互相配合,和谐共事。

第十一条 乐于奉献,热心公益。积极参加上级安排的指令性医疗任务和社会公益性的扶贫、义诊、助残、支农、援外等活动,主动开展公众健康教育。

第三章 管理人员行为规范

第十二条 牢固树立科学的发展观和正确的业绩观,加强制度建设和文化建设,与时俱进,创新进取,努力提升医疗质量、保障医疗安全、提高服务水平。

第十三条 认真履行管理职责,努力提高管理能力,依法承担管理责任,不断改进工作作风,切实服务临床一线。

第十四条 坚持依法、科学、民主决策,正确行使权力,遵守决策程序,充分发挥职工代表大会作用,推进院务公开,自觉接受监督,尊重员工民主权利。

第十五条 遵循公平、公正、公开原则，严格人事招录、评审、聘任制度，不在人事工作中谋取不正当利益。

第十六条 严格落实医疗机构各项内控制度，加强财物管理，合理调配资源，遵守国家采购政策，不违反规定干预和插手药品、医疗器械采购和基本建设等工作。

第十七条 加强医疗、护理质量管理，建立健全医疗风险管理机制。

第十八条 尊重人才，鼓励公平竞争和学术创新，建立完善科学的人员考核、激励、惩戒制度，不从事或包庇学术造假等违规违纪行为。

第十九条 恪尽职守，勤勉高效，严格自律，发挥表率作用。

第四章 医师行为规范

第二十条 遵循医学科学规律，不断更新医学理念和知识，保证医疗技术应用的科学性、合理性。

第二十一条 规范行医，严格遵循临床诊疗和技术规范，使用适宜诊疗技术和药物，因病施治，合理医疗，不隐瞒、误导或夸大病情，不过度医疗。

第二十二条 学习掌握人文医学知识，提高人文素质，对病人实行人文关怀，真诚、耐心与病人沟通。

第二十三条 认真执行医疗文书书写与管理制度，规范书写、妥善保存病历材料，不隐匿、伪造或违规涂改、销毁医学文书及有关资料，不违规签署医学证明文件。

第二十四条 依法履行医疗质量安全事件、传染病疫情、药品不良反应、食源性疾病和涉嫌伤害事件或非正常死亡等法定报告职责。

第二十五条 认真履行医师职责，积极救治，尽职尽责为病人服务，增强责任安全意识，努力防范和控制医疗责任差错事件。

第二十六条 严格遵守医疗技术临床应用管理规范和单位内部规定的医师执业等级权限，不违规临床应用新的医疗技术。

第二十七条 严格遵守药物和医疗技术临床试验有关规定，进行实验性临床医疗，应充分保障病人本人或其家属的知情同意权。

第五章 护士行为规范

第二十八条 不断更新知识，提高专业技术能力和综合素质，尊重关心爱护病人，保护病人的隐私，注重沟通，体现人文关怀，维护病人的健康权益。

第二十九条 严格落实各项规章制度，正确执行临床护理实践和护理技术规范，全面履行医学照顾、病情观察、协助诊疗、心理支持、健康教育和康复指导等护理职责，为病人提供安全优质的护理服务。

第三十条 工作严谨、慎独，对执业行为负责。发现病人病情危急，应立即通知医师；在紧急情况下为抢救垂危病人生命，应及时实施必要的紧急救护。

第三十一条 严格执行医嘱，发现医嘱违反法律、法规、规章或者临床诊疗技术规范，应及时与医师沟通或按规定报告。

第三十二条 按照要求及时准确、完整规范书写病历，认真管理，不伪造、隐匿或违规涂改、销毁病历。

第六章 药学技术人员行为规范

第三十三条 严格执行药品管理法律法规，科学指导合理用药，保障用药安全、有效。

第三十四条 认真履行处方调剂职责，坚持查对制度，按照操作规程调剂处方药品，不对处方所列药品擅自更改或代用。

第三十五条　严格履行处方合法性和用药适宜性审核职责。对用药不适宜的处方，及时告知处方医师确认或者重新开具；对严重不合理用药或者用药错误的，拒绝调剂。

第三十六条　协同医师做好药物使用遴选和病人用药适应证、使用禁忌、不良反应、注意事项和使用方法的解释说明，详尽解答用药疑问。

第三十七条　严格执行药品采购、验收、保管、供应等各项制度规定，不私自销售、使用非正常途径采购的药品，不违规为商业目的统方。

第三十八条　加强药品不良反应监测，自觉执行药品不良反应报告制度。

第七章　医技人员行为规范

第三十九条　认真履行职责，积极配合临床诊疗，实施人文关怀，尊重病人，保护病人隐私。

第四十条　爱护仪器设备，遵守各类操作规范，发现病人的检查项目不符合医学常规的，应及时与医师沟通。

第四十一条　正确运用医学术语，及时、准确出具检查、检验报告，提高准确率，不谎报数据，不伪造报告。发现检查检验结果达到危急值时，应及时提示医师注意。

第四十二条　指导和帮助病人配合检查，耐心帮助病人查询结果，对接触传染性物质或放射性物质的相关人员，进行告知并给予必要的防护。

第四十三条　合理采集、使用、保护、处置标本，不违规买卖标本，谋取不正当利益。

第八章　其他人员行为规范

第四十四条　热爱本职工作，认真履行岗位职责，增强为临床服务的意识，保障医疗机构正常运营。

第四十五条　刻苦学习，钻研技术，熟练掌握本职业务技能，认真执行各项具体工作制度和技术操作常规。

第四十六条　严格执行财务、物资、采购等管理制度，认真做好设备和物资的计划、采购、保管、报废等工作，廉洁奉公，不谋私利。

第四十七条　严格执行临床教学、科研有关管理规定，保证病人医疗安全和合法权益，指导实习及进修人员严格遵守服务范围，不越权越级行医。

第四十八条　严格执行医疗废物处理规定，不随意丢弃、倾倒、堆放、使用、买卖医疗废物。

第四十九条　严格执行信息安全和医疗数据保密制度，加强医院信息系统药品、高值耗材统计功能管理，不随意泄露、买卖医学信息。

第五十条　勤俭节约，爱护公物，落实安全生产管理措施，保持医疗机构环境卫生，为病人提供安全整洁、舒适便捷、秩序良好的就医环境。

第九章　实施与监督

第五十一条　医疗机构行政领导班子负责本规范的贯彻实施。主要责任人要以身作则，模范遵守本规范，同时抓好本单位的贯彻实施。

第五十二条　医疗机构相关职能部门协助行政领导班子抓好本规范的落实，纪检监察纠风部门负责对实施情况进行监督检查。

第五十三条　各级卫生行政部门要加强对辖区内各级各类医疗机构及其从业人员贯彻执行本规范的监督检查。

第五十四条　医疗卫生有关行业组织应结合自身职责，配合卫生行政部门做好本规范的贯彻实施，加强行业自律性管理。

第五十五条 医疗机构及其从业人员实施和执行本规范的情况,应列入医疗机构校验管理和医务人员年度考核、医德考评和医师定期考核的重要内容,作为医疗机构等级评审、医务人员职称晋升、评先评优的重要依据。

第五十六条 医疗机构从业人员违反本规范的,由所在单位视情节轻重,给予批评教育、通报批评、取消当年评优评职资格或低聘、缓聘、解职待聘、解聘。其中需要追究党纪、政纪责任的,由有关纪检监察部门按照党纪政纪案件的调查处理程序办理;需要给予行政处罚的,由有关卫生行政部门依法给予相应处罚;涉嫌犯罪的,移送司法机关依法处理。

第十章 附 则

第五十七条 本规范适用于经注册在村级医疗卫生机构从业的乡村医生。

第五十八条 医疗机构内的实习人员、进修人员、签订劳动合同但尚未进行执业注册的人员和外包服务人员等,根据其在医疗机构内从事的工作性质及职业类别,参照相应人员分类执行本规范。

第五十九条 本规范由卫生部、国家中医药管理局、国家食品药品监督管理局负责解释。

第六十条 本规范自公布之日起施行。

小结

口腔医生对病人的关怀,不仅体现在为病人提供必须的诊疗技术服务,还应为病人提供精神的、情感的服务,在关注病人生存质量的同时,维护病人尊严,实现病人利益最大化。通过本章学习,应该熟悉医学道德基本概念,了解病人的权利与义务、医师的权利与义务的特点,特别应对口腔医疗医德要求有深入理解。口腔医生严格遵守牙科伦理行为准则是口腔职业和口腔执业标准规范在不断发展中能够始终保持公共诚信道德的重要依托。

参考文献

[1] 李刚.我国口腔医生的职业道德规范(建议案)[J].中国口腔医学信息,2005,14(5):106.

[2] 王晓东.口腔医生职业精神概念框架构建[D].沈阳:中国医科大学,2018.

[3] 陈晓春,朱曼群.口腔专业实习生的医德教育探讨[J].现代医院,2015,15(2):115-116.

[4] 林欣,戴艳梅,杨颖,等.提升口腔医学本科生医德教育水平的探讨[J].中国医学伦理学,2014,27(6):808-811.

[5] 丘祥兴.医德学概论[M].北京:人民卫生出版社,1990.

[6] 和新颖.医院行风建设与医德医风管理[M].广东人民出版社,2016.

思考题

1. 什么是医学道德？
2. 病人的权利与义务有哪些特点？
3. 如何遵守牙科伦理行为准则？

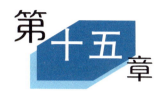

口腔医疗团队建设

口腔医疗是团队工作,团队成员需要打破各种壁垒共同努力。口腔诊所在初创阶段,口腔医生的团队还没有形成,但当口腔诊所逐渐走上轨道的时候,口腔医生就应该逐渐主动地用更多的精力培养自己的团队,以个人的"弱治"实现团队的"强治"。面对竞争激烈的口腔医疗市场,拥有一支专业技术过硬的团队是口腔医生能否成功开疆扩土的基础。小成功靠个人,大成功靠团队,这是大家公认的事实。无论我们是多么擅长我们所选的职业,没有任何人可以在没有其他人的帮助下获得成功。没有辅助人员,口腔医生就是孤家寡人,就不能攻城略地,建立自己的口腔医疗事业。口腔医生要善于融入团队,调动团队,运筹帷幄,才能决胜千里。堡垒往往从内部被攻破,也可以从内部加固。

第一节 团队建设的内涵

"团队"是指每一个团队成员都为同一个目标而努力工作的集体或团体,但集体或团体不同于团队。"团"的本义是相互之间具有黏性和吸附性的颗粒、个体的密切聚合。在一个团队里,每个人都了解自己的力量,都能够从其他成员那里学到许多自己所欠缺的东西,所以每个人都有当家作主的感觉,都有满足感。只有当员工对口腔诊所产生认同感和归属感,才会真正快乐地工作,用心去做事,然后再通过他们去传递口腔诊所的价值理念。团队协作就是指两名或以上的个人一起工作,为达到一个或一些共同的目标而努力。团队建设基本要素,如个人、团队与组织的共同目标、协作精神以及全员参与等,都可以从中国传统管理中蕴含着朴素的人本哲学里得以考证。中国有"一个篱笆三个桩,一个好汉三个帮"的说法,人们也崇尚"和为贵"。在中小学生的教科书里,就有"祖国的利益高于一切"的教诲。

一、团队精神

所谓团队精神,简单来说就是要有大局意识和协作精神,懂得牺牲与服从的关系。团队精神的基础是尊重个人的兴趣和成就。核心是协同合作,最高境界是全体成员的向心力、凝聚力,反映的是个体利益和整体利益的统一,并进而保证组织的高效率运转。团队精神的形成并不要求团队成员牺牲自我,相反,挥洒个性、表现特长保证了成员共同完成任务目标,而明确的协作意愿和协作方式则产生了真正的内心动力。

在雁群的飞行过程中,每只大雁在拍动翅膀的同时会本能地呈人字形队列;同时位于队形后方的大雁会不断发出鸣叫声;如果发现受伤的同伴队群会自发地出现两只大雁脱离队形,靠近这只遇到困难的同伴,协助它降落在地面上,直至它能够重回群体,或是不幸死亡;领雁并非一直贯穿飞行始终,当领雁疲倦时,便会自动退到队伍之中,另一只大雁马上替补领头的位置。从上述大雁飞行过程中所遵循的原则,不难看出团队建设中的几点要素,这也恰是一些口腔诊所团队建设中所缺少的核心精神。

团队精神是组织文化的一部分,良好的管理可以通过合适的组织形态将每个人安排至合适的岗位,充分发挥集体的潜能。如果没有正确的医院管理文化,没有良好的从业心态和奉献精神,就不会有团队精神。诊所的管理者要学会观察,发现员工情绪的变化,及时和他们沟通,帮助他们逐步树立起积极向上的人生观、健康观。让他们感受到生活的美好,把管理者当成自己的良师益友。管理者要积极地帮助员工解决生活上的困难,打消他们思想上的后顾之忧。口腔诊所是一个整体、一支团队,不能因个人的利益而影响全员,就如打仗的部队,如内部不团结,很难打胜仗,所以良好的团队协作精神很重要。

有一个不争的事实,具有高层次员工忠诚度的口腔诊所一般同时也具有较高的客户忠诚度。如果一个口腔诊所的员工流动率非常高,该口腔诊所要想获得一个较高的病人忠诚度,那简直就是不可能的;因为病人所获得的服务都是通过与员工接触来获得的。因此,促使病人忠诚的核心原则是:首先要服务好员工,然后才有可能服务好病人。没有人会拥有创立并运营口腔诊所所需的全部技能、经验、关系或者声誉。因此,从概念上来讲,如果我们想要成功,就必须组成一个核心团队。团队成员将发挥不同作用,可能是非执行董事,可能是合伙人,也可能是重要员工。

二、团队协作

在人员配备规范中,我们认定只有医生才能下诊断,这在法律上是正确的。然而,工作人员可以在医生接见病人之前就与他们交谈。谈话的内容包括:询问病人对牙齿外观、使用寿命及稳定性的评价和标准。工作人员甚至可以在医生接诊病人之前,就询问并解决牙科治疗中可能出现的一些问题。打破了我们自己关于工作人员分工的规定,就可以共同努力,启发病人的认识,增加病人的选择。另一个有趣的老规矩就是:只有医生对诊所的效益负责。它不可避免地使工作人员只忙于工作,认为病人的数量无关紧要,而最终结果也只与诊所的管理者——医生有关。我们一直认为只有医生能真正做决定。而新的规范是:每个团队成员都有责任与病人积极交谈,为病人拥有新的笑容和机会贡献热心,促使新病人络绎不绝;每个团队成员都应该分工合作,目标一致,并与诊所管理者一样,对诊所的效益负责。

那些希望成为牙科界最顶尖医生的口腔医生不仅希望做到最好,还希望得到最好的认同。对治疗品质的认同与收益率直接相关。点滴事情的积累都是构成对品质的认同,其中20%是服务,80%是提供服务的方式。换句话说,口腔医生能成为出色的临床医师,但是病人对临床工作质量的认同却主要是依靠"团队"所提供的优质服务。例如,美国Chandler Dental Health 诊所 Dr. Giacobbi 认为团队成员恪守各项规章制度的维护和积极参与诊所工作,是诊所在当地取得良好声誉的重要保证。正是由于全体员工的努力,诊所才能够吸引越来越多的病人,甚至连当地牙科器材代理商和邮递员都成了他们的病人。

三、管理观念和风格转型

值得注意的是,由于很多业主缺乏对现代企业观念和管理文化的理解,在很多基本观念上都有问题,因此我们常可以看到以下一些关于企业文化的流行谬误,例如在企业中强调家庭观念,要求员工将企业当成自己的家。企业主和员工的关系是家长和子女的关系。这是一种非常落后的管理思想,与现代企业管理格格不入。在企业里,大家通过合同走在一起,本质是一种经济活动,通过合作满足各自的经济需求而已,不存在什么向父母、领导感恩的问题,这完全是一个平等的交换关系,不是什么"羊羔跪乳"的哺育与收养的关系。现代人格的特征就是摆脱人身依附,以独立的尊严姿态,以一种理性的契约精神,去看待各种社会关系。

世界各国企业在过去10年都已逐步由父母型的管理风格,逐渐转型为强调建立团队、重视授权、员工参与管理的成人型管理风格。将个人的自我实现愿望有效地和整个团队融合在一起。为实现整个团队的共同理想和目标而努力,这个团队就是无坚不摧的,这个团队就有非同寻常的战斗力。团队的质量最终决定公司和业务的质量。员工间的良好交流对口腔诊所管理是非常重要的,但是很多口腔诊所都没有定期的员工会议。过去,口腔医生一个人就能自立门户,救治病人,为民解忧。到如今,科学技术和医疗体制已经发生了巨大变化,口腔医疗机构是以一个集体形式存在的,因此一个口腔医生的力量往往是有限的,新时代的口腔医生要有很好的团队意识。口腔医疗机构经营工作的好坏成败,归根到底是人力资源的团队建设问题。所以,团队建设是口腔医疗机构经营工作的重中之重。

第二节 团队建设的特点

口腔诊所员工必须将自己视为团队的一部分,必须以团队的利益为最高利益。大家团结起来,口腔诊所才是一个完整的团队,是一个活跃的组织,才会成为一个有战斗力的业务群体。彼此间互相鼓励、支持、学习、合作以及批评、建议。成功的管理者不是因为你有什么高明的技巧,而是团队成员相信你会是一个好主管,也相信这个团队会为了共同目标而努力。无论你的团队成员是否真的信任你或是对你有所质疑,你都必须先采取主动,信任自己的团队成员,信任对方意图是好的,信任对方愿意把工作做好,信任对方有能力达到你的要求。所以,管理者必须放手让团队成员做事,给予他们发挥的空间。口腔诊所中的经营管理队伍和临床队伍都应该认识到团队成员的重要性,共同协作、共同获益、共同面对挑战(图15-1)。

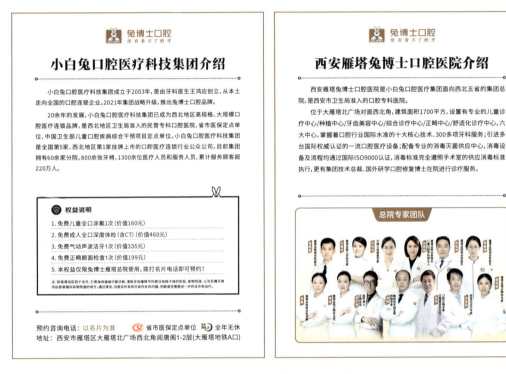

图15-1 口腔医疗团队(来源:西安小白兔口腔医院)

团队的健康状况,可以用团契度(solidarity)来衡量。它其实是一种内化在成员共识性中的权力,即无需特定的人发号施令就能实现的同步性。一个团队的形成有赖于这种团契度,如果一个"团队"是因为强制性权力或交易性权力而不是共识性权力而形成的,那它从一开始就不是一个团队。团队的总动力是成员间相互抵消后的剩余动力。如果外在的时机和资源相当优越,这种剩余动力也足以驱动团队的运行。

团队工作(team work)需从两方面来考虑。从宏观上来说,虽然口腔诊所是一个独立的经济实体,但仍不排除它与社会的相容性。各自独立的诊所、技工制作所、或不同性质的口腔诊所应发挥相互协作的团队精神,以求共同发展,避免不正当的竞争和相互诋毁。应以病人为本,发挥各自的技术特长,建立正常的病人就诊循环体系,从而带动整个行业的技术发展。从个体来说,应避免狭隘的"家庭作坊式",为保证基本的服务水准,私人口腔诊所必须配备基本的工作团队,包括主治医师、牙医助理、洁牙师和接待生,他们的团队工作是相辅相成的,缺一不可。

从前,有一个幸运的人被上帝带去参观天堂和地狱。他们首先来到地狱,只见一群人围着一大锅肉汤,但这些人看起来都营养不良、绝望又饥饿。仔细一看,每个人都拿着一只可以够到锅子的汤匙,但汤匙的柄比他们的手臂长,所以没法把东西送进嘴里。他们看起来非常悲苦。紧接着,上帝带他进入另一个地方。这个地方和先前的地方完全一样:一锅汤、一群人、一样的长柄汤匙。但每个人都很快乐,吃得也很愉快。上帝告诉他,这就是天堂。这位参观者很迷惑:为什么情况相同的两个地方,结果却大不相同?最后,经过仔细观察,他终于得到了答案。原来,在地狱里的每个人都想着自己舀肉汤;而在天堂里的每一个人都在用汤匙喂对面的另一个人。结果,在地狱里的人都挨饿而且可怜,而在天堂的人却吃得很好。这个寓言有助于说明什么是团队工作。人类要生存就离不开物质财富的生产,但是不同的社会组织方式,不同的人际关系安排,生产财富的效率是非常不同的。经济学就是研究人类社会如何组织,实现高效地生产财富的一门学问。

一、强化群体意识

没有明确目标的口腔医生不会主动提高临床技能和增加自身知识储备。其结果是这种乏味的团队不可能有很高的工作效率和提供优质口腔医疗服务的能力。必须做到:①教育员工具有集体主义思想,把个人的利益和口腔诊所的利益有机结合起来,做到个人需要、期望与口腔诊所成就相融合。②确定口腔诊所奋斗目标。只有使员工从奋斗目标中看到共同利益,才能成为一个有活力的集体。③坚持改革创新,提高医疗质量,取得良好的群体绩效,以激励士气。和员工的沟通应该单独进行,一个一个地和他们聊,重要的是在理念上达成共识,这种单独沟通的方式常常能够比较开诚布公,达到理想的效果。口腔诊所内应该禁止员工之间搬弄是非、挑拨离间、拉帮结派。务必要让全体员工认清口腔诊所的核心价值,知道口腔诊所大有潜力,但需要大家同心协力。

口腔医生是团队的核心,他的主要任务是实施治疗,他的主要精力也应着重于整个团队的治疗质量上,同时口腔医生应定期为团队制订工作计划及经营目标,监督、协调团队按此计划前进。洁牙师与牙医助理必须帮助口腔医生摆脱烦琐的临床辅助步骤,让口腔医生有更多的时间实施重要的治疗步骤,接待更多的病人。接待员应承担日常的病历档案管理、接待病人、制订病人就诊表、回答病人的基本咨询、调节口腔诊所工作节奏、协调员工工作时间以及承担部分出纳工作。规范、协作和富有活力是团队的基本特征。口腔诊所工作,不仅与各个员工有关,而且与口腔诊所的群体行为有关,口腔诊所管理者只有重视群体心理,才能做好口腔诊所的管理工作。

二、提高凝聚力

口腔诊所取得成功的前提之一,是群体凝聚力。凝聚力越大,其员工的归属感越强。口腔诊所凝聚力与以下因素有关:①口腔诊所员工的主人翁精神,把口腔诊所目标化为个人自觉行动。②口腔诊所员工的群体归属感。口腔诊所管理者应关心员工,使他们得到集体的关怀与温暖。③口腔诊所管理者的威信。管理者应依靠品格、知识、才能和感情来实施领导。例如，不定期带领员工参观较好的口腔诊所和医院，找到自己的不足，而且通过这样的活动让大家有一个相处的机会。

员工首先要尊重管理者，然后要变成管理者的朋友。当某位员工无法胜任其工作时，管理者就必须辞退他。例如，有的口腔诊所在易主后辞退了将近一半的员工。在员工队伍整顿结束后，新业主邀请全体员工一起外出度假用餐，在轻松的气氛中商讨口腔诊所的目标。对那些在转接过程中承担了额外和重要工作的员工，应该酌情发放一些奖金，以示感谢和鼓励，增强团队的凝聚力。

三、加强民主管理

让口腔诊所员工参与口腔诊所管理，是调动员工积极性的有效途径，能形成人人关心口腔诊所、献计献策的局面，使口腔诊所的决策更为准确。注重团队精神的培养，可以使口腔诊所的员工齐心协力，拧成一股绳，朝着一个目标努力，对单个员工来说，团队要达到的目标即自己所努力的方向，团队整体的目标顺势分解成各个小目标，在每个员工身上得到落实。团队精神则通过对群体意识的培养，通过员工在长期的实践中形成的习惯、信仰、动机、兴趣等文化心理，来沟通员工的思想，引导员工产生共同的使命感、归属感和认同感，反过来逐渐强化团队精神，产生一种强大的凝聚力。

员工的个体行为需要控制，群体行为也需要协调。团队精神所产生的控制功能，是通过团队内部所形成的一种观念的力量、氛围的影响，去约束规范、控制员工的个体行为。这种控制不是自上而下的硬性强制力量，而是由硬性控制向软性内化控制；由控制员工行为，转向控制员工的意识；由控制员工的短期行为，转向对其价值观和长期目标的控制。因此，必须建立起一整套能够引起员工共鸣和拥护的规章制度，加强民主管理，这是保持团队精神的组织保证。

四、用人所长

美国 University Dental Professional(UDP)诊所 Dr. Graham 认为，团队建设是一件永无止境的工作，其终极目标是协助每一个成员找到自己在团队中的适当位置，并为此而不断努力。简单地说，就是各得其所。许多诊所的团队建设出问题，往往不是出在人身上，而是出在位置上，即人是对的，位置却错了。

要想用人所长，必须先了解员工的优点和缺点。而了解别人并不是一件容易的事情，这需要管理者从员工的点滴表现中总结，需要掌握最基本的心理学知识。了解员工的优缺点之后，把合适的人放到合适的位置上，发挥每个人的优点，才能使团队发挥最大的效率。

第三节 团队建设的环节

要建设一个好的团队,首先要有一个被大家所认同和接受的目标,即统一的文化价值观。对一个口腔诊所来说,就是要让所有工作人员都了解,并认同诊所的定位、前进方向、奋斗目标、当前的形势和所采取的具体措施。在团队建设上,主要的环节是沟通、合作、激励、授权、领导。团队不是自然而然地形成的,是要付出艰苦劳动的。没有长期的磨炼,不可能形成统一的价值观;人的培养过程也是一个动态的、不断实践和成长的过程,只有经过时间的历练,团队才有可能形成。口腔诊所无论大小,建立一支有强大战斗力的团队的使命是共同的。要成功地经营口腔诊所的话,一个和谐的团队是必不可少的,成员们愿意一起征服挑战,并不断找到新方法,以便处于未来变革的前沿。

一、沟通

有效的沟通应该遵循 3 个"S":简单、直率、真诚。真诚是最重要的。我们的先辈留下不少至理名言作为我们的座右铭,如"以诚待人""以诚相见"。缺乏真诚,总想着个人私利,除了从自身找原因、自我检讨、改造自己外,别无出路。对待分歧和争议,应该要分清他们是属于价值观层面上的还是具体工作方法上的。对于前者,必须达成一致,不能含糊。诊所管理者有责任对全体工作人员反复进行耐心细致的宣传,以求达到统一。"沉默"在我国的文化传统中有很强的表现力,所以不要在听不到不同意见的时候误认为已经统一了。这些抽象的、无形的东西会反映在非常具体的事情上,只要看表现出来的反应是积极、热情、参与,还是消极、冷漠、抵制,就能够知道大家对价值观的态度了。如果分歧和争议是属于具体步骤和方式方法层面上的,则应该允许讨论、试验甚至抗争。

要确立全面良好沟通的管理理念。在口腔诊所,沟通有 3 个层面:①口腔医生与就诊病人之间的沟通;②全体员工与就诊病人之间的沟通;③全体员工之间的沟通。这 3 个层面都重要,但更要重视的是全体工作人员之间的沟通,特别是管理者与员工之间的沟通。这是因为只有全体员工有着相同的服务理念和工作目标、服务规范,并相互了解、互相配合,才可能为就诊病人营造一个和谐、舒适的服务氛围,才能保证口腔医生以及全体员工与就诊病人之间的沟通顺利、高效。

管理者与员工之间的良好沟通及对员工的爱护、尊重,焕发出员工极大的工作热情,使员工既没有"铁饭碗"的感觉,也没有"临时打工"的感觉,使员工认可并习惯于口腔诊所的做事方式和思维方式,口腔诊所长远发展的投资理念与员工长远发展的人生目标是一致的。

例如,每天开诊前的早会,让大家简短交流后精神饱满地开始一天的工作;最好每周开一次全体员工会议,反复向大家灌输你的理念;还要逐一和员工沟通,在理念上达成共识,让他们知道自己的优点和不足,以及你对他们的期望、他们需要在哪些方面改进等。每次开会都应该留下文字记录。不定期的业务学习、案例探讨,使大家相互取长补短;而时常组织的登山、打球、沙滩烧烤等集体活动,更是融洽了全体员工的关系。全面良好的沟通,使员工对口腔诊所更有归属感,而就诊病人对口腔诊所也更具认同感。

改善你的人际能力,要善于与员工交流沟通,让你的团队更具凝聚力。制止内部竞争,营造真诚、团结的工作氛围。管理心理学认为,需要是一切行为的最基本的动力,由需要产生动机,由动机激励行为,因此,需要是产生积极性的基础,也是开展科室思想政治工作的一个前提。

二、合作

合作是保持一支队伍团结的重要条件(图 15 - 2)。任何一个团队都犹如一部机器,部门是大齿轮,人是小齿轮,齿轮与齿轮如果不能很好地咬合,这部机器就不可能很好地运转。在一个团队内,每个团队成员都应该把自己的位置摆正。有的团队成员不是通过实现团队利益来实现个人的利益,而是首先实现个人的目标和利益,然后才追求团队的目标和利益。他有上进心,但没有事业心。做事能力强但不善于进行团队合作的人,在需要为团队承担责任或者个人需要作出些许牺牲的时候,会退而不前。团队合作中,要警惕表面的大一统。那些一味地说"是"的员工,并非一个积极的合作者。如果诊所工作人员怀着"诊所是老板的,与我无关"的想法,这个诊所是没有前途的。但是,团队成员没有责任感又往往是管理者对团队建设不重视的直接后果。每个人都有不同的技术水平、受教育经历和性格特点,"老子天下第一"这种想法在工作环境中会带来极坏的影响。

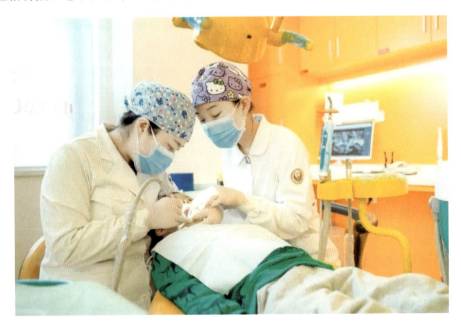

图 15 - 2　牙科助理和口腔医生的合作(来源:西安小白兔口腔医院)

团队精神可以通过各种形式进行倡导,但以制度形式将其固定或者在制度中体现团队精神的要义则必不可少,以达到二者之间的良性互动。医院制度的形成应当是一个科学、民主的决策过程,是一个集思广益、发挥众人智慧和力量的过程,是综合指挥员的经验和众多战斗员的丰富实践的过程,医院的发展必须合理配置人、财、物,而调动人的积极性和创造性是资源配置的核心,团队精神就是将人的智慧、力量、经验等资源进行合理的调动,使之产生最大的规模效益,用经济学的公式表述即"1＋1＞2"模式。我们要把在新形势下团队精神的具体内涵反映到制度上来,不断进行充实、修正,要重新检讨奖惩机制、分配机制,确定是不是真正做到了权、责、利相统一。

在口腔医疗服务中,起主导作用的是口腔医生,牙科护士主要是配合口腔医生的工作。但"四手操作"毕竟是两人合作的事,不能只强调牙科护士的配合,也需要口腔医生的关照。口腔医生应做好以下几个方面:

(1) 规范操作　包括口腔医生治疗程序要规范、体位要规范、感控要规范。口腔医生治疗程序混乱,使牙科护士配合时无所适从。口腔医生体位不标准、坐姿别扭,使牙科护士无从下手,配合体位也跟着别扭。尤其无菌观念不强的口腔医生,有时令牙科护士难于启齿为其指出。

(2) 尊重牙科护士的工作，理解护士的难处　口腔医生与牙科护士分工虽不同,责任虽有轻重,但都是同事,要和谐相处,共同配合,才能使口腔医疗服务质量达到最佳。

(3) 技术上多指导　牙科护士几乎都是普通护士专业毕业,缺乏口腔专科知识,口腔医生应多指导牙科护士进行系统的专业学习。当然,学习是牙科护士自己的事情,自身的主动是主要的,但口腔医生的指点和辅导也很重要。

三、激励

激励包含三个内容:①给做事的人充分和更多的权力;②给做事的人提供满足成就感的机会;③给有功者提供必要的物质满足。最终就是一个道理:让每一个人当家作主。必须清楚,激励的目的绝不是激励某个人,而是激励某种行为,激励整个团队。

物质激励固然是一个重要的手段,但它不是唯一的。在物质生活还不丰裕的情况下,物质激励是有一定作用的,但随着生活状况的改善,物质激励的作用正在逐渐式微,人们关注的重点逐渐向精神方面倾斜。所以,物质激励的手段不可不用,但不可滥用,不要忽略了人在精神方面的追求。

四、授权

团队管理者应该尊重每个团队成员的个人尊严和价值,鼓励他们发挥创造力和主动性,激发他们的个人潜力,提供均等机会,完善培训计划。具体来说,管理者应该让团队成员参与决策过程,给予他们足够的权力,提供适当的支持和帮助,保证他们具有去完成任务的能力和热情,充分发挥团队的精神,尽量发挥个人的决定性作用,还应该给诊所的团队成员以充分的权力。诊所面对的是病人,每个病人都有其独特之处。如果诊所工作人员做任何事情都要事先请示,就无法顾及病人的感受,而且会失去最佳的处理时机。授权不等于不管,所有的授权都是和严密的考核联系在一起的。

五、领导

美国管理大师德鲁克用了近100万字来论述"管理就是责任"这句话的内涵。他认为,一个领军人物更多承担的是一种责任和义务,而不是特权和利益。他指出,我们面对的是一个市场、是一个客户,所以在处理任何一件事情的时候,经理首先要想到权力在客户手上、在市场手上,而不是在自己的手上。我们所有的资源、决策、行为都是围绕着他们进行组织的,所以在任何一个环节上,我们只有责任和义务。

由于大部分口腔诊所都很繁忙,从来都没有足够的时间让大家沟通,因此最好定期安排一次会议或休闲活动,讨论如何改善团队协作。工作之余,鼓励员工的业余爱好、组织活动、提供休假(也可以将休假和继续教育结合在一起)。

第四节 创造工作氛围

管理也需要服务思维,创造工作氛围,把对员工的服务做好了,员工就会透过他们的愉悦和服务把口腔诊所的价值理念传递给病人。一个令人愉快的工作氛围是口腔诊所高效率工作的一个很重要的影响因素,快乐而尊重的气氛对提高员工工作积极性起着不可忽视的作用。良好的工作氛围是自由、真诚和平等的工作氛围,就是在员工对自身工作满意的基础上,与同事、上司之间关系相处融洽,互相认可,有集体认同感,充分发挥团队合作,共同达成工作目标,在工作中共同实现人生价值的氛围。在这种氛围里,每个员工在得到他人认可的同时,都能积极地贡献自己的力量,并且全身心地朝着组织的方向努力,在工作中能够随时灵活方便地调整工作方式,使之具有更高的效率。管理者如果能够掌握创造良好工作氛围的技巧,那么管理者将能够识别那些没有效率和降低效率的行为。

工作氛围是一个看不见、摸不到的东西,但我们可以确定的是,工作氛围是在员工之间的不断交流和互动中逐渐形成的,没有人与人之间的互动,氛围也就无从谈起。人是环境中最重要的因素,好的工作氛围是由人创造的。西安小白兔口腔医院就是一个快乐的团队(图15-3)。

在中国,虽然人们在思想观念上已经发生了翻天覆地的变化,但传统文化对人的影响还是不可忽视的,不断潜移默化地对口腔诊所管理者和员工的行为产生影响,大部分口腔诊所的文化中都可以折射出传统文化的影子。我国绝大部分私营口腔诊所采取的都是家族式管理，在传统文化的影响下，管理者处于绝对突出的位置，是工作中的核心人物，工作氛围在很大程度上受到管理者个人领导风格的影响，这就决定了良好的工作氛围的创造取决于管理者的管理风格。

口腔诊所的管理者应经常举办形式多样、丰富多彩的文化活动，激发员工的工作热情与兴趣，增强团队的凝聚力与荣誉感。例如：举办读书报告会、研讨会、知识竞赛、技术练兵、文艺联欢、趣味运动会、有奖竞猜、乒乓球联赛、职工摄影作品展、义务咨询、义务门诊、扶贫帮困、义务植树、组织运动俱乐部等活动。努力营造一种积极、健康、和谐的文化与人际环境。在潜移默化中影响员工的行为意识，提高员工的综合素质，激发员工的潜能，让员工感知身处的环境，找到精神和情感的依托，形成一种合力，达到人心汇聚的效果，以加深员工对口腔诊所的信任，提高工作效率，同时也改善了口腔诊所的整体气氛。

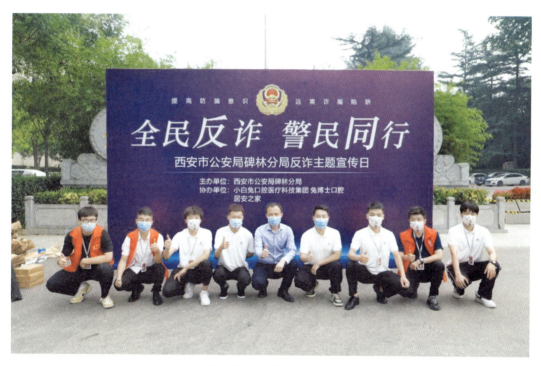

图15-3 快乐的团队（来源：西安小白兔口腔医院）

首先，要从制度层面确定口腔诊所各个工作职位之间的明确分工。岗位之间的合作是否顺利是工作氛围好坏的一个重要标志，明确的分工才能有良好的合作。各岗位职责明确，权力明确，并不意味着互不相关，所有的事都是口腔诊所的事，都是大家的事，岗位分工仅仅是说工作程序是由谁来具体执行的，如此才不会发生互相推诿、推卸责任等影响工作氛围的情况。

其次，从口腔诊所文化建设着手。提高员工工作激情，营造一个相互帮助、相互理解、相互激励、相互关心的工作氛围,从而稳定工作情绪,激发工作热情,形成一个共同的工作价值观,进而产生合力,达成组织目标。

再次,真诚、平等的内部沟通是创造和谐的工作氛围的基础。应该鼓励不同资历、级别的员工之间互相信任、互相帮助和互相尊重。每一个员工都有充分表达创意和建议的权利,能够对任何人提出他的想法,主动地进行沟通,被沟通方也应该积极主动地予以配合、回答或解释。但沟通的原则应是就事论事,绝不可以牵扯到其他方面。

最后,还应该重视口腔诊所团队的建设,努力尝试构建学习型组织,营造轻松的工作氛围。口腔诊所内应该有良好的学习风气,管理者要鼓励和带领员工加强学习先进的技术和经验,在进行工作总结的时候应该同时进行广泛而有针对性的沟通和交流,共同分享经验,不断总结教训。

第五节　培训超级团队

无论口腔医生本身在临床上如何高效率、如何追求完美,或智商如何的高,要获得真正的成功往往要依靠团队中每一个成员的成功。口腔医疗技术在不断发展变化,保持团队成员紧跟形势发展、提高临床工作效率的唯一方法就是不断通过培训提升他们的技能,培训超级团队(图15-4)。

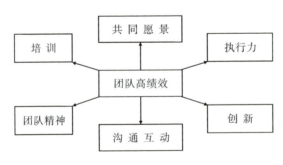

图15-4　培训超级团队

许多固定和可靠的团队成员所受教育对他们所承担的工作职责来说常常是不足的。这会带来巨大压力和受挫感,常导致人员变动。缺乏培训最轻微的后果是导致口腔医生没有明确的目的性,而更常见的是病人不满意、增加压力和发生许多意外情况。如果团队成员对病人提出的专业问题给予了过时的答案,如果病人从医生那里获得的信息不能在其他团队成员那里得到有力的证实和补充,最轻微的后果是导致口腔诊所临床工作效率低下。

培训的作用是双重的。首先,团队成员掌握更多知识能明显提高工作效率。其次,如果团队成员在其特殊专业领域接受了更好的教育,则可以承担更多的工作和责任。要知道一个表现不佳的团队成员可以通过培训成为出色的团队成员。这种转变需要的只是有效的培训。

通过培训提高团队水平。需要针对每个团队成员确定个性化的持续培训计划,确保每个人得到适当的培训。不同的团队成员有不同的需要,应该有所区分并确定不同的培养发展道路。前台工作人员去参加高级临床研讨会是没有意义的,同理,口腔助理医师对保险编码或其他和他们无关的问题也没有兴趣。不要让你的团队成员接受不适合个人特殊技能和责任的培训。要为团队成员确定个性化的职业发展道路并制订出增进技能的3年计划。

省钱省时的培训方法是让团队成员参加专业课程或研讨会去学习提高。更省钱省时的培训方法是让团队成员相互交流经验和病案研讨共同学习提高。使每一个团队成员既是学员,又是讲师;既是员工,又是管理者。交流经验和病案研讨不仅使诊所全体团队成员每天都能轻松交流工作安排和学习心得,还能够帮助新手采用高科技视听设备观摩和学习复杂的临床操作。

口腔诊所为培训团队成员花费的每一分钱最少可以获得3倍的回报,而且一个经过良好训练的团队可以很容易地对新加入团队的成员进行培训。有效的培训能够实现:①口腔诊所不会因为某个工作人员离开而混乱;②新成员更快成长;③执业团队的文化和体系保持完整;④病人和转诊临床医生对临床医疗机构忠诚。有效的培训能够达到:①提高病人医疗护理质量和满意度;②激励团队;③提高团队凝聚力;④增进知识和技能;⑤提高工作效率。

每位口腔诊所管理者都可以把一个不错的团队变成非常出色的超级团队。事实上,已经非常出色的团队也可以变得更好。在当今经济形势下,不断教育、增进技能和知识对口腔诊所管理者和团队成员来说至关重要。

第六节 团队建设的要素

任何一个口腔诊所,要想发展壮大,都不可能靠一个人的力量,而必须要靠团队的力量,高效而有执行力的团队是未来口腔诊所参与市场竞争和可持续发展的重要筹码。

一、优秀的组织领导

大到一个口腔医院,小到刚成立的口腔诊所,要想组织有力,使团队成员拥有较高的忠诚度,那么,优选一个大家都认可的团队管理者至关重要。这个团队管理者一般应具有如下素养:

1. 品德高

品德即人才,一个优秀的人才拥有良好的品格,可以成为团队的精神领袖,可以带领团队成员克服困难,迎来一个又一个成功。例如:历史小说中的三国刘备以及水泊梁山"及时雨"宋江都是因为具备了较高的人格魅力,才吸引了一大批英雄人才相伴左右的。

2. 能力强

要想保证团队成员同心同德,让大家心平气和地工作战斗在一个有效的平台上,这个口腔诊所管理者,一定要具备某一专长,也就是要有突出的能力,突出的能力必然带来突出的业绩,只有在能力、业绩上,而不是学历上超越团队成员,大家才能心服口服,才能避免出现内讧或者内耗,让团队成员能够安心地工作与处事,这个管理者可能是技术型的,也可能是管理型的,甚至有可能是从低到高发展起来而属于实干型的。

3. 多领导,少管理

作为一个口腔诊所的管理者,如果仅仅依靠组织职权来管理团队成员,这个是治标不治本的,通过组织授权是团队建设与管理的基础,但通过"领导"的方式,也就是通过个人内在涵养提升,展现自己的严于律己、率先垂范等人格魅力,才能摒弃由于通过组织授权而采取"高压管理"带来的缺乏人性化的弊端。

二、共同的团队信念

所谓团队就应该志同道合,这样大家才可能走得更远,那么在行进过程中,团队信念同时也决定着每个团队成员的命运。一个口腔诊所能否走更远、更久,归结于这个口腔诊所团队成员是否有共同的远景,也就是团队信念,团队信念是让团队成员排除万难,风雨同舟,以及上下同欲的前提。例如,中国共产党为何能够在"白色恐怖"下立场坚定,甚至抛头颅、洒热血,归根结底,是因为共产党员都有一个为人民大众"谋福祉",实现共产主义的信念,这种信念促使共产党员一往无前、无所畏惧。

人过留名,雁过留声,人走在世上一遭,总要留下点什么,一个找不到活着理由的人,注定犹如行尸走肉,而空虚度过一生。因此,组织的成员要想同仇敌忾,就一定要给大家展示未来的前景,即要在阶段时间内,给组织、给社会、给世界留下什么。例如,北京爱雅仕口腔诊所始终坚持"尽职尽责、尽善尽美"的职业信念;上海徐正红口腔诊所坚持"生活可以更美好"的信念;北京周梅晓口腔诊所以"星级诊所,星级质量,星级服务"为信念;等等。

为了达成企业的事业远景或者使命,团队成员要有各自的组织分工,要明晰自己承担的事业责任,明确了各自的职责,大家齐心协力,才能更好地达成组织的长远规划。

三、清晰的团队目标

团队制定了明确的愿景或者使命后,要想更好地去实现,作为口腔诊所管理者,还要进一步规划与落实团队目标,包括制定口腔诊所的发展目标和口腔诊所员工个人的利益目标。

制定口腔诊所的发展目标,例如,就诊病人数量目标、开展医疗技术目标、地区行业地位目标、诊所品牌建设目标,甚至年度利润目标等,这个目标应该包括口腔诊所的长、中、短期目标,包括更小组织单位的阶段目标,例如,3年、5年、10年目标,包括每一部门、每个工作小组、每个人的目标。

团队目标是个人目标的根本,但为了更好地实现团队目标,团队成员的利益目标即团队成员的"动力"目标必不可少,它是团队目标实现的保障。因此,管理者要为团队成员制定未来的职业规划,要为团队成员描绘未来的"前景"和"钱景",让大家心有目标,身有行动。

团队成员合作的时间长了,激情就会慢慢地减弱,创新能力也会下降,出错的概率就会升高,这就是"审美疲劳"。为了调动团队成员的"审美"积极性,管理者应制定阶段性的定性考核指标,调节团队成员的注意力。例如,组织一个季度的牙科护士服务态度竞赛;组织一个季度的口腔医生病历书写规范大比武;等等。

四、互补的成员类型

要想保证口腔诊所团队的有效有力,口腔诊所员工的组成非常关键,很难想象,一个团队的成员都是性格暴躁,或者性格柔弱,或者都是某一方面的高手,他们组合在一起能够给团队带来什么,因此,互补型的成员类型,才是"黏合"组织的基础。

1. 个性互补

就像这个世界有男有女,方为和谐一样,一个团队的成员个性类型,一定是互补型的,性格都较强或者较弱,会让团队成为"争吵"平台或者"绵羊"平台,而缺乏柔性或者活力,因此,团队成员的性格类型应该强、弱、柔互补。

2. 专业能力互补

一个口腔诊所,一定是有各类能力的人才组合在一起,才能更有力量。例如,有的人善管理,有的人懂拓展市场,有的人善于社区公关,有的人偏外科技术,有的人精修复技术等,只有因人制宜,团队才能产生"1+1>2"的效果。

五、合理的激励考核

一个口腔诊所要想保持持久的动力与活力,就必须要引入竞争机制,同时,一个口腔诊所在从不稳定到稳定、从小到大、从弱到强的发展过程中,必须通过激励考核,来优胜劣汰、奖优罚劣。

1. 建立合理而有挑战性的薪酬考核体系

在具备竞争力的前提下,按贡献大小予以合理分配,只有建立一套公平、公正、公开的薪酬体系,大家才能在同一套制度下,施展才华,建功立业。

2. 口腔诊所建立阶段要多奖励,少惩治

奖励是激扬人性,惩治是压抑个性,因此,为了避免大家离心离德,甚至分崩离析,就必须采取多正面激励。例如,多奖励,要不断地树立榜样和标杆,让口腔诊所形成一种学、赶、帮、超的氛围;少处罚,即使处罚,也要采取人性化的处罚。联想的柳传志对于开会迟到者,不罚钱,但"罚站"的做法,效果就很不错。

3. 口腔诊所成长成熟阶段要多规范,要用制度来管理与约束

组织的快速成长、成熟,促使口腔诊所必须摒弃"人治"而走向"法治",必须要靠流程、组织、制度来做管理,要做到有法可依,违法必究,执法必严,真正地做到法治化。建立一套适合本团队的制度,并在实际工作中逐渐修改完善。口腔诊所建立之初,每季度修改完善一次,必须让制度变得奖罚适当,约束到工作的每个细节。管理者建立制度的初稿可以由团队成员形成,这样的制度比较有约束力。执行制度必须有连贯性,每月都要依据制度整理制度执行的报告。整理报告的主要目的不是惩罚和奖励,而是逐渐约束和规范团队的行为。

六、系统的学习提升

人最大的敌人就是自己,一个口腔诊所最大的敌人也是自己。当一个口腔诊所以经验作为工作的依靠时,这个口腔诊所就有可能陷入"经验主义"的怪圈,就有可能会陷入"僵化",就有可能"死在自己手里"。一个口腔诊所要想保持基业长青,要想永葆青春活力,就必须要依靠系统的学习提升。

1. 创建学习型口腔诊所

知识改变命运,学习决定未来。只有打造学习型组织,保持决策的先进性、前瞻性,企业的流程才不会"僵死",这种学习型组织,一定是自上而下的,口腔诊所每一个员工要有

一种学习的动力与渴望,确保让学习成为口腔诊所的"驱动力"。例如,海尔为了创建学习型组织,成立了"海尔大学",让大家都积极学习,从而提升技能,增强团队的核心竞争力。

2. 打造学习型个人

口腔诊所要想方设法为团队成员提供学习和成长的平台,打造学习的良好氛围。例如,每年给员工报销专业书籍、专业培训费用,每年送员工外出进修,免费给优秀员工提供高级专业技术研修班学习机会等,从而营造一个人人学习的好风尚。

总之,团队建设是一个系统工程,口腔诊所必须有一个大家信得过的团队管理者,在其指引下,制定口腔诊所未来发展的远景与使命,制定清晰而具有可行性的奋斗目标,选聘具有互补类型的团队成员,通过合理的激励考核,系统的学习提升,全面提升口腔诊所团队的核心战斗力,口腔诊所才能战无不胜,才能产生核聚效应,才能获得更大的市场份额。

小结

通过本章学习,应该熟悉团队建设的内涵,了解团队建设的特点、团队建设的环节、团队建设的要素,特别应对创造工作氛围、培训超级团队有深入理解。团队不是自然形成的,是要付出艰苦劳动的,没有长期的磨炼,团队成员不可能形成统一的价值观。

参考文献

[1] 李刚. 口腔诊所人力资源团队建设[J]. 牙病防治杂志,2008,16(9):424-426.

[2] 李刚. 团队建设与口腔诊所内部管理[J]. 实用口腔医学杂志,2010,26(5):692-694.

[3] [澳]德莫特·克劳利. 超级团队:效率倍增之法[M]. 王东川,译. 北京:清华大学出版社,2020.

[4] [英]约翰·阿代尔,尼尔·托马斯. 团队建设与激励[M]. 廖运刚,冯海燕,译. 北京:机械工业出版社,2006.

[5] [加拿大]ANITA J. 团队协作[N]. Dental Tribune,The World's Dental Newspaper. China Edition,2004-04-03(8).

[6] 刘昕. 人力资源管理与激励[J]. 中国人力资源开发,2001,12:8-10.

[7] 彭国斌,邓泽栋,吴淑玲. 浅谈口腔门诊医护合作的研究进展[J]. 医药前沿,2014,22:8-9.

[8] 韦秋宁. 浅谈互补型医护关系在口腔门诊工作中的作用[J]. 医学文选,2005,24(1):87-88.

[9] 张新庆. 论医护合作[J]. 昆明理工大学学报(社会科学版),2013,13(4):1-5.

思考题

1. 什么是团队建设？
2. 进行团队建设有哪些环节？
3. 如何创造工作氛围？

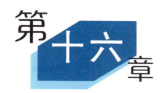

第十六章 口腔医疗安全管理

　　口腔医疗安全管理是指在口腔医疗实施过程中为实现安全目标而进行的有关决策、计划、组织和控制等方面的活动。尽管口腔医生执业风险小于其他医学专业,因为很少有人命关天的牙病。但是,随着口腔医学的发展,口腔医学分工越来越细,复杂的口腔医疗行为过程与各个专业和个人相关,口腔医疗技术的发展使侵袭性的检查和治疗越来越多,加上个件的机体反应不同,造成口腔医疗不安全的可能性增大。据统计(Alpha 案例库的高级检索),全国法院系统 2020 年审理的医疗损害责任纠纷案件总计为 18670 件,比 2019 年案件数量增加了约 3%。纽约大学牙科学院(NYU College of Dentistry)的一项研究显示,在过去的 1 年中,约 50% 的美国口腔医生遭遇过病人的言语或名誉攻击,近 20% 的口腔医生遭受过身体攻击。这项研究发表在 2020 年 10 月的《美国牙医协会杂志》(*Journal of The American Dental Association*)上,首次记录了美国口腔医生受到的攻击。由此看来医疗方面的诉讼在增加,医疗纠纷在增多,医疗投诉的对象也发生了变化,以前 2/3 是对医生的投诉,而其中 2/3 是关于态度的问题,现在 2/3 仍是对医生的投诉,但是其中 2/3 是关于医疗质量的问题。因此,医疗安全管理成为口腔医生执业管理的一个热点问题。

　　医疗安全直接关系到病人的身体健康,是口腔医生执业管理的核心,是口腔医生生存和发展的根本,因此,我们维权,维护的是病人的健康权,也维护的是口腔医生能正常为病人服务的工作权。临床口腔医学因服务的对象是人,所以,在口腔疾病的诊疗过程中,充满着复杂性、易变性、个体差异性,以及对口腔疾病认识的局限性等特点。面对维权意识日益增强的病人和日益增多困扰口腔医生的医疗纠纷,作为"高科技、高风险、高服务、高情感"的口腔医疗行业,如何保护自己的权益,这是每个口腔医生密切关注的问题,也是我们需要深入了解和探讨的问题。

　　医疗安全或不安全是相对的,不同时期不同的主客观条件有不同的标准,在评价医疗安全与医疗不安全时,不能超越当时所允许的范围和限度,在制定口腔医疗安全标准时,应以时代所允许的范围与限度为依据。如限于当时的口腔医疗技术水平和客观条件,发生难以预料的意外或难以避免的后遗症时,不能认为是口腔医疗不安全。

　　优质口腔医疗服务的基础是医疗安全,口腔医生的优质服务是要全面满足病人及其他服务对象生理健康、心理健康和文明服务需求的全方位质量要求。没有医疗安全,根本谈不上优质口腔医疗服务。目前口腔医疗市场环境很严峻,口腔医生要争取病人,首先要保证有经得起选择的口腔医疗质量。医疗安全是口腔医疗质量的首要质量特性,一旦出现医疗不安全,病人的需求就不能得到满足,甚至"等于零"。口腔医疗的不安全是对病人生命健康权的损害,实现医疗的安全,病人权利的实现才有可能。

第一节　知情同意有效管理

在口腔医疗活动中,口腔医疗机构及口腔医生应当将病人的病情、医疗措施、医疗风险等如实告知病人,及时解答其咨询,避免对病人产生不利后果,尤其《医疗事故处理条例》更强调了病人的知情同意权。统一管理知情同意书,口腔医生在治疗之前将治疗中及治疗后可能出现的危险及并发症详细向病人及其家属解释,让病人知情的同时,也增加了口腔医生的责任感。治疗前签署了知情同意书,不等于出现了问题口腔医疗机构及口腔医生可以全免责任。这种做法能够促进口腔医生更加认真地对待病人、对待治疗中可能出现的每一个问题,积极寻找有关对策,防止并发症的发生。在保护性医疗制度的借口下,侵害病人的知情同意权是违法行为,在告知的过程中,口腔医生出于自我保护目的,夸大医疗风险也是违法的。

一、知情同意书的作用

知情同意书是一种授权行为。在治疗口腔疾病的同时,也会给病人的牙体造成一定的损害,不同程度地破坏病人口腔组织器官的完整性和功能,此即治疗的风险性。如果口腔医生未经病人同意而为其进行牙体手术治疗,就有可能会因侵害病人的身体健康权而受到病人的指控,承担相应的民事责任甚至是刑事责任,当然特殊情况除外。因此,从法律的角度分析,病人签署知情同意书实际上是一种授权行为,即病人允许口腔医生在其口腔组织器官上治疗口腔疾病,使口腔医疗机构及口腔医生实施的具有一定破坏性的治疗行为合法化。《医疗机构管理条例》第三十三条明确规定,医疗机构施行手术、特殊检查或者特殊治疗时,必须征得病人同意。《中华人民共和国民法典》第一千二百一十九条规定,医务人员在诊疗活动中应当向病人说明病情和医疗措施。需要实施手术、特殊检查、特殊治疗的,医务人员应当及时向病人具体说明医疗风险、替代医疗方案等情况,并取得其明确同意;不能或者不宜向病人说明的,应当向病人的近亲属说明,并取得其明确同意。

知情同意书是病人行使知情同意权的书面证明。医师告知的对象应包括病人、病人家属。《医疗事故处理条例》第十一条规定,在医疗活动中,医疗机构及其医务人员应当将病人病情、医疗措施、医疗风险等如实告知病人,及时解答其咨询;但应避免对病人产生不利后果。因此,如实告知是口腔医生法定的义务,而知情同意是病人享有的法定权利。

知情同意书不具有免责效力。在临床工作中,一些口腔医生在知情同意书中向病人特别提示了这种风险的存在,同时要求病人自己承担这种可能出现的风险。例如,有的知情同意书中载有"如出现以上问题,口腔诊所概不负责"或"口腔诊所不承担任何责任"等免责条款。上述知情同意书中"口腔诊所概不负责"或"口腔诊所不承担任何责任"部分因违反了法律禁止性规定而归于无效。如果口腔医疗机构在为病人治疗过程中存在医疗过错并造成了病人人身损害的后果,那么口腔医疗机构仍应承担相应的民事责任。知情同意书不具有免除因口腔医生医疗过错而给病人造成损害后果应承担的民事责任的法律效力。

二、知情同意书类型和格式

根据口腔医疗专业特点制定知情同意书。各种口腔医疗应根据自身特点,根据治疗部位,再分类制定不同的知情同意书,如拔牙手术知情同意书、牙周手术治疗知情同意书、正畸病人知情同意书、冠桥修复知情同意书、种植牙手术知情同意书、全口义齿修复知情同意书等。

知情同意书分"知情告知"与"同意签字"两部分。其设计应符合完全告知、充分理解、自主选择的原则。一般项目中强调写清楚姓名、性别、病历号,知情同意书内容包括术前诊断、手术名称、术中或术后可能出现的并发症、手术风险、医患双方签名等,特殊检查、特殊治疗知情同意书内容包括特殊检查、特殊治疗项目名称、目的、可能出现的并发症及风险、医患双方签名等。患方签名强调要病人自己签名。在使用的过程中,不断完善知情同意书的内容和格式。

统一使用规范的知情同意书。由于其书写规范、解释清楚全面,不仅提高了工作效率,在诊疗过程中容易得到病人及其家属的理解与配合,有利于诊治病人。

三、签字权的法律意义

签字权是知情同意表达的权利。《医疗事故处理条例》明确规定,病人对手术治疗有知情同意的权利,这是病人健康权、身体权的组成部分。在医患关系中,由于双方对医学知识掌握存在较大差异,口腔医生占有主动权,因此有义务将病情、诊疗措施、手术方式及可能存在的风险向病人告知。在需手术治疗的情况下,病人了解了有关诊断、治疗、预后、治疗方式、可能发生的风险等信息后,依其独立人格作出是否同意手术的选择并以在知情同意书上签字将自己的意思表达出来。因此,手术签字权依其性质应为从权利,依知情同意权的变动而产生、变更、消灭。

签字权是病人的权利而不是义务。《医疗事故处理条例》第三十三条规定了六种不属于医疗事故的情形。也就是说,即使病人签字同意手术,医务人员必须按术前病人同意的治疗方式,按照医疗规章制度、医疗护理常规进行治疗,否则为错误,应承担相应的过错责任。因此,病人或家属的签字行为是一种授权行为,是病人在医疗行为中意思的体现,受现行法律保护。

知情同意书应由病人本人签署。《病历书写基本规范(试行)》第十条规定,对按照有关规定需取得病人书面同意方可进行的医疗活动(如特殊检查、特殊治疗、手术、实验性临床医疗等),应当由病人本人签署同意书。病人不具备完全民事行为能力时,应当由其法定代理人签字;病人因病无法签字时,应当由其近亲属签字,没有近亲属的,由其关系人签字;为抢救病人,在法定代理人或近亲属、关系人无法及时签字的情况下,可由医疗机构负责人或者被授权的负责人签字。同时,为避免因手术签字而给病人造成不良影响,上述规范还规定,因实施保护性医疗措施不宜向病人说明情况的,应当将有关情况通知病人近亲属,由病人近亲属签署同意书,并及时记录。病人无近亲属的或者病人近亲属无法签署同意书的,由病人的法定代理人或者关系人签署同意书。在治疗过程中可能出现临时变更手术内容或方式的情况。如根管治疗术,预定的根管治疗术与医生在牙髓处理后的情况不相符,需要追加或临时变更治疗内容和方式。在这种情况下,口腔医疗机构及口腔医生仍应征得病人本人的同意,在病人无法行使该项权利时,应及时征得病人家属的同意。

[案例]医患双方"拔牙"起争议,医方被判赔偿(来源:民主与法制时报,发布日期2019-08-08)

[案情简介] 刘某(69岁)是一名小学退休教师。今年4月初的一个上午,刘某在邻居宋某的陪同下到一家个体诊所去看牙痛病。医生在检查后即将刘某的两颗牙拔掉。在医生要求刘某交两颗拔牙费240元时,刘某就发起火来,说:"我要求你拔除一颗牙你怎么收拔两颗牙的钱呢?"医生则说:"在检查后我告诉你有两颗牙需要拔除,你表示同意后我才拔的,是拔除了你的两颗牙,所以应该是240元。""我什么时候同意你拔除我两颗牙了,多拔一颗牙还收钱,你还要赔偿我多拔除的一颗呢?"双方越说越激动便争吵了起来。经过宋某和其他两名顾客的劝解,刘某交了120元后离开了诊所。回到家后,刘某越想越觉得吃亏,本来是去拔除一颗牙结果被拔掉两颗,给自己的身体造成了损害。经过和诊所协商不能达成赔偿意见。于是,刘某以该诊所为被告诉讼到法院,要求被告诊所承担医疗损害责任赔偿3000元。在开庭审理中,原告刘某还申请陪同她一起去诊所的宋某以证人身份出庭做证。宋某在法庭提供证言称:"我陪同刘某一起去诊所,在路上刘某说自己的一颗牙疼了很久也活动了,看来是需要拔掉了。在诊所我没有注意到刘某和医生说什么,只是医生要刘某交费时,刘某就发起火来,说你们怎么拔一颗牙就收两颗牙的钱,医生说给你拔了两颗。后来我参与劝解,劝刘某先交一颗牙的钱。后来刘某交了拔一颗牙的钱我们就回去了。"法庭审理后法官主持双方调解,调解不能达成一致意见。法院即判决支持了原告刘某的诉讼请求。

[案情分析] 本案属于医疗损害纠纷,双方争议的焦点是被告拔除原告的其中一颗牙有没有经过原告的同意,也即由原告还是由被告承担举证责任。原告虽然申请证人出庭做证,但证人也并没有证明医生在检查后告知原告要拔掉原告两颗牙并征求原告的同意后实施的。这就涉及究竟该由原告还是被告承担举证问题及举证不能的法律后果。根据我国《侵权责任法》第五十五条的相关规定:"向病人说明病情和医疗措施是医疗机构及医生对病人一方承担的法律义务。如果是实施手术、特殊检查、特殊治疗等还需要取得病人的书面同意"。就本案情况来说,诊所医生应当就原告牙病的病况及是否想拔除等向病人进行说明并征求其意见,当然应当包括征求原告是拔除一颗牙还是两颗牙的问题。另外,拔牙也属于手术的性质,应当取得作为病人的原告的书面同意。因此,应当由诊所及医生提供实施了向原告即病人说明同意拔掉两颗牙的证明,但被告并没有提供这样的证明。另外,作为原告的病人到诊所就医,其与诊所

之间形成的是医疗服务合同法律关系,病人的主要义务是按约定支付诊疗费用及如实陈述其病情、回答医生关于病情方面的询问。而诊所的主要义务则是诊断病人的病情以及针对病情实施治疗行为,并就诊断认定的病人的病情及治疗方案、治疗措施等告知病人并取得病人的同意。根据最高人民法院《证据规定》第五条第二款关于"对合同是否履行发生争议的,由负有履行义务的当事人承担举证责任"的规定,本案应当由被告诊所就其多拔掉的一颗牙告知了原告并取得了原告的同意或者事后的认可提供证明,而被告并没有能提供这样的证据。因此,被告诊所不能举证证明自己拔除原告的其中一颗牙征得了原告的同意或事后的认可,应当认为没有取得原告同意而拔除了原告的一颗牙,对此应当承担医疗损害的赔偿责任。法院的判决是有事实和法律依据的,是正确的。

第二节 口腔医疗投诉

随着社会经济的发展,人们自我保健意识的增强和观念的逐渐转变,医患关系的内涵和外延发生了变化。同时,病人把口腔医疗看成是一个口腔医疗消费市场,当他们对经治口腔医疗机构不满意时,会到有关部门投诉,甚至到上级卫生行政主管部门投诉为他们提供口腔医疗服务的口腔医疗机构,以求得到满意的答复和解决。例如,如果对病人一次诊治得不好,他会告诉另外13个人,而如果做得好,他只会告诉另外5个人。

目前,随着消费者维权意识的加强,国际驰名品牌宝马、奔驰等一对多的商品购买服务都有人投诉,更何况是一对一的口腔医疗服务,哪个口腔医生敢说他的医疗服务能让接待过的每一位病人都感到满意呢?常在河边走,没有不湿鞋的,即使我们的口腔医疗服务管理措施再完善,也不可避免地会出现病人的不满与投诉。当然投诉的病人也不是敌人,病人合理的投诉是最好的礼物。对病人的抱怨和投诉处理得好,不仅可以增强病人的忠诚度,还可以提升口腔医生的形象。处理得不好不但会丢失病人,还会给口腔医生带来负面影响,正确认识病人投诉的意义很重要,抱怨、投诉是医患沟通的生命线。认真分析口腔医疗投诉新的特点及探讨其对策,对口腔医疗机构的建设发展是十分有益的。

一、口腔医疗投诉特点

随着口腔医疗市场的拓展,病人要求的提高,自我保护意识的增强,口腔医疗投诉仍在不断上升。医生与病人的关系不是敌我关系,如果视病人为敌人,只能是自掘坟墓。挑剔和投诉的病人也能成为我们的好朋友。虽然全国有那么多的医疗纠纷,但也不能以偏概全,大部分病人还是很可爱的。

1.口腔医疗投诉明显增加

病人对口腔医生服务的要求较高,对口腔医疗质量的要求超前。但同时,病人又缺乏基本的口腔医疗常识,对口腔医疗机构正常的口腔医疗常规不了解,并受第三产业以"顾客为上帝"准则的影响,对口腔医疗活动中出现的某些情况,例如,诊治一位病人要花相当长的时间,必然会造成其他病人候诊时间长等现象,易产生不满情绪。

2. 利益驱使口腔医疗投诉

投诉口腔医疗收费问题最为突出,病人自己负担口腔医疗费用的比例较高,尤其是病人的医保卡上可用于口腔医疗的费用数额有限,矛盾较为突出。即使在非医疗事故的口腔医疗纠纷中,也有不少病人要求口腔医疗机构经济补偿或拒付口腔医疗费用,甚至索取高价补偿,影响口腔医疗机构的正常医疗秩序。

二、口腔医疗投诉原因

1. 责任心不强

投诉中反映的口腔医疗质量问题,发生的原因大多数为口腔医生在工作中责任心不强,放松了自我质量控制意识,特别在病人多、工作忙、临下班前,往往因急躁造成解说不到位,检查或处理不细致等问题,从而引起病人的不满。病人常投诉口腔医生服务态度差,实际上医患双方在服务质量和医德医风方面标准定位不同。优质服务和良好医德医风是病人对口腔医生信任的基础。现实生活中,病人对口腔医生是否信任和满意,不仅表现在诊疗水平的高低,还在于口腔医生是否有耐心、细致的解说,是否有深切的同情心等。

2. 执行制度不严

有的口腔医生在工作中有章不循或管理人员执行制度不严,没有按照诊疗常规操作,造成了一些差错而出现纠纷。尤其是年轻口腔医生忽视"三基"训练,基础理论不牢固,基本功不扎实,诊疗水平不高,又不虚心请教上级医师,容易造成漏诊、误诊和误治。

3. 医患沟通不够

医患双方对病情信息交流不够,或者口腔医生说话用语不当。口腔医生在不影响治疗效果的前提下,应当让病人知道病情、诊疗方法、治疗费用等,这样有利于改善医患关系,避免一些不必要的矛盾,同时口腔医生与病人交流时,要注意医疗保护制度,语气和蔼、双方平等交流,不可以居高临下。

4. 病人期望过高

医患双方对疾病治疗效果的期望值存在差异,治疗效果只要与病人的期望不同,病人常常会迁怒于口腔医生。实际上,口腔医生总是希望治愈每一位病人,但对疾病治愈的期望值是建立在医疗科学技术的客观基础上的。由于口腔医学是一门发展中的科学,尚有许多未知因素,再加上口腔疾病和个体差异的存在,使病情的严重程度、转归、愈合等方面千差万别,而病人由于缺乏口腔医学专业知识,一旦期望与结果有差距,便会产生怀疑和不信任。

5. 收费价格争议

在口腔医疗机构里,最常见的投诉多围绕在价格问题上,如果在治疗前口腔医生不予清楚准确地说明,很可能会引起病人的误会,在收费时必然产生争议。例如,某一类型的烤瓷牙单价为800元,而病人可能是需要做一个桥体(3颗烤瓷牙),这时的总收费则是2400元。如果一开始双方就没有沟通好,那么到了这个时候,800元和2400元之间的巨大差异怎么可能不会引起病人的不满呢?毕竟口腔医学知识并不是每个人都懂的,许多细小的差别更不是病人一下子就能弄明白的。

6. 候诊静态疲劳

其他各种各样的投诉,如病人抱怨等候时间太长(这也是比较常见的一项投诉)等,则同样需要我们在事前做好准备。

三、口腔医疗投诉防范

近些年,口腔医生面临着一个处境比较困难的时期。口腔医生在公众心目中的形象不太好,我们自己也有很多话没处说。原因是复杂的,有体制问题,有舆论问题,但口腔医生本身在工作中也确实存在一些问题。在这种时候,口腔医生自己尽可能地做好工作,才有利于问题的解决。建立健全规章制度与检查监督制度,与口腔医生综合目标奖挂钩。强化口腔医疗机构的管理,首先要建立健全各项规范管理的制度,建立行之有效的监督考核机制,绩效与分配挂钩,奖优罚劣甚至下岗;其次要经常向职工进行宣传、教育,提高职工参与诊所管理,加强自我质量控制的意识。在医疗卫生体制改革的形势下,必须更新观念,以病人为中心,以竞争为动力,通过强化管理来提高口腔医疗机构的整体水平,主动适应口腔医疗市场的需求。

1. 加强思想教育

口腔医生执业的根本宗旨是以病人为中心,救死扶伤,为病人提供优质的医疗服务,所以口腔医生要从自律做起,切实加强职业道德建设,自觉纠正行业不正之风,牢固树立"以病人为中心"的思想,关心病人的疾苦,耐心解答病人的问题,细心地诊断治疗疾病,切实做到热情为病人服务。口腔医生要广泛开展团队医德医风的宣传教育活动,同时加大监督与查处不正之风的力度。因此,树立高尚医德的教育必须经常抓,这样才能不断地增强团队成员全心全意为病人服务的意识,形成忠于职守、爱岗敬业、乐于奉献的良好风尚。

2. 加强训练，提高质量

口腔医生要不断强化专业技术训练，尤其是要注意"三基"的培训，提高诊疗水平和医疗质量。口腔医生不仅要有良好的医德医风，而且还要有高超的技术水平；既要有良好的服务态度，又要有严谨的工作作风。口腔医疗服务要努力达到高标准、高要求、高质量。团队成员定期进行培训学习也是必要的预防投诉事件发生的有效手段。

3. 重视法制，自我保护

完善相关制度，制定有关的奖罚措施，分清技术原因和责任原因造成的病人投诉。口腔医生要懂法，要熟悉与医疗工作有关的法律法规。在实际工作中说话要谨慎，执行制度要严格，要自律，也要维权。也有许多投诉属于病人无理取闹，他们提出一些无理要求，认为花了钱就应当得到万无一失的优质服务，稍不满意就争吵、投诉，甚至谩骂、殴打医生。因此，为保障口腔医生执业能够在社会主义市场经济的大环境中健康地发展，政府应当制定相应的法律法规。

4. 收费价格公开透明

作为营利性的口腔医疗机构，要公开标明收费标准，让病人清楚明了，任何治疗的方案和价格都必须在得到他们的认可后才进行。只有这样，才能比较有效地解决口腔医疗投诉和防范其发生。如果能将一个合理的解释或说明在治疗前就跟病人做好沟通，产生误解的概率便会大大降低。

5. 美化活跃候诊环境

口腔医生和助手之间要有不亚于进行治疗时的充分默契和配合。例如，病人来到之后，其主诊口腔医生仍在忙，其他助手便要向病人好好解释并热情接待，递上茶水书报，主动询问病人情况，简单做好记录等，不要让病人感觉到无聊、受冷落，而且我们有可能会在谈话的过程中减轻某些病人对治疗的恐惧心理和紧张情绪，这就在很大程度上方便了口腔医生接诊后进行诊断和治疗的工作。

6. 积极开展科普宣传

不少医疗纠纷是由于病人对口腔医学知识知之甚少，不了解口腔医疗常规。因此要减少口腔医疗纠纷，应加强开展口腔医学科普知识的宣传，包括向病人介绍到口腔医疗机构寻医方面的常识，让病人了解口腔医疗工作的性质、程序，理解口腔医生为了病人的健康而付出了辛勤的劳动。

总之，医疗投诉的原因是多方面的，概括起来说来自医方和患方，因此需要社会各界共同努力，口腔医疗机构要自律与维权相结合，使新时期医患关系得到明显改善，让文明之风吹进现代化的口腔医疗机构。

四、口腔医疗投诉处理

我们都有这样的亲身体会,在给病人诊疗的过程中,治疗过程顺利时,病人赞许我们的工作,我们会有成就感;而当治疗出现了问题,例如牙冠脱落或者烤瓷牙崩裂,这时候我们会发愁,病人也会抱怨、投诉。表扬与投诉是客户与企业沟通的桥梁,能否将这座桥梁维护得更坚固、更美观,那就要看怎样处理"投诉"问题了(图16-1)。处理好病人的投诉,将大大减少上法庭的概率。据统计,90%以上的医疗投诉官司,都是因为投诉者不能够从被投诉者处得到负责任的解释和补救措施。学会站在病人的立场考虑问题是我们必要的服务理念。作为一名口腔医生,除了要有精湛的医术,更要有高度的责任心,客观地对待病人的投诉及建议,只有这样,口腔医生才能在事业上取得成绩,在社会上才有竞争的动力和资本。

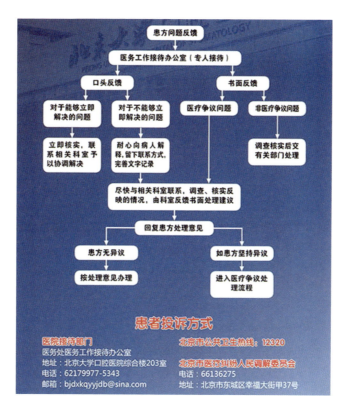

图16-1 北京大学口腔医院病人投诉与接待处理流程(来源:http://ss.bjmu.edu.cn)

1. 认真倾听

首先要做的是摆正我们的心态。摆正心态,就是站在病人的角度去想问题,试想当你本人就是当事人时的状况，相信有97%的病人来投诉都绝对有他不满意的地方，只有站在病人的角度来面对投诉，才能真切地体会到病人的感受。面对来投诉的病人，对于工作中存在的问题，正确的态度是客观评价、持续改进。对于病人的意见，无论其是否可行，口腔医疗机构都以认真的态度去倾听，可行的则立即改进。有的投诉也许只是一场误会，但同样要认真对待，使病人产生误会也是沟通失当，也需要吸取教训。

既然是投诉，那么病人此时必然带着不满甚至是愤怒的情绪，他们的语言或多或少都会不大客气，个别更可能会添油加醋地描述事情的经过。这时，要先安抚他们的情绪，让他们讲完他们所要表达的意思。尽量了解投诉或抱怨问题发生的全过程，听不清楚的，要用委婉的语气进行详细询问，注意不要用攻击性言辞，如"请您再详细讲一次"或者"请等一下，我有些不清楚……"把你所了解的问题向病人复述一次，让病人予以确认。例如，当一位病人风风火火地来到口腔医疗机构，愤怒地说："你们这里贴的烤瓷牙面是怎么搞的，无缘无故就掉了一块，害得我请朋友吃饭的时候什么面子都没了！"无论到底问题是发生在谁的身上，我们都不能急着为自己辩解，这时候需要做的只有一件事，就是以正确的心态耐心倾听，让投诉的病人把他的火都发泄出来，当我们对情况有了一个大概的了解，这时候开始做解释和补救才比较合适。我们都知道，一拳打在棉花上和一拳打在钢板上会有不同的效果，如果让病人的拳头打在了钢板上，那只会加深误会和矛盾，让事情进入一个无法调和的状况。相反，应该让病人明白我们绝对无意逃避问题，而是诚恳地倾听他们的意愿，并且非常感谢他们提出意见甚至是批评。了解完问题之后还应征求病人的意见，如他们认为如何处理才合适等。

2. 分析问题

在对方陈述过程中判断问题的起因，抓住关键因素。如能及时处理病人的投诉与不满，无论口腔医生或者护士都有权在第一时间，根据相关规定快速解决病人的投诉，在自己没有把握的情况下，现场不要下结论，或者将问题与其他医生协商一下，或者向管理者汇报一下，共同分析问题的严重性。解决问题时，详细了解病人的具体要求是什么，是不是无理要求或过分要求，重新治疗还是退款等。

例如，有一位来自北京的女性病人，接受北京大学口腔医院王兴教授的面部矫正手术后，脾气变得很暴躁。每天对着镜子看自己，越看越不满意，就抓起家里的东西乱摔乱砸，还对着丈夫动辄发火，家庭关系很是紧张。本来这是手术之外的事，可以说与医生没有关系，但王兴教授听说后，主动写信给这位病人，请她定期来医院做复查，每次复查都和她进行半个小时到一个小时的谈话，帮她化解心结，让她了解到术后出现的各种不适应将会逐渐好转。半年过去了，这位病人的情绪完全平和了下来，对生活充满了信心。

3. 承担责任

也许我们心里非常清楚，病人很可能是在吃饭的时候用齿不当，用烤瓷牙咬一些硬的食物从而导致了牙面崩瓷的发生，但是绝对不能马上指出他的不当，不能以硬碰硬。一是因为我们需要站在他的角度来面对问题，其实病人的牙面当众崩瓷的那种尴尬我们是可以想象的，一旦我们能够理解他当时的气愤和冲动，便不会急于推卸责任，反而是表现出我们的担忧和同情，这样一来他便会感觉到我们确实是为他着想的；二则是因为在他充分发泄他的情绪，冷静下来之后，将更容易接受我们给予的解释和补救措施，让他对我们的态度从愤怒转化成感激，甚至是欣赏。

在耐心听完病人的投诉之后，就必须给病人一个合理的解释。病人来投诉无非是想讨个说法求个公道，因为他们认为自己受到了欺骗。但是，值得提出的是，只要大家回想一下遇到过的问题，总结一下经验，便会发现其实很多情况是完全可以避免的，当时的盛怒也许只是因为一个误解。

绝大部分投诉案例确实是双方沟通不足导致这样或那样的失误而产生的，使得病人对这些失误不满。例如，临床中一个牙位的阻生情况不同或位置程度的不同，必然会使得治疗费用有所不同，而且由于原材料价格的不断调整，某些修复体的收费也必然会因实际情况的变化而需要进行调整，或提高，或降低，一旦我们没有跟病人解释清楚，那么病人很可能就会以为我们在蒙骗他。所以，事先给病人一个必要的说明比事后再补一个解释来得更重要。总之，在发展过程中，必然会有一个摸索的阶段，那么自然就会有不足之处，但只要我们有责任感，不逃避、不推卸责任，而是客观、无惧地面对投诉，那么，一切的问题都会变成发展的动力和借鉴。

口腔医生方面有无过失？过失程度多大？要决定给投诉或抱怨的病人提供某种补偿时，一定要考虑以上条件，如果是口腔医生过失造成的，对病人的补偿应及时解决。

4. 坚持原则

在口腔医疗机构里病人就是客户，客户就是病人，是一个整体，由社会上各种类型的人组成。龙蛇混杂，其中当然好坏共存。上海某餐厅在晚间营业时，由于突然跳闸停电，食客竟趁黑逃单。武汉某商场为顾客备了几百把"雷锋伞"，结果借出去的伞除了一位小学生归还外，其余的竟有借无还。《扬子晚报》曾转载了这样一条新闻：一位酒店服务生在推门送客时，不慎碰到一位顾客的胳膊，服务生忙不迭赔礼道歉，但这位顾客却得理不饶人，破口大骂。面对这样的"客户"，如果这些人来到口腔医疗机构看病，你们之间产生一些问题，再坚持"病人永远是对的"原则，是不是会显得太过苍白无力。所以口腔医生也无须让所有的病人都享受"上帝"的待遇，一些病人值得我们花时间和精力来为其精心服务，但有一些并不值得,应该区别对待那些无须把他当"上帝"的病人。如果是病人的不合理要求,我们要大方明确地向对方说"不",并做出合理的解释,直到病人满意为止。而对一些为了各种各样无理的要求而来到诊所大闹的病人,则应该坚持原则,妥善地处理。

例如,有一位病人因牙痛得厉害来到口腔医疗机构急诊,当时他向医师提出要求要用最好的药物、最好的材料和最快的方法给他治疗,祛除痛感。口腔医生在治疗前便将有关的费用一一告知,病人当即表明同意治疗方案及收费标准。然而,当治疗完毕时,病人到收费台前却一改常态,意见牢骚很多,说什么收费太贵,就这么弄弄就要交那么多钱,还说要到消费者权益保护委员会投诉,要刊登到报纸上让媒体曝光。此时,当班的口腔医生立即提出,这是在你的要求和同意之下,根据治疗的实际情况我们已经事先声明了的收费标准。用事实和刚柔并重的语气解决了这次蛮不讲理的纷争。事实上,只要确定在为病人进行治疗之前,口腔医生已跟病人落实了收费标准,就不需要担心,因为消费者权益保护委员会也有规定,只要是明码实价,并在消费前经双方一致认可的,那么消费完成后,对于消费者任何关于价格高低的不满与争执都是不予受理的。所以尊重病人是根本,但要明辨是非,要有自己的原则。

5. 真诚感谢

病人提意见或投诉,正说明病人对口腔医疗机构还没有失去信心,这是给口腔医疗机构又一次改进的机会。许多口腔医生甚至对病人在某种意外情况下所作出的反应和表现表示真诚的感谢:"谢谢您的协助,使我们能够发现问题,改进工作。"这样一来,原来几乎要流失的病人,反而变成了忠实的拥护者。口腔医疗机构的信誉度,不仅取决于是否对病人负责,也取决于病人是否最终满意。处理好投诉对口腔医疗机构树立品牌、改进工作意义十分重大。不断学习,持续改进,是口腔医疗机构文化建设的一项重要内容。持续改进,将帮助口腔医疗机构不断取得新的进步。

[附录]济南市口腔医院多举措落实诚信医疗服务(来源:济南市卫生健康委员会政务网,发布日期 2021-03-22)

3月22日,济南市口腔医院预检分诊人员向来院病人进行入院注意事项就医告知,这也是该院在努力提高病人就医体验,落实诚信医疗服务的多项举措之一。

据了解,济南市口腔医院不断深化"以病人为中心"的服务理念,坚持诚信医疗优质服务,严格遵守诊疗规范及技术操作流程,做到合理治疗、合理检查、合理用药,加强医疗服务水平,降低病人医疗费用,减轻病人负担,多举措落实诚信医疗服务,不断提高病人就医体验。

一是开展优质服务,诚信行医活动。医院通过每月的短信回访、电话回访、发放满意度调查表等形式对病人进行满意度调查,征求病人对医院各项服务的意见或建议。对病人反映的工作人员服务意识淡薄、服务态度差的人和事坚决严肃处理,对于响应医院号召诚信行医的职工进行及时表扬,以此进一步提高医患间的沟通,构建和谐的医患关系,提高病人满意度。医院注重服务创新,全面提升服务质量。坚持"以病人为中心"的服务理念,增强服务意识,改善服务态度,在服务态度上做到"热心、耐心、细心、虚心、诚心"。始终坚持"以病人为中心""以质量为核心""以病人满意为目标",努力实现服务零投诉。

二是探索人性化服务,营造和谐的氛围。在每位党员医生椅位醒目处张贴共产党员先锋岗标识,党员佩戴党员徽章亮明身份。在日常医疗工作中,注重工作方式,医护人员时刻保持以真诚微笑、平和心态面对每一位病人,积极探索人性化服务,特别是接触病人及其家属较多的窗口科室,工作人员努力做到对待病人耐心、热情,沟通态度谦和,使用文明用语,扎实开展诚信医院的宣传教育活动。

三是加强诚信医疗宣传,营造浓厚的氛围。建立畅通、便捷的投诉渠道,在医院显著位置公布投诉处理程序、地点、接待时间和联系方式;在一楼大厅摆放医院文明行为规范,在各门诊科室的 BOE 画屏中滚动播放诚信宣传海报,并对价格及服务承诺进行公示,努力在院内营造浓厚的诚信医疗氛围。深化医院"口腔关爱360"优质服务品牌的内涵建设,扩大社会影响力,提升服务品质,畅通医患沟通渠道,构建和谐的医患关系。

"诚信医院"是贯穿医院全年的一项主题活动。该院始终坚持以"病人为中心"的服务理念,继续开展好诚信医疗服务,为推动医院又好又快发展、构建温馨和谐就医环境作出新的更大的贡献。

第三节 口腔医疗纠纷

医疗纠纷是指发生在医患之间的因病人对口腔医生或医疗机构的医疗服务不满意,与医方发生的争执,为双方利益冲突的表现形式。医疗纠纷绝大多数属于普通医患争议,一般由医疗缺陷或非医源性因素引起,医疗纠纷经由行政、司法机关调解或裁决处理的为极少数。中国医师协会(2004年)对114家医院进行调查显示,平均每家医院发生医疗纠纷66起,发生打砸医院事件5.42件,打伤医师5人;平均每起医疗纠纷赔付金额为10.81万元,单起医疗纠纷最高赔付总金额为92万元。

医疗纠纷与人们的健康利益、经济利益密切相关,同时受大环境的影响,所以在处理上显得相当复杂。医疗纠纷的解决理应在医患双方范围内进行,但受经济利益的影响,使冲突不能协调解决。患方人员为了取得更高的经济补偿,往往以各种方法把纠纷带到社会上去。有的动员各方面力量和种种渠道;有的力图非正规地通过新闻媒体;有的反复在医院纠缠;有的利用他人对医务人员作出违规行为,目的是给医院施加压力,这样无疑使医疗纠纷波及的社会面越来越大,影响了社会安定。近年来医疗纠纷(包含医疗事故和病人不满)虽大幅度上升,但医疗事故并未同步增加,这说明目前的医疗纠纷并不只是医疗技术的问题,而往往是人文医疗服务的问题。

随着人们的法律意识和自我保护意识的增强,尤其是2002年9月国家正式出台的《医疗事故处理条例》实施,公众对医疗投诉的关注度进一步提高。口腔医学具有直接危及生命的口腔疾病较少,社会重视程度较低;口腔医疗机构逐渐社会化,各种形式的口腔医疗机构逐年增多;特殊医疗和自费医疗项目较多等特点,致使口腔医疗中医疗纠纷的发生率居高不下。任何一个口腔医生都不可能不犯错误。因此,最大限度地减少医疗纠纷的发生,是口腔医疗机构管理急需解决的问题。遇到口腔医疗纠纷,我们不惹事,但也不怕事,和病人沟通解决。

一、口腔医疗纠纷的原因

医疗纠纷的原因可以归为两大类,即因医疗过失直接导致不良后果的纠纷和无医疗过失而发生不良后果的纠纷,工作中的失职和技术上的某些原因属于前者;医德素养差,服务不周,意外情况属于后者。例如,武汉大学口腔医院正畸科彭友俭等(2004 年)选择近5 年临床收治的来自新加坡和我国北京、新疆、河南、广西、广东、湖南、江西、湖北等地治疗的医疗纠纷病例 61 例(4 例诉讼),分析产生纠纷的原因,结果显示引起口腔正畸医疗纠纷的原因主要为治疗方案选择不当、医患沟通不够和医生临床经验不足,还有医生操作失误、医生疏忽、适应证选择不当、病人配合不够、精神问题、其他等原因。

1. 口腔疾病危害具有隐蔽性

许多口腔疾病的危害是慢性的、隐蔽的、不确定的,所以许多病人认为"牙病不是病",根本不认为采取治疗措施是迫切的,只有当疼痛难忍或者牙齿松动将脱落时,才认为治疗属必要,而口腔治疗方法存在多种选择又往往使病人不知所措。例如,一位就诊病人前牙折断后来口腔医疗机构要求修复,口腔医生对这个残根拍片检查后认为无法保留,建议就诊病人拔除残根后再考虑修复。但由于残根的危害是慢性的,具有隐蔽性,就诊病人认为不痛就没有必要拔除,是口腔医生把问题搞复杂了,这时口腔医生如果不向就诊病人详细解释残根的危害而强调先拔除牙齿就会使双方陷入矛盾与纠纷。许多纠纷中口腔医生并不存在诊断错误与操作失当,仅仅因为在治疗前口腔医生没有向就诊病人充分解释有关事宜,征得就诊病人的同意与理解,从而导致在治疗中或治疗后与就诊病人产生了纠纷。

2. 口腔治疗方法存在多种选择

随着人们法律意识的增强,就诊病人维护个人权益的意识也增强了,他们想更多地知道自己的病情与治疗方案,如果口腔医生忽略或者剥夺了他们的这种权利,他们就会认为口腔医生损害了他们的权益,产生纠纷。口腔治疗方法存在多种选择,就上面的案例而言,就诊病人拔除残根后来诊所要求修复,我们知道前牙单个缺失有三种可供选择的方法,即活动修复、固定修复、种植修复,三种方法的价格、操作程序、将来可能出现的问题是完全不同的,如果口腔医生没有向就诊病人充分提供这三种治疗方法的有关信息并让就诊病人选择而武断地选择了活动修复,当就诊病人不满意活动修复效果并且知道了还存在另外两种修复方法时就可能与口腔医生产生矛盾与纠纷。当发生了医疗纠纷时,就诊病人就会坚持认为他有权知道三种可供选择的修复方法的所有信息并且有权确定自己选择哪一种治疗方法,否则,他就会认为口腔医生把某种方法强加在他身上是越权行为,甚至认为口腔医生这样做是由于图简单方便了事或者受经济利益的驱动。

3. 口腔医生传统式的家长作风

随着整个社会经济发展,文化水平提高,法制逐步健全,就诊病人的意识已与从前有着很大不同。表现在医患关系上,就是就诊病人自我保护意识、对疾病及诊疗过程需要了解的程度大大提高。而口腔医生在这方面却恰恰显得滞后,长期以来,口腔医生以权威自居,像对待小孩一样对待就诊病人,拒绝向就诊病人详细解释病情,拒绝向就诊病人提供选择治疗方法的机会。不管就诊病人是否同意就把自认为最好的方法强加给病人,从而激发病人的愤怒与不满,因为最好的治疗方法有时会由于价格偏高而使就诊病人无法承受。在临床上经常可以看到许多就诊病人不接受固定修复就是因为活动义齿价格低廉。服务态度生硬或解答询问态度粗暴也会引起纠纷。有的口腔医生不体谅病人的焦虑心情,对病人的询问很不耐烦,或出言不逊、恶语伤人,造成病人及其家属的不信任。一旦病情复杂多变出现意外,如做根管充填后疼痛、修复义齿断折等,本来构不成医疗事故,但由于先前医患关系紧张而引起纠纷。

4. 口腔医生执业法治意识淡薄

口腔医疗机构执业审核过程不严,聘请无证照医务人员上岗,或者非法与不具备执业资质的个人公司合作开发项目,即使没有出现医疗意外,其本身也构成违法行为。一些医务人员不清楚《医师法》等法律法规,缺乏在诊疗过程中的自我保护意识。对事故不做实事求是的处理,激发成医疗纠纷。当发生了事故差错,如果采取实事求是的态度公开检讨错误,承担责任,获得对方谅解,就有可能使将要发生的纠纷消除。如果回避矛盾,推卸责任,推出不管;或怕家属无休止地纠缠,怕影响口腔医疗机构声誉,怕失去个人的尊严,而对应负责任遮遮掩掩,结果使事态扩大,矛盾激化。

5. 管理水平低下,质量控制不严

口腔疾病是一个渐进过程,某些病人在发病初期典型症状往往不明显,医生根据当时的症状进行治疗,过几天不见好转病人又去另一口腔医疗机构就诊,此时典型症状已趋明显,医生改变原来的治疗是完全正常的。例如,如果接诊医生说"症状很明显怎么治疗错了"或"您来晚了"等,听者有心,一旦病人出现问题,家属就会追究初诊口腔医疗机构的责任,最终导致医疗纠纷。部分口腔医疗机构没有严格的管理意识,具体表现为:病历资料书写马虎、不到位,处置治疗不及时,工作散漫,态度僵硬等,或者在管理过程中监督不严,放任自流,员工工作松散,环节、终末质量不过关,这些一旦被病人觉察往往直接升级为冲

突,自然容易在诊疗过程中出现差错,直接导致医疗事故的发生。部分医疗技术人员素质下降,或追逐利益或责任心不强,或缺乏职业道德和奉献精神,容易引发医疗纠纷。"优质优价"服务不能到位等引起病人及其家属的不满,都可引发医疗纠纷。

二、口腔医疗纠纷防范

急剧增加的口腔医疗投诉提醒我们采取必要措施来预防和减少投诉的紧迫性。一方面,有必要对各种投诉进行分析,吸取教训,加强对有关责任人的监控;另一方面,应该广泛开展预防性教育。可以预计,就诊病人在与医生的交往中将占据更主动的地位,牙科就诊病人也不例外,认真分析口腔医疗纠纷新的特点及探讨对策,对口腔医疗机构自身建设,及与社会协调发展都是十分有益的。

1. 自觉遵守医德规范,不断改善服务态度

提高医务人员的素养,改善医德医风,是避免医疗纠纷的重要因素。医务人员牢固树立全心全意为病人服务的思想,自觉遵守医德规范,不断改善服务态度。医务人员必须有高度的责任感,严格按照医疗常规操作,不要图省事而引起医疗纠纷;诊疗的程序、手术过程、病历记录必须认真书写,往往医疗纠纷发生后原始病历记载就是衡量的依据。因此对有保留价值的牙,病人要求拔除或进行口腔手术前,对手术过程可能发生的问题记录在病历里,病人或其家属签名同意后再做手术。

严格要求实习生、进修生遵守临床操作规程,并配备一定资历及负责任的医生带教。保存原始病历的完整性,为判断医疗差错、事故提供依据。从经济学角度分析,导致纠纷不断的根本原因主要是信息不对称。在医患之间,病人由于缺乏口腔医疗知识,可能自愿选择的口腔医生和治疗方案,都不是治疗其病情的最佳人选和方案,而只是符合他自己的主观意愿和感觉。在现实中,我们经常可以看到,病人在选择就诊口腔医生和治疗方案的时候,更倾向于选择表面上态度好的口腔医生和自己理解的治疗方案。

北京大学口腔医院王兴教授常常告诫他的学生以及年轻医生:"要学会换位思考,要真诚面对病人,作为一个医生为病人好好看病、看好病应该成为我们一生不懈的追求。"他立下一条规矩:凡是医生与病人发生争吵,不论什么理由,都要先批评医生。有的年轻医生不理解,认为这是无原则的谦让和宽容吗。王兴没有用行政命令向下压,而是给大家讲道理:"争吵绝不是一个高素质医生所应有的行为。作为医生,我们总要站得高一些,多一些宽容,多一份对病人的同情与理解,少一些斤斤计较。"

2. 执行技术操作规程,医疗做到精益求精

必须努力学习,在口腔医疗技术上做到精益求精。严格执行各类技术操作规程,时时刻刻替病人着想,切实加强医疗安全管理,避免医疗缺陷。注重诊治工作的全神贯注,保

证病人在治疗中的安全。口腔医生在工作时需要对工作对象投入其全部的注意力，在耐心细致的检查并作出大致的诊断后，开始进行治疗工作，此时需要投入高度的注意力，防止在治疗过程中发生医疗差错事故，保证病人在治疗中的安全。医生对病人诉说病情时的不耐烦情绪，中断了治疗去接听电话，工作人员在诊治病人时谈论与病人病情无关的事情，口腔医疗机构的拥挤嘈杂环境等，都有可能导致对病人的误查误治，导致差错事故的发生。对现有医疗技术水平不能夸大宣传，特别是涉及正畸美容、颌面外科整形治疗、修复科种植牙及光固化治疗等，都要事先向病人及其家属详细说明和交代清楚。对心理期望值过高、有偏执和纠缠倾向的病人应坚持心理疏导，决不要一味迁就病人。

3. 健全诊所医疗常规，提高口腔医疗质量

建立健全口腔医疗机构的医疗常规，努力提高口腔医疗质量。强化口腔医疗的无菌观念，杜绝口腔医疗中感染的发生；将微创理念和最小损伤牙科学作为口腔医疗的基础，最大限度地减少病人的医源性创伤；科学、合理、恰当地向病人推荐口腔医疗项目，客观地解释医疗效果和口腔疾病的转归，对口腔医学所不能及的领域应向病人说清楚，以求得病人的理解；切忌以经济创收为目的而盲目扩大治疗项目的适应证、夸大治疗效果，对口腔疾病的转归应有科学的前瞻性的预见，并做好预防和处理。对高风险的治疗项目如口腔颌面外科、牙槽外科及种植修复，应在术前与病人及其家属签订协议，履行向病人告知义务，以达到互相理解和合作的目的；治疗后向病人逐一发放质量信誉卡，对龋齿充填、义齿修复、烤瓷美容、窝沟封闭等治疗项目应进行保质期的承诺。

4. 完善诊所自身建设，强化优质服务意识

完善口腔医疗机构的自身建设，强练内功，防微杜渐是防范口腔医疗纠纷发生的根本所在。搞好口腔医疗机构行业作风建设，防止思想政治工作弱化，使医务人员的"角色观念"发生根本的变化，转到"服务"上来，建立正确的医患关系。重视医疗、护理质量的管理，强化优质服务意识，避免口腔医疗机构对医疗、护理质量管理缺乏科学分析。同时，使口腔医疗机构内部技术人才资源的配置和管理更趋合理。抓好口腔医疗机构规章制度及诊疗常规的建立和实施，提高医务人员业务素质和自觉性，保证医疗工作的规范化，消除有章不循或执行不力的现象，使诊治过程逐步达到新的水准。树立正确的医疗经营思想，避免片面强调医疗工作的经济利益，提高医疗收费的透明度，使得医疗服务产生的社会效益与经济效益相匹配。

5. 建立职业保险制度，缓解医务人员压力

职业保险制度的建立及完善能够在很大程度上缓解医疗纠纷给医务人员带来的压力，也能保护病人及医务人员的利益。如美国、英国、日本等国家均有相应的制度，并已经

发展到了较为完善的程度。实践证明,实行职业保险制度在学术理论上通过找到保险和侵权责任的契合点达到对侵权行为法律原理的探究和完善;在实践中最大程度地实现对病人权利的救济、医生职业风险的转移、降低医疗纠纷成本、提高解决医疗纠纷效率等问题上有着不可替代的积极作用。

总之,随着经济的发展,人们对医疗的需求和要求标准越来越高,人们的法律意识、自我保护意识增强。从医疗单位和医务人员主观方面来说,要站在救死扶伤、实行革命的人道主义、促进国家和社会的稳定等高度正视现实,竭尽全力避免和化解矛盾。

[附录]首都医科大学附属北京口腔医院医疗纠纷处理程序(来源:http://www.dentist.org.cn,发布日期2015-01-22)

为加强对医疗质量的管理,科学、合理地处理医疗纠纷,简化工作流程,贯彻"以人为本"的方针,特制定医疗纠纷处理程序。

1. 发生医疗纠纷后鼓励当事医师尽量化解矛盾。首先由当事医师认真检查、妥善处理。可以视情况采取给予口头解释说明,并采取有效措施。

2. 如果当事医师未上班或病人不愿再找当事医师处理,则由诊室组长、科室值班主任、科室主任按照管理级别逐层次进行处理。

3. 病人对科室处理不满意到门诊办公室投诉时,由门诊办公室做好记录。门诊办公室了解情况后,认定我院无医疗责任,则由门诊办公室做好病人的解释工作;如存在医疗责任问题,则先与双方当事人进行协调处理。

如仍无法解决,则由门诊办公室根据病人来访情况填写《门诊办公室病人来访登记表》于当日或事件发生12小时内传递至当事科科主任处,7个工作日内与病人联系。

4. 科室接到门诊办公室传递的《门诊办公室病人来访登记表》后及时讨论,召开科内会议并提出整改措施而后根据实际情况于3日内给出初步反馈意见。若无法确定责任程度,门诊办公室接到科室反馈后应在3日内联系院内专家完成会诊讨论。讨论结果必须有专家签字。

5. 门诊办公室根据科室反馈及专家讨论结果,提出医院的解决措施并就解决措施再与科室进行沟通。

6. 门诊办公室根据与科室沟通的结果及专家讨论结果与病人进行协商。

7. 如果通过门诊办公室的协调,病人与科室达成一致,则由门诊办公室工作人员将与病人达成的《协议》文本、《门诊办公室病人来访登记表》等资料报请院领导批准。

8. 病人对门诊办公室协调方案不同意并提出院长接待时,由门诊办公室协助申请,将材料交院办公室,由院办公室安排院领导接待。

9. 病人对医务处或院领导的处理不满意时,可以申请区级(一级)医疗事故鉴定或向法院起诉。

10. 为避免引发医疗纠纷,或减轻不良事件所带来的隐患,要求发生医疗过失行为及出现院内不良事件时,各临床科室应及时向医院主管部门及院领导报告,门诊办公室按照突发事件应急预案进行处置。门诊办公室每月在院内网通报各科医疗纠纷情况。

第四节　口腔医生权益保护

目前医患关系紧张的原因有来自制度和体制的一些原因。那么完善社会保障体系，特别是城镇和农村医疗保障体系是缓解目前医患关系紧张的根本手段之一。国家应该在这个方面加大投入，消除我国目前大部分人口的"医疗危机"感，缓解医患对立情绪。同时，在立法上仍需要推进，完善相关的法律法规，最终建设成一个能真正反映医患对等权利的法律体系，保障医患双方权益。

一、知法遵法

强调执业必知法，医务人员应加强对专业技术人员权益保护知识的学习，熟读《医师法》，了解医疗事故责任举证倒置及《医疗事故处理条例》的内容，在实际执业过程中按照法律法规办事，出现问题也依据法律法规来逐步解决，做到有理有据。在实际工作中坚守医德，以人为本、以德为本，增强社会责任感。

二、建章建制，严格执行

以往的经验教训证实，许多医疗事故的发生，都是因为医务人员没有按医疗护理常规办事，这也反映了现在的医疗护理常规有很多疏漏，因此有必要制定和完善更符合临床实际的操作规程，以规范现在的医疗护理行为。作为医务人员，要自觉严格遵循医疗规章制度，重视医疗文件的内在质量，避免医疗纠纷的发生。没有医疗纠纷的出现也就缓解了医患矛盾，从而就可以有效地保障医务人员的权益。

三、加强专业技术培训，提高整体医疗水平

每个医务人员必须自觉地努力钻研业务，积极参加继续医学教育，更新知识，提高专业技术水平。医务人员本身水平的高低，直接关系着病人的生命安危，不学无术就会草菅人命。在临床工作中，如果能保证诊断治疗的正确性，那么就能最大程度地降低医疗风险，保障医院、医务人员自身权益。

四、人文关怀，换位思考

随着经济发展、教育变革和技术革新，医学突破了传统模式，发生了巨大变化，尤其是在实验技术基础上建立的现代医学，促使传统的以人文为核心的从医准则发生了改变，出现了以医学、技术、利益为核心的现状，忽视了疾病的主体——病人在医学进步中的地位和作用，使得人文关怀趋于淡化，医患之间矛盾逐步凸显，医患矛盾容易激化的深层次原因就是医患双方对矛盾的非人文化处理。

著名的卫生行政管理专家殷大奎指出，医务人员一定要正确认识医患关系，医学伦理学主张对整体的人在高度尊重的基础上履行医生的职责，并充分调动病人的主观能动性。医患双方的地位应该是人格和医疗服务上的平等。所以一定要懂得换位思考，每一个病人每一个医务人员都是平等的社会人，都有着对应的权利和义务，医务人员在工作中要本着一颗平常心，学会体谅病人的难处，学会换位思考，从病人的期望和需求出发，人性化地处理好医疗过程中出现的多种多样的矛盾。鉴于目前医患矛盾已不再是单纯的医生与病人之间的矛盾，而是广泛的社会矛盾，那么医院也要着眼于创造和谐的环境，提供给医务人员更好的工作条件，协助医务人员处理一些医患矛盾。

五、加强医患沟通

医患之间的沟通应该是心灵的沟通和感情的沟通。如果医务人员设身处地为病人着想，把病人担心的事情讲清楚、说明白，帮助病人选择，这既能保证医疗质量，又能减少费用的支出，人心换人心，病人必然会理解医务人员的难处。这样就能顺利地开展工作，避免矛盾的产生，得到病人的肯定和赞赏，就不会遭遇人身攻击的过激行为。

六、讲究技巧

日常工作中，时常能见到年轻医务人员与病人发生纠纷，而年资较高的医务人员往往几句话即可将纠纷平息，其中多数不是医疗服务质量、服务态度问题，而是欠缺处理问题的方法、技巧，可见医院应加强对年轻医务人员人际交往方面的教育，这对避免医患摩擦是很有益的。在实际工作中也可以采取"传、帮、带"的方式，倡导言传身教，让年轻一代在学习技术的同时也学习与病人交流、学习处理特殊情况的技巧。

七、提高服务质量

医院管理考核标准中把医院服务质量作为一个重要的考核标准列入其中，足以体现国家对医院服务质量的重视，也体现了病人对提高医院服务质量的呼声。医院也要借鉴国际上的先进理念，改善条件，给病人创造更好的康复环境，优化服务流程，提供增值服务，使来医院的病人有宾至如归的感觉。相信每一位真正受益的病人都不会站在医院的对立面。

八、共同抵制片面舆论导向

社会舆论往往在社会矛盾凸显的时候起着重要的作用。由于舆论的特性是倾向于弱势群体，所以现阶段指向医方的大多数属于不利的舆论，对此，全社会的医院以及医务人员应该站在同一立场上，不卑不亢，共同抵制片面舆论导向，大胆地维护自己的权益。

九、依法保护自身权益

《中华人民共和国民法典》由中华人民共和国第十三届全国人民代表大会第三次会议于2020年5月28日通过,2020年5月28日中华人民共和国主席令第四十五号公布,自2021年1月1日起施行。《中华人民共和国民法典》规定,医疗机构及其医务人员的合法权益受法律保护。干扰医疗秩序,妨碍医务人员工作、生活,侵害医务人员合法权益的,应当依法承担法律责任。

第五节 口腔医疗风险管理

随着经济、社会的发展,人们对医疗卫生行业社会责任的要求越来越高,医疗卫生行业承受着巨大的压力,尤其是在政府投入严重不足,社会及公众对医院、医务人员理解和支持不够的情况下。随着医疗卫生体制改革的不断深入和卫生法治建设的不断完善,诸如医疗事故、医疗差错、医疗纠纷和医务人员自身的职业性人身危害等医疗不安全事件已为全社会所关注。复杂的医疗科技工作,具有高风险及探索性。有人说,口腔医疗工作如履薄冰,特别是手术科室,更应谨慎小心。因为人体是一个极其复杂的有机体,并有高级思维和复杂的心理活动,有许多潜在因素难以预测、难以控制、难以避免,因主客观有差距,在医疗过程中,新的问题会随时出现。只要认真细心使工作到位,差错事故定能减免。有一些纠纷是医务人员背离医疗操作规范所造成的,对此,他们具有不可推卸的责任。

目前我国医疗行业的医患关系,无论从历史上看还是从国际上看,都可以说是最为严峻的阶段。我们国家的医生,身临窘境,医生成为一种高危职业。在市场经济条件下,对各级口腔医疗机构和口腔医疗服务从业人员实施有效的医疗风险监管,是我国当前卫生行政管理部门依法决策的基础和依据。医疗风险不仅对病人的健康权益和经济利益构成危害,也会给医院、医务人员的正常工作和医学发展带来不利影响。正确认识和积极防范医疗风险,尽可能减少医疗风险带来的损害,对维护病人权益,更好地开展临床工作有着积极意义。特别是2002年国家颁布《医疗事故处理条例》以来,卫生界对这一课题的研究更为深入。对医疗风险,病人担心、医生担心、医院担心、药品和医疗器械生产厂家也担心。在医疗实践中正确认识和管理医疗风险,提高医疗服务质量,解除医院和医务人员的后顾之忧,已经成为亟待解决的问题。口腔医生必须学会自我保护,防范医疗风险,化解医疗纠纷。

一、风险和风险管理

风险(risk)是指因人类无法把握与不能确定的事故的发生所导致损失的不确定性,也可以理解为实际情况与预期结果的偏离,就是指那些意料之外的阻碍我们达到某种目的的因素。风险是一种客观存在的、损失发生具有不确定性的状态,其特点是客观性、损失性和不确定性。风险管理(risk management)是指如何在一个肯定有风险的环境里把风险减至最低的管理过程。当中包括了对风险的量度、评估和应变策略。理想的风险管理,是一连串排好优先次序的过程,使当中的可以引致最大损失及最可能发生的事情优先处理,而相对风险较低的事情则压后处理。但现实情况中,这个优化的过程往往很难决定,因为风险和发生的可能性通常并不一致,所以要权衡两者的比重,以便作出最合适的决定。风险管理亦要面对有效资源运用的难题。这牵涉到机会成本(opportunity cost)的因素。把资源用于风险管理,可能使能运用于有回报活动的资源减少;而理想的风险管理,正希望能够花最少的资源去尽可能化解最大的危机。

二、医疗风险

医疗风险(health risks)是指医疗机构及其医务人员履行正当的医疗职务时,由于不可抗性的原因,而发生医疗相对人严重伤残或者死亡等不良后果的一切意外事件。医疗风险对病人是指存在于整个医疗服务过程中,可能会导致损害或伤残事件的不确定性,以及可能发生的一切不安全事情。医疗风险对医院是指在医疗服务过程中发生医疗失误或过失导致的不安全事件的风险。

医疗风险似乎早已引起业内重视。这方面最有影响力的研究论文是美国医学研究所(IOM)1999年公开发表的《犯错是人的本性:建立更为安全的医疗系统》报告。医疗系统并没有人们所期望的那么安全,该报告所披露的一组数据如今被广为引用:全美每年有4.4万～9.8万人死于医疗差错,超过车祸、乳腺癌和艾滋病导致的死亡人数,每年的经济损失达170亿～290亿美元。国内资料显示,我国的临床误诊率在30%左右,疑难病例误诊率达40%以上。中华医院管理学会临床误诊误治研究会的调查报告显示,个别单病种的误诊率高达90%。研究表明,临床诊断与病理解剖诊断的符合率是70%～80%,而20%左右的病人在生前接受的临床治疗与所患的疾病几乎没有关系;在医学水平、诊断水平、医疗设备不断进步的过程中,临床误诊率不仅存在,而且必然保持着一定的百分比。"医疗有风险"已是不争的事实。

三、口腔医疗风险的特点

口腔医疗风险(dental health risks)是一种在口腔医疗实践中发生的风险,既具有风险的一般特征,又因为发生在特定的职业实践活动中,而与从业人员的工作态度、责任心、技术水平、工作条件和病人以及疾病的某些性质有关。它主要包括医疗事故、医疗差错、医疗意外、并发症以及由这些因素导致的医疗纠纷等。口腔医疗工作应由医患共同承担医疗风险。医疗工作是一种高风险的工作。商品生产要求低消耗高产出,而口腔医疗工作,在无法估计结果的情况下,都需尽最大的努力,在这中间包含的奉献和牺牲,是无法用金钱来衡量的。这就要求病人与全社会能够给予医院更多的理解和体谅,共同承担难免的医疗风险。"看病要担风险"应成为全社会的共识,医患双方、司法机关、新闻媒介都要建立这个新观念,以更高的境界认识和处理医疗纠纷,使口腔医疗工作正常运行。

口腔医疗风险的主要特点:①风险水平高。一是因为医疗服务的对象是人,个体又具有高度的差异性;二是人们对疾病的认识有限;三是为病人诊断、治疗所提供的技术、方法不是唯一的,诊治手段尚处在不断改进和完善之中。②风险复杂且不确定。口腔医疗风险种类繁多,且具有不可预测性。其不确定性表现在口腔医疗活动的各个环节。③后果严重。口腔医疗风险一旦发生,有可能导致病人器官功能损害,甚至死亡,给病人及其家属的生活、工作带来不良影响。同时也会增加病人单位的负担,增加医院和医务人员的经济和思想负担,影响医院和医务人员的声誉,不利于临床医疗工作的开展和医学的发展。

四、口腔医疗风险的影响

口腔医疗风险一旦发生后果严重,可致病人死亡或致残,对病人及其家属、口腔医疗机构形象及口腔医生信誉均可造成不良影响和损害。

(1) 口腔医疗风险对病人的影响　既造成病人身体和精神的损害,甚至危及生命,又会给病人造成严重的经济负担。增加病人家庭及单位的经济负担,增加社会残疾救助对象的数量,加重社会和国家的负担。

(2) 口腔医疗风险对口腔医疗机构的影响　在现实生活中,人们易低估其他因素引发口腔医疗风险的可能性,而把口腔医疗风险归因于口腔医疗机构和口腔医生,并由此影响口腔医疗机构的社会形象。事实上,无论哪种原因引起的医疗风险均可能干扰口腔医疗机构的正常工作秩序,破坏医患间的信任关系,引发口腔医疗纠纷。在口腔医疗纠纷处理的过程中,口腔医疗机构往往被迫投入大量人力、物力。也有的口腔医疗机构为了息事宁人,通过给予患方一定的经济补偿而了结纠纷。口腔医疗风险的发生会使口腔医疗机构的声誉受到损害,进而导致口腔医疗机构的就诊人次下降。

(3) 口腔医疗风险对口腔医生的影响　由于医疗风险可能发生,因此,某些口腔医生为了怕纠纷发生,对病人过分夸大口腔医疗过程的风险,其结果仅仅是增加了病人的心理压力,从而使病人因恐惧而放弃治疗。医务人员为避免纠纷发生,会增加不必要的检查、治疗,反过来又增加病人的经济负担。风险有时难以预料和防范,因而会挫伤医务人员的工作主动性与积极性,增加医务人员的思想负担。同时,也会影响一些高风险的手术或新技术的开展,最终影响临床口腔医学的探索和发展。

五、口腔医疗风险的成因

医疗活动过程中自始至终都存在风险,由于诊治过程的复杂性、风险受外部环境影响大,医疗意外和医疗过失没有明确的界定标准,以及科技发展、新技术、新疾病、新法律的不断出现,均可发生在医疗活动的各个层次、多类人员上(医务人员、病人、卫生管理人员、病人家属)。风险无处不在,不少难以控制。由于现代医学科学的局限性,任何临床活动中都有风险,在门诊、住院、出院、诊断、治疗、康复等医疗行为的全过程中,医疗风险无处不在。目前大量公立医院由于国家投入严重不足,社会对医院性质认识有偏差,医院管理中存在一些薄弱环节,加之有些医务人员的思想素质、业务水平、道德作风等还不够高,医院在改革和发展中出现的一些问题,引发社会及病人的不满,从而产生医院经营压力风险和员工素质风险。

1. 医院管理中存在薄弱的环节

口腔医疗机构的各个工作部门、各个工作环节都存在潜在的医疗风险,如由于院方对自身利益的保护,有意或无意回避病人的正当要求而引发的风险。对病人诱导需求,向病人提供不必要的过度医疗服务,未经病人明确同意的医疗活动,操作不规范,病历书写不规范不详细,适应证选择不当,应该让病人签字的文书未签字,诊断失误等都是一些常见的容易产生医疗风险的原因。部分医疗风险的发生与医务人员的工作责任心和医疗技术水平有关。

2. 病人对医疗不切实际的理想与现实的冲突

医疗救治行为的操作在许多情况下是很复杂的,医疗意外和医疗过失在许多情况下没有严格的界定标准。病人对医疗不切实际的趋高性、理想性与医学水平的现实发生冲突,病人对医疗科学认识不够,对疾病规律和复杂性认识不足,单方面认为医疗效果达不到要求。病人及其家属对医疗期望过高,当主观愿望与现实产生差距时,采取过激行为。当出现意外猝死,偶发的过敏,罕见、疑难疾病误诊,急危重症抢救不成功或术后难以控制的并发症等情况时,病人及其家属则认为这是医疗事故。病人对一些医疗责任过度、片面地追索,部分病人及其家属缺少道德与诚信,进行无理取闹,使医疗机构和医务人员承受着越来越大的风险压力。

3. 现代口腔医学技术的局限

医疗风险从根本上说来源于生命的复杂性和变化的无限性与人类认识的局限性以及解决问题能力有限性的矛盾。虽然现代口腔医学技术的发展已今非昔比,对口腔医疗行业的外部监督及内部自律也日益严格,但由于现代医学还存在许多不足、局限或无奈,在口腔医疗活动中多种因素的不确定性依然存在,致使口腔医疗活动仍存在很大的风险。医学领域新成果、新技术、新材料、新产品相继问世并广泛应用,为提高医疗诊治水平作出了贡献,同时也增加了医疗行为的风险。

4.口腔疾病发生发展的复杂性

口腔疾病发生发展的复杂性、多变性是造成医疗风险的重要因素。在临床上,相同疾病会有不同症状,不同疾病却会有相同症状。对象是各式各样的病人,个体差异大,疾病病种多、病情轻重不一且多变,不确定性大,涉及人的健康。作为高级动物的人,个体差异千差万别,作为一个生命多变的活体,随时随地都可能发生变化,这种变化有时是自己和他人都意想不到的。

六、口腔医疗风险的控制

在医疗卫生体制改革的进程和方向问题再次成为社会热点的时候,降低口腔医疗风险与保证病人安全更具可操作性:口腔医疗存在风险已是业内共识;国外的经验和教训不乏借鉴价值;口腔医疗机构多年来的自我审视以及行业协(学)会功能的发挥,使政府管理部门推行研讨工作有相对成熟的平台。更为重要的是,病人安全有更多保障、医疗纠纷数量减少或得到更为合理的解决,对于建立和谐的医患关系,促进医疗卫生体制改革进程会有所帮助。为了我们自己的事业能更稳更快地发展,对口腔医疗风险的控制必须作为一项日常工作去做!

1.遵循医德规范

口腔医务人员的职业道德教育是一项长期而持久的工作,口腔医生须具有以下特殊人格,即生理及心理的健康;高度的警觉性;熟练的技能;优雅的风度;对病人体贴;工作合作;令人愉快的态度;良好的文化背景;满足于所任的工作;牢固的职业责任。口腔医务人员担负着救死扶伤、实行革命人道主义的任务,因此对这一职业有特殊的道德要求,如要求口腔医务人员对病人一视同仁,工作上极端负责,技术上精益求精,对同行团结协作等。如果口腔医务人员遵循医德规范进行工作,口腔医疗行为就会给病人带来健康、愉快、幸福;反之,工作疏忽大意就会给病人带来损害。提高口腔医生的风险意识,调动其积极性,促使谨慎工作,认真履行职责,自觉避免纠纷和事故的发生。口腔医生要掌握更多的知识,如心理学、伦理学、社会学、管理学乃至美学、文学等知识。只有全面提高口腔医疗技术,才能有效地提高口腔医疗质量,防范口腔医疗风险的发生。

2.购买责任险

对于一个医生来说,诊断、手术发生医疗事故的概率很小(但永远不可能避免,这是由医疗性质和医学发展水平决定的),但是一旦发生,动辄要赔偿几十万,这对于一个医生来说简直是倾家荡产。针对医生个人,而且只有以医生为对象进行保险,才能采取一系列措施来调动医生的积极性,从而降低医疗事故的发生率。世界上许多国家已普遍实行医疗责任保险制度,并把它作为法定保险,强制执业医师购买,如果没有参加医疗责任保险,医院或医生就不能执业。我国有关部门正在进行医疗责任保险的调研工作,待条件成熟后有望以法规的形式成为医疗领域的强制保险。医院最好能为医生购买责任险。美国的医疗责任保险制度就更完善一些,医生是独立执业人,必须购买保险,如果一段时间内医生记录上的事故发生率不断上涨,医生的保金也会跟着上涨,这就是一种间接的惩罚。北京某医院在购买保险的前一年赔偿数额达40.5万元,购买保险后,一年只需30万元的保险金。虽然保险公司实际仅赔付十几万元,但这种第三方力量无疑对理清医疗纠纷和事故很有帮助。

[附录]关于切实加强维护医疗机构治安秩序的意见(来源:嘉兴市公安局,嘉兴市卫生局,嘉公通字〔2014〕40号,发布日期 2014-08-08)

各县(市、区)公安(分)局、卫生(计卫、社发)局,市级各医疗机构:

为认真贯彻落实习近平总书记等中央领导同志重要指示批示精神以及国家卫生计生委、公安部《关于加强医院安全防范系统建设的指导意见》,最高人民法院、最高人民检察院、公安部、司法部、国家卫生计生委《关于依法惩处涉医违法犯罪维护正常医疗秩序的意见》,公安部《公安机关维护医疗机构治安秩序六条措施》,省公安厅、省卫生和计生委《关于进一步深化维护医疗机构治安秩序的意见》等要求,进一步提高医疗机构安全防范能力,维护医疗机构正常医疗秩序,保护医患双方合法权益,结合我市实际情况,现就切实加强维护医疗机构治安秩序工作提出如下意见。

一、工作目标

以党的十八大和十八届三中全会精神为指针,以科学发展观为指导,以创建"平安医院"活动为载体,按照"预防为主、安全第一""谁主管、谁负责""依法公正、便民高效"的原则,进一步加强医疗机构安全防范系统建设,进一步完善防范处置重大医疗纠纷工作机制,及时消除医疗机构安全隐患,预防和减少涉医案事件,有效维护正常诊疗秩序,创造良好的诊疗环境,促进卫生事业健康持续发展。

二、工作机制

(一)健全和完善医疗机构安全保卫工作机制

根据《企业事业单位内部治安保卫条例》(以下简称《内保条例》)、《医疗机构管理条例》、《医疗事故处理条例》、《信访工作条例》、《关于维护医疗机构秩序的通告》、《关于加强医院安全防范系统建设的指导意见》和《嘉兴市部分单位行业反恐怖安全防范规范》等相关规定,各级各类医疗机构要认真落实治安保卫工作责任制,进一步强化医疗机构安全防范系统建设,提高自身治安防范能力,全力维护医疗机构良好的治安秩序。

1.强化组织制度建设

(1)落实安全防范责任制。进一步明确并强化医疗机构安全保卫工作主体责任,各级各类医疗机构的法定代表人为医疗机构内部治安保卫工作第一责任人,切实承担领导责任;分管负责人具体抓落实,加强专职保卫机构设置,定期研究部署和检查落实治安保卫工作,每年逐层、逐级、逐岗签订治安保卫工作责任状,将安全防范工作落实到人,完善落实"主要领导负总责,分管领导具体负责,相关职能部门各负其责"的责任机制。

(2)完善安全防范制度。建立完善医疗机构内部安全防范管理规章制度,健全门卫值守、值班巡查、重点部位管理、安全防范系统日常使用管理、人员安全防范、安全检查等内部安全管理制度。按照《麻醉药品和精神药品管理条例》等有关规定,严格落实"毒、麻、精、放"药(物)品、易燃易爆物品出入库如实登记等安全管理制度,专用库房和保险柜实行双人双锁管理。

(3)完善培训检查制度。建立完善全员安全防范教育培训制度,将安全防范教育纳入年度安全生产工作计划,加强对重点岗位、新员工的教育培训力度;针对医务人员不同岗位,开展有针对性的安全防范教育,提高医务人员安全防范意识和技能。建立定期治安保卫检查制度,及时排查整改治安隐患和薄弱环节。完善治安保卫考核及奖惩制度,把治安保卫工作的目标、任务、措施、成效与院长任期目标责任制挂钩,把治安保卫任务纳入管理目标,与医疗、科研、教学等活动同布置、同检查、同考核、同奖惩。

(4)建立应急处置机制。进一步完善重大医疗安全突发事件应急处置机制和预案,强化医疗机构与卫生、公安部门的联动机制建设,实事求是做好信息上报,正面回应患方诉求,及时应对突发事件。发生影响正常医疗秩序或威胁医务人员人身安全的医疗纠纷,要及时报警。建立医疗纠纷分级预警和响应机制,根据医疗纠纷的性质、涉及人数和纠纷表现形式等不同情况,明确响应时间、处置人数、使用装备等,确保突发事件得到及时、有效处置,防止突发事件恶性升级。

2.强化人防系统建设

(1)加强安保队伍建设。按照《内保条例》的有关规定,二级(含)以上医疗机构必须设立专职保卫机构(保卫处、科),并配备专职保卫人员,其他医疗机构必须确定专(兼)职保卫人员,确保治安保卫工作有专人检查、重点部位得到重点保护。二级(含)以上医疗机构要按照不低于全体医职人员总数4%的标准配足配强保安员,二级以下医疗机构每班保持2名保安员在岗在位。要抽调精干安保人员组建应急小分队,比例不低于保安总数的20%,最低不少于4名,负责突发事件早期应急处置。医疗机构专职保卫机构的设置和保卫人员、保安员的配备以及应急小分队建设等情况须报当地公安机关备案。

(2)强化安保人员培训。进一步加强保卫人员和保安员的培训、管理,医疗机构要从正规保安公司聘用保安员,在公安机关指导下有计划地开展保安队伍的业务、技能培训,每季度至少开展1次专门培训和考核。培训重点内容应当包括有关法律基础知识和安全保卫业务、技能以及突发事件的应急处置能力,并根据岗位实际需要,针对性地加强安全防范系统操作和维护技能培训,定期组织开展突发事件应急处置预案演练,切实提高安保队伍的业务素质和工作水平。

(3)强化守护巡查管理。各级医疗机构要严格各出入口管理,加强对进出人员、车辆的检查,及时发现可疑情况;对财务室、存放药品、危险品、重要设备等重点要害部位,夜间值班科室要加强值班守护;加强安全防范动态管理,开展定期和不定期巡查,对各出入口、门(急)诊、住院部、候诊室、挂号收费处等人员活动密集场所要有针对性地加强巡查,每班巡查人员不少于2人,做好巡查记录;在巡查中发现可疑人、可疑物要进行先期处置,对违法犯罪行为要及时制止、立即报警,并采取必要措施对正在实施违法犯罪的人员进行堵截、控制,对各类医患冲突进行隔离,做好现场保护措施,配合公安机关开展相关工作。

(4)加强安全宣传教育。开展全方位、多形式的宣传教育工作,在医院各出入口、门(急)诊、住院部、候诊室、挂号收费处等人员活动密集场所,张贴有关维护医疗秩序的法律法规、治安告示、医疗纠纷解决途径程序告示等,悬挂加强安全防范工作宣传标语。在人员活动密集场所安装广播系统,在发生影响正常医疗秩序的医疗纠纷时,反复播放有关法律法规知识,强化教育。

3. 强化物防系统建设

(1) 配强防护装备。为在岗值守巡查的安保人员配备对讲机等必要的通讯设备和武装带、警棍、辣椒水等必要的防护器械。根据医院规模、治安复杂情况,为应急小分队成员配备金属钝角钢叉、防割手套、辣椒水、警棍、防刺背心、警绳、头盔等必要的防护器械。有条件的,在医院重点部位安装使用安检设备,加大对携带管制刀具等危险物品进入医疗机构的查缴力度。

(2) 强化实体防护。供水、供电、供气、供热、供氧中心,门诊收费处、现金结算处、财务室、血库、实验室、化验室、药品库房、毒麻及精神类药库房、存放放射性物品的场所、重要设备仪器存放处、资料档案室、计算机中心、监控中心(室)等重要部位应安装符合《防盗安全门通用技术条件》(GB17565)标准的防盗安全门和牢固的防盗窗等实体防护设施。将"毒、麻、精、放"药(物)品、易燃易爆等物品以及无法及时送交银行的现金存放在符合安全防范标准的专用库房或符合行业标准的保险柜。

4. 强化技防系统建设

(1) 完善技防系统建设。要充分发挥技防在构建动态安全防范系统中的技术支撑作用,重视技术防范设施建设,按照国家、省级或相关行业标准,突出重点部位落实重点防护的要求,建立完善入侵报警、视频监控、出入口控制、电子巡查、声音复核等系统,并实现各系统远程联网传输功能。按照《嘉兴市社会治安动态视频监控系统建设规范》等技术标准,将各出入口、门(急)诊大厅等易积聚闹事关键部位视频监控接入社会治安动态视频监控系统。

(2) 设置监控中心(室)。二级(含)以上医疗机构应选择合适场所设置监控中心(室),对入侵报警、视频监控、出入口控制等显示、记录设备实施可靠的安全防护和使用管理,并通过安全管理系统实现对安防系统的管理和监控。涉及内部视频、医患隐私监控图像的浏览与回放应有权限限制;安防系统应有备用电源,确保断电后入侵报警系统正常工作时间不少于24小时,视频监控系统正常工作时间不少于4小时;各系统信息存储时间不少于30天,故障须在24小时内得到有效消除;监控中心(室)应实行双人24小时值守,加强实时监控,并做好值班记录。

(3) 安装一键式报警装置。门卫室、门诊室、挂号收费处、对外接待室(医调室)、护士站,急诊诊疗室、急诊抢救室、重症监护室、新生儿中心急症室等重点要害部位应安装一键式报警装置,并与医院监控中心(室)联网,确保发生突发案(事)件时,能及时通知保卫人员和应急救援人员迅速前往处置。

5. 强化纠纷调处机制

(1) 规范投诉处理机制。要认真落实《医院投诉管理办法(试行)》,进一步完善医疗投诉管理机制,设立医患关系办公室,建立畅通、便捷的投诉渠道,落实专人负责受理、核查和反馈患方有关医疗投诉和意见建议;患方对诊疗活动和治疗效果有异议的,医疗机构应及时组织开展会诊、讨论,并将会诊和讨论意见如实告知患方;医疗机构要主动告知患方有关医疗纠纷处置的具体途径和程序;医疗机构要建立在纠纷处置时不同层级的专业技术人员和医院管理人员与患方的沟通接待机制,尽最大可能避免医患矛盾激化。

(2) 认真梳理化解纠纷。定期开展医疗纠纷摸排梳理,列出清单,及时研判,对久拖未决的医疗纠纷要做到逐件回顾、分析、应对,跟踪问题处理结果。对排摸梳理中发现的苗头性问题,要发挥医疗纠纷人民调解组织的作用,主动接触,做好涉医矛盾纠纷排查化解工作,力争早化解、早控制,努力从源头上防范涉医案事件的发生。

(3) 加强重点人员稳控。对多次到医疗机构无理纠缠或扬言报复医务人员的高危病人及家属群体,或有可能造成现实危害的可疑人、可疑情况要及时报告属地卫生部门和公安机关,开展会商研判,及时落实矛盾化解和预警防范措施。要建立专门工作班子,一旦发现此类人员出现在医疗机构中,要由工作专班及时牵头开展工作,防止由医生单独接待或防范不到位而引发人身安全问题。

(二)强化涉医案事件防控处置机制

1. 强化安防检查指导

各级公安机关、卫生部门要按照《内保条例》的有关要求,加强部门之间协作,履行好监督职能,定期对医疗机构落实安全防范措施情况组织开展安全检查、指导,及时帮助医疗机构发现安保工作中存在的安全隐患和薄弱环节,落实有效措施整改到位,织密医疗机构自身安全防控网。

2. 建立信息报告制度

在发生重大医疗纠纷事件后,医疗机构立即报警,并将病人姓名、性别、年龄、户籍、住址等基本情况及当前处置状态等信息报属地公安机关和卫生部门,加强信息研判、会商,形成医疗机构安全稳定情况分析报告,及时落实安全防范和处置措施,加强对肇事肇祸精神病病人及扬言爆炸、报复、杀人等重点人员的管控措施。

3. 落实周边巡防管控

二级(含)以上医院一律作为巡逻必到点,统筹公安巡警、治安、派出所各警种和医疗机构内部保安力量,根据医院就诊高峰时段、周边复杂场所以及内部重点部位、重点科室现状,合理设定必巡线路、必巡点。加强对医院周边可疑人员、可疑车辆的盘查检查,防止不法分子携带管制器具或者其他凶器进入医院实施犯罪。按照统一标识、统一规划、成熟一家配置一家的要求,逐步在三级医院设立警务室,加强涉医不稳定信息的收集研判、安防设施建设指导,指导医疗纠纷的先期处置、协调医疗机构及其周边的治安巡防管控等工作。

4. 加大打击查处力度

公安机关要完善指挥调度、快速出警、应急联动、现场处置等工作机制,加大打击涉医违法犯罪的力度。

(1)坚决依法打击暴力伤医违法犯罪。对侮辱、威胁、殴打医务人员、非法限制医务人员人身自由等违法犯罪行为,要迅速出警、依法果断制止,当场查证;构成违反治安管理行为的,要依法予以治安管理处罚;构成犯罪的,依法追究刑事责任。对持凶器伤害医务人员、严重威胁医务人员人身安全的,要依法采取一切必要措施果断制止,并采取刑事强制措施。

(2)坚决依法处置扰乱医疗秩序行为。对在医疗机构焚烧纸钱、摆设灵堂、摆放花圈、聚众滋事堵塞大门、扰乱医疗秩序和在医疗机构违规停尸,经劝说、警告无效的,要依法予以带离驱散;对组织、煽动的首要分子要依法强制带离现场,从严惩处。

(3)坚决依法查处携带管制器具进入医疗机构。对有条件的医疗机构可指导安装安检设备,严格人员、物品的安检查控。对非法携带管制器具,或者携带斧头、菜刀、棍棒、易燃易爆等危险物品进入医疗机构的,要带离医疗机构严格审查,构成违法犯罪的要依法从严惩处。

(4)坚决依法严厉打击处理"职业医闹"。要根据本地实际,适时组织开展对"职业医闹"的专项打击行动,通过深入摸排、深度经营、深挖幕后,坚决铲除医疗机构及周边存在的职业"医闹""医托"群体和涉黑涉恶团伙,坚决打击影响医疗机构治安秩序的深层次犯罪。

(三)强化涉医案事件警医联动机制

1. 构建和谐医患关系

卫生部门应当加强医疗行业监管,指导医疗机构提高医疗服务能力,保障医疗安全和医疗质量。医疗机构及其医务人员要严格遵守医疗卫生管理法律、行政法规、部门规章和诊疗护理规范,加强医德医风建设,改善服务态度,注重人文关怀,尊重病人的隐私权、知情权、选择权等权利,根据病人病情、愈后不同以及病人实际需求,采取适当方式进行沟通,做好解释说理工作,从源头上预防和减少医疗纠纷。

2. 强化协调机制建设

医疗纠纷处置实行"属地管理""部门协作"原则,重大医疗纠纷事件或涉医案件发生后,卫生部门、公安部门、医调委、病人所在地县(市、区)及街道(镇)等有关部门应及时组织人员赶赴现场,负责指导做好稳定和教育工作,判明事件性质,迅速处置,同时将有关情况立即报党委、政府办公室及维稳办。如属医患纠纷的,则由卫生部门牵头,按照有关法律法规依法处置;如涉医案件的,则由公安部门依法果断制止扰乱医疗秩序和伤医行为,确保医务人员人身安全,维护医疗机构正常医疗秩序。

3. 强化联动工作机制

卫生部门要会同公安机关、医疗机构建立常态化联合安保工作机制,定期召开专题联席会议,通报、交流医疗机构治安、安保工作情况、警医联动机制建设及重大医疗纠纷处置情况,研究部署医疗纠纷梳理摸排化解机制,针对性地对重点人员稳控措施进行研判。与相关职能部门建立快速联动反应机制,明确职责分工,切实增强对医疗纠纷突发事件或群体性事件的防控和处置能力。坚持上下联动、系统推动、内外互动,不断完善相关工作制度,将预防化解医患矛盾、构建和谐医患关系纳入重点工作管理。

(四)强化法制宣传和舆论引导机制

各地卫生部门和公安机关要会同宣传部门和新闻媒体,积极开展法制宣传教育和正面舆论引导。主动与新闻单位保持有效的沟通,加强对有关法律、法规和医学科普知识宣传。积极引导新闻媒体把握正确舆论导向,广泛宣传医疗纠纷的处理渠道、处置程序、应急措施等,教育引导群众理性对待可能发生的医疗风险,并通过正当渠道和合法途径解决医疗纠纷,依法维护自身合法权益。向社会宣传暴力伤害医务人员和扰乱正常医疗秩序行为的违法性,引导用法治方式解决问题。医疗机构要确定专人负责与患方保持积极有效的沟通,与新闻媒体、公安机关的信息联络;对社会广泛关注的涉医案事件,公安机关要及时发布权威信息,积极开展正面引导,及时公开对违法犯罪分子的处理情况,主动回应社会关切。要广泛宣传最高院等五部委《关于依法惩处涉医违法犯罪维护正常医疗秩序的意见》,加强舆情引导,规范舆情发布,密切监测舆情,防止恶性突发事件升级,确保及时、有效处置。

对重大涉医案事件,属地卫生部门、公安机关要立即上报市卫生局和市公安局,并随时上报事件进展。如无法立即书面报送的,应先电话报告,并在发案后4小时内上报书面材料。对上报不及时、处置不当的重大涉医案事件,将挂牌督办,约谈当地卫生部门、公安机关负责人和直接责任人。

三、工作要求

(一)加强组织领导

加强维护医疗机构治安秩序,既是保障医患双方合法权益的重要措施,也是当前维护社会稳定的重要工作。各级公安机关、卫生部门要统一思想,高度重视,切实增强责任感和使命感,强化工作落到实处。要按照《嘉兴市医疗机构安全保卫工作联席会议制度》(嘉公通字〔2012〕22号)有关要求,统筹和协调医疗机构安全防范工作,齐心协力,各司其职,共同维护医疗机构治安秩序。各县(市、区)也要尽快组建联席会议制度,加强工作的组织领导。

(二)落实工作责任

各级公安机关、卫生部门和各级各类医疗机构要进一步落实工作责任,加强协作配合,形成工作合力,把强化医疗机构安保措施、切实维护医疗秩序,作为保障群众安全有序就诊、构建和谐医患关系、服务经济社会发展、维护社会长治久安的重要民生工程来抓,努力创造更加和谐稳定的社会治安环境。

(三) 细化工作措施

各级公安机关、卫生部门和各级各类医疗机构要按照本实施意见的要求,进一步细化工作方案,完善多部门协作机制,健全各项安全防范工作制度,配足配强安保队伍,加强安全防范系统建设,及时安装、更新、完善安全防范设施设备,全面细致地做好查漏补缺工作,推进"人防、物防、技防、制度防"立体防控网建设,进一步提高安全防范能力。

(四) 加强工作指导

各级公安机关、卫生部门要以"平安医院"建设考核为载体,加强对各级各类医疗机构安全防范工作的指导、检查与考核,督促医疗机构加大对安全防范系统建设的投入,善于发现安全隐患并及时落实整改。对工作中遇到的重大问题,积极协调相关部门研究提出工作意见和建议,及时报告当地党委、政府,着力推动问题解决。

(五) 健全处置机制

各级公安机关、卫生部门等相关部门和各级各类医疗机构要按照《嘉兴市医疗机构重大医疗纠纷预防与应急处置办法》(嘉政办发〔2012〕102号)职责分工,制定本地区、本部门的详细应急工作预案,明确医疗纠纷的处置工作流程、内设机构职责、责任人和工作要求等,确保各地、各部门依法履职、有序开展医疗纠纷案件处置。对重点医疗机构要确保"一机构一方案",强化责任落实,对因渎职、失职或未按本部门、本岗位工作要求及时开展医疗纠纷处置从而造成严重后果的,要严格按照规定对有关责任单位和责任人进行责任追究。

小结

通过本章学习,应该熟悉知情同意有效管理,了解口腔医疗投诉和口腔医疗纠纷的特点,特别应对医务人员权益保护和口腔医疗风险管理有深入理解。医疗安全工作是一个长期的、复杂的、变化的系统工程。口腔医疗机构不单纯是一个治病的地方,在法律不断完善的今天,口腔医生随时可能面临法律问题,只有依法行医,用国家的法律法规来规范医疗工作,才能减少纠纷的发生,才能回避医疗风险,保护自身的合法权益。优质的口腔医疗技术、严格遵守诊疗常规和良好的服务态度,是口腔医生自我保护安全管理的最佳途径。

参考文献

[1] 张国良,史宗道.医疗风险与医疗事故的辩证思考[J].医学与哲学,2003,24(4):5-7.

[2] 欧尧,朱光第,杨小平,等.牙科治疗中严重并发症的防范与应对[J].广东牙病防治,2007,15(5):195-200.

[3] 刘振华,王吉善.医疗风险预防管理学[M].北京:科学技术文献出版社,2007.

[4] 刘娟,姚兰,邹新春.影响口腔门诊医疗投诉的原因分析与对策[J].昆明医学院学报,2009,30(S2):14-17.

[5] 李刚.口腔医疗安全管理[M].2版.北京:人民卫生出版社,2013.

[6] 贾安琦.口腔科如何防止医疗纠纷事故[J].西南国防医药,2005,15(2):221-222.

[7] 刘洪臣.《医疗事故分级标准(试行)》与口腔医学相关内容摘录[J].中华老年口腔医学杂志,2003,1(1):45-46.

[8] 沈家平,吴友农,杜祥永.口腔医疗服务投诉的原因分析[J].口腔医学,2003,23(1):51-52.

[9] 沈曙铭,文杨,邱娟.非医疗事故典型案例报告与分析[J].中华医院管理杂志,2007,23(1):38-40.

[10] 邱娟,沈曙铭.27例口腔医疗诉讼发生情况初步分析[J].中华医院管理杂志,2012,28(11):843-845.

[11] 邱娟,沈曙铭,禹勤.719例口腔门急诊医疗纠纷调查分析[J].中华医院管理杂志,2008,24(12):835-838.

[12] 李刚.口腔预防与社会医学[M].西安:陕西科学技术出版社,1993.

[13] LEVIN R P. How to respond to dissatisfied patients[J]. J Am Dent Assoc,2011,142(12):1396-1397.

[14] 李刚.口腔诊所医疗纠纷的原因和防范[J].广东牙病防治,2009,17(1):41-42.

[15] 李刚.口腔诊所知情同意有效管理[J].广东牙病防治,2008,16(12):562-563.

思考题

1. 什么是口腔医疗安全管理?
2. 知情同意书有什么作用?
3. 如何防范口腔医疗投诉?
4. 引起口腔医疗纠纷的原因有哪些?

第十七章 口腔医疗责任保险

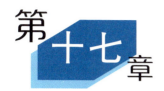

我国从20世纪80年代末开始,在深圳、云南、青岛、广州、黑龙江、内蒙古等省市先后开展了医疗责任保险,有些省市还相继出台政府关于实施医疗责任保险统保的规范性文件。例如,1998年9月29日云南省人民政府第70号令规定"医疗机构及其医务人员应当办理医疗执业保险";2002年8月23日上海市人民政府批复下发《关于本市实施医疗责任保险的意见》与《上海市医疗事故责任保险实施方案(试行)》,自2002年9月1日开始,医疗责任保险以统保的形式在上海全面推行。

生命健康权是一个自然人最基本的生存权利,当人们有了疾病往往求助于医生,若是因为医生的过失行为,违反其业务上应尽的责任而没有履行救死扶伤的义务,反而直接或间接导致了病人的身体和精神损伤乃至剥夺了病人的生命,那么,病人的权利就呼唤着法律和制度的保护和救济。

然而,口腔医学是一个具有高度专业性、侵袭性和风险性的学科,人类自身组织器官、疾病发生的原因都具有未知性,人类个体的组织器官存在差异性,以致医生在当前的科学水平和技术条件下采取了最为积极的医疗行为,仍不可能保证一定能达到预期的治疗结果。有时候当达不到治疗期望时,病人就会向口腔诊所或者口腔医生提出赔偿要求,无论要求是否合理,得不到满足时往往会产生医疗纠纷乃至恶性事件的发生。从某种角度上说,医方和患方都是医疗行为的受害者。如何能使受害者的权利得到切实保护和救济,同时又使口腔医生不可避免的职业风险得到合理的转移,以解决日渐突出的口腔医疗纠纷问题,医疗责任保险是国际上通常选取的方式和途径。

医疗责任保险的发展对维护口腔医疗机构经营的稳定,保护广大病人应有的权益具有非常重要的意义。在转嫁经济赔偿责任的同时,将大量口腔医疗纠纷处理事务转移给保险公司或与保险公司合作的医疗纠纷协调机构,以降低口腔医疗机构处理医疗纠纷的行政成本及事务性工作,保证正常的医疗秩序。例如,2005年北京京典口腔诊所为每一位医生和护士都投了巨额医疗责任保险,承保他们在所有口腔医疗活动中可能产生的责任,如确属口腔医疗责任,每位病人可从保险公司获得最高54万元的赔付。投这个巨额保险的目的之一,就是为了使病人不必担心在遇到医疗事故后得不到赔付。

第一节 医疗责任保险制度

2002年9月1日,国务院颁布的《医疗事故处理条例》正式实施。新出台的条例重新界定了医疗事故范围,增加了医疗事故分级,明确了病人的知情权,强调了医疗机构的举证责任,使医疗机构更加意识到面临的医疗责任风险。上海、深圳等地在政府及职能部门的推动下,出台了有关医疗责任保险的实施办法,建立了各具特色的医疗责任保险运作模式。北京市政府办公厅于2003年多次组织市卫生局、法制办、金融办、保监局等部门研究讨论《北京市实施医疗责任保险的意见(草案)》,北京市推进公立医疗机构实施医疗责任保险的步伐不断加快。

一、医疗责任

医疗责任(professional responsibility)是指具有特别知识和技能的专业人员在履行专业职能的过程(执业)中给他人造成损害所应承担的民事责任。

从法理的角度来讲,医生所实施的医疗行为是一种民事法律行为,具有民事法律行为的一般特征,即以意思表示为要素、能产生行为人预期的法律后果、合法性等。但是在法律上作为平等主体的一方当事人——医生,因其受过国家所认可的专门的医学教育,具有医学的知识和技能,与另一方当事人——包括病人与健康者(如要求医疗美容的健康者),因专业知识的严重不均等,信息的严重不对称,造成了事实上的不平等。病人在法律上本应当平等的医患关系中实质上处于了弱势地位,依"公平"的理念,医生对其实施医疗行为的过程中因过失行为(negligent acts)、错误(errors)或疏漏(omission)或业务错失(malpractice)致接受医疗方遭受损害,除因属职务行为而由所在医疗机构进行赔偿以外,其本身作为与不具备专业知识和技能的公众相对应的专家,也应当承担相应的民事责任,即负有医生之专家责任,对病人进行赔偿。

二、医疗责任保险

医疗责任保险是新兴的职业保险,是指医疗机构与保险公司双方合作开展的医疗执业责任保险,是分担医疗执业过程中医疗纠纷处理与赔偿风险的一种社会承担机制。

医疗责任保险是指在保险期限或追溯期及承保区域范围内,被保险人在从事与其资格相符的诊疗护理工作中,因过失发生医疗事故或医疗差错造成依法应由被保险人承担的经济赔偿责任,并由被保险人在保险有效期限内首次提出索赔申请的,保险人负责赔偿的保险产品。

近年来,随着人们法律意识的增强,对医疗纠纷的索赔日渐增多。为保障医患双方的利益,医疗责任保险将承担医院因医疗事故或差错对病人的经济赔偿责任。这样,既有利于减少医疗纠纷,弥补病人损失,更为医院提供了保障,有利于医院保持经营的稳定和营业秩序的正常。

无论是依法设立、有固定场所的医疗机构,还是经国家有关部门认定合格的医务人员,均可通过购买医疗责任保险实现风险转嫁。

医疗责任保险不同于医师责任保险,虽然只有一字之差,但含义却迥然不同。医疗责任保险的被保险人主要是医疗机构。因为我国也没有建立医疗责任保险制度,个别保险公司尝试设立了医疗保险条款,并且将医师责任也包含了进去。例如,2000年1月中国人民保险集团股份有限公司申报的《医疗责任保险条款》,经中国保险监督管理委员会核准备案,这是我国出台的第一个医疗职业保险条款。其保险对象是依法设立、有固定场所的医疗机构及经国家有关部门认定合格的医务人员。

医师责任保险为我国台湾的称谓方式,我国大陆目前称之为医师职务责任保险,西方国家称为医疗过失责任保险(medical malpractice insurance)或专家责任保险(professional liabiliaty insurance),是责任保险史上最为现代的一个险种。

医疗责任保险包括医疗责任保险和医疗意外责任保险。医疗责任保险分担医疗机构的医疗事故赔偿风险;医疗意外责任保险分担病人因发生医疗意外的风险。医疗责任保险制度并非新创,美国、英国、日本等国家均有相应的制度,值得我们借鉴。

建立和实行医疗责任保险制度,就会首先明确医疗损害赔偿的责任主体,无形中从赔偿这个环节又对医生的专业技术水平提出了切实的高要求,对已取得执业医师资格的医生,可促使其提高责任心(在国外,医生每出一次错,保险公司就会相应提高其医疗职业保险费用。那些屡屡出错者,最终将走下手术台),还会促使医生在实施医疗行为的过程中尽到最大注意义务及对病人的告知义务,可在最大程度上有效地预防和减少医疗事故,对医患双方都有利;而医疗机构和医生的赔偿额大部分由保险机构承担,又减轻了医疗机构和医生的经济压力,同时,病人届时直接向保险机构求偿,减少了医生和病人因陷于医疗纠纷而不能正常工作的情形,有利于社会的安定。

医生是不可否认的具有专业知识和专业技能的专家,但首先同其所服务的对象一样是法律上具有同等人格权利和财产权利的人。任何民事主体因自身的过失造成对第三人的损害均应承担相应的民事责任。但医疗行为与其他的普通民事行为相比,有着独特的、不可避免的高度风险性和高度未知性。何况人体个性差异人所共知,同样的诊疗方案实施在不同体质的对象上往往会有不同的诊疗结果。例如,明明青霉素皮试显示一切良好,但注射青霉素后病人却出现了异常反应,进而引发了其本身的潜伏疾病造成并发症或者后遗症,这就应当定性为医疗意外而不是医疗过失,医生不应承担责任。但病人家属却并不明医理,固执地认为是医生的过错造成了损害结果,产生医疗纠纷甚至酿成恶性事件,现实中类似的例子数不胜数。因此,美国某权威医药杂志报道"医药学是世上最不精确的科学"可谓精辟!我们并不否认现实中存在医生严重不负责任的情况,但在上述情形下,医生的权益谁来保护？医生的权益又如何实现？

美国的医生培养周期长、投入高，但一旦其上岗执业，无论是其社会地位所对应的人格权利还是其工作报酬所对应的财产权利都处于高阶层，这从经济学的角度说也是相称的。况且有科学健全的医师责任保险制度加以规整，美国的执业医生都必须强制购买职业风险保险，一旦发生医疗事故，医生个人不再承担经济赔付责任，病人可直接向保险公司领取经济索赔。因而美国医生在整个执业过程中其人格利益和财产利益都得到了较好的保护。相对而言，中国的医生虽然培养周期短，但是工作量大（据统计，县级以上的医院门诊平均3分钟就要诊断1位病人）、收入低，近年来随着公众维权意识的提高，医生被打甚至遭遇刺杀的事件时有发生，其人格利益明显受践踏。

对于医务人员来说，按照国际通行做法，医疗责任保险一般都是个人投保，这是行业协会的明确规定，这笔支出大约占医生全部收入的10%。但如果按此实行，国内医生相对较少的薪水显然又交不起保费，而且国内医疗责任保险存在重机构而轻个人的现象。按照国际惯例，医疗事故的善后处理，主要依托的是医务人员职业风险保险制度，一般一个医生近1/3的收入都用于购买保险，而一旦出现医疗事故，赔偿责任就落到保险公司身上，医院也不会为赔偿问题与病人扯皮。更为重要的是，通过责任保险，可以检测一个医务人员工作水平的高低，帮助病人正确地选择诊所，将一批素质差的医务人员无情淘汰出局。

第二节 医疗责任保险的功能

医疗责任保险是分散医疗职业风险、化解医疗矛盾的一项重要措施，是社会进步的必然要求，它的建立、健全和完善关系到医疗队伍的稳定，关系到医患双方合法权益的保护，有利于社会稳定和医疗卫生事业的长远发展。目前，医疗责任保险的发展已经成为各国社会保障制度、民事法律制度完善程度的重要标志之一。因此，在我国开展医疗责任保险具有重大的现实意义。

一、患方受益

推行医疗责任保险对病人而言有三大好处。

1. 病人利益更受保护

由于医疗工作的特殊性，医疗事故和医疗意外难以完全避免，实施医疗责任保险后，医疗风险得到分摊，医疗环境呈现良性循环，医生能尽最大努力抢救病人；发生事故时，病人能尽快得到赔付；医院赔付也有章可循，从根本上可以更好地保护病人的利益。

2. 病人索赔更有保障

医疗责任保险的实施对医患双方都极为有益。医生在手术中不慎造成医疗责任事故，若这家医院和有直接责任的医生事先购买了医疗责任保险，保险公司按事先约定，承担其中一半以上的赔偿费的话，病人将能比较及时地获得赔偿，也减轻了医院的经济负担。

另外，对小医院和个体诊所而言，一些大的医疗事故发生后，数十万元的赔款就是将其医院和诊所卖了都不够赔，所以，即便法院判决，医方也会因无钱兑现而使得赔偿成为空头支票。医疗责任保险将保险公司推到前台，使病人索赔的最终落点有了保障。

3. 赔偿额度更加合理

《医疗责任保险条款》相关条款规定，病床在 50 张以内的小医院，每年只需缴 1 万元保险费，但累计最高可赔付 44 万元；701～900 张病床的大医院，每年需缴 16 万元保险费，累计最高赔付额为 286 万元。即便是临床手术科室的医生，240 元的年度保险费，单起医疗事故的最高赔付额也有 10 万元，若事故得到认定，保险公司就将及时进行赔付，"就像汽车保险一样，发生了车祸后，受害者一方得到的赔付将更加合理"。

二、医方受益

1. 减少医疗纠纷，转嫁经营风险

众所周知，医疗救治过程本身就存在很多意料不到的过失，诊疗风险无处不在。同时，随着法治观念日益增强，病人的自我保护意识也更加强烈，医疗纠纷不但不能避免，反而呈上升趋势。这类情况的发生，对于医务人员来说，带来了极大的心理压力；对于医疗机构来说，会影响其正常运转，如果遭遇巨额民事损害赔偿，规模较小的医疗机构甚至可能倒闭。医疗纠纷和诉讼的频繁发生以及医疗赔付额的增大，势必要求医疗机构通过合理、有效的方式来转嫁风险。购买医疗责任保险就是一种较好的方式，它是缓解医患矛盾的"润滑剂"。

2. 帮助医生放下包袱，努力提高业务水平

鉴于目前医学水平有限，有些医疗事故的发生可能并不是医生本身的过错，而是病人情况特殊所致，不进行抢救就会死亡，但进行抢救又可能出现意外，医务人员为避免出现纠纷，自然会选择保守做法，在治疗时畏首畏脚，最终受害的仍是无辜的病人。所以，引进国际通用的医疗责任保险，可以让医生放下包袱，治病救人，同时又能通过医学实践，提高医生的业务水平。

医疗责任保险制度的建立,搭建了医疗纠纷公正处理的平台,使其解决步入法制化轨道,杜绝了"私了"的陋习,强化医生的职业保护意识,促进了医疗机构的正规化建设。

依据"大数法则",保险费的高低直接决定于医疗纠纷的多寡和责任赔偿金的多少,投保人必然会加强内部管理,防范医疗纠纷。多次犯规的医务人员将会面临自负高额保险费,甚至被有关部门吊销行医资格或保险公司拒保的风险,从而在源头上预防了医疗纠纷上升的走向。对于保险公司而言,责任赔偿金的赔付直接影响其经济利益,促使其严格监督医疗行为是否越位,是否具有开展新技术、新业务的技术资格证书等,这有助于降低医疗事故的发生率。医疗机构及其医务人员医疗服务范围受到了规范和监督,病人在就医过程中所承担的不安全性及损害风险可以由多方来承担,也使医生的职业风险大为降低。

第三节 建立医师责任保险制度

医疗责任保险的发展有利于医疗机构转嫁风险,保障病人的经济利益,对于维护社会稳定,促进经济发展具有重要意义。降低医疗事故、减少医疗纠纷是医疗责任保险发展的终极目标,因此应要求保险公司在开展医疗责任保险业务中,注重研究如何建立良好的医疗纠纷防范和处理机制,把医疗纠纷处理和医疗责任保险的管理密切结合起来。医疗责任保险不仅仅为医疗机构分担医疗纠纷的处理事务,分担经济赔偿责任,更重要的是协助医疗机构加强医疗纠纷的防范,帮助医疗机构改进操作规程,规范医疗行为,建立和完善医疗纠纷防范制度,加强医务人员的法制教育,促进医疗机构提高医疗管理水平,降低执业风险,从而保证医疗责任保险健康稳定发展。

一、建立医师责任保险的目的

我国建立医师责任保险的目的在于,在法律上确定医生之专家责任的基础上,建立一种医疗过失责任承担的社会化途径,将医疗风险由原来的医疗机构独立承担独立赔偿,转化为医疗机构和医生共同承担,由医疗机构、医生和社会共同赔偿。通过此种方式提高责任主体的赔偿能力,使受害人精神、肉体的双重创伤得到切实、相对高额的赔偿。

立法中应当确立强制保险制度与民事赔偿相结合原则。我们应当借鉴美国的做法,如前所述,执业医生都必须强制购买职业风险保险,一旦发生医疗事故,医生个人不再承担经济赔付责任,病人可直接向保险公司领取经济索赔。同样,我们的医疗机构也应购买医疗责任保险。也就是说,确立法定保险制度,完善民事赔偿制度。

二、明确赔偿责任的承担主体

医师责任保险的主体应当是通过国家执业医师资格考试,并经注册取得执业医师证书的医生,包括口腔、中医、临床等类别。

实习和见习医学生是否可以作为责任主体？依照《医师法》规定，处在此阶段的实习和见习医学生没有参加专科医师考试的资格，从而更不可能注册成为执业医师，即不具备执业医师的资格，因此就不能成为医师责任保险的责任主体，那又如何能投医师责任保险呢？笔者认为，已取得资格并注册执业的进修医生可以投保，而处于见习期和实习期的医学生不能投保，但若因其自身的医疗过失造成医疗损害，担任其指导工作的执业医生为责任主体，即以其指导医生所投的责任保险承担赔偿责任。

三、明确赔偿责任范围和赔偿标准

《医疗事故处理条例》第五十条、第五十一条明确规定了具体责任赔偿责任范围和计算标准，赔偿责任范围具体包括：医疗费、误工费、住院伙食补助费、陪护费、残疾生活补助费、残疾用具费、丧葬费、被抚养人生活费、交通费、住宿费、精神损害抚慰金以及参加医疗事故处理的病人近亲属所需交通费、误工费、住宿费。赔偿范围已经是比较完整的，关键在于各项的计算标准是否科学。

基于以下四个因素明确赔偿责任范围和赔偿标准。

因素一，《医疗事故处理条例》所规定的赔偿费的计算是以医疗机构独立承担为前提，在建立医师责任保险制度之后，医疗单位的赔偿一多半由保险公司承担，赔偿能力提高，因此对应于原赔偿费的保险费的计算标准应当提高，具体提高多少应当以既充分保护受害人的合法权益，又不至于影响医疗和保险事业的发展为原则。

因素二，医生的投保数额以及赔偿标准应当考虑其专业技术职务的高低。专业技术职务的评定是对医生的专业技术水平、职业道德等各方面综合素质的测评，虽然每位医生相对于接受医疗服务者都是专家，但不同专业技术职务的专家，其应该具备的技术水平、职业道德、业务收入、接受医疗服务者对其的信任度都是有高低之分的，例如主任医师实施医疗行为的决定权和工资收入显然高于助理医师；另外，口腔医院设有的专家门诊与普通门诊之分更是个典型的例子。既然专家门诊的收费标准显然高于普通门诊，根据"公平"理念，那专家门诊医生的赔偿额就应该高于普通门诊医生才对。

因素三，接受医疗服务者的职业各不相同，同样的损伤对于不同职业的受害者来说，遭受的肉体和精神的实际摧残程度是不一样的。例如，手指对于钢琴家、咽喉对于歌唱家和播音员，相对于其他不以此器官为主要职业收入者来说显然是致命的。

因素四，基于社会利益的考虑，我们可否考虑涉及一些无赔款优待条款。例如，为了激励在防灾防损中表现优秀的被保险人，可以规定，被保险人在一个保险年度内无赔偿案件发生并要求续保时，保险人对于其应缴保费给予10%的折扣。

四、医师责任保险基金来源

基金的来源应当结合我国的实际情况，并考虑医生所在医疗机构的性质、医生的实际收入和承受能力。因此,国家、部队等投资的国有医疗机构,医师责任保险的基金来源可以落实在三个部分:①每年政府对医疗机构的财政拨款中专列一项作为医疗机构和医师责任保险的专项保险金;②医生所在医疗机构每年在收入中提取一定的比例作为机构本身和医生的投保费用;③由医生从自己的收入中提取一小部分作为投保金。

对于一些营利性的口腔医疗机构,其基金来源应去掉国家拨款这一项;对于私立口腔诊所,则完全应当以自己的收入投保。另外,在医师责任保险的具体构筑中还包括保险当事人双方的权利与义务、受害第三人的权利与义务、具体的医师责任保险险种条款设计、不保项目等问题,留待以后制订具体的细则时再详细讨论。

[附录一]中华联合财产保险股份有限公司医疗责任保险条款[来源:中华联合财产保险股份有限公司,中国保险行业协会官网,2024-12-26]

总 则

第一条 医疗责任保险合同(以下简称本保险合同)由保险条款、投保单、保险单、保险凭证以及批单等组成。

凡涉及本保险合同的约定,均应采用书面形式。

第二条 凡依法设立、有固定场所并取得《医疗机构执业许可证》的医疗机构,均可作为本保险合同的被保险人。

保险责任

第三条 在本保险合同载明的保险期间或追溯期内及在承保区域范围内,被保险人的投保医务人员在从事与其资格相符的诊疗护理工作中,因执业过失造成患者人身损害,由患者或患者代理人在保险期间内首次向被保险人提出索赔申请,依照中华人民共和国法律(不包括港澳台地区法律)应由被保险人承担的经济赔偿责任,保险人按照本保险合同的约定负责赔偿。

第四条 保险事故发生后,被保险人因保险事故而被提起仲裁或者诉讼的,对应由被保险人支付的仲裁或者诉讼费用以及事先经保险人书面同意支付的其他必要的、合理的费用(以下简称"法律费用"),保险人按照本保险合同的约定也负责赔偿。

责任免除

第五条 下列原因造成的损失、费用和责任,保险人不负责赔偿:

(一)投保人、被保险人及其代表的重大过失或故意行为;

(二)战争、敌对行为、军事行动、武装冲突、恐怖活动、罢工、骚乱、暴动、盗窃、抢劫;

(三)核反应、核爆炸、核子辐射和放射性污染。但使用放射器材治疗发生的赔偿责任,不在此限;

(四)地震及其次生灾害、海啸及其次生灾害、雷击、暴雨、洪水等自然灾害;

(五)火灾、爆炸;

(六)被保险人的医务人员的犯罪或者违反法律、法规的。

第六条 出现下列任一情形时,保险人不负责赔偿:

(一)未经国家有关部门认定合格的医务人员进行的诊疗护理工作;

(二)被保险人从事未经国家有关部门许可的诊疗护理工作;

(三)被保险人被吊销执业许可证或被取消执业资格以及受停业、停职处分后仍继续进行诊疗护理工作；

(四)被保险人在酒醉或药剂麻醉状态下进行诊疗护理工作；

(五)被保险人使用伪劣药品、医疗器械或被感染的血液制品；

(六)被保险人使用未经国家有关部门批准使用的药品、消毒药剂和医疗器械；

(七)被保险人在正当的诊断、治疗范围外使用麻醉药品、医疗用毒性药品、精神药品和放射性药品；

(八)被保险人实验性的诊疗护理工作；

(九)被保险人对患者实施以美容或整形为目的的外科手术或治疗，除非这种手术或治疗是在患者因意外事故受伤后为维持生命或避免永久性伤残必须进行的。

第七条 下列损失、费用和责任，保险人不负责赔偿：

(一)被保险人的医务人员或其代表的人身伤亡；

(二)被保险人与患者或患者代理人签订的协议所约定的责任，但无协议存在时仍然应由被保险人承担的经济赔偿责任不在此限；

(三)被保险人在本保险合同载明的追溯期起始日以前进行的医疗工作中所致的赔偿责任；

(四)保险起始日之前患者或患者代理人已提出的由医疗事故引起的任何赔偿责任；

(五)罚款、罚金或惩罚性赔款；

(六)精神损害赔偿；

(七)间接损失；

(八)被保险人因刑事责任引起的一切费用、损失和索赔；

(九)本保险合同中载明的免赔额或按免赔率计算的免赔金额。

第八条 其他不属于本保险责任范围内的损失、费用和责任，保险人不负责赔偿。

责任限额与免赔额(率)

第九条 责任限额包括每人人身伤亡责任限额和累计责任限额，由投保人与保险人协商确定，并在保险合同中载明。

第十条 每次事故免赔额(率)由投保人与保险人在签订保险合同时协商确定，并在本保险合同中载明。

保险期间

第十一条 除另有约定外，保险期间为一年，以保险合同载明的起讫时间为准。

保险费

第十二条 投保人应当按照合同约定向保险人交纳保险费。

保险人义务

第十三条 订立保险合同时，采用保险人提供的格式条款的，保险人向投保人提供的投保单应当附格式条款，保险人应当向投保人说明保险合同的内容。对保险合同中免除保险人责任的条款，保险人在订立合同时应当在投保单、保险单或者其他保险凭证上作出足以引起投保人注意的提示，并对该条款的内容以书面或者口头形式向投保人作出明确说明；未作提示或者明确说明的，该条款不产生效力。

第十四条 本保险合同成立后，保险人应当及时向投保人签发保险单或其他保险凭证。

第十五条 保险人按照第二十七条的约定，认为被保险人提供的有关索赔的证明和资料不完整的，应当及时一次性通知投保人、被保险人补充提供。

第十六条　保险人收到被保险人的赔偿保险金的请求后,应当及时作出是否属于保险责任的核定;情形复杂的,应当在三十日内作出核定,但保险合同另有约定的除外。保险人应当将核定结果通知被保险人;对属于保险责任的,在与被保险人达成赔偿保险金的协议后十日内,履行赔偿保险金义务。保险合同对赔偿保险金的期限有约定的,保险人应当按照约定履行赔偿保险金的义务,保险人依照前款的规定作出核定后,对不属于保险责任的,应当自作出核定之日起三日内向被保险人发出拒绝赔偿保险金通知书,并说明理由。

第十七条　保险人自收到赔偿保险金的请求和有关证明、资料之日起六十日内,对其赔偿保险金的数额不能确定的,应当根据已有证明和资料可以确定的数额先予支付;保险人最终确定赔偿保险金的数额后,应当支付相应的差额。

第十八条　保险人对在办理保险业务中知道的投保人、被保险人的商业秘密及个人隐私,负有保密的义务。

投保人、被保险人义务

第十九条　订立保险合同,保险人就保险标的或者被保险人的有关情况提出询问的,投保人应当如实告知。

投保人故意或者因重大过失未履行前款规定的如实告知义务,足以影响保险人决定是否同意承保或者提高保险费率的,保险人有权解除保险合同。

前款规定的合同解除权,自保险人知道有解除事由之日起,超过三十日不行使而消灭。自合同成立之日起超过二年的,保险人不得解除合同;发生保险事故的,保险人应当承担赔偿保险金的责任。

投保人故意不履行如实告知义务的,保险人对于合同解除前发生的保险事故,不承担赔偿保险金的责任,并不退还保险费。

投保人因重大过失未履行如实告知义务,对保险事故的发生有严重影响的,保险人对于合同解除前发生的保险事故,不承担赔偿保险金的责任,但应当退还保险费。

保险人在合同订立时已经知道投保人未如实告知的情况的,保险人不得解除合同;发生保险事故的,保险人应当承担赔偿保险金的责任。

第二十条　本合同约定一次性交付保险费或对保险费交付方式、交付时间没有约定的,投保人应在保险责任起始日前一次性交付保险费。投保人未按本款约定交付保险费的,保险人不承担保险责任。

约定以分期付款方式交付保险费的,投保人应按期足额交付各期保险费。投保人未按本款约定交付保险费的,从违约之日起,保险人有权解除本合同并追收已经承担保险责任期间的保险费和利息,本合同自解除通知送达投保人时解除;在本合同解除前发生保险事故的,保险人按照保险事故发生前保险人实际收取的保险费总额与保险事故发生时投保人应当交付保险费的比例承担保险责任。

第二十一条　被保险人及其医务人员在诊疗护理活动中,应该遵守医疗卫生管理法律、行政法规、部门规章和诊疗护理规范、常规,恪守医疗服务职业道德,采取合理的预防措施,尽量避免或减少责任事故的发生。

保险人对被保险人的专业资格、使用药品和医疗器械及其他各项医疗条件进行查验时,被保险人应积极协助,并提供保险人需要的用以评估有关风险的详情和资料,但上述查验并不构成保险人对被保险人的任何承诺。保险人对发现的任何缺陷或危险书面通知被保险人后,投保人、被保险人应及时采取整改措施,认真付诸实施。

投保人、被保险人未按照约定履行上述安全义务的,保险人有权要求增加保险费或者解除合同。

第二十二条　在保险合同有效期内,如有医疗机构等级变动、医生护士数量及床位数增加、诊疗项目扩大或其他重要事项变更导致保险标的的危险程度显著增加的,被保险人应当及时书面通知保险人,保险人可以按照合同约定增加保险费或者解除保险合同。

被保险人未履行前款约定的通知义务的,因保险标的的危险程度显著增加而发生的保险事故,保险人不承担赔偿保险金的责任。

第二十三条　知道保险事故发生后,被保险人应该:

(一)尽力采取必要的、合理的措施,防止或者减少损失。否则,对因此扩大的损失,保险人不承担赔偿责任;

(二)及时通知保险人,并书面说明事故发生的原因、经过和损失情况;故意或者因重大过失未及时通知,致使保险事故的性质、原因、损失程度等难以确定的,保险人对无法确定的部分,不承担赔偿责任,但保险人通过其他途径已经及时知道或者应当及时知道保险事故发生的除外;

(三)保护事故现场,允许并且协助保险人进行事故调查。对于拒绝或者妨碍保险人进行事故调查导致无法认定事故原因或核实损失情况的,保险人对无法确定或核实的部分不承担赔偿责任。

第二十四条　发生保险责任范围内的事故后,被保险人应按照规定向有关部门报告,并按照规定的程序进行或申请进行调查、分析。被保险人应妥善保管有关的原始资料,不得涂改、伪造、隐匿或销毁,并对引起不良后果的药品、医疗器械等现场实物暂时封存保留,以备查验。

第二十五条　被保险人收到患者或患者代理人的损害赔偿请求时,应立即通知保险人。未经保险人书面同意,被保险人对患者或患者代理人作出的任何承诺、拒绝、出价、约定、付款或赔偿,保险人不受其约束。对于被保险人自行承诺或支付的赔偿金额,保险人有权重新核定,不属于本保险责任范围或超出应赔偿限额的,保险人不承担赔偿责任。在处理索赔过程中,保险人有权自行处理由其承担最终赔偿责任的任何索赔案件,被保险人有义务向保险人提供其所能提供的资料和协助。

第二十六条　被保险人获悉可能发生诉讼、仲裁时,应立即以书面形式通知保险人;接到法院传票或其他法律文书后,应将其副本及时送交保险人。保险人有权以被保险人的名义处理有关诉讼或仲裁事宜,被保险人应提供有关文件,并给予必要的协助。

对因未及时提供上述通知或必要协助导致扩大的损失,保险人不承担赔偿责任。

第二十七条　被保险人在向保险人申请索赔时,应提交以下单证材料:

(一)保险单正本;

(二)书面索赔申请、事故情况说明;

(三)被保险医疗机构的执业证明、责任人的执业资格证明、被保险医疗机构与责任人的劳动关系证明;

(四)涉及医疗费用的,应提供二级以上(含二级)医院或者保险人认可的医疗机构诊断证明及病历、用药清单、医疗费用票据、检查报告;

(五)涉及伤残、死亡的,应提供保险人认可的医疗机构或司法鉴定机构出具的伤残程度证明;患者死亡的需提供公安部门或保险人认可的医疗机构出具的死亡证明和销户证明;经国家批准或认可的医疗事故技术鉴定机构进行鉴定的,应提供医疗事故技术鉴定书;

(六)医疗机构赔付后患者出具的收条或院方的划账记录;经法院、仲裁机构或卫生行政部门依法判

决、裁决、裁定或调解的,应当提供判决、裁定文件或调解书;

(七)投保人、被保险人所能提供的与确认保险事故的性质、原因、损失程度等有关的其他证明和资料。

被保险人未履行前款约定的索赔材料提供义务,导致保险人无法核实损失情况的,保险人对无法核实部分不承担赔偿责任。

第二十八条 被保险人在请求赔偿时,应当如实向保险人说明与本保险合同保险责任有关的其他保险合同的情况。

赔偿处理

第二十九条 保险人的赔偿以下列方式之一确定的被保险人的赔偿责任为基础:

(一)被保险人和向其提出损害赔偿请求的患者或患者代理人协商并经保险人确认;

(二)仲裁机构裁决;

(三)人民法院判决;

(四)保险人认可的其他方式。

第三十条 被保险人给患者造成损害,被保险人未向该患者或患者代理人赔偿的,保险人不负责向被保险人赔偿保险金。

第三十一条 发生保险责任范围内的损失,保险人按以下方式计算赔偿:

(一)对每人人身伤亡赔偿金额(含医疗费用)不得超过每人人身伤亡责任限额。

保险人按照国家基本医疗保险的标准核定医疗费用的赔偿金额。

(二)在依据本条第(一)项计算的基础上,保险人在扣除每次事故免赔额或按免赔率计算的免赔金额后进行赔偿。

(三)在保险期间内,保险人对多次事故损失的累计赔偿金额不超过累计责任限额。

第三十二条 除合同另有约定外,对每次事故法律费用的赔偿金额,以实际发生的费用金额为准,但不得超过本保险合同载明的每人人身伤亡责任限额的10%。在保险期间内,保险人对被保险人多次索赔的法律费用累计赔偿金额不得超过本保险合同载明的累计责任限额的10%。

第三十三条 发生保险事故时,如果被保险人的损失在有相同保障的其他保险项下也能够获得赔偿,则本保险人按照本保险合同的责任限额与其他保险合同及本合同的累计赔偿限额总和的比例承担赔偿责任。

其他保险人应承担的赔偿金额,本保险人不负责垫付。若被保险人未如实告知导致保险人多支付赔偿金的,保险人有权向被保险人追回多支付的部分。

第三十四条 发生保险责任范围内的损失,应由有关责任方负责赔偿的,保险人自向被保险人赔偿保险金之日起,在赔偿金额范围内代位行使被保险人对有关责任方请求赔偿的权利,被保险人应当向保险人提供必要的文件和所知道的有关情况。

被保险人已经从有关责任方取得赔偿的,保险人赔偿保险金时,可以相应扣减被保险人已从有关责任方取得的赔偿金额。

保险事故发生后,在保险人未赔偿保险金之前,被保险人放弃对有关责任方请求赔偿权利的,保险人不承担赔偿责任;保险人向被保险人赔偿保险金后,被保险人未经保险人同意放弃对有关责任方请求赔偿权利的,该行为无效;由于被保险人故意或者因重大过失致使保险人不能行使代位请求赔偿的权利的,保险人可以扣减或者要求返还相应的保险金。

第三十五条 被保险人向保险人请求赔偿保险金的诉讼时效期间为二年,自其知道或者应当知道保险事故发生之日起计算。

争议处理和法律适用

第三十六条 因履行本保险合同发生的争议,由当事人协商解决;协商不成的,提交保险单载明的仲裁机构仲裁;保险单未载明仲裁机构且争议发生后未达成仲裁协议的,依法向中华人民共和国人民法院起诉。

第三十七条 本保险合同的争议处理适用中华人民共和国法律(不包括港澳台地区法律)。

其他事项

第三十八条 保险责任开始前,投保人要求解除保险合同的,应当向保险人支付相当于保险费5%的退保手续费,保险人应当退还剩余部分保险费。

保险责任开始后,投保人要求解除保险合同的,自通知保险人之日起,本保险合同解除。保险人按《短期费率表》收取自保险责任开始之日至合同解除之日止期间的保险费,并退还剩余部分保险费;保险人要求解除保险合同的,保险人按照保险责任开始之日起至合同解除之日止期间与保险期间的日比例计收保险费,并退还剩余部分保险费。

第三十九条 释义

本保险条款有关术语定义如下:

(一)医务人员:指经过国家有关部门考核、批准或承认,取得相应资格的各级各类卫生技术人员。也包括从事医疗管理和后勤服务的人员。

(二)追溯期:是指保险期间开始前的与保险期间相连续的一段时期,在这段时期内发生事故,患者或其代理人在保险期间内首次向被保险人提出索赔,保险人按保险合同约定承担赔偿责任。如果这种事故发生在追溯期之前,保险人不承担赔偿责任。

(三)患者代理人:本保险合同的患者代理人是指患者的法定代理人或受患者或法定代理人书面委托从事事故索赔的人。

(四)地震:地壳发生的运动。

(五)海啸:海啸是指由海底地震、火山爆发或水下滑坡、塌陷所激发的海洋巨波。

(六)次生灾害:由地震或海啸造成工程结构、设施和自然环境破坏而引发的火灾、爆炸、瘟疫、有毒有害物质污染、水灾、泥石流、滑坡等灾害。

[附录二]医疗责任保险条款[来源:贵州省卫生健康委关于印发《贵州省医疗责任保险统保方案(2021年版)》的通知,发布日期2021-02-01]

总 则

第一条 本保险合同由保险条款、投保单、保险单以及批单组成。凡涉及本保险合同的约定,均应采用书面形式。

第二条 凡依照中华人民共和国法律(以下简称依法)设立、有固定场所并取得《医疗机构执业许可证》的医疗机构,可作为本保险的被保险人。

保险责任

第三条 在保险单列明的保险期间或追溯期及承保区域范围内,在保险单中载明的被保险人的医务人员（以下简称投保医务人员）在诊疗活动中，因执业过失造成病人人身损害，在本保险期间内，由病人或其近亲属首次向被保险人提出索赔申请，依法应由被保险人承担民事赔偿责任时，保险人按照本保险合同的约定负责赔偿。

本保险合同所指的追溯期是指从保险期间开始之时起向前追溯的约定的期间。追溯期的具体起止时间以保险单载明的时间为准。

本保险合同所指的诊疗活动是指通过各种检查，使用药物、器械及手术等方法，对疾病作出判断和消除疾病、缓解病情、减轻痛苦、改善功能、延长生命、帮助病人恢复健康的活动，包括诊断、治疗、护理环节。

第四条　保险责任范围内的事故发生后，事先经保险人书面同意的法律费用，包括事故鉴定费、查勘费、取证费、仲裁或诉讼费、案件受理费、律师费等，保险人按照本保险合同的约定也负责赔偿。

责任免除

第五条　下列原因造成的损失、费用和责任，保险人不负责赔偿：

(一)被保险人或其投保医务人员的故意行为、犯罪行为和非执业行为；

(二)战争、敌对行为、军事行动、武装冲突、恐怖活动、罢工、骚乱、暴动、盗窃、抢劫；

(三)核反应、核子辐射和放射性污染。但使用放射器材治疗发生的赔偿责任，不在此限；

(四)地震、海啸、雷击、暴雨、洪水等自然灾害及火灾、爆炸等意外事故。

第六条　下列情形造成的损失、费用和责任，保险人不负责赔偿：

(一)未经国家有关部门认定合格的医务人员进行的诊疗工作；

(二)临床试验性检查、治疗以及其他不以治疗为目的的诊疗活动造成病人的人身损害，包括但不限于整形美容、体检；

(三)被保险人或其投保医务人员从事未经国家有关部门许可的诊疗工作；

(四)被保险人或其投保医务人员被吊销执业许可或被取消执业资格以及受停业、停职处分后仍继续进行诊疗工作；

(五)被保险人投保医务人员在饮酒、吸毒或药剂麻醉状态下进行诊疗工作；

(六)因药品、消毒药剂、医疗器械的缺陷，或者输入不合格的血液，或药品不良反应造成病人损害；

(七)被保险人或其投保医务人员使用未经国家有关部门批准使用的药品、消毒药剂和医疗器械，但经国家有关部门批准进行临床试验所使用的药品、消毒药剂、医疗器械不在此限；

(八)被保险人或其投保医务人员在正当的诊断、治疗范围外使用麻醉药品、医疗用毒性药品、精神药品和放射性药品；

(九)被保险人医务人员在抢救生命垂危的病人等紧急情况下已经尽到合理诊疗义务；

(十)被保险人医务人员限于当时的医疗水平难以诊疗；

(十一)病人或者其近亲属不配合医疗机构进行符合诊疗规范的诊疗，被保险人及其医务人员没有过错的。

第七条　下列损失、费用和责任，保险人不负责赔偿：

(一)被保险人医务人员或其代表的人身伤亡；

(二)直接或间接由于计算机2000年问题引起的损失；

(三)罚款、罚金或惩罚性赔偿；

(四)本保险合同载明的免赔额；

（五）被保险人根据与病人、其近亲属或他人签订的协议应承担的责任，但即使没有这种协议，被保险人依法仍应承担的责任不在此限；

（六）投保医务人员自终止在被保险人的营业处所内工作之后所发生的任何损失、费用和责任。

第八条　其他不属于本保险责任范围的损失、费用和责任，保险人不负责赔偿。

责任限额与免赔额

第九条　除另有约定外，责任限额包括医疗责任每人责任限额、精神损害每人责任限额、医疗责任累计责任限额、法律费用每次事故责任限额、法律费用累计责任限额。除另有约定外，精神损害每人责任限额为医疗责任每人责任限额的30％，并包含在医疗责任每人责任限额之内。各项责任限额由投保人和保险人协商确定，并在保险合同中载明。

第十条　每次事故免赔额（率）由投保人与保险人在签订保险合同时协商确定，并在保险合同中载明。

保险期间

第十一条　除另有约定外，保险期间为一年，以保险单载明的起讫时间为准。

保险人义务

第十二条　本保险合同成立后，保险人应当及时向投保人签发保险单或其他保险凭证。

第十三条　保险人依本保险条款第十七条取得的合同解除权，自保险人知道有解除事由之日起，超过三十日不行使而消灭。

保险人在保险合同订立时已经知道投保人未如实告知的情况的，保险人不得解除合同；发生保险事故的，保险人应当承担赔偿责任。

第十四条　保险事故发生后，投保人、被保险人提供的有关索赔的证明和资料不完整的，保险人应当及时一次性通知投保人、被保险人补充提供。

第十五条　保险人收到被保险人的赔偿请求后，应当及时就是否属于保险责任作出核定，并将核定结果通知被保险人。情形复杂的，保险人在收到被保险人的赔偿请求后三十日内未能核定保险责任的，保险人与被保险人根据实际情形商议合理期间，保险人在商定的期间内作出核定结果并通知被保险人。对属于保险责任的，在与被保险人达成有关赔偿金额的协议后十日内，履行赔偿义务。

保险人依照前款的规定作出核定后，对不属于保险责任的，应当自作出核定之日起三日内向被保险人发出拒绝赔偿保险金通知书，并说明理由。

第十六条　保险人自收到赔偿保险金的请求和有关证明、资料之日起六十日内，对其赔偿保险金的数额不能确定的，应当根据已有证明和资料可以确定的数额先予支付；保险人最终确定赔偿的数额后，应当支付相应的差额。

投保人、被保险人义务

第十七条　投保人应履行如实告知义务，如实回答保险人就有关情况提出的询问，并如实填写投保单。

投保人故意或者因重大过失未履行前款规定的如实告知义务，足以影响保险人决定是否同意承保或者提高保险费率的，保险人有权解除合同。

投保人故意不履行如实告知义务的，保险人对于合同解除前发生的保险事故，不承担赔偿责任，并不退还保险费。

投保人因重大过失未履行如实告知义务,对保险事故的发生有严重影响的,保险人对于合同解除前发生的保险事故,不承担赔偿责任,但应当退还保险费。

第十八条　除另有约定外,投保人应在保险合同成立时交清保险费。保险费交清前发生的保险事故,保险人不承担赔偿责任。

第十九条　被保险人及其医务人员在诊疗活动中,应该遵守医疗卫生管理法律、行政法规、部门规章和诊疗规范、常规,恪守医疗服务职业道德,采取合理的预防措施,尽力避免或减少责任事故的发生。保险人对被保险人及其医务人员的专业资格、使用药品和医疗器械及其他各项医疗条件进行查验时,被保险人应积极协助并提供保险人需要的用以评估有关风险的详情和资料。但上述查验并不构成保险人对被保险人的任何承诺。保险人对发现的任何缺陷或危险书面通知被保险人后,被保险人应及时采取整改措施。

投保人、被保险人未遵守上述约定而导致保险事故的,保险人不承担赔偿责任;投保人、被保险人未遵守上述约定而导致损失扩大的,保险人对扩大部分的损失不承担赔偿责任。

第二十条　在保险期间内,如发生足以影响保险人决定是否继续承保或是否增加保险费的保险合同重要事项变更,被保险人应及时书面通知保险人,保险人有权要求增加保险费或者解除合同。在保险期间内,由于医务人员发生变动,需要加保或退保,被保险人应当书面通知保险人。

被保险人未履行通知义务,因上述保险合同重要事项变更而导致保险事故发生的,保险人不承担赔偿责任。

第二十一条　被保险人一旦知道或应当知道可能引起本保险项下索赔的病人人身损害事故发生时,应该:

(一)尽力采取必要、合理的措施,防止或减少损失,否则,对因此扩大的损失,保险人不承担赔偿责任;

(二)按照规定向有关部门报告,并按照规定的程序申请或进行调查、分析、鉴定。被保险人应妥善保管有关的原始资料,并对引起不良后果的药品、医疗器械等现场实物按照有关规定进行封存并妥善保管,以备查验;

(三)立即通知保险人,并书面说明事故发生的原因、经过和损失情况;故意或者因重大过失未及时通知,致使保险事故的性质、原因、损失程度等难以确定的,保险人对无法确定的部分,不承担赔偿责任,但保险人通过其他途径已经及时知道或者应当及时知道保险事故发生的除外;

(四)允许并且协助保险人进行事故调查;对于拒绝或者妨碍保险人进行事故调查导致无法确定事故原因或核实损失情况的,保险人对无法确定或核实的部分不承担赔偿责任。

第二十二条　被保险人收到病人或其近亲属的损害赔偿请求时,应立即通知保险人。未经保险人书面同意,被保险人对病人或其近亲属作出的任何承诺、拒绝、出价、约定、付款或赔偿,保险人不受其约束。对于被保险人自行承诺或支付的赔偿金额,保险人有权重新核定,不属于本保险责任范围或超出责任限额的,保险人不承担赔偿责任。在处理索赔过程中,保险人有权自行处理由其承担最终赔偿责任的任何索赔案件,被保险人有义务向保险人提供其所能提供的资料和协助。

第二十三条　被保险人获悉可能发生诉讼、仲裁时,应立即以书面形式通知保险人;接到法院传票或其他法律文书后,应将其副本及时送交保险人。保险人有权以被保险人的名义处理有关诉讼或仲裁事宜,被保险人应提供有关文件,并给予必要的协助。

对因未及时提供上述通知或必要协助引起或扩大的损失,保险人不承担赔偿责任。

第二十四条　被保险人向保险人请求赔偿时，应提交下列单证材料：

（一）保险单正本和被保险人已经向第三者支付赔偿金的书面证明材料；

（二）有关责任人的资格和执业证明、医疗机构与责任人的劳动关系证明；

（三）病人完整的病例资料；

（四）病人伤残的，应当提供权威部门出具的伤残程度证明；病人死亡的，应当提供死亡证明书；

（五）病人或其近亲属的书面索赔申请；

（六）事故情况说明、赔偿项目清单；

（七）经法院、仲裁机构或卫生行政部门依法判决、裁决、裁定或调解的，应当提供判决、裁定文件或调解书；

（八）投保人、被保险人所能提供的其他与确认保险事故的性质、原因、损失程度等有关的证明和资料。

投保人、被保险人未履行前款约定的单证提供义务，导致保险人无法核实损失情况的，保险人对无法核实部分不承担赔偿责任。

第二十五条　发生保险责任范围内的损失，应由有关责任方负责赔偿的，被保险人应行使或保留向该责任方请求赔偿的权利。

保险事故发生后，保险人未履行赔偿义务之前，被保险人放弃对有关责任方请求赔偿的权利的，保险人不承担赔偿责任。

保险人向被保险人赔偿保险金后，在赔偿金额范围内代位行使被保险人对有关责任方请求赔偿的权利，被保险人未经保险人同意放弃对有关责任方请求赔偿的权利的，该行为无效。

在保险人向有关责任方行使代位请求赔偿权利时，被保险人应当向保险人提供必要的文件和其所知道的有关情况。

由于被保险人的故意或者重大过失致使保险人不能行使代位请求赔偿的权利的，保险人可以扣减或者要求返还相应的赔偿金额。

赔偿处理

第二十六条　保险人接到被保险人的索赔申请后，有权聘请专业技术人员参与调查、处理。

第二十七条　保险人以下列方式之一确定的被保险人的赔偿责任为基础，按照保险合同的约定进行赔偿：

（一）被保险人和向其提出损害赔偿请求的病人协商并经保险人确认；

（二）仲裁机构裁决；

（三）人民法院判决；

（四）卫生行政部门调解；

（五）保险人认可的其他方式。

第二十八条　被保险人给病人造成损害，被保险人未向该病人或其近亲属赔偿的，保险人不负责向被保险人赔偿保险金。

第二十九条　发生保险责任范围内的损失，保险人按以下方式计算赔偿：

（一）对于被保险人对每位病人造成的人身伤害，保险人在医疗责任每人责任限额内计算赔偿；对于被保险人对每位病人依法应当承担的精神损害赔偿责任，保险人的赔偿金额以本保险单列明的精神损害每人责任限额为限,并计算在医疗责任每人责任限额之内。

对于被保险人对每位病人人身伤害的赔偿责任和精神损害的赔偿责任,保险人在扣除保险合同列明的每次事故免赔额或按每次事故免赔率计算的免赔额后,在医疗责任每人责任限额之内进行赔偿。

(二)在保险期间内,保险人对被保险人多次索赔的各项赔偿金额之和不超过本保险合同载明的医疗责任累计责任限额。

第三十条　对于法律费用,保险人在第二十九条计算的赔偿金额以外按以下约定另行计算赔偿:

(一)保险人对法律费用的每次事故赔偿金额以实际发生的费用金额为准,但不得超过本保险单列明的法律费用每次事故责任限额;

(二)在保险期间内,保险人对被保险人多次索赔的法律费用累计赔偿金额不得超过本保险单列明的法律费用累计责任限额。

第三十一条　发生保险事故时,如果被保险人的损失能够从其他相同保障的保险项下也获得赔偿,则本保险人按照本保险合同的责任限额与所有有关保险合同的责任限额总和的比例承担赔偿责任。

其他保险人应承担的赔偿金额,本保险人不负责垫付。若被保险人未如实告知导致保险人多支付赔偿金的,保险人有权向被保险人追回多支付的部分。

第三十二条　保险人受理报案、进行现场查勘、核损定价、参与案件诉讼、向被保险人提供建议等行为,均不构成保险人对赔偿责任的承诺。

第三十三条　被保险人向保险人请求赔偿的诉讼时效期间为二年,自其知道或者应当知道保险事故发生之日起计算。

争议处理

第三十四条　因履行本保险合同发生争议的,由当事人协商解决。协商不成的,提交保险单载明的仲裁机构仲裁;保险单未载明仲裁机构且争议发生后未达成仲裁协议的,可向中华人民共和国人民法院起诉。

第三十五条　本保险合同的争议处理适用中华人民共和国法律(不包括港澳台地区法律)。

其他事项

第三十六条　保险责任开始前,投保人要求解除保险合同的,应当向保险人支付相当于保险费5%的退保手续费,保险人应当退还剩余部分保险费;保险人要求解除保险合同的,不得向投保人收取手续费并应退还已收取的保险费。

保险责任开始后,投保人要求解除保险合同的,自通知保险人之日起,保险合同解除,保险人按短期费率(表1)计收自保险责任开始之日起至合同解除之日止期间的保险费,并退还剩余部分保险费;保险人要求解除保险合同的,应提前十五日向投保人发出解约通知书,保险人按照保险责任开始之日起至合同解除之日止期间与保险期间的日比例计收保险费,并退还剩余部分保险费。

表1　短期费率表

保险期间	一个月	二个月	三个月	四个月	五个月	六个月	七个月	八个月	九个月	十个月	十一个月	十二个月
年费率的百分比	10	20	30	40	50	60	70	80	85	90	95	100

注:保险期间不足一个月的部分按一个月计收。

[案例一] 一例保险理赔报告 [来源:世界牙科论坛,2009(9):6.]

[案情简介] 2009年7月15日16:30,北京三角洲保险经纪有限责任公司(以下简称三角洲公司)接到报案:"某口腔门诊部某大夫(以下简称责任人)于7月11日在给牙痛病人用高温橡胶棒测试热敏感度的时候,烫伤了病人左下嘴唇下面的皮肤,伤口大小约4mm×8mm,病人来诊所要求索赔。"

接到报案后,三角洲公司立即与华泰保险集团股份有限公司(以下简称华泰)联系,并请求华泰保险公司安排理赔人员进行处理,经与诊所商议,诊所同意先将病人进行安抚后于7月16日上午10:30再来诊所协商解决.病人也表示了同意。

7月16日上午10:00,三角洲公司人员和华泰理赔人员来到该出险口腔门诊部了解情况。华泰理赔人员收集了病人病历信息,同时对事故责任人进行了口头询问并做了笔录。病人同诊所医生及华泰理赔人员进行交涉,病人没有提到经济赔偿的问题,只要求出示责任人医师资格证书并索要其复印件,诊所出示医师资格证书后没有同意把复印件交给病人,原因是责任人的医师执业证书还在卫生局的审批中,诊所担心会因无证上岗受到行政部门处罚。但是,病人执意索要,最终诊所交给了病人。三角洲公司建议诊所去卫生局开一个证明,证明该医生的资质合格,是在合法范围内执业,保险公司不但可以支付理赔金,而且诊所也不会受到卫生行政部门处罚。

7月16日16:30,责任人给三角洲公司打电话说医师执业证书已经通过注册,只是还没有发下来。但是经卫生局签发的执业资格证明已经拿到手里,只是病人依然要求诊所赔偿6万元人民币,诊所请求华泰给予支持。三角洲公司迅速与华泰取得联系,华泰表示:如果病人能够出具赔偿金额的证明和发票,华泰可以赔付,如果病人需要医疗鉴定和诉讼,华泰也将协助进行医疗鉴定,帮助诊所请律师,并负责相关费用。按照以往的理赔经验,建议诊所不要惊慌,这起医疗过失是没有办法进行鉴定和诉讼的。

7月23日,在三角洲公司的协助下,诊所与病人进行了理赔协商,病人仍索赔6万元,而诊所也摆明了自己的立场,诊所认可给病人一定费用作为营养费。而索赔6万元毫无法律依据,诊所不能赔偿。病人见诊所的立场坚定,也考虑到该案件无法进行医疗鉴定和诉讼,最终不再索赔。

[案情分析] 首先,医生要提高医疗水平,并在诊疗过程中集中精神。医生在诊疗前、诊疗中和诊疗后,一定要和病人做好沟通,签知情同意书。病历一定要写清楚,一旦发生纠纷,病历可以协助相关部门了解案情,对医疗纠纷的协调和最终保险公司的理赔意义重大。诊所一定要等口腔医生取得医师资格证书后,再让医生上岗。一旦发生医疗纠纷,诊所一定要镇静,要分析病人的心理,做好与病人的沟通,不要过分退让妥协,给一些想牟取私利的病人可乘之机。有保险的诊所要立即向保险公司报案,保险公司会利用法律专业知识和理赔经验协助处理纠纷。关键时刻,诊所要以法律为依据,用法律武器保护自己。

[案例二] 口腔医疗责任保险理赔案件 (来源:口腔医疗责任险理赔通讯,北京三角洲保险经纪有限责任公司)

随着人们维权意识的增强,医患纠纷的发生率也呈上升趋势,近日华泰保险公司处理了2起口腔医疗纠纷索赔案件,现将案件与诸位分享,望各位口腔医疗工作者能从案件中获得启示,以便今后更好地规避口腔医疗风险。

案件一:正畸拔错牙齿引发的纠纷

[案情简介] 2011年6月29日14时,一未成年病人在家长的带领下,到西南地区某大型连锁口腔诊

所进行正畸治疗。检查了病人的口腔状况后,当事医生为其设计了正畸方案。按方案要求该治疗需拔除右上5号牙齿和右下4号牙齿,但实际操作时,却误拔除左上5号牙齿和左下4号牙齿,故产生医疗纠纷,病人要求口腔诊所赔偿5万元。事情发生后,医疗机构立即向华泰保险集团股份有限公司(以下简称华泰)报案,华泰在接到报案后2小时内即赶到诊所,同诊所负责人商讨案情,明确责任,并确定处理方案。之后保险公司、病人法定监护人与医疗机构负责人三方谈判,三方最终商定赔偿病人3.5万元。华泰在核定赔偿费用构成后,与医疗机构再次进行了确认,扣除保单免赔额后,最终保险公司向医疗机构赔付3.3万元。

[案情分析]医生在进行拔牙治疗时一定要先确认好需要拔除的牙齿位置再进行操作,在看X光片时也要先确认片子的反正再做判断和操作。

案件二:做烤瓷牙出现咬合疼痛引发的医疗纠纷

[案情简介]病人赵女士,50岁,2010年8月下旬因右下7号牙齿缺失在西南地区某口腔医院就诊,医生给病人做了右下5、6、7号牙齿的单端桥,2011年7月,该病人出现右下烤瓷牙的咬合疼痛又到该口腔医院就诊,经医方初步诊断疼痛与单端桥有关,准备切割去除单端桥再进行观察,8月25日病人去除单端桥后疼痛明显好转。病人认为出现咬合疼痛与医生给她配戴的烤瓷牙不合适有关,遂向医疗机构提出索赔5000元,且要见医院领导要个说法。医疗机构向保险公司进行报案,要求保险公司协助处理此医疗纠纷。医患双方及保险公司理赔人员约定9月1日协商处理方案。为了更好地处理医疗纠纷保险公司的理赔人提前1小时先到医疗机构与医生进行了沟通,并重新确认了案情。经理赔人员、医方与病人三方沟通,最终决定赔偿病人日后再进行治疗或者重新做烤瓷牙的费用2050元。因该医疗机构购买的口腔医疗机构责任保险免赔额是2000元,那么扣除免赔额后医疗机构可以获得50元的赔付,因此医疗机构决定自行向病人进行赔付。但保险公司的第三方协调作用在本案件中淋漓尽致地体现了出来。

[案情分析]首先医生要尽量保证医疗治疗,使病人最大程度地可以配戴合适的烤瓷牙;其次,对于医疗意外和并发症以及不可预知的医疗风险,医方可以求助第三方进行协调处理,购买了医疗责任保险的医疗机构或个人可以请保险公司协助处理。

小结

通过本章学习,应该熟悉医疗责任保险制度,了解医疗责任保险的功能及特点,特别应对建立医师责任保险制度有深入理解。医疗责任保险在转嫁经济赔偿责任的同时,将大量口腔医疗纠纷处理事务转移给保险公司或与保险公司合作的医疗纠纷协调机构,以降低口腔医疗机构处理医疗纠纷的行政成本及事务性工作,保证正常的医疗秩序。

参考文献

[1] 李刚.口腔诊所医师责任保险制度的建立[C]//中华口腔医学会全科口腔医学专业委员会第一次学术年会论文集.天津:中华口腔医学会全科口腔医学专业委员会,2009:2.
[2] 欧尧,朱光第,杨小平,等.牙科治疗中严重并发症的防范与应对[J].广东牙病防治,2007,15(5):195-200.
[3] 刘振华,王吉善.医疗风险预防管理学[M].北京:科学技术文献出版社,2007.
[4] 刘娟,姚兰,邹新春.影响口腔门诊医疗投诉的原因分析与对策[J].昆明医学院学报,2009,30(S2):14-17.

思考题

1. 什么是医疗责任保险制度?
2. 医疗责任保险有什么功能?

第十八章 口腔医生职业防护

职业有关疾病是指职业有害因素所致的各种职业性损害,包括职业病(occupational disease)、工作有关疾病(work-related disease)和职业性外伤(occupational trarma)三大类。可由轻微的健康影响到严重的损害,甚至导致伤残或死亡。职业病的诊断是一项政策性和科学性很强的工作,它涉及劳保待遇,既关系到病人的健康与福利,也涉及国家和企业的利益。故在诊断上有别于一般疾病,需具有职业病诊断权的机构诊断。一名优秀的口腔医生应关爱自己,善待他人。如果对自己的健康都不关心,对每位病人都特别负责,也是一句空话。口腔医生操作复杂,技术多样,工作精细,劳动时间长,并且经常处在强迫体位,易产生酸痛、酸软、疼痛、僵硬、沉重、麻木等疲劳症状,这也是造成口腔医生自身慢性伤害的重要原因,因此,口腔医疗职业防护是必要的。

第一节 口腔医生职业紧张

现代工作和生活节奏的加快,要求人们改变传统的价值观和职业意识,改变传统的生活方式和习惯。生活在现代社会的每一个人都必须增强竞争能力以应对激烈的知识竞争、复杂的人际关系以及紧张的社会环境。1994年联合国报告根据国际劳工组织的研究,指出"世界正在变成充满紧张的世界"。

一、职业紧张与紧张反应

职业人群作为一个特殊的社会群体,不仅要承受着与一般人群相同的健康问题的挑战,同时他们在工作环境中还经受着生产性有害因素的危害和职业紧张因素的威胁。职业紧张是普遍存在的。一般认为任何职业的工作人员都扮演着不同的社会角色,而每一个角色在一定的条件下都有紧张。紧张有积极或消极的一面,而消极的一面便具有有害作用。

职业紧张(又称工作紧张)是指由于工作或与工作有关的因素所引起的紧张。职业紧张对健康、行为以及对工作效率的影响已成为国际上重要的职业卫生问题之一。当工作要求超过了劳动者的应变能力时,个体特征与环境之间相互作用会出现机体心理、生理功能的异常改变。Thoits等认为职业紧张是一种状态，即工作有关因素与个体的相互作用所致的心理和生理反应的增强或减弱，使个体心理和生理功能异常。另有人认为职业紧张是紧张因素、工作有关紧张状态的蓄积，或者说是伴随着工作需求超过个体的应变能力的工作条件的相互作用。有人认为职业紧张是劳动者在其工作中受到各种生理、心理和社会因素的影响而不能适应时所出现的紧张状态。

长期职业紧张必然会导致精神压力增大，长期的精神压力会引起神经精神方面功能的紊乱，从而导致神经递质分泌紊乱。

二、口腔医生职业紧张

口腔医生这个职业在西方国家近年受到额外关注不是因为其令人眼红的高收入，而是由于其产生的职业性压力最大。2024年12月使用"stress"和"dentist"作为关键词在PubMed数据库检索，约有2151篇文献深入研究和讨论世界各国口腔医生的职业性压力（job related stress）、职业性衰竭（professional burnout），并对其衡量手段和解决方案进行了有益的探索。一般人也许想当然地认为，有许多其他职业的压力比口腔医生大，其实未必。

首先，口腔医生这一职业在西方社会的特点是以私人开业为主要生存形式，口腔医疗服务的经营运作受政府条令和地方规定严格控制。开业初期投资巨大，一般医疗服务诊所（2~5个椅位）需要投资400万~600万元（其中包括房屋产权）。政府条令规定口腔诊所必须自带停车场，能为就诊病人提供足够停车位，否则没有开业资格。口腔专科门诊部因要符合更多特殊要求，初期投资可达1000万~2000万元，上述费用在过去15年里已经翻了将近1倍。

其次，一般病人都习惯预约就诊，但预约时口腔医生对病情难以深入了解，因而也无法确定实际诊治时所需时间的长短。问题在于，一旦有一位病人的诊疗时间延长，就将使一天的日程处于紧张的追赶状态。牙科治疗，尤其是牙体牙髓病（同时也是大部分病人就诊的原因）的治疗相当的精细和烦琐，需要多次复诊。有相当一部分人有看牙恐惧症，需要医患之间进行大量的心理交流方能勉强克服。这些都增加了口腔医生的工作量。

再次，急诊病人一般都因外伤和无法忍受的疼痛而病急投医。病人的要求是医治外伤和解除疼痛，这会使口腔医生没有充分的时间来对伤病进行准确诊断，只好仓促就诊，可能留下隐患。有许多牙科治疗手段和操作不适宜在麻醉下完成，从而不可避免地给病人带来疼痛，病人将这种治疗中的疼痛和不适归咎于口腔医生的治疗水平，习惯性地进行抱怨甚至投诉。

传染病流行期间，由于口腔医疗中病人无法佩戴口罩，无法通过口罩保护病人自身的健康安全，且口腔高速涡轮手机、超声洁牙机在工作中会产生大量水雾、飞沫、气溶胶，可能将口腔内的病毒、细菌随喷溅扩散到空气中，再经空气传播给其他病人。若有潜伏感染期病人在不知情的情况下就诊,极易导致传染病蔓延,为了保护广大病人朋友的身体健康,建议非急症病人择期就诊。

另外,病人的牙科医疗保险五花八门,名目繁多,实施治疗手段时往往要考虑病人的保险类型和支付范围的界定。医患之间没有直接的现金交易固然可使医患关系显得温情和友好,但如果病人对保险类型和支付范围表达不甚清楚或双方交流不够,则日后和保险公司滋生的资金支付问题也会让口腔医生头疼不已。

牙科材料和技术装备的研究和开发在过去几十年得到突飞猛进的发展,随着新材料的出现,新的技术和治疗手段也不断应运而生。即使有了自己稳定的诊所,经营良好的口腔医生也绝不能高枕无忧,仍要投入许多精力和财力接受继续医学教育和进行仪器设备的更新换代。所有这些因素都可能夜以继日地重复,因而将口腔医生这个职业推到精神压力十分大、疲劳程度非常高的境地。

职业性衰竭被定义为:情感疲劳、人格解体和个人成就感衰减。让我们来看一看在牙科研究方面具有代表性的西方国家在这方面所取得的成果(表 18-1),以供参考。

表 18-1 西方国家口腔医生职业性衰竭的调查结果

国家	样本量	调查结果	影响
荷兰	709 例	21%有风险感,13%有较高程度职业性衰竭,2.5%有高度职业性衰竭;压力感受程度无性别差异;40多岁的口腔医生感觉压力最大	带给口腔医生的压力最大的因素,由高至低依次为病人缺诊、政府指令的严格限制、病人对治疗的苛求
丹麦	216 例	60%认为牙科比别的职业压力更大	压力产生因素由高至低依次为:诊疗时间滞后、使病人产生疼痛、工作负荷重、病人不按时复诊、病人焦虑
英国	1007 例	时间管理带来的压力最大,62%认为诊疗时间滞后带来压力,58%认为病人不合作带来压力,10%有职业性衰竭	大部分认为牙科再教育开销和诊所开业初始开销带给他们很大压力
美国	3000 例	近20%认为麻醉注射带给他们的压力足以让他们重新考虑是否继续以牙科为职业,6%认为上述压力对其身心产生严重影响,仅2%认为没有影响	
芬兰	232 例	22%认为工作姿势不舒服显著影响其工作满足感;41%女性和59%男性认为自己承受职业性压力;大部分口腔医生至少经历暂时性精神衰弱,近半数口腔医生每天工作结束时感到精疲力竭	职业性衰竭的主要原因是精神衰弱、工作乐趣减弱

综合上述内容,职业性压力和职业性衰竭产生的主要因素可以概括为三个方面:①从医方看,诊疗时间滞后、工作负担过重、压力过大、工作姿势不舒适、实施麻醉注射后的压力、有风险感、精神衰弱、工作乐趣减弱、必须保持与时俱进而不断接受继续医学教育和培训的开销、开业时的初始开销、开业后仪器设备更新换代的开销等。②从患方看,病人缺诊或不按预约就诊(含急诊)、病人不合作或苛求、病人有看牙焦虑症。看牙焦虑症主要表现为疼痛恐惧、担心治疗会带来创伤、对自身口腔健康状况信心不足、经济忧虑、一般性精神问题带来的焦虑等。③从官方看,政府诸多有关法令的严格控制等。

第二节 口腔医生职业防护

口腔医生在长年累月的工作中,因为接触各式各样的病人,患颈椎病、辐射病等多种职业病的概率比正常人高,甚至像慢性汞中毒、细菌病毒感染、艾滋病或乙型肝炎(HBV)等多种高感染风险传染病的患病概率也相对较大。口腔医疗操作复杂,技术多样,工作精细,劳动时间长,并且经常处在强迫体位,易产生酸痛、酸软、疼痛、僵硬、沉重、麻木等疲劳症状,是造成口腔医生自身慢性伤害的重要原因(表18-2)。因此,提高口腔医生的自我保健与防护意识是必要的。

表18-2 口腔医生常见职业病及防护

常见职业病	致病原因	防护措施
慢性汞中毒	在长年累月的工作中,口腔医生会与高毒物质——汞、铅零距离接触,导致口腔医生容易罹患慢性汞中毒	口腔医生进行检查、治疗时一定要戴手套、口罩;做好诊所的通风处理,尽量保持诊所内外空气流通;尽量避免直接接触含有有害化学物质的材料
细菌、病毒感染	口腔医生在进行治疗或口腔护理时离病人口腔很近,四周空气中充满病人口中出来的小颗粒混合物,使口腔医生很容易接触到病人口腔内的细菌、病毒	在进行治疗时一定要戴N95防护口罩、面罩,平时要提高预防意识
颈椎病、腰椎病	口腔医生在给病人进行治疗时,容易经常保持一种身体向前弓的姿势,这会导致颈部、腰部损伤,易引发颈椎病、腰椎病等脊柱疾病	在工作之余要注意多锻炼身体,工作中要注意多变换姿势;病情严重要及时就医,进行治疗
早老性痴呆	口腔医生每周工作时间超过55小时,就容易患上早老性痴呆。长时间超负荷工作不但会降低工作效率,还会使人出现短时间失忆、反应迟缓。早老性痴呆——65岁以前发病的痴呆症,口腔医生此病的发病风险很高	在工作期间要多注意休息,看看远方的美景。做好工作和休息的合理安排。注重午间休息。适当补充维生素,增强自身的免疫力

续表

常见职业病	致病原因	防护措施
呼吸道疾病	在使用高速涡轮手机、三用枪、超声波洁牙机时,病人口中形成的飞沫可经口腔医生的呼吸道进入支气管中	在做手术时一定要戴手套、面罩。安装强力吸引器,使用橡皮障,使地面、台面便于清洁消毒
AIDS/HIV高感染风险	在口腔治疗中容易发生创伤和出血,污染器械引起的伤口为病原体进入体内创造了一个途径。污染器械刺伤是口腔医务人员的主要危险之一。口腔医生手部受伤十分常见,40%的口腔医生手部都存在伤口,80%的口腔医生手部被污染。不戴手套就进行口腔治疗操作,对于医生和病人来说都是非常危险的	处理污染的针头及尖锐器械时应小心谨慎。对每一次治疗操作的危险性和接触类型进行评估,采取适当的防护措施
乙型肝炎(HBV)	口腔医生被感染的风险是正常人群的5~10倍。由于口腔医生常常需为病人进行手术,接触到HBsAg阳性病人血液的可能性较大,从而易被感染(经皮肤、黏膜,尤其是破损时)	严格对待病人初检;一定要戴手套。高危险的物品和灭菌危险物品要进行灭菌/高标准消毒
胃病	口腔医生每天的工作量很大,常因为给病人治疗而耽误了吃饭的时间。时间久了,胃肠道健康就受到了影响。很多时候,口腔医生吃完饭后就马上工作,其胃肠道对食物消化吸收效果也很差	尽量保证按时吃饭
肥胖及高血压	口腔医生给病人治疗时通常保持坐姿。有时候一整天都没有起来运动的机会	可以做办公室操,每个简单的动作做几组,就有不错的效果
疲劳和精神高度紧张	口腔医生的劳动时间长、劳动强度大,并且为了减少职业性危害,将全部病人视为传染源,长期处于精神高度集中状态	根据口腔科工作的特点,合理安排工作、学习和活动时间,可提高工作效率,保持良好的人际关系,不断提高心理适应和心理承受能力。培养高雅的情趣,从职业道德和病人利益出发,加强自身素质修养,克服个性弱点,用职业角色约束自己的情绪冲动,从而转移来自各方面的不良心理因素,减少心理疲劳的发生
辐射病	口腔科都有单独的牙片机及曲面断层机,存在受到辐射伤害的可能	操作时应注意对放射线的防护,曝光时关好门窗,以防放射线的泄漏,严格按照规范进行操作

续表

常见职业病	致病原因	防护措施
视锥细胞损伤	口腔医生长期在强光下工作,视锥细胞极易受到损伤,造成对光的敏感度降低。在家总觉得屋子里不够亮,大晴天太阳照着都要开灯	在工作过程中注意用眼卫生,适当放松,调节眼疲劳
噪声性听力损伤	牙科用的高速涡轮手机,噪声比原来的电动钻小多了,但仍然足以对口腔医生的听力造成损伤,长期在这种环境下工作仍有听力损伤的风险	使用音量较低、效率较高的高速涡轮手机,并且注意磨牙时长,适当休息

口腔医疗工作是一个步骤连续、精工细作、专心致志、固定姿势、工时较长、过程烦锁的工作,如果长期保持一个固定姿势工作,久而久之,难免会产生头、颈、肢体、视力疲劳。因此,口腔医生要树立自我保健意识,重视劳逸结合,加强自身防护,学习掌握一些自我保健等方面的相关知识。提倡在工间学会忙里偷闲适当放松一下,如站起来伸伸臂、弯弯腰、踢踢腿、摇摇头、活动活动筋骨、眼睛眺望窗外等,均对人体解除疲劳大有益处。根据口腔医疗工作的特点,合理安排工作、学习和活动时间,可提高工作效率。

一、低头综合征

支撑头部的力量并不轻,在低头时,不仅需要颈椎,尚需颈部肌肉来支撑头部。但长期低头操作的口腔医生,颈椎和颈部肌肉力量减弱,增加了颈后肌的负担,使颈和肩僵硬,造成血液循环不畅。僵硬的肌肉还可压迫神经,使供给神经的营养不足,这一系列情况最终会造成低头综合征。低头综合征主要症状有肌收缩性头痛、头晕、眩晕、耳鸣。与单侧或双侧跳动性的偏头痛不同,低头综合征好发于平时爱长时间低头的人,日久天长后,会造成脖子细(颈部瘦弱)和颈部肌肉力量减弱。海军青岛疗养院理疗科刘蕾(2003)对102位口腔医生职业性颈椎病发病情况调查分析表明,其中90%均有不同程度的颈椎特征性改变,如生理弧度变直或反弓、椎间隙变窄、韧带钙化。

一般情况下,颈椎的前屈、后伸,俗称低头、仰头,分别为第4、5颈椎的前屈、后伸,是上下椎体的椎间关节前后滑动的结果。口腔医生工作中长时间处于过度前屈的强直体位,受纵韧带、黄韧带、项韧带和颈后肌群限制,是导致颈椎病的重要发病原因。

低头综合征的症状非常复杂,临床按压迫部位不同,分为5种类型:

(1)**神经根型** 表现为颈部不适、酸痛,扭头不灵活,肩背部沉重感,手指或肩臂部麻木或有蚁行感等。

(2)**脊髓型** 表现为四肢无力,四肢震颤甚至双下肢瘫痪或偏瘫。

(3) **交感神经型** 表现为偏头痛,视力模糊,睁眼乏力,半身酸麻,肢体发凉或灼热感,肢端疼痛,出汗异常,心律失常或心动过缓,血压偏低,嗳气等。

(4) **椎动脉型** 表现为眩晕,视力减弱,幻觉,复视,晕厥甚至突然猝倒。

(5) **混合型** 除可有上述各型症状之外,还可伴发冻结肩、肩胛骨痛、网球肘等症状。

常规颈椎 X 片检查正面相未见异常,侧面相可发现颈椎弯曲方式异常,正常情况下,头部前倾时,颈椎呈自然弓状弯曲支托头部,而有低头综合征时,中间呈"<"字形弯曲,有一个椎骨突出,不呈自然弓状。口腔医生操作精细而复杂,为了求得更好的直视,头部往往发生扭转、前倾,以接近操作部位,同时手臂水平抬高,这样的结果易引起臂、颈和上背部疲劳、疼痛,同时伴有咽部疾病的表现,如咳嗽、恶心等,并引起食欲缺乏,精神不振。临床检查会发现,第 7 颈椎压痛,上背部肌肉压痛等。

预防措施:低头综合征可通过自我保健的办法进行预防和治疗。具体方法:保持正确的工作姿势,避免长时间伏案工作,每工作 1 小时,就要挺胸抬头活动颈部,按摩头皮,促进局部血液循环,防止颈部肌肉、韧带、关节和骨骼劳损。要合理安排工作,不可连续伏案工作数小时。保持正确的睡姿尤其重要,枕头高度以 7～9cm 为宜,不宜太低或太高,否则可使颈部过屈或过伸。枕头的恰当使用,是避免颈椎病和"落枕"的重要措施之一。

坚持做颈肩操可有效防治低头综合征,具体方法:①头向前屈,下颌尽量触及胸部,回到正中位稍停片刻再用力后仰;②头向左转,下颌尽量触及左肩,然后头向右转,下颌尽量触及右肩;③先向左旋转颈部,再向右旋转;④伸缩颈部,头尽力向上伸展,至最大极限时,再尽力回缩。预防低头综合征,每次每节 3～5 次,每天 3～5 次;治疗低头综合征,每次每节 10～30 次,每天 3～5 次。若再辅以扩胸振臂、上下甩臂及双臂大幅度旋前、旋后等运动,则效果更佳。

无论喜欢低头或猫腰都会带来不良影响,俗话说,坐有坐相,站有站相,头颈姿势可反映一个人的精神面貌。预防措施:纠正不良的操作位置;注意工间休息,做工间操;进行体育锻炼,气功练习;理疗、按摩。

二、腰背痛

口腔医生不良的坐位姿势是产生腰背疾病的危险因素,坐位工作姿势与椎体不同部位负荷,对腰背损伤有重大影响,利用生物力学分析可以揭示腰背肌肉与脊柱受力及损伤间的关系。坐位作业较站立作业腰部肌肉和脊柱紧张增加,从站立到无支撑坐位腰椎间盘压力增加 35%,因为其多了一个水平分力。姿势疲劳是引起损伤的重要原因,而不良的坐姿可加速疲劳的产生。

口腔医生职业性腰背痛的主要原因:①工作时间固定姿势不活动,对脊椎产生静负荷;②躯干频繁前倾及身体扭转性工作;③单调体力劳动,长期强迫体位。以上几方面影响口腔医生的背痛发展过程。另外,心理因素也很重要。背痛与心理状态之间具有密切关系,口腔医生产生情绪冲突、抑郁等易发生下背痛。

湖北省丹江口管理局医院秦泰等(1996)调查本市医院和个体牙科诊所 45 位女性口腔医生,结果表明女性口腔医生疲劳及休息后残存疲劳的发生率分别为 95.55% 和 82.22%;疲劳部位,腰部为 84.44%,颈肩腕部为 44.44%~64.44%,均高于一般人群。诊疗中弯腰屈背者占 95.56%;X 片检查,62.22% 有脊柱侧弯,86.66% 有脊柱扭转,48.88% 同时有脊柱侧弯和扭转,以左侧弯多见,82.05% 右肩上抬和变形性腰椎症。坐位诊疗脊柱侧弯和扭转发生率比站位高,坐位且用脑多,相同姿势时间长,头部前倾多时,疲劳发生率与站位有显著差异($P<0.01$),站位的半蹲半坐姿势与坐位也有显著差异($P<0.01$)。提示牙科诊疗的特殊性使口腔医生不容易保持正确的姿势体位,而易形成腰痛症、颈肩腕症候群、脊柱畸形等职业病。

腰背痛发生机制有机械压力学说,由身体重力作用于脊椎引起疼痛;化学神经炎学说,长时间承力,组织释放炎性物质,产生疼痛。临床表现:疼痛、僵硬、疲劳、震颤、颈肩上肢虚弱发胀麻木等症状。常见体征:步态、走势拘谨,重者行走前倾而臀部凸向一侧的姿态下跛行;脊柱外形侧弯;颈胸腰椎有压痛点,肌肉压痛;腰部活动受限;下肢肌肉萎缩;感觉减退。慢性腰背痛的治疗可采用抗炎治疗及特殊理疗、气功等。

从姿势上看,站立比坐位易疲劳,但坐位的脊柱侧弯、扭转、变形要比站立严重。原因是坐位时脊柱从骨盆开始旋转和弯曲,使脊柱从 S 形变为 C 形,上半身不自然,椎间盘受的压力比站立时大 40kg,是不良的体位姿势。口腔医生的疲劳往往不是暂时的,长期的体位疲劳形成慢性疲劳,导致脊柱周围肌肉和韧带紧张,使正常平衡遭到破坏,脊柱被拉向紧张的一方,椎间盘受压;脊柱弯曲扭转、髋关节移位,逐渐发展为脊柱畸形、侧弯、扭转双肩不平衡,诱发疾病。提倡接近人体自然体位的站立和接近自然站立位的椅坐位,并相互交替。

预防措施:①定期健康查体,对有身体畸形、先天性疾病者尽量安排轻松的工作。②控制最大劳动负荷量,避免脊柱过载促使其退变。连续工作时间不超过 120 分钟,每天工作时间不超过 480 分钟。③改善工作姿势,长期从事坐位的要站立,或做工间操。④口腔医生在工作之余要注意多锻炼身体,工作中要注意多变换姿势;病情严重就要及时就医,进行治疗。

三、下肢静脉曲张

口腔医生操作多,操作时间长,动作要求复杂,为了操作方便,在许多时候采取站立位。口腔医生每天都要站立数小时,长期的站立操作,同时在视野条件不好时,还要采取上身弯曲的强迫体位,腿部的肌肉会更紧张,所以容易发生疲劳,易引起职业性下肢静脉曲张等。

长时间的站立造成肌疲劳,其症状表现为酸痛、酸软、沉重、麻木甚至疼痛。由于口腔医生使用机器时,往往用左脚踏开关,右脚承担全身的重量,双腿使用力量不均衡,会造成右腿及右脚劳损、疼痛等,长时间会形成右腿肌肉发达,变得粗壮,左腿变细无力,行走时步态不稳,待年龄大后会造成明显的运动不协调或运动障碍。长时间站立操作造成腿部功能活动增加,代谢增强,血液注入增加,由于体位关系其静脉回流不足,下肢静脉扩张增粗,腿静脉曲张。

职业性下肢静脉曲张发病初期,久站之后有下肢酸软、无力、沉重、发胀、麻木、隐痛及疲劳感。患肢见扩张迂曲的蓝色静脉隆起,常集中呈一堆堆蚯蚓状,站立时显而易见,平卧抬高患肢时则消失。晚期小腿皮肤常出现萎缩、色素沉着、脱屑、发痒等。严重者可并发静脉炎和小腿慢性溃疡,不易愈合,并容易复发。

口腔医生采用坐位工作是最为基本的预防措施。下肢静脉曲张多与职业有关,但并不是每一个经常站立的口腔医生都患这一疾病。因此,站立工作者掌握一种既能去疲劳、保持良好体态,又不影响正常工作的预防方法就尤显重要。

预防措施:①选适宜站立工作的鞋。长期站立,身体重量不能由脚的某一部分长期承担。如果穿单底便鞋,脚则用不上劲;而穿高跟鞋,腿部很快便会疲劳。所以,口腔医生以选择支撑住足弓的矮跟或中跟鞋为好,尤以坡跟最佳。②站立工作时,每隔1小时,将后背、颈部和腹部肌肉绷紧30~40秒,以便使背直、肩平、收腹,保持良好体态。③工间休息时,就地做工间操,将身体重心由一只脚移到另一只脚上,以让一只脚得到休息,提后脚跟,抬高身体,两脚轮换交替或同时进行;轮换屈伸双腿,使腿离地,弯腰,两手触及膝盖;扩胸,双肩放平,然后全身放松;头抬起,再低下,反复多次;挺胸深吸气,然后收腹深呼气,反复多次。发生了下肢静脉曲张,可在工作时使用弹力绷带或医用弹力袜套;压迫患肢静脉,迫使血液向心脏回流,消除或减轻下肢肿胀、胀痛等症状。除休息外可采用理疗、按摩、气功、保温等方法治疗。

四、手腕疾病

口腔医生用手操作多,特别是牙体外科的手腕多向旋转运动,长时间更易引起损伤。常见的疾病首先是手腕部疲劳、疼痛,另外是腱鞘炎、肩周围炎和关节炎。美国Care Western Reserve大学J. A. Lalumandier等(2000)对5115名口腔医生调查表明,44.8%的人有手部问题,25.4%的人患有腕骨隧道综合征。

预防措施:①背部靠墙站立或仰卧床上,上臂贴身、屈肘,以肘点作为支点进行外旋活动。面墙站立,用患侧手指沿墙壁缓缓向上爬动,尽量高举到最大限度,然后再缓缓向下回原处,反复进行,逐渐增加高度。②站立,上肢自然下垂,双臂伸直,手心向下,缓缓向上用力抬起,到最大限度后停10秒钟左右回原处,反复。患肢自然下垂,肘部伸直,患臂由前向后划圈,幅度由小到大。自然站立,在患侧上肢内旋并后伸姿势下,健侧手拉住患侧手或腕部,逐渐向健侧并向上牵拉。③站立或仰卧,患侧肘屈曲,前臂向前向上、掌心向下,患侧的手经额前、对侧耳部、枕部绕头一圈,即梳头动作。患侧肘屈曲,前臂向前向上,掌心旋上,用肘部擦额部,即擦汗动作。两手各指交叉,掌心向上放于头枕部,两肘尽量内收后再尽量外展。每天1~3次,每个动作做20~40次。

五、慢性中毒

慢性中毒就是指毒物在不会引起急性中毒计量的条件下,会长期反复地进入机体所引起的生理学或者生物化学以及病理学等方面的变化。口腔医生在作业中常接触汞、铅、镉、一氧化碳、二氧化硅、酸、碱等有害物质,其中有些可成为变态反应原,有些可导致慢性中毒性损害。口腔科是医院感染和环境污染的高危科室,口腔医生在长年的工作中,会与高毒物质汞、铅零距离接触,这就导致了口腔医生在长年累月的工作中容易发生慢性中毒。慢性中毒的表现有睡眠障碍、肌肉酸痛、虚胖、腹泻或便秘、皮肤状况很差等。所以,口腔医生更要在平时工作中注意自身的健康维护。

预防措施:口腔医生在进行检查、治疗时一定要戴手套、口罩;做好诊所的通风处理,尽量保持诊所内外空气流通;尽量避免直接接触含有有害化学物质的材料。

六、呼吸道疾病

口腔医生在使用高速涡轮手机、三用枪、超声波洁牙机治疗时,容易溅起病人口中形成的飞沫,这些飞沫飞散到空气中,可经口腔医生的呼吸道进入支气管中,感染呼吸道疾病。口腔医生在进行治疗或口腔护理时离病人口腔很近,四周空气中充满病人口中出来的小颗粒混合物,使口腔医生很容易接触到病人口腔内的细菌,被口腔医生吸入呼吸道。

预防措施:口腔医生作业时一定要戴手套、面罩;安装强力吸引器,吸走空气中的飞沫,减少呼吸道的吸入;使用橡皮障,使地面、台面便于清洁消毒。

七、器械刺伤

在口腔治疗中容易发生创伤和出血,污染器械引起的伤口为病原体进入体内创造了一个途径。污染器械刺伤是口腔医务人员的主要危险之一。口腔医生手部受伤十分常见,40%的口腔医生手部都存在伤口;80%的口腔医生手部被污染。不戴手套进行口腔治疗操作,对于医生和病人来说都是非常危险的。口腔医生被感染的风险是正常人群的5~10倍。由于口腔医生常常需为病人进行手术,接触到乙型肝炎病人血液的可能性较大,从而易被感染(经皮肤、黏膜,尤其是破损时)。在口腔治疗中,手是锐器伤最常见的部位,前6位锐器伤分别为:探针、钻针、扩大针、注射针头、拔髓针及结扎钢丝。

预防措施：处理污染的针头及尖锐器械时应小心谨慎。对每一次治疗操作的危险性和接触类型进行评估，采取适当的防护措施。

八、听力损伤

牙科用的高速涡轮手机，噪声比原来的电动钻小多了，但仍然足以对口腔医生的听力造成损伤，长期在这种环境下工作仍有听力损伤的风险。研究发现，各种牙科器械和设备产生的噪声，对于长时间工作的牙科从业人员会有较高的听力损伤风险。大部分牙科器械在 20cm 以外的环境中运作产生的噪声值均在 80dB 以下，当距离为 10cm 时产生的噪声值在 80dB 以上。牙科从业人员听力损失程度往往与接触噪声的时长有关。因此，建议在噪声环境下的从业者应该做好听力保护工作。一份发表在《环境与职业医学》的报告表明，口腔医生使用的高速涡轮手机（牙科专用手机）发出的高频率声音（平均 6kHz），导致口腔医生暴露在 4~6kHz（平均强度 70~77dB）的噪声中有出现阈值提高的现象。而且，惯用右手的口腔医生其左耳有明显听力损失。当口腔医生使用高速涡轮手机距离在 20cm 以上时，产生的噪声均在 80dB 以下，当距离在 10cm 时，高速涡轮手机、超声洁治时产生的噪声大于 85dB。因此，口腔医生需要定期进行听力检查。

预防措施：使用音量较低、效率较高的高速涡轮手机，并且注意磨牙时长，适当休息。

九、传染病

口腔医生长期暴露在各种致病因素之中，其中对传染病病原体的暴露是威胁口腔医生身体健康的一个重要因素。病原微生物在口腔诊疗过程中传播的基本途径有：血源性传播、飞沫传播、接触传播以及气溶胶传播。在血源性传播中，乙型肝炎、丙型肝炎、获得性免疫缺陷综合征等病毒的传播，被认为是口腔医生身体健康最大的威胁。气溶胶传播是飞沫混合在空气中，形成气溶胶，吸入后导致感染的传播方式。由于超声洁牙机和高速涡轮手机的使用，气溶胶传播是口腔诊疗过程中较为特殊的传播方式，做好防护尤为重要。口腔医生无法通过单一途径减少口腔诊疗过程中的气溶胶感染。

预防措施：口腔医生在进行治疗时一定要戴 N95 防护口罩、面罩。平时要提高预防意识。必须通过个人防护、橡皮障的使用、高效的室内空气过滤器、紫外线消毒的通风系统以及治疗前预防性漱口等方面进行防护。最好的预防是用最严谨的态度和最安全的防护装备对待每位病人的治疗。

十、口腔医生与意外伤

作为口腔医生，将手放进病人口腔内的操作都有被咬的风险，但是病人通常不会咬医生的手。接诊身心障碍或精神疾病的病人，口腔医生往往要付出更多的心力。例如，高雄市一名口腔医生在为一名脑卒中病人治疗牙齿时,把手伸进病人嘴里,没想到病人突然紧张起来,用力咬了下去,把医生的右手小指给咬断了,所幸经过显微手术缝合伤口,复健治疗后,医生已经康复。余姚市人民医院口腔科医生舒成军,在给3岁儿童佳佳(化名)缝合舌头上的伤口时,佳佳突然剧烈挣扎,将开口器挣脱,一口咬住了医生右手的食指。而为了佳佳的安全,舒医生忍痛不动,足足被咬了1分钟,并最终顺利完成手术。

预防措施:作为口腔医生,要对自己有足够的信心,如果操作规范,注意病人的感受,病人是不太会有"咬医生的手"这一情况发生的。一般出现"咬医生的手"这一情况,多在取模型时,托盘放入病人口内,病人无意识咬到口腔医生的手,当他们咬到医生的一瞬间,他们就会控制自己再次张开嘴巴。还有一种情况,就是根管治疗时,可能是病人张口时间过长,有些"张不住了",可以让病人休息一会儿。

十一、疲劳和精神高度紧张

口腔医生的劳动时间长、劳动强度大,并且为了减少职业性危害,将全部病人视为传染源,长期处于精神高度集中状态。

预防措施:根据口腔医疗工作的特点,合理安排工作、学习和活动时间,可提高工作效率,保持良好的人际关系,不断提高心理适应和心理承受能力。培养高雅的情趣,从职业道德和病人利益出发,加强自身素质修养,克服个性弱点,用职业角色约束自己的情绪冲动,从而转移来自各方面的不良心理因素,减少心理疲劳的发生。

小结

通过本章学习,应该熟悉口腔医生职业紧张、口腔医生职业防护的特点,了解口腔医生职业防护的措施。口腔医生操作复杂,技术多样,工作精细,劳动时间长,并且经常处在强迫体位,易产生疲劳。酸痛、酸软、疼痛、僵硬、沉重、麻木等疲劳症状,是造成口腔医生自身慢性伤害的重要原因。因此,提高口腔医生的自我保健与防护意识是必要的。

参考文献

[1] 潘剑,曹昊天,刘济远,等.口腔医护人员传染病职业暴露危险因素及防护[J].国际口腔医学杂志,2020,47(3):366-372.

[2] 郑旭,郭文倩,陈依,等.海南省口腔医生职业倦怠现状调查[J].昆明医科大学学报,2016,37(8):131-134.

[3] 陈文,陈磊,张钰楠,等.四川省口腔医生职业倦怠现状及影响因素调查[J].职业与健康,

2021,37(1):110-113.

[4] 武俊杰,段银钟.国外关于口腔医生职业压力的研究[J].临床口腔医学杂志,2004,20(10):636-637.

[5] 唐纪星.口腔医生心理健康和生命质量的现状及影响因素分析[D].沈阳:中国医科大学,2018.

[6] 周茹.口腔医生的情绪劳动和幸福感的关系:工作激情的调节作用[D].上海:上海师范大学,2017.

思考题

1. 什么是职业紧张与紧张反应？
2. 口腔医生如何避免职业紧张？
3. 诊疗姿势与职业防护有什么关系？

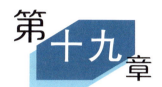
第十九章 职业继续教育途径

2007年1月5日《纽约时报》报道了美国健康经济学家詹姆士·史密斯的调查报告：人的寿命长短与每个人接受教育程度有一定关系，受教育程度越高，寿命越长。特别是人的躯体在逐渐衰老之后，更需要良好的神经—体液系统调控。多受教育和自觉学习将会大大改善健康状况，使个人生活与工作变得快乐有趣。从学习与提高需要的角度来分析，建立一个学习型团队是现代口腔医生执业的需要，也是新入职员工提高技能与水平的需要，只有这样才能在激烈的竞争中保持技术优势，这也是保持自己稳定性的动力。更为重要的是，设定每个员工在不同阶段学习与提高的目标，为每个员工自主学习与提高提供学习的机会，例如定期参加培训机构举办的学习会议，最终形成一股学习的热潮。同时高薪聘请各大口腔医疗机构的专家、教授作为医疗指导，定期讲课，介绍国内外口腔技术的新进展，进行疑难病例的分析指导，使口腔医生的专业知识和技术水平在日常工作中不断得到充实和提高。利用工作之余的时间读书学习了解口腔医学前沿是常态，若要在行业内拥有一席之地，口腔医生的自我提升终身不能懈怠。

第一节 技术培训

人才是要靠自己培养的，现成的人才少之又少，通过招聘得到的优秀口腔医生简直是凤毛麟角。面对激烈的竞争，我们首先要完善自己，才能更高质量地为病人服务，立于不败之地。因此，我们要不断学习，善于通过和同行比较发现自己的不足。医学是一门典型的需要终身学习的学科，而培训教育则是提高临床技能和理论水平的有效途径和必由之路。

一般比较优秀的口腔医疗团队都会形成一套自己的培训机制，更有健全独特的人才培养机制，因为在以人为本的团队里提高员工的素质，使之能更好地适应工作需要是十分重要的。即便对员工本人来说，往往也会十分看重口腔诊所的培训，经过培训的员工身价会大大提高。

口腔医生要发挥专家作用，通过多种途径，采取多种有效形式，例如举办学习班、专题讲座、交流会等开展培训活动。开展培训活动要体现"按需施教，讲求实效"原则，突出"四新"（新理论、新知识、新技术、新方法）和"三性"（先进性、针对性、实用性），不断改革教育方法，既有理论知识讲座，也有技术操作演示，使培训教育学习能获得实效。

缺乏培训最轻微的后果是导致口腔医生没有明确的目的性，而更常见的是病人不满意。临床工作效率低下，增加压力和发生许多意外情况。业主对新员工期望值很高，当看到这个员工不称职的时候会感到非常失望。同样，这位新员工也对这个工作职位充满期望，但是当他总是得不到明确的指示后也会有受挫感。雇佣双方对这个职位安排都感到不满意。如果口腔诊所安排了培训新员工的项目，那么雇佣双方就会建立和谐的工作关系，双方也都会受益于这种良好的关系。

我们把大学阶段的教育称为学历教育（academic education），把工作以后所接受的教育称为职业教育，这包括继续教育、执业教育、创业培训、岗位培训等，这些教育直接影响我们的工作，同时也影响我们的人生。在美国，开业口腔医生每年要接受长达100小时的继续教育培训课程，这还不包括参加某些新技术、新产品方面的培训。

美国通用电气（GE）董事长兼CEO杰克·韦尔奇说："培训的成本是有限的，但效益是无限的。"培训在提高口腔医疗技术水平、管理、人员储备、解决实际问题上发挥着不可低估的作用。要方方面面提高，团队的、专业技能的、职业素质的等，达到培训的综合效果，培训活动就应该围绕这些方面进行。培训是一种潜移默化的东西，需要反复地、长年累月地给大家灌输，需要反复去学习和执行，同时也要求拓宽培训的方式，采取多种多样的培训课程，如双向交流、开放行动、外派培训、外聘培训、岗位轮换等。

例如，上海雅悦口腔医院采取"走出去，请进来"的方式，定期邀请国内外口腔学术界的专家、教授授课，并与上海复旦大学、同济大学建立了密切的合作交流关系。上海雅悦口腔医院成立了培训中心，由专人负责组织安排培训工作，新员工上岗前要进行岗前培训，培训内容则涵盖专业学习、探讨、企业文化、服务理念灌输等方面。上海雅悦口腔医院还多次与香港大学、首都医科大学、中山大学、西北大学的专家们进行技术交流。同时，在口腔科新材料、新设备及新技术的临床应用上，上海雅悦口腔医院也得到了各大供应商（如3M公司、诺保科、登士柏、福斯科、松风等）提供的技术支持，对医务人员的专业操作方面给予详细的跟踪培训。通过不断组织专业培训，提高和完善员工的口腔医疗专业技能，确保为病人提供高质量的服务。另外，针对团队精神和企业文化方面，上海雅悦口腔医院还引入了一名专业的企业培训师定期组织各种拓展培训，形式新颖，不仅能吸引更多员工自愿参与，还从中强化了员工的归属感和集体主义精神，切实让员工们融入企业文化之中，更多为集体利益着想。

要在口腔诊所营造良好的专业学习氛围，为所有员工创造在专业上学习和进取的条件。诊所要有定期进行专业学习、病例讨论的制度，建立一个医生交流学习心得、切磋临床体会的平台。口腔诊所受规模和经济条件限制,难以像口腔医学院校一样拥有各方面顶尖的专业人才,所以拨出一定经费,有计划地派员工外出学习和进修是很有必要的,而且要建立制度,外出学习员工的收获能与所有员工分享。另外,结合诊所开展的口腔医疗项目,还可针对性地请一些口腔医学院校临床专家来指导培训(图19-1)。

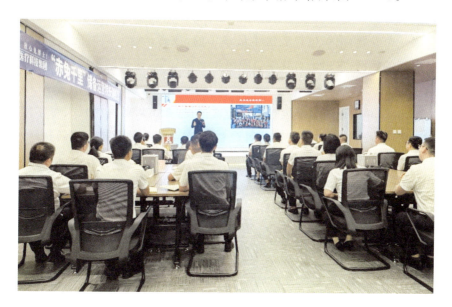

图19-1　员工教育培训(来源:西安小白兔口腔医院,2022-08-16)

在现代口腔医疗技术中为病人创造价值也正逐步成熟,并且通过我们自己来实现。口腔医疗界是在不断变化的,然而口腔医疗工作接受变化也是非常缓慢的。我们要使自己成为出色的临床工作者,在这个领域脱颖而出。

中国工程院赵铱民院士从国外引进激光综合治疗、喷沙制洞治疗、计算机辅助麻醉及牙周膜浸湿麻醉等一系列舒适和无痛治疗技术,彻底打破传统医疗模式,让口腔医生在对病人的治疗中充分体现尊重与关爱。

大连市口腔医院的口号是"全过程的优质服务是培训出来的"。培训主要包括语言的培训、肢体的培训、操作的培训、流程的培训、制度规定的培训等。

很多口腔诊所都有培训计划,建立学习型口腔诊所与诊所现有的培训计划有何区分?培训是学习的一种形式,但不是全部。传统的组织培训一般为诊所的内训或派出医生参加短期的学习班。而事实上,传统的培训与学习存在三大本质区别:①培训一般以课堂授课的方式为主,而学习却可以在诊所每时每刻的工作中以多样的形式进行。②学习更具有针对性,是面向应用、为了使员工更好地胜任本职工作的主动行为。好的学习计划,会针对不同岗位的需求、不同的竞争环境、诊所运营模式、诊所技术条件、人员流动状况制订或选择不同的学习方式和内容,而传统培训采用相对固定的教案与课程,是被选择进行培训的员工在已有的课程中选择(或被选择)学习内容。③传统的培训通常被口腔诊所按照费用、成本来处理，而新的学习模式是被作为口腔诊所的战略投资来对待的。学习型口腔诊所的最终目标是为了创新及更好地适应不断变化的行业环境。另外，它还包含诊所文化的要素，强调知识的分享和广泛学习。

例如，在瑞尔齿科，每位口腔医生都有一个很好的培训平台。每个星期瑞尔齿科都有口腔医生来做一个专题，把每位口腔医生最拿手的，或者是这一段时间做得最好的，或者是有问题有疑问的病例，拿出来与其他口腔医生交流分享，这是瑞尔齿科坚持下来的一个非常好的学习传统。

美国 Harris Dental 诊所对继续教育也非常重视，业主口腔医生每人每年用在继续教育方面的时间都不少于 200 学时。在他们看来，每次学习一种新技术或新材料，前进一小步，效果显著；参加连续的系统学习课程则能够深入了解新概念的发展过程，获得更全面的知识，更扎实地掌握操作技能；网上继续教育的形式很好，潜力很大。除了业主自己学习以外，他们也花很多时间来培训 Harris Dental 诊所员工。

[附录]训练牙科助理(来源:高雄 ABC 牙科联盟)

1.一切应由口腔医生带头做起，成为医疗团队的榜样。口腔医生应该了解每一位牙科助理的个性与背景，充分尊重与关心每一位医疗团队的成员，并且彼此信赖。

2.训练每一位牙科助理，当与病人交谈时，要像口腔医生一样有礼貌，并专业地对待病人。试图把自己当成"助理医师"，而非"医师助理"。这样做的同时，口腔医生也会明白自己责任重大，而能够更专心、更具爱心地对待病人。

3.训练牙科助理，当谈到病人时，永远只能讲他正面的部分，就算病人没出现、不在身边，也不可以讲病人的坏话。有些病人确实"很难伺候"(尤其在电话里)，但是，是他花了钱在付我们的薪水，是我们的衣食父母。饮水思源，每一位病人出现在诊所都是一种难得的缘分，我们应该很尊敬地对待他(不管他是否值得)。

第二节 参观学习

社会在进步，科学在发展。更新知识，学习新理论，是口腔诊所保持特色的必要手段。科学技术的飞速发展和由此带来的知识更新速度的加快向我们提出了严峻的挑战，在口腔医学领域，新技术、新材料层出不穷，黏结技术和材料的不断更新、微创牙体修复技术、数字化显影、口腔内摄像、电子计算机辅助诊断与设计、互联网和远程会诊，口腔诊所电脑化管理等，要想了解和掌握这些新技术、适应时代的发展，就必须不断学习。对于普通口腔医生，要掌握当前新的知识和技术确实是一个挑战。新技术的应用必须引进新设备、新材料，而新设备、新材料的使用需要新理论的支持。参加展会学习班学术交流，和同行多交流，站得高，看得远，口腔诊所就会跟上时代的步伐。

　　无论口腔诊所处于开业生涯的哪个阶段，总是可以继续上升的。口腔医疗技术水平是所有口腔诊所的生命线。现代科学知识的发展速度之快，有力地证明了"不进则退"这一真理。没有广博的医学知识和丰富的临床经验，"为病人服务"就是一句空话。没有高质量的专业诊治，是无法建立起一个优质口腔诊所的。对所有口腔诊所来说，必须有对专业技能强烈的求知欲望和精益求精的精神，掌握最先进、最可靠的诊治手段，为消除就诊病人的痛苦，维护社会大众的口腔健康而不懈努力。口腔诊所只有不断学习，才能跟上时代发展的潮流而不至于被淘汰。

　　任何一种新技术的推广应用，都有相应的理论依据和广泛的实验基础，都有它们的优越性和局限性，这就要求我们自觉地学习，了解、熟悉和掌握它们，并决定是否把它们应用于自己的临床实际工作中。不同的口腔诊所有不同的经济能力和业务定位，我们不可能将每一项新技术、新材料都用到临床工作中，而必须进行认真的选择和审慎的决定。这也要求我们自觉地学习，根据口腔诊所的实际情况，对新技术做出科学而客观的分析和比较。

　　任何一家口腔诊所在经营活动中都必须了解市场的需要，口腔诊所必须围着市场转才有发展。医疗服务同样也应迎合病人的需要，医疗服务的对象是病人，只要病人的需求合理，应尽可能予以满足。口腔诊所在经营过程中应及时了解市场情况，学习和掌握新技术和新设备。要做到补的牙齿不酸痛、充填体不脱落、拔牙不疼痛、术后出血少、拔牙后没有并发症、义齿能够长久使用且外形和功能良好，并不是轻而易举的事情。不经过长期而艰苦的学习和摸索，就不可能在临床上得心应手地解决各种千变万化的问题。在临床门诊治疗操作中，造诣越深的口腔医生越是小心翼翼、如履薄冰，在口腔医疗工作中永远有学不完的东西。即使是现有的口腔技术，也存在着熟练和提高的问题。只有在专业能力上精益求精，才能够有效地解除病人的痛苦，并满足病人日益增长的需求。

　　口腔诊所的业务相对比较单纯，没有繁重的教学、科研任务，口腔诊所专业水平的提高在很大程度上依靠医务人员的自觉性。所以，除了提高自己的临床操作技能外，还应该保持与教学机构的联系，尽可能抽出时间阅读专业书刊，参加学习班和专业学术会议，主动向同道请教，加强与技工加工所的沟通，保持与牙科供应商的密切来往。总之，应该通过一切可以利用的渠道来更新知识，提升专业水平。

　　组织科室骨干到国内知名院校参观学习，以更新知识，学习新理论、新方法为目的，坚持开展读书报告、病例报告制度，营造良好的学术氛围。教学和科研对专业临床水平有巨大的促进作用。所以口腔诊所要创造条件承担适当的教学和科研任务。国外许多执业口腔医生在教学单位兼任教职，还有的口腔医生承担一定的科研任务。这不但对口腔医生本人有好处，对教学单位、科研机构、生产厂家也有益处。新技术应用取得良好的经济效益和社会效益,对年轻医生起到良好的鼓励作用,激发他们钻研临床技术的热情。

我国口腔器械设备及材料展览会发展迅速,每年展览会上国内外著名牙科厂商同台竞芳,展示世界最新、最先进、最丰富的牙科产品及技术,使口腔器械设备及材料展览会成为我国口腔医学和牙科界专业人士每年一次不容错过的盛会。其中每年在我国北京、上海、广州举行的口腔器械设备及材料展览会已发展成为我国乃至亚洲规模最大,并颇具权威性的知名品牌口腔专业盛会。这对于促进我国口腔事业的发展,特别是促进口腔医学和牙科界同道之间的学术交流与合作发挥了积极的作用,也为中外口腔器械设备及材料生产厂家提供了展示先进产品、寻求商机的机会,受到中外各方的好评。

我国口腔器械设备及材料展览会展览内容包括牙科综合治疗设备及家具、牙科治疗所需材料、牙科影像设备、牙科技工设备、牙外科器械及材料、牙科设备零配件、牙科消毒设备、牙科用药、清洁剂、消毒剂等,牙科实验室设备、家具及实验所需原材料,牙科协会、杂志、宣传刊物、挂图、教学用器具等,展览内容越来越广泛。在会期间邀请国内外知名专家、学者举办高水平的技术交流及讲座,介绍中国口腔医疗事业、国际及国内有关机构在口腔医疗领域的技术、相关高科技产品在口腔医疗领域的应用;促进和帮助企业推广、发布新产品、新技术、促进与同行用户、经销商之间的交流。推出《会刊》,内含参展企业简介和各地经销商名录;除在大会期间广泛赠送给主管、指导、监督部门的领导、观展客商外,还将通过主办单位网络发至全国各地经销商、代理商及用户手中,成为一个宣传企业产品进入市场、抢占市场的极佳媒介,为商家提供了介绍新产品、新技术,广交朋友的机会。邀请国内知名口腔医学专家,搭建起国内高水平学术交流平台,使与会者了解口腔医学最新技术、最新进展,紧跟前沿科学。创建对外宣传窗口,宣传我国医疗卫生体制改革中口腔医学领域所取得的重大突破和主要成就,以及研究和发展的方向。

目前,我国已形成北京、广州、上海、西安、成都等地区5个大型口腔器械设备及材料展览会,以及武汉、深圳、青岛、南京、福州、沈阳、厦门、贵阳等市10个中小型口腔器械设备及材料展览会(表19-1)。

表19-1 国内口腔器械设备展会暨技术交流会

展会地点	展会名称	展会时间	展会主办方
北京	中国国际口腔器械设备及材料展览会暨技术交流会	第三季度	由国家卫生健康委员会国际交流与合作中心、中华口腔医学会、北京大学口腔医学院联合主办,是国内最具权威性的专业盛会
上海	中华口腔医学会学术年会暨国际口腔设备器材博览会	第三季度	由中华口腔医学会及国药励展联合主办

续表

展会地点	展会名称	展会时间	展会主办方
广州	华南国际口腔医疗设备及技术展览会暨技术交流会	第二季度	由广东省科技合作研究促进中心主办,广东科展国际展览有限公司承办
西安	丝绸之路国际口腔医学论坛暨口腔器材设备药品展览会	第三季度	由陕、甘、宁、青、新、晋、豫、蒙8省(自治区)口腔医学会共同发起主办,空军军医大学口腔医学院、西安交通大学口腔医学院、中国牙病防治基金会联合协办
成都	中国西部(华西)国际口腔设备及材料学术技术交流会暨展示会	第二季度	由中国西部口腔医学协作组、四川省口腔医学会、陕西省口腔医学会、重庆市口腔医学会、中国牙谷等联合主办

第三节 学术活动

学术交流(academic exchanges)是指针对规定的课题,由相关专业的研究者、学习者参加,为了交流知识、经验、成果,共同分析讨论解决问题的办法,而进行的探讨、论证、研究活动。学术交流可以采用座谈、讨论、演讲、展示、实验、发表成果等方式进行。学术交流即信息交流,其最终目的是使科学信息、思想、观点得到沟通和交流。作者通过对学术交流目的、作用的思考,认为学术交流的最终落脚点在新学术思想和学术创新上,指出激励(激活、激发)、启迪才是学术交流最本质的意义。专题讲座、学术研讨会、学术年会、发明比赛、论文审稿等,凡是主题跟学术密切相关的社会活动一般都可以视为学术活动。

中华口腔医学会是由全国口腔医学科学技术工作者以及从事口腔医学相关的企事业单位、社会团体自愿结成的全国性、学术性、非营利性的社会组织。中华口腔医学会的业务范围是推动我国口腔医学学术发展,开展口腔医学学术交流,组织重点学术课题的研讨,加强学科间和相关学术团体间的横向联系和协作;开展继续医学教育,鼓励、组织会员和口腔医学科学技术工作者努力学习和不断更新科学知识与技能,提高其业务水平;开展有关口腔医学专业各类人员的培训工作(图19-2)。

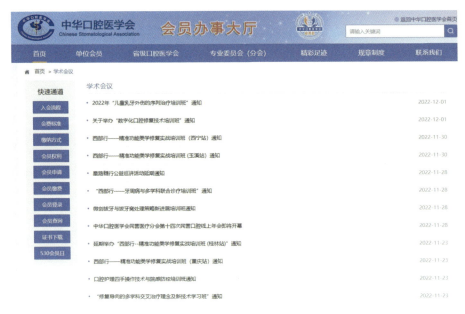

图19-2 中华口腔医学会网站学术会议栏目

第四节 撰写论文

论文常用来指进行各个学术领域的研究和描述学术研究成果的文章。它既是探讨问题进行学术研究的一种手段,又是描述学术研究成果进行学术交流的一个工具。它包括年会论文、毕业论文、学位论文、科技论文、成果论文等。学术论文是科学或者社会研究工作者在学术书籍或学术期刊上刊登的呈现自己研究成果的文章。学术论文往往强调原创性的工作总结,当然也可以是对前人工作总结的回顾及评价,后者也往往被称为综述性文章(review)。论文中最重要的就是论点、论据和论证,所以在写作中,一定要对这三点加以重视。一般来说,论文写作,即高校毕业生、科技工作者以及各科研机构、事业单位工作人员,依据一定的论文格式和字数要求,对学习和工作的学术总结和创新。

论文一般由题名、作者、摘要、关键词、正文、参考文献和附录等部分组成,其中部分组成(例如附录)可有可无。论文各组成的排序:中文题名、作者、中文摘要、中文关键词、英文题名、英文摘要、英文关键词、正文、参考文献、附录和致谢(表19-2)。

表19-2 学术论文写作要求

排序	写作要求
题目	论文题目一般20字左右。题目大小应与内容符合,尽量不设副题,不用第1报、第2报之类。论文题目都用直叙口气,不用惊叹号或问号,也不能将科学论文题目写成广告语或新闻报道用语。要求简明扼要,提纲挈领

续表

排序	写作要求
署名	署名科学论文应该署真名和真实的工作单位。主要体现责任、成果归属并便于后人追踪研究。严格意义上的论文作者是指对选题、论证、查阅文献、方案设计、建立方法、实验操作、整理资料、归纳总结、撰写成文等全过程负责的人,应该是能解答论文的有关问题者。往往把参加工作的人全部列上,那就应该以贡献大小依次排列。论文署名应征得本人同意。学术指导人根据实际情况既可以列为论文作者,也可以一般致谢
摘要	论文一般应有摘要,有些为了国际交流,还有外文(多用英文)摘要。它是论文内容不加注释和评论的简短陈述。其他用是不阅读论文全文即能获得必要的信息。摘要应包含以下内容: ①从事这一研究的目的和重要性; ②研究的主要内容,指明完成了哪些工作; ③获得的基本结论和研究成果,突出论文的新见解; ④结论或结果的意义
关键词	关键词属于主题词中的一类。主题词除关键词外,还包含有单元词、标题词的叙词。主题词是用来描述文献资料主题和给出检索文献资料的一种新型的情报检索语言词汇,正是由于它的出现和发展,才使得情报检索计算机化(计算机检索)成为可能。主题词是指以概念的特性关系来区分事物,用自然语言来表达,并且具有组配功能,用以准确显示词与词之间的语义概念关系的动态性的词或词组
引言	引言是论文引人入胜之言,很重要,要写好。一段好的论文引言常能使读者明白你这份工作的发展历程和在这一研究方向中的位置。要写出论文立题依据、基础、背景、研究目的。要复习必要的文献、写明问题的发展。文字要简练
材料和方法	按规定如实写出实验对象、器材、动物和试剂及其规格,写出实验方法、指标、判断标准等,写出实验设计、分组、统计方法等。这些按杂志对论文投稿规定办即可
实验结果	应高度归纳,精心分析,合乎逻辑地铺叙。应该去粗取精,去伪存真,但不能因不符合自己的意图而主观取舍,更不能弄虚作假。只有在技术不熟练或仪器不稳定时期所得的数据、在技术故障或操作错误时所得的数据和不符合实验条件时所得的数据才能废弃不用,而且必须在发现问题当时就在原始记录上注明原因,不能在总结处理时因不合常态而任意剔除。废弃这类数据时应将在同样条件下、同一时期的实验数据一并废弃,不能只废弃不合己意者。实验结果的整理应紧扣主题,删繁就简,有些数据不一定适合于这一篇论文,可留作他用,不要硬行拼凑到一篇论文中。论文行文应尽量采用专业术语。能用表的不要用图,可以不用图表的最好不要用图表,以免多占篇幅,增加排版困难。文、表、图互不重复。实验中的偶然现象和意外变故等特殊情况应做必要的交代,不要随意丢弃

续表

排序	写作要求
讨论	讨论是论文中比较重要、比较难写的一部分。应统观全局,抓住主要的有争议问题,从感性认识提高到理性认识进行论说。要对实验结果作出分析、推理,而不要重复叙述实验结果。应着重对国内外相关文献中的结果与观点作出讨论,表明自己的观点,尤其不应回避相对立的观点。论文的讨论中可以提出假设,提出本题的发展设想,但分寸应该恰当,不能写成"科幻"或"畅想"
结语或结论	论文的结语应写出明确可靠的结果,写出确凿的结论。文字应简洁,可逐条写出。不要用"小结"之类含糊其词的
参考文献	这是论文中很重要但存在问题较多的一部分。列出论文参考文献的目的是让读者了解论文研究命题的来龙去脉,便于查找,同时也是尊重前人劳动,对自己的工作有准确的定位。因此这里既有技术问题,也有科学道德问题。一篇论文中几乎自始至终都有需要引用参考文献之处。如论文引言中应引上对本题最重要、最直接有关的文献;在方法中应引上所采用或借鉴的方法;在结果中有时要引上与文献对比的资料;在讨论中更应引上与论文有关的各种支持的或有矛盾的结果或观点等

小结

职业继续教育是传统学校教育向终身教育发展的一种新型教育制度,自20世纪提出以来,如今正发挥着越来越重要的作用。通过本章学习,应该熟悉技术培训,了解参观学习和学术活动的特点,特别应对撰写论文有深入理解。职业继续教育途径使口腔医生的专业知识和技术水平在日常工作中不断得到充实和提高。口腔医生利用工作之余的时间读书学习,了解口腔医学前沿知识是常态,若要在行业内拥有一席之地,口腔医生的自我提升终身不能懈怠。

参考文献

[1] 凌均榮,张月娇.口腔医学继续教育二十年历程[J].中华口腔医学研究杂志(电子版),2017,11(4):193-196.

[2] 李诗佩,冷贵兰,顾红晖.口腔医学继续教育的实践[J].中国高等医学教育,2003(3):33,39.

[3] 张婧,王美青.口腔医学网络教育探讨[J].西北医学教育,2016,24(3):349-352.

[4] 唐婉容,刘英,喻洁,等.南充地区口腔医生继续教育现状研究[J].中国高等医学教育,2017,10:27-28.

［5］张红梅,杨少芝,荀文兴,等.慕课在基层口腔医生继续教育中应用的可行性分析[J].中华口腔医学研究杂志(电子版),2020,14(4):257-259.

［6］张凤香,管增娥,王在智.浅谈基层口腔医生的继续教育状况[J].中国现代医学杂志,2006,16(4):634-635.

［7］赵燕.基层口腔医生的继续教育状况与建议[J].中医药管理杂志,2015,23(21):44-45.

［8］李丹,崔颖,钱军,等.口腔医师线上继续教育学习状况调查分析[J].中国口腔医学继续教育杂志,2021,24(4):247-251.

［9］毛丽霞,朱敏.关于新冠肺炎疫情期间口腔医学线上继续教育的调查和思考[J].口腔颌面修复学杂志,2020,21(4):241-245.

［10］耿威,彭玲燕,宿玉成,等.口腔种植继续教育培训的实践与思考[J].西北医学教育,2012,20(1):180-183.

思考题

1. 什么是技术培训?
2. 口腔医生如何利用工作之余的时间读书学习?
3. 口腔医生职业继续教育途径有哪些?